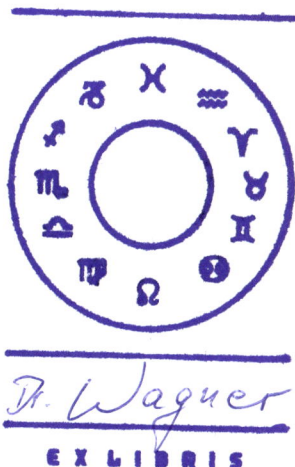

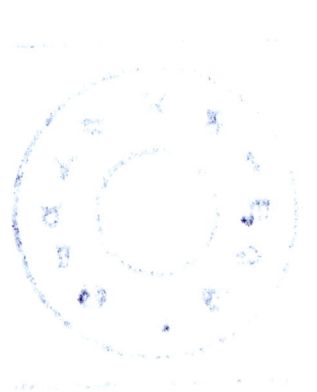

Vinzenz Hombach

Kardiovaskuläre Magnetresonanztomographie

Vinzenz Hombach

Kardiovaskuläre Magnetresonanztomographie

Kursbuch und Repetitorium

Unter Mitarbeit von

René M. Botnar
Jürgen Bunke
Jürgen Heinzerling
Bernhard Herkommer
Niko Merkle
Volker Rasche
Bernhard Schnackenburg
Hubert Vogler

Mit 373 Abbildungen und 15 Tabellen

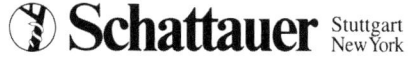

Prof. Dr. Vinzenz Hombach
Direktor der Klinik für Innere Medizin II – Kardiologie,
Angiologie, Pneumologie, Sport- und Rehabilitationsmedizin
Universitätsklinikum Ulm
Robert-Koch-Straße 8
89081 Ulm

Bibliografische Information der Deutschen Nationalbibliothek
Die Deutsche Nationalbibliothek verzeichnet diese Publikation in der Deutschen Nationalbibliografie; detaillierte bibliografische Daten sind im Internet über http://dnb.d-nb.de abrufbar.

Besonderer Hinweis:
Die Medizin unterliegt einem fortwährenden Entwicklungsprozess, sodass alle Angaben, insbesondere zu diagnostischen und therapeutischen Verfahren, immer nur dem Wissensstand zum Zeitpunkt der Drucklegung des Buches entsprechen können. Hinsichtlich der angegebenen Empfehlungen zur Therapie und der Auswahl sowie Dosierung von Medikamenten wurde die größtmögliche Sorgfalt beachtet. Gleichwohl werden die Benutzer aufgefordert, die Beipackzettel und Fachinformationen der Hersteller zur Kontrolle heranzuziehen und im Zweifelsfall einen Spezialisten zu konsultieren. Fragliche Unstimmigkeiten sollten bitte im allgemeinen Interesse dem Verlag mitgeteilt werden. Der Benutzer selbst bleibt verantwortlich für jede diagnostische oder therapeutische Applikation, Medikation und Dosierung.
In diesem Buch sind eingetragene Warenzeichen (geschützte Warennamen) nicht besonders kenntlich gemacht. Es kann also aus dem Fehlen eines entsprechenden Hinweises nicht geschlossen werden, dass es sich um einen freien Warennamen handelt.

Das Werk mit allen seinen Teilen ist urheberrechtlich geschützt. Jede Verwertung außerhalb der Bestimmungen des Urheberrechtsgesetzes ist ohne schriftliche Zustimmung des Verlages unzulässig und strafbar. Kein Teil des Werkes darf in irgendeiner Form ohne schriftliche Genehmigung des Verlages reproduziert werden.

© 2006 by Schattauer GmbH, Hölderlinstraße 3,
70174 Stuttgart, Germany
E-Mail: info@schattauer.de
Internet: http://www.schattauer.de
Printed in Germany

Lektorat: Dr. Petra Helge Hahn, Frechen; Martina Maaß-Stoll, Stuttgart
Satz: Mediendesign Joachim Letsch, Radeweg 5, 73733 Esslingen
Druck und Einband: Druckhaus Köthen, Friedrichstraße 11/12, 06366 Köthen

ISBN-10: 3-7945-2424-1
ISBN-13: 978-3-7945-2424-2

Vorwort

In der Vergangenheit standen dem Kardiologen als Standardverfahren der kardiovaskulären Bildgebung die Röntgenaufnahme und -durchleuchtung des Thorax, die Echokardiographie inklusive der Dopplerechokardiographie, die Myokardszintigraphie inklusive der PET-Methoden, in seltenen Indikationen die Röntgencomputertomographie sowie die Herzkatheterdiagnostik zur Verfügung. Diese Techniken haben bis heute einen hohen Standard erreicht, wobei einzelne Verfahren wie die Echokardiographie durch die Einführung des Second Harmonic Imaging (Gewebedoppler) oder die Herzkatheterbildgebung mit der Flachbilddetektortechnik hinsichtlich der Ortsauflösung methodisch noch weiter verbessert werden konnten. Die rasanteste Entwicklung aber hat in der allerjüngsten Zeit die kardiovaskuläre Magnetresonanztomographie durchlaufen, die zunehmend Einzug in die klinisch-kardiologische Routine hält. Dieses spezielle bildgebende Verfahren wird nach Einschätzung führender Experten die gesamte Diagnostik an Herz und Gefäßen revolutionieren.

Durch die erst kurze Zeitspanne seit der Einführung der kardiovaskulären MRT-Bildgebung in die klinische Routine ist ein großer Aus- und Weiterbildungsbedarf für eine Reihe von Fachdisziplinen entstanden. Dies betrifft sowohl die sehr komplexe Technik der MR-Bildgebung wie auch deren klinische Einsatzmöglichkeiten sowie die »Fallstricke« der Technik selbst. Zurzeit existieren einige sehr gute deutsch- und englischsprachige Lehrbücher – es fehlt aber eine kurze Zusammenfassung und Übersicht über das gesamte Anwendungsgebiet der kardiovaskulären MRT. Diese Lücke wird mit dem vorliegenden Buch geschlossen, das sowohl als Kursbuch bei der praktischen Ausbildung wie auch als Vorbereitung auf das Fachgespräch in der »Fachkunde Kardio-MRT« dienen soll.

Das Buch ist so strukturiert, dass die Grundlagen und technischen Einzelheiten der MR-Bildgebung ebenso wie die klinischen Einsatzmöglichkeiten knapp, oft sogar nur stichwortartig dargestellt werden, ergänzt durch zahlreiche schematische Abbildungen. Text und Abbildungen stehen zunächst mit ihrem Informationsgehalt für sich allein, sind aber gleichzeitig soweit als möglich aufeinander bezogen. Dies kann dazu führen, dass Informationen lediglich im Text, ohne Bezug zu den Abbildungen zu finden sind, wie auch umgekehrt spezielle Bildinformationen nicht detailliert im Text beschrieben werden. Solche gelegentlichen Inkongruenzen können im Einzelfall Fragen für den Leser aufwerfen, weshalb ein zusätzliches detailliertes Lernen mit einem guten Lehrbuch in jedem Falle notwendig sein wird. Der Text ist in großen Teilen ähnlich strukturiert wie in unserem Lehrbuch »Kardiovaskuläre Magnetresonanztomographie«, das im selben Verlag 2005 erschienen ist – das vorliegende Kursbuch stellt daher eine ideale Ergänzung zu diesem Lehrbuch dar. Allerdings wurde aus didaktischen Gründen die Reihenfolge der Themen teilweise umgestellt: Das Thema Magnetresonanzspektroskopie haben wir bewusst ausgelassen, da wir in diesem Kursbuch neben der MRT-Technik ausschließlich die praktisch-klinischen Anwendungsmöglichkeiten der Kardio-MRT abhandeln wollten. Auch wurde aus diesem Grund das klinisch wichtige Kapitel der Kollateralbefunde im Thorax neu eingefügt. Zusätzlich wurde noch ein Anhang mit Hinweisen auf das Konsensuspapier der ESC zur Indikationsstellung der Kardio-MRT, den Qualitätsvorschriften der Bundesärztekammer, den Empfehlungen der Strahlenschutzkommission zur Anwendung der NMR am Menschen und einer Übersicht der NMR-Terminologie verschiedener Hersteller mit aufgenommen. Letztendlich ist es das Ziel dieses Buchs, das rasche, gezielte und strukturierte Lernen für die Teilnahme an Kardio-MRT-Kursen oder am Fachgespräch zur Erlangung der »Fachkunde Kardio-MRT« zu erleichtern. Der von uns angesprochene Leserkreis ist derselbe wie für unser Lehrbuch: Kardiologen, Radiologen, Angiologen und Internisten sowie Fachärzte mit Bezug zur Kardiologie und Angiologie, wie z. B. Herz-, Thorax- oder Gefäßchirurgen.

Mein ganz besonderer Dank gilt zunächst Herrn Dr. Heinzerling von der Firma Philips Medical Systems, Hamburg, für die Bereitstellung eines Teils der schematischen Abbildungen aus dem offiziellen PMS-Fortbildungskurs »Magnetresonanztomographie«. Des Weiteren gilt mein Dank den Herren Kollegen Prof. Botnar, München, Dr. Bunke, Hamburg, Dr. Herkommer, Heilbronn, Dr. Merkle, Ulm, Dr. Schnackenburg, Berlin, und Dr. Vogler, Berlin, dafür, dass sie mir ihre Kursunterlagen und Schemata zur Verfügung gestellt haben. Ohne diese großzügige Unterstützung mit exzellentem Bildmaterial wäre das Zustandekommen dieses Buchs unmöglich gewesen. Ausdrücklich danke ich Herrn Kollegen Prof. Rasche, Ulm, für die schnelle und sorgfältige Durchsicht und Revision des Manuskriptes besonders im Hinblick auf mögliche Fehler oder Ungereimtheiten in den technischen Sachverhalten.

Frau Dr. Hahn als Lektorin und Frau Wallstein vom Schattauer Verlag danke ich für das engagierte, sorgfältige Lektorat und das konsequente Projektmanagement. Herrn Bergemann und Herrn Dr. Bertram als den Geschäftsführern des Schattauer Verlags bin ich zu großem Dank verpflichtet für ihre verlegerische Unterstützung, die die Fertigstellung dieses so wichtigen Kursbuchs erst ermöglicht hat. Ich hoffe, dass möglichst viele Kolleginnen und Kollegen zu diesem Buch greifen, viel Spaß beim Lesen haben und möglichst großen fachlichen Gewinn aus der Lektüre ziehen werden. Ich bin mir sicher, dass es an der einen oder anderen Stelle Nachfragen zu inhaltlichen Details oder Abbildungen geben wird; dies ist bei der Struktur des Kursbuchs nicht anders zu erwarten. Umso mehr bin ich daher für Korrekturen und Anregungen aus dem geschätzten Leserkreis sehr dankbar.

Ulm, im Herbst 2006 **Vinzenz Hombach**

Anschriften

Autor

Prof. Dr. Vinzenz Hombach
Klinik für Innere Medizin II – Kardiologie, Angiologie,
Pneumologie, Sport- und Rehabilitationsmedizin
Universitätsklinikum Ulm
Robert-Koch-Straße 8
89081 Ulm

Mitarbeiter

Prof. Dr. René M. Botnar
Nuklearmedizinische Klinik und Poliklinik
Technische Universität München
Ismaninger Straße 22
81675 München

Dr. Jürgen Bunke
Philips Medizin Systeme GmbH
Röntgenstraße 24–26
22315 Hamburg

Dr. Jürgen Heinzerling
Philips Medizin Systeme GmbH
Röntgenstraße 24–26
22315 Hamburg

Dr. Bernhard Herkommer
Medizinische Klinik I
Klinikum Heilbronn
Am Gesundbrunnen 6
74078 Heilbronn

Dr. Niko Merkle
Klinik für Innere Medizin II – Kardiologie, Angiologie,
Pneumologie, Sport- und Rehabilitationsmedizin
Universitätsklinikum Ulm
Robert-Koch-Straße 8
89081 Ulm

Prof. Dr. Volker Rasche
Klinik für Innere Medizin II – Kardiologie, Angiologie,
Pneumologie, Sport- und Rehabilitationsmedizin
Universitätsklinikum Ulm
Robert-Koch-Straße 8
89081 Ulm

Dr. Bernhard Schnackenburg
Philips Medizin Systeme GmbH
Rheinsberger Straße 74
10115 Berlin

Dr. Hubert Vogler
Schering Deutschland GmbH
Max-Dohrn-Straße 10
10589 Berlin

Inhalt

1 Grundlagen der Magnetresonanztomographie — 1

2 MRT-Messsequenzen — 11

3 Bildkontrast-Vorpulse — 21

4 Schnelle Bildgebung — 39

5 MR-Angiographie — 44

6 MR-Kontrastmittel — 53

7 Artefakte im MR-Bild und ihre Vermeidung — 63

8 Aufbau eines MR-Scanners und MRT-Labors — 76

9 Vorbereitung des Patienten und Durchführung der MRT-Untersuchung — 86

10 Darstellung der Anatomie/Pathoanatomie und Gewebecharakterisierung — 99

11 Links- und rechtsventrikuläre Funktionsuntersuchung und -volumetrie sowie myokardiales Tagging — 101

12 Koronare Herzkrankheit: Ischämiediagnostik — 105

13 Koronare Herzkrankheit: Vitalitätsdiagnostik — 114

14 Koronare Herzkrankheit: MR-Koronarangiographie (MRCA) — 119

15 Erworbene Herzklappenfehler — 124

16 Angeborene Herzfehler — 131

17 Kardiomyopathien, Myokarditis und Perikarditis — 144

18 Kardiale Raumforderungen — 154

19 Lungengefäßsystem — 157

20 Aorten- und Arterienerkrankungen — 160

21 Kollateralbefunde im Thorax bei kardiovaskulärer MR-Untersuchung — 167

Anhang

1. Clinical Indications for Cardiovascular Magnetic Resonance (CMR): Consensus Panel Report — 177

2. Leitlinien der Bundesärztekammer zur Qualitätssicherung der Magnetresonanztomographie — 179

3. Bekanntmachung einer Empfehlung der Strahlenschutzkommission — 180

4. Glossar der wichtigsten Begriffe der Magnetresonanztomographie — 182

5. Vergleichende Terminologie von MRT-Begriffen verschiedener Hersteller von MR-Scannern — 195

6. Empfohlene Lehrbücher zum vertiefenden Studium und Literaturquellen — 196

1 Grundlagen der Magnetresonanztomographie

- Grundlage der MR-Bildgebung ist die magnetische Resonanz von Atomkernen.
- Beim Menschen wird meist der Wasserstoffkern (^{1}H) benutzt (Abb. 1.1), dessen Bestandteile sind:
  → ein Proton (positiv geladen),
  → ein Elektron in der Hülle (negativ geladen).

- Protonen besitzen die Eigenschaft des Spins.
- Grundeigenschaft von Elementarteilchen:
  → Drehimpuls M durch rotierende Masse m,
  → magnetisches Moment B durch rotierende elektrische Ladung (= kleiner Magnet; Abb. 1.2),
  → bei Bewegung wird in einer (Empfangs-)Spule eine Spannung induziert = Lage der Rotationsachse wird am Magnetvektor B erkannt = Lage der magnetischen Achse B »sichtbar« am Signal der Empfangsspule.

Merke: Der Spin der Elementarteilchen ist immer gleich stark vorhanden, er kann nicht abgebremst oder beschleunigt werden.

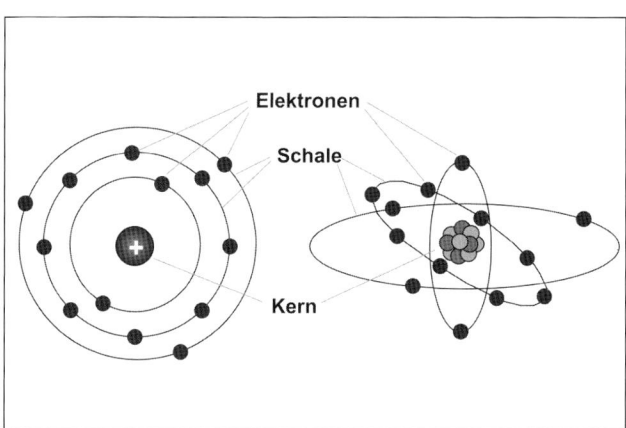

1.1 Atomstruktur

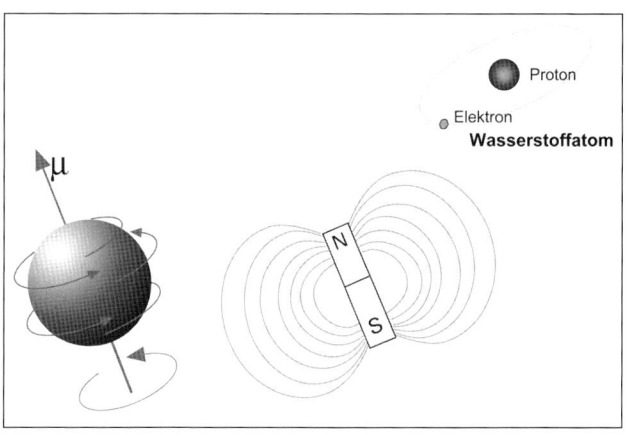

1.2 Rotierende Kerne sind wie kleine Magnete

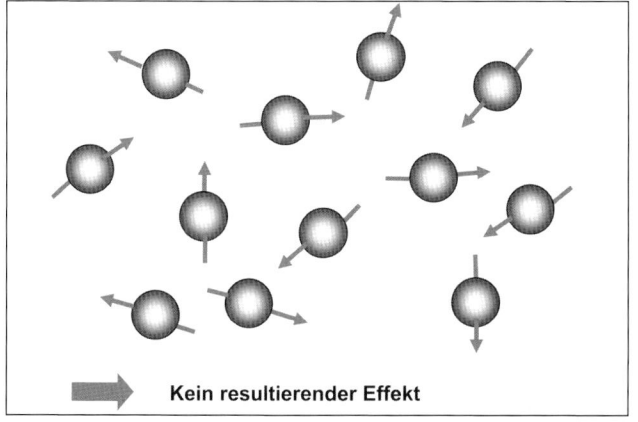

1.3 Die Atomkerne im unbeeinflussten Objekt

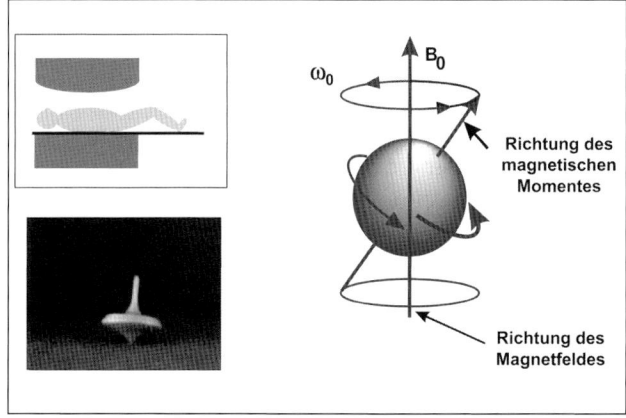

1.4 Präzession des rotierenden Kerns im Magnetfeld

Verhalten von Protonen(-Spins) im Magnetfeld

- Die individuellen **magnetischen Momente** der Protonen **präzedieren** um die Achse des äußeren Magnetfeldes B_0 als Folge der Wechselwirkung von B_0 und der Eigenrotation (Abb. 1.4).
- Die Kreisfrequenz der Präzessionsbewegung (= Larmor-Frequenz) beträgt $\omega_0 = \gamma \times B_0$ (γ = gyromagnetisches Verhältnis, 42,6 MHz/T für Protonen, d. h. 63,9 MHz für 1,5 T).
- Die Ausrichtung parallel zum Magnetfeld = makroskopische Magnetisierung ist nicht messbar (knapp mehr als 50 % parallel und knapp unter 50 % antiparallel ausgerichtet): Die Differenz hieraus ist als Längsmagnetisierung (Nettomagnetisierung) messbar (Abb. 1.3).
- Die Nettomagnetisierung rotiert mit der Larmor-Frequenz ω_0 um die eigene Achse, parallel nicht messbar, Größe abhängig von der Stärke des Magnetfeldes und der Spindichte (= Protonenzahl; Abb. 1.5).
- Zur **Bilderzeugung** wird die **Auslenkung der Magnetisierung** aus der Gleichgewichtslage (z-Richtung im Magneten) durch Einstrahlen eines Hochfrequenz-(HF-)Pulses benutzt (= Anregung; Abb. 1.6).
- Die **HF-Pulsfrequenz** muss gleich der **Larmor-Frequenz** ω_0 sein (= Resonanzbedingung) und die magnetische Komponente des HF-Impulses (B_1) muss senkrecht zu B_0 orientiert sein.
- Die **Resonanzbedingung** des HF-Pulses für Protonen beträgt $\omega_{HF} = $ **63,9 MHz bei 1,5 T** für Protonenbildgebung.
- Der Winkel der Auslenkung der Magnetisierung aus feldparalleler Richtung hängt von der Dauer und Amplitude des HF-Pulses ab, z. B. 90°-Puls = Auslenkung um 90° senkrecht zum Hauptfeld (Abb. 1.7).

Magnetisierungsvektor-Transversalkomponente

- Der gedrehte Magnetisierungsvektor kann in eine **longitudinale Komponente** M_z und eine **transversale Komponente** M_{xy} quer zum Magnetfeld in der xy-Ebene zerlegt werden (Abb. 1.10).

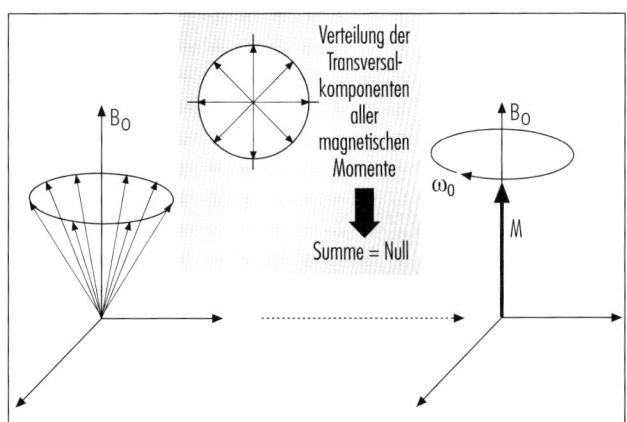

1.5 Entstehung der Nettomagnetisierung M

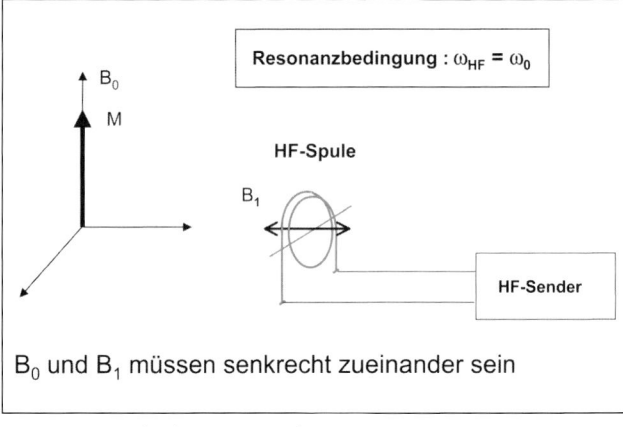

1.6 Anregung durch einen HF-Puls

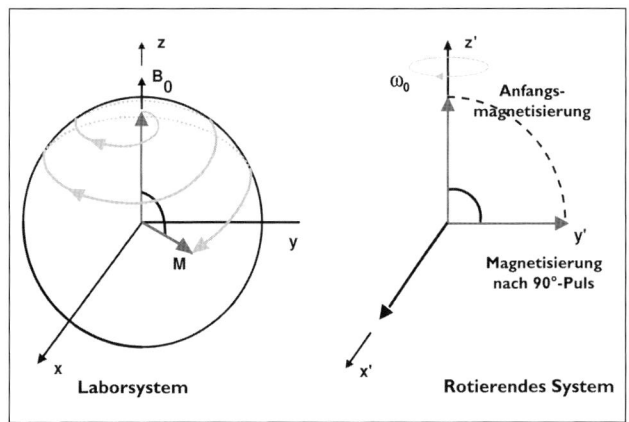

1.7 Präzession der Magnetisierung während eines 90°-Pulses

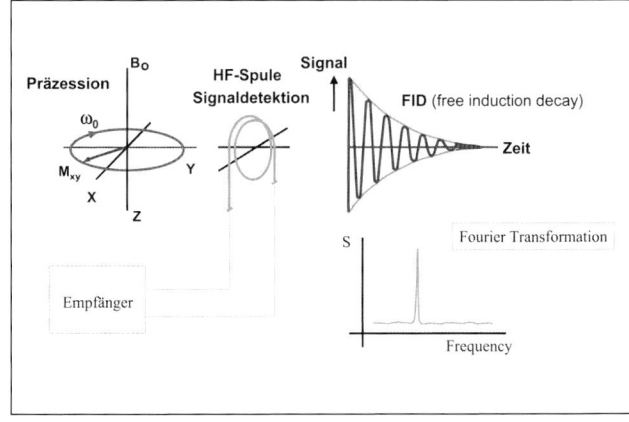

1.8 MR-Signalerfassung

- Diese Querkomponente rotiert mit der Larmor-Frequenz ω um die z-Achse (rotierendes Koordinatensystem; Abb. 1.9).
- Die durch den **HF-Puls** erzeugte **Transversalmagnetisierung** erzeugt durch die Rotation ω_0 ein **hochfrequentes magnetisches Wechselfeld** in der Empfangsspule = messbare Spannung = **MR-Signal**.
- Unmittelbar nach Anregung beginnt die **Relaxation** = Rückkehr der Magnetisierung in die Ausgangslage parallel zu B_0 und der Zerfall des Signals durch Spin-Spin-Wechselwirkungen.
- Das durch Relaxation zerfallende Signal wird als FID (Free Induction Decay) bezeichnet (Abb. 1.8).

Relaxation

- Der **erste schnellere Relaxationsprozess** bewirkt die Abnahme der Transversal- oder Querkomponente.
- Ursache dafür sind Inhomogenitäten des Magnetfeldes durch Wechselwirkungen der Protonen untereinander = **Spin-Spin-Wechselwirkung**.

- Die örtlich **unterschiedliche Larmor-Frequenz** bewirkt eine **Dephasierung** (= Auffächerung) der Transversalkomponente (Abb. 1.13).
- **Rotierendes Koordinatensystem:**
  → »Langsamere« Magnetisierungsvektoren (kleinere Larmor-Frequenz) befinden sich hinter der mit ω_0 rotierenden x-Achse.
  → »Schnellere« Magnetisierungsvektoren (größere Larmor-Frequenz) befinden sich vor der mit ω_0 rotierenden x-Achse.

- Der Relaxationsvorgang verläuft **exponentiell** (Abb. 1.13–1.16) mit der Zeitkonstanten T2 = transversale Relaxationszeit T2 (**T2 = Abfall auf 37 % des Ausgangswertes**, 3 × T2 = 5 % Rest des Maximalwertes von M_{xy}).
- Bei Geweben mit kurzem T2 zerfällt das Signal schneller; bei Geweben mit langem T2 zerfällt das Signal langsamer (Abb. 1.14).
- Dazu kommt die Dephasierung der Transversalmagnetisierung durch **Magnetfeldinhomogenitäten** = T2*, dadurch ist **T2* < T2**.

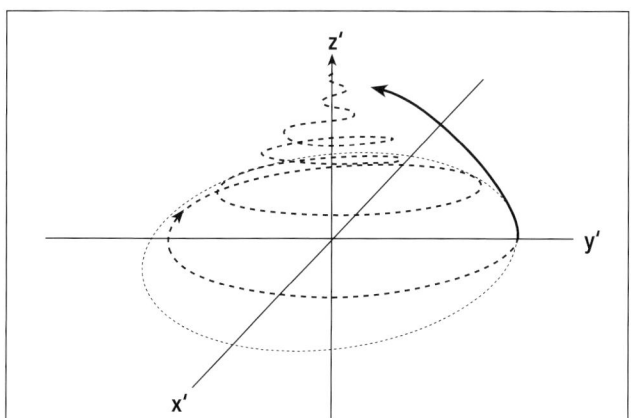

1.9 Rotierende Rückkehr (= Präzession) der Magnetisierung in der Ausganglage nach einem 90°-Puls

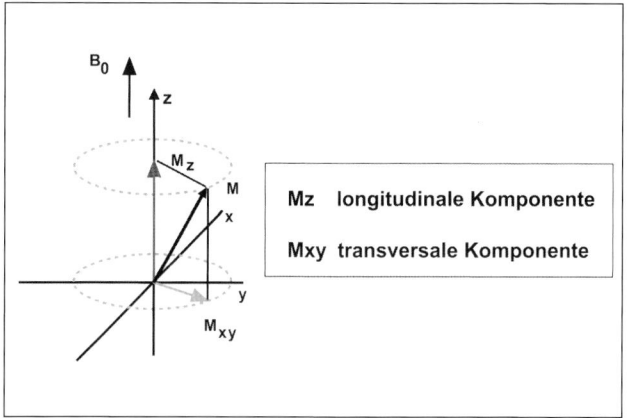

1.10 Longitudinale und transversale Komponente der Magnetisierung

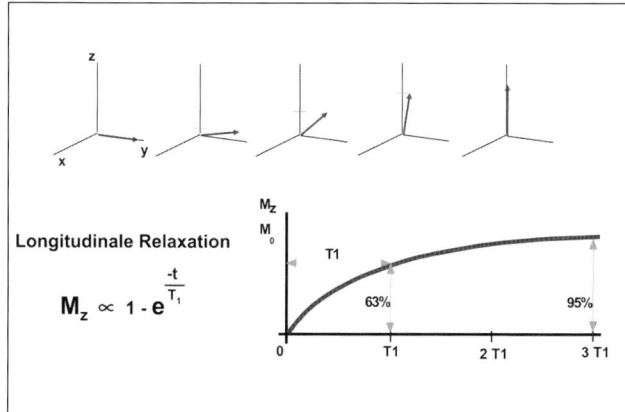

1.11 Longitudinale (Spin-Gitter-)Relaxation I

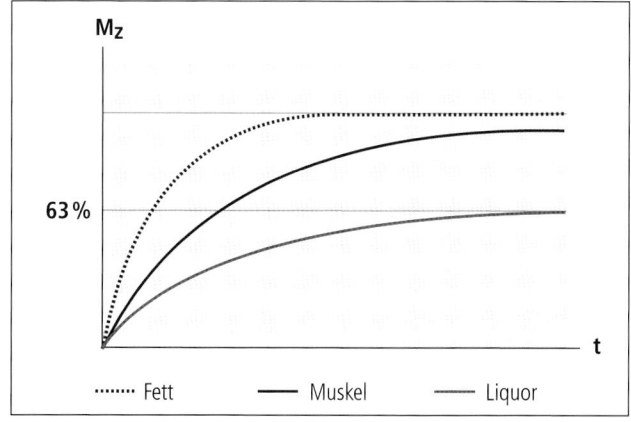

1.12 Longitudinale (Spin-Gitter-)Relaxation II

Grundlagen der Magnetresonanztomographie

- Inhomogenitäten entstehen an Gewebegrenzflächen (Gewebe–Luft).
- Die T2*-Kurve ist die einhüllende Kurve des FID.
- Der **zweite Relaxationsprozess** (= Spingitter-Relaxation) ist die longitudinale Relaxation mit der Zeitkonstanten T1; Ursache ist die Abgabe der bei der Anregung aufgenommenen Energie an die Umgebung (Abb. 1.11, 1.12).
- **T1-Zeit** = die Zeit, bis die longitudinale Magnetisierung **63 % ihres Ausgangswertes** erreicht hat; $3 \times T1 = M_z$ ist auf 95 % angestiegen.
    → T1-Zeiten in biologischem Gewebe: ca. 1 000 ms,
    → T2-Zeiten 1/10 kleiner (= um 100 ms).

Gewebekontrast durch T1 und T2 für 1,5T-Magnetfeldstärke

- **Gewebespezifische T1- und T2-Werte** werden für die **Kontrastgebung** der Gewebe untereinander benutzt (Abb. 1.16).

Tab. 1.1 T1- und T2-Zeiten unterschiedlicher Gewebe (bei 1.5 T)

Gewebe	T1 (ms)	T2 (ms)
Herzmuskel	870	75
Blut	1 300	150
Fett	260	84
Skelettmuskel	870	50
Milz	780	62
Niere	650	58
Leber	490	43

→ Bei **langem T1** ist bei gegebenem Messzeitpunkt (TR) das Gewebe **dunkel** (relativ weniger bereits erholte Transversalmagnetisierung),
→ bei **kurzem T1 heller** (schneller mehr verfügbare Magnetisierbarkeit).
→ Bei **langem T2** ist bei gegebenem Messzeitpunkt (TE) das Gewebe **hell** (noch viel Rest-Transversalmagnetisierung),
→ bei **kurzem T2 dunkel** (weniger Rest-Transversalmagnetisierung).

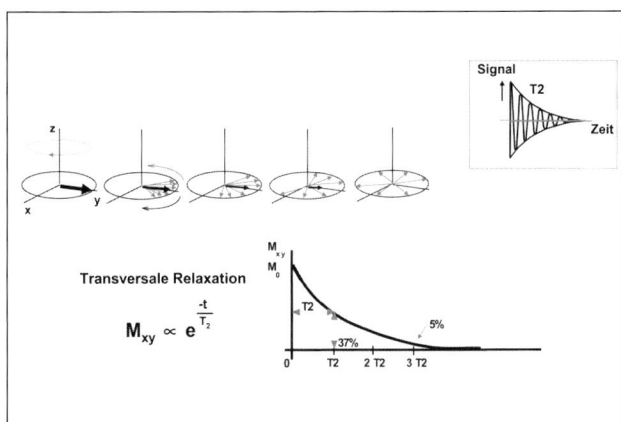

1.13 Transversale (Spin-Spin-)Relaxation I

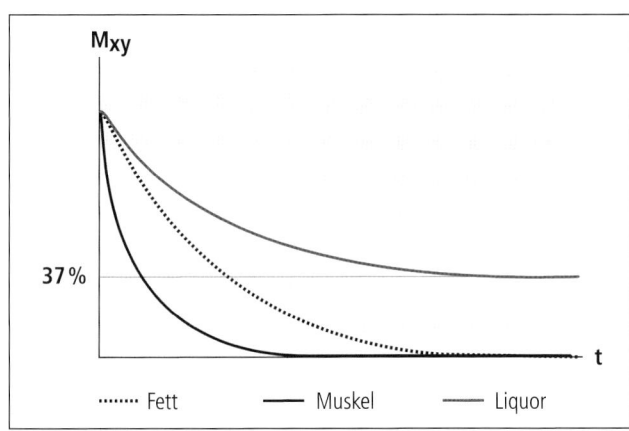

1.14 Transversale (Spin-Spin-)Relaxation II

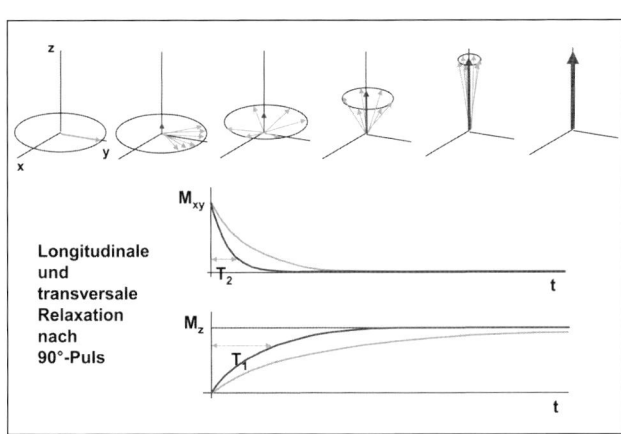

1.15 Transversale und longitudinale Relaxation

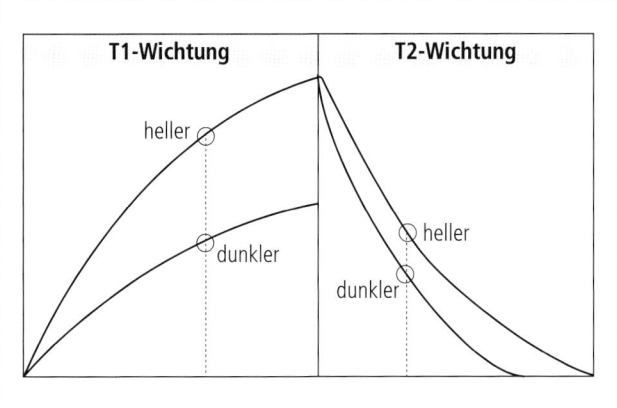

1.16 Einfluss von T1 und T2 auf die Bildhelligkeit

Spinecho

- Mit Spinecho kann die durch **Inhomogenitäten** des Magnetfeldes erzeugte Dephasierung **rückgängig** gemacht werden (Abb. 1.17).
  → Einstreuen eines 180°-Pulses in definiertem Abstand zum Anregungspuls: Umdrehen des Dephasierungsfächers um 180° = Invertierung des Dephasierungsprozesses.
  → Die Magnetisierungsvektoren treffen sich nach gewisser Zeit wieder = Bildung des Spinechosignals.
  → Zeit zwischen 90°-Puls und Maximum des Spinechosignals = TE-Zeit (Echozeit); der 180°-Puls wird bei TE/2 appliziert.
  → Die durch Spin-Spin-Wechselwirkung zeitlich inkonstanten Inhomogenitäten können nicht rephasiert werden = Spinechosignal durch T2-Relaxation kleiner als FID-Anfangsamplitude.
  → Mehrere 180°-Pulse sind möglich = mehrere Spinechos = kleiner werdende Amplitude = Abtastung der T2-Kurve durch Wahl verschiedener TE-Zeiten.

MR-Bildentstehung

- Zur **Bilderzeugung** werden **MR-Signale räumlich zugeordnet**; dies geschieht durch zwei Schritte (Abb. 1.18):
  → 1. Schritt: Die Anregung darf nur in einer Schicht bzw. in einem Volumen erfolgen.
  → 2. Schritt: Kodierung der Signale derartig, dass ein zwei- bzw. dreidimensionales Bild daraus berechnet werden kann.

- Hierzu werden zusätzlich zum statischen und homogenen Magnetfeld B_0 **räumlich** und **zeitlich variable Magnetfelder = Gradientenfelder** benutzt (Abb. 1.19–1.21).
- Die **Gradientenfelder in x-, y- und z-Richtung** werden durch **Gradientenspulen** erzeugt = kurzfristige lineare Änderung des Magnetfeldes entlang einer beliebigen Richtung (Abb. 1.19).
- Anschaltung eines Gradienten in G_x-Richtung: Das Gesamtmagnetfeld wird zur positiven x-Richtung größer und zur negativen x-Richtung kleiner als B_0; dementsprechend variiert die Larmor-Frequenz entlang dieser Richtung (Abb. 1.20).

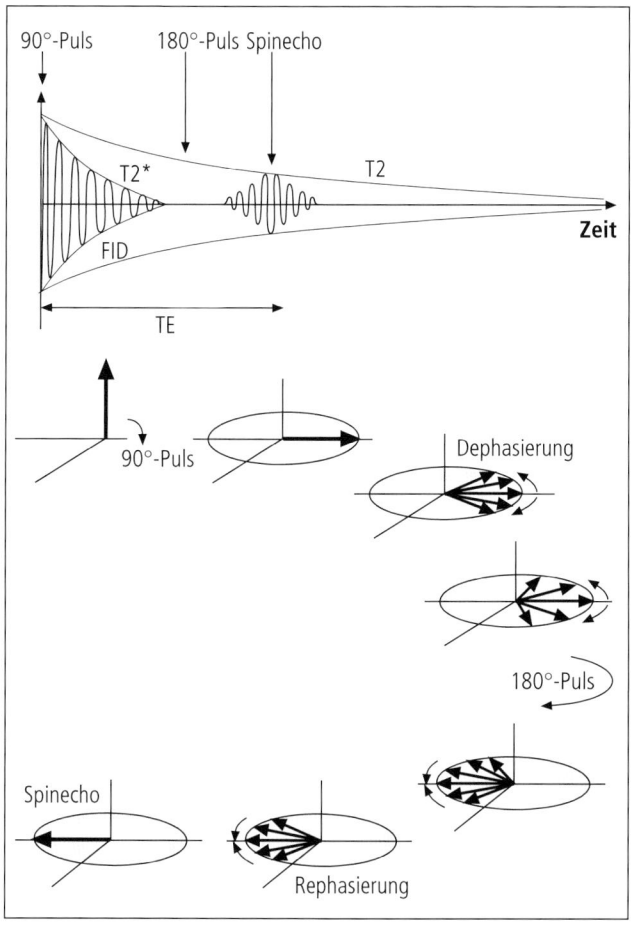

1.17 Rephasierung der Dephasierungsvektoren durch 180°-Puls (Echopuls)

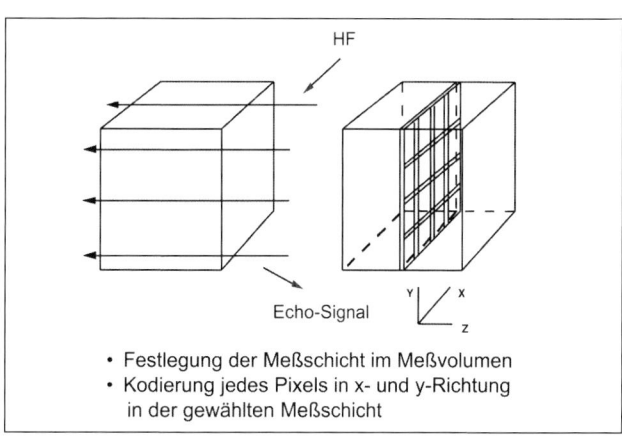

1.18 Ortskodierung und Auflösung: Erfordernisse

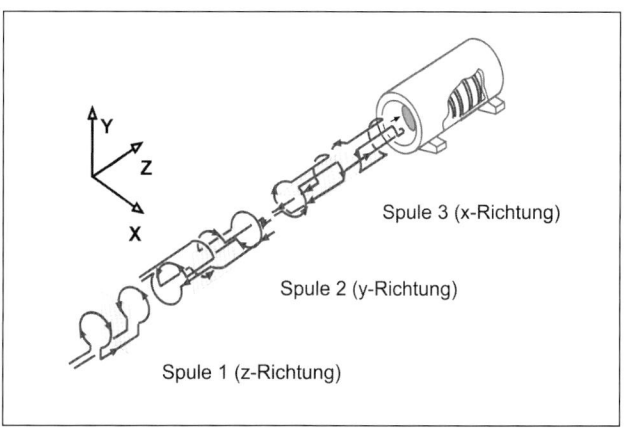

1.19 Ortskodierung und Auflösung: Gradientenfelder I

Schichtselektion

- Ein **linear ansteigendes Magnetfeld** wird in **z-Richtung** (= Körperlängsachse) angeschaltet und erzeugt einen Gradienten (Abb. 1.21–1.23).
- Das Gesamtmagnetfeld (= **Larmor-Frequenz**) wird im **Kopf** des Patienten **größer** und zu den **Füßen kleiner**.
- Wirkung des HF-Pulses an Orten, deren Larmor-Frequenz im Frequenzbereich = **Anregung einer transversalen Schicht definierter Dicke**, des Pulses liegen (Abb. 1.22).
- Bei Überlagerung mehrerer Gradientenfelder (G_x, G_y, G_z) kann jede beliebig gewinkelte Schicht im Körper ausgewählt werden (Abb. 1.23).
- Unmittelbar nach Anregung wird der Schichtselektionsgradient wieder ausgeschaltet.

Gradient in z-Richtung = G_z-Schichtselektion,

Gradient in y-Richtung = G_y: Phasenkodiergradient
= Ortskodierung in y-Richtung,

Gradient in x-Richtung = G_x: Frequenzkodiergradient
= Ortskodierung in x-Richtung.

Ortskodierung

- **Prinzip** der Ortskodierung in der angeregten Schicht: **Zerlegung der Bildinhalte** (= Spindichteverteilung) in einzelne **Ortsfrequenzkomponenten**.
- Dieser Vorgang ist **analog** der **Fourier-Synthese von Funktionen** (z. B. Rechteckfunktion = Sinusfunktion plus weitere Schwingungen angepasster Amplitude und Frequenz).
- Die **Rechteckfunktion** (= das **Bild** = Dimension m) kann aus **vielen Einzelschwingungen** (= **Ortsfrequenzkomponenten** [Dimension: 1/m]) berechnet = synthetisiert werden (Abb. 1.24).
- Die Zerlegung der Ortsfrequenzkomponenten erfolgt bei der 2D-MR-Bildgebung in zwei Richtungen (x- und y-Richtung).
- Das **MR-Signal** = Spannung in der Empfangsspule **entspricht** einer **Sinusfunktion**. Charakterisierung der **Sinusfunktion**: **Amplitude, Frequenz** (Anzahl Schwingungen pro Zeit) und **Phase** (Lage des Nulldurchgangs in der Zeit).
- Phasendifferenz = Phasenwinkel: Abstand des Nulldurchgangs zweier Schwingungen.
- Einschalten eines Gradienten: Modifikation der Frequenz entlang der Gradientenrichtung = Frequenzunterschiede = Phasendifferenzen = Dephasierungen.

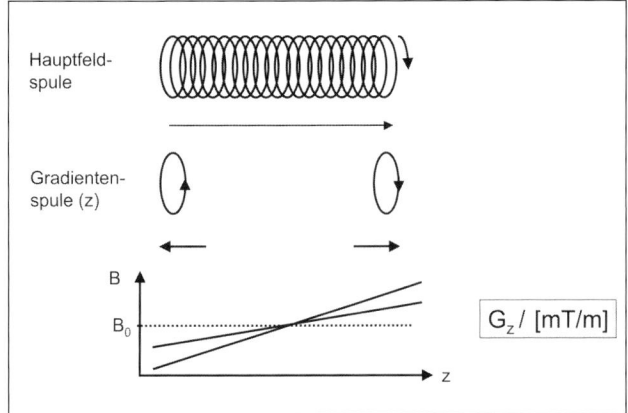

1.20 Ortskodierung und Auflösung: Gradientenspule (z)

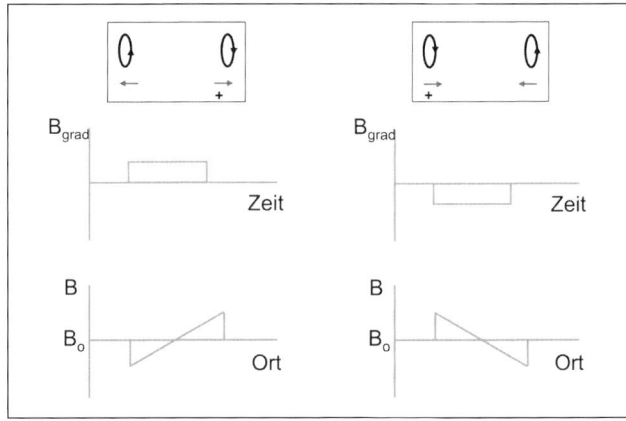

1.21 Ortskodierung und Auflösung: Gradientenfelder II

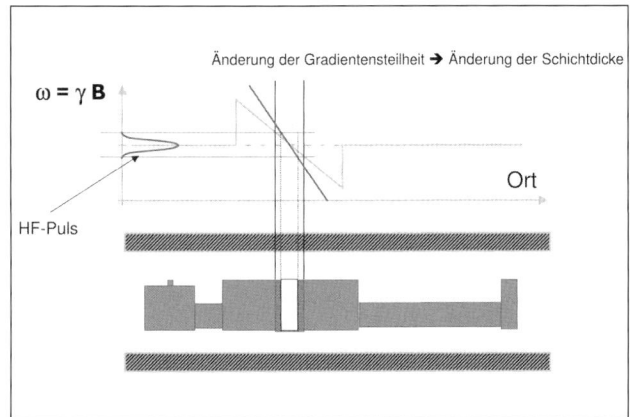

1.22 Schichtselektion (2D-Verfahren)

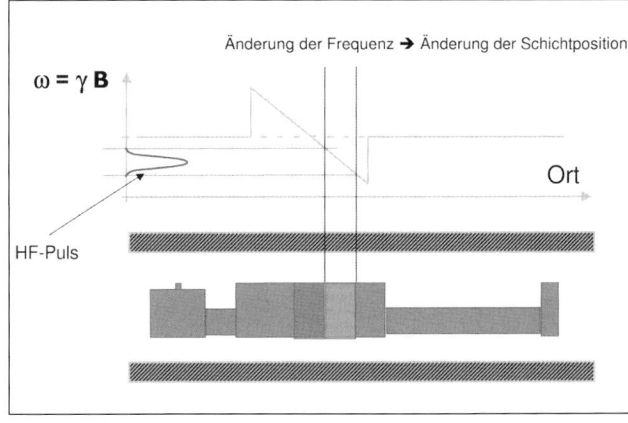

1.23 Schichtselektion – Schichtverschiebung

Grundlagen der Magnetresonanztomographie

- Abschalten eines Gradienten: Gleichschalten der Frequenzen plus Bestehenbleiben der Phasendifferenzen (Abb. 1.28, 1.29).
  → **schwacher** Phasenkodiergradient = kleine Phasendifferenz = **großes Signal**.
  → **starker** Phasenkodiergradient = große Phasendifferenz = **kleines Signal**.

Phasenkodierung
(1. Schritt der Ortskodierung)

- Anschalten eines Gradienten in y-Richtung (G_y) bestimmter Stärke: Das Gesamtmagnetfeld wird links größer und rechts kleiner (Abb. 1.26).
- Die Magnetisierung präzediert links schneller und rechts langsamer.
- Dadurch entstehen **Phasendifferenzen** entlang der y-Richtung, die nach Abstellen des Gradienten bestehen bleiben.
- Die Sinusschwingungen mit den unterschiedlichen Phasenlagen entlang der y-Achse ergeben eine **Gesamtschwingung**.
- Die Amplitude der Gesamtschwingung ist abhängig von der Stärke des Gradienten: je stärker der Gradient, desto niedriger die Amplitude und umgekehrt.

- Das **Signal** enthält nach Phasenkodierung **Informationen über die y-Richtung**, abhängig von der Stärke des Phasenkodiergradienten.
- Der Phasenkodiergradient enthält eine Ortsfrequenzkomponente; der Frequenzkodiergradient enthält dagegen eine Vielzahl von Ortsfrequenzkomponenten.

Frequenzkodierung
(2. Schritt der Ortskodierung)

- Nach der Phasenkodierung Auslesen des Signals gleichzeitig mit einem Gradienten entlang der zweiten Richtung (x-Richtung = in der Regel a.-p.; Abb. 1.30).
- Die Larmor-Frequenz durch den Gradienten ist anterior höher als posterior.
- Das MR-Signal enthält viele verschiedene Frequenzkomponenten.
- Das gemessene Signal der Stärke S ist abhängig von Dauer und Stärke des Gradienten (= Funktion von Zeit t und G_x):

$$S = F(\gamma G_x t).$$

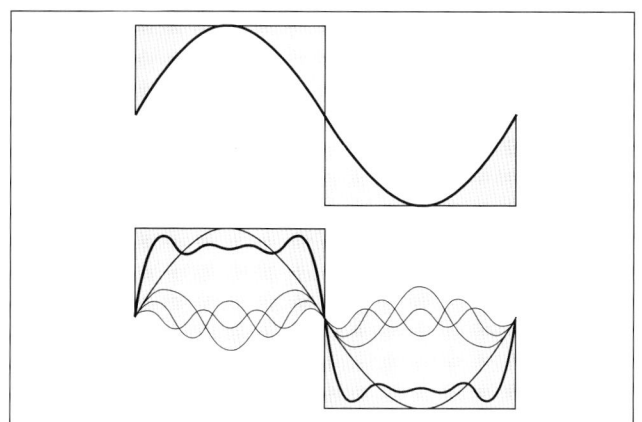

1.24 Rechteckfunktion durch Sinusschwingung

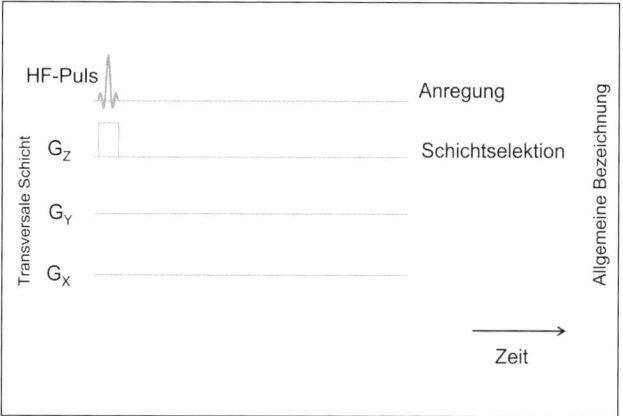

1.25 Schema einer Pulssequenz

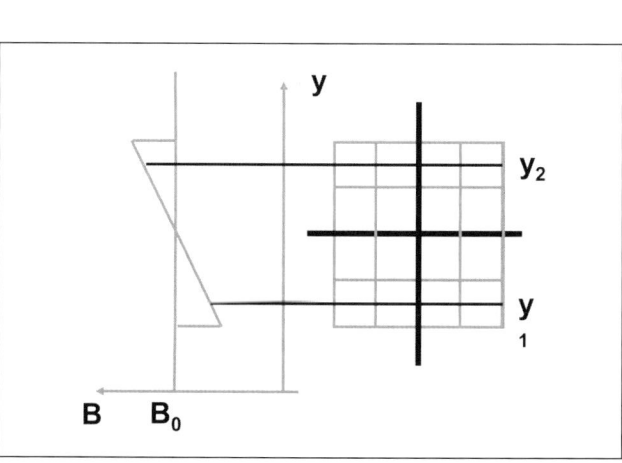

1.26 Phasencodierung I

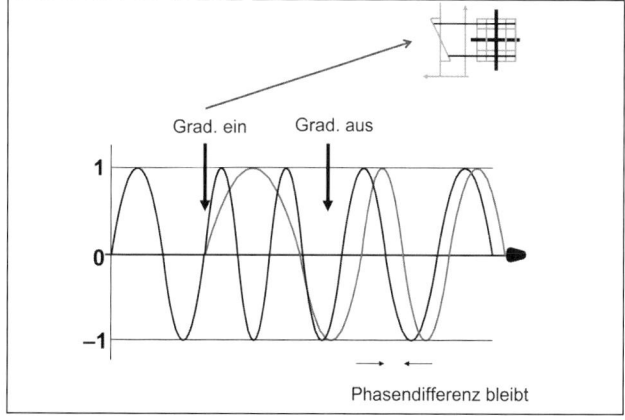

1.27 Phasencodierung II

Grundlagen der Magnetresonanztomographie

- Die Abhängigkeit des Signals vom Gradienten wird mit k_x erfasst:

$$k_x = \gamma \int G_x dt$$

($\int G_x dt$ = Fläche unter der Gradienten-Zeit-Kurve)

- Die Maßeinheit von k_x ist 1/m, k_x = Ortsfrequenz
- Digitalisierung des Signals: Jeder **digitalisierte Wert** entspricht einer **anderen** Ortsfrequenzkomponente entsprechend der Änderung der Fläche unter der Kurve und damit des k_x-Wertes; die Anzahl der gemessenen Ortsfrequenzkomponenten entspricht der Messmatrix (Matrix; Abb. 1.31).
- Die Berechnung des Bildes aus den Ortsfrequenzkomponenten erfolgt durch Fourier-Transformation (Abb. 1.32, 1.33).

Erstellung eines zweidimensionalen Bildes

→ Messung für die **Frequenzkodierrichtung**: Messung **aller** Ortsfrequenzkomponenten.

→ Messung für die **Phasenkodierrichtung**: Messung nur **einer** Ortsfrequenzkomponente $k_y = \gamma \int G_y dt$ (entsprechend der Dauer und Stärke des Gradienten).

- Der Wert von k_x ändert sich während der Messung des Signals nicht.
- Zur Messung aller Ortsfrequenzkomponenten muss die Sequenz von HF-Anregung plus Phasenkodierung plus Frequenzkodierung mit jeweils geänderter Stärke des Phasenkodiergradienten wiederholt werden (Abb. 1.34, 1.35).
- Die Anzahl der Phasenkodierschritte entspricht der Größe der Matrix.
- Der **zeitliche Abstand** der aufeinander folgenden Messungen wird als **Repititionszeit** (**TR**) bezeichnet.

Der k-Raum

- Die analogen Signale jeder Messung werden digitalisiert (Analogue-to-Digital Conversion = ADC) und im Systemrechner in einer Rohdatenmatrix abgelegt.

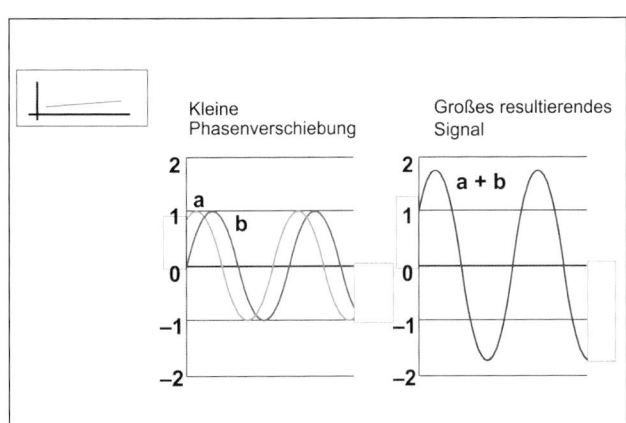

1.28 Phasencodierung (schwacher Gradient)

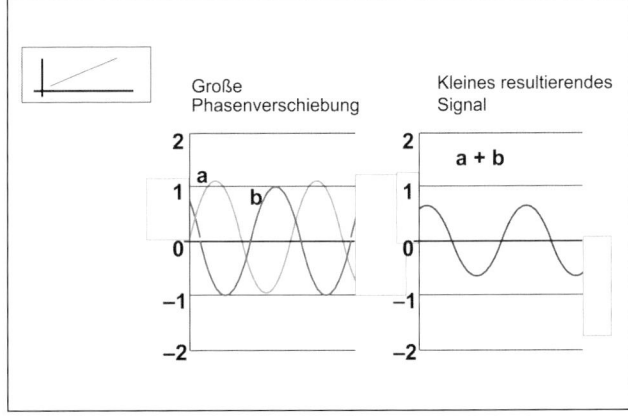

1.29 Phasencodierung (starker Gradient)

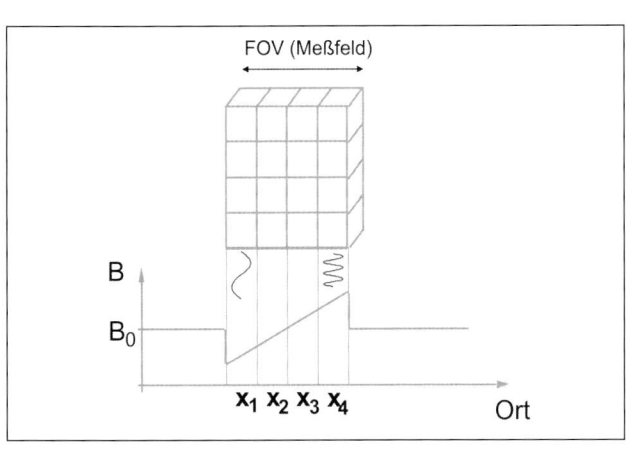

1.30 Frequenzkodierung

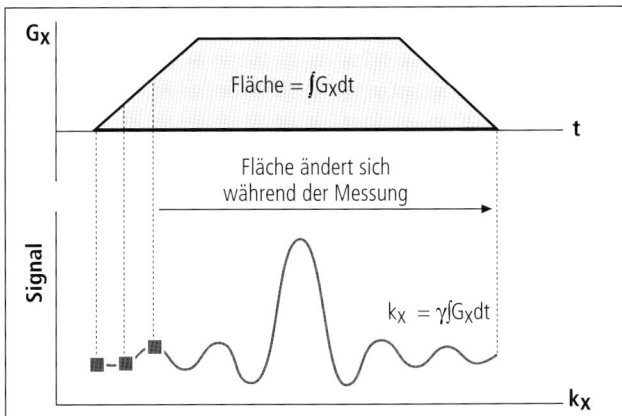

1.31 k_x in Abhängigkeit von Fläche und Zeitpunkt (modifiziert nach Hombach et al. 2005)

Grundlagen der Magnetresonanztomographie

- Diese **Rohdatenmatrix** wird auch als **k-Raum** bezeichnet (mathematisch zweidimensionaler Raum).
- Die Achsen des k-Raums werden mit k_x, k_y und k_z bezeichnet; sie haben die Dimension einer Ortsfrequenz (1/m).
- Jeder Punkt im k-Raum entspricht der Fourier-Synthese der Rechteckfunktion einer Einzelschwingung bzw. Ortsfrequenzkomponente.

- Mittels Fourier-Transformation wird aus den gemessenen Ortsfrequenzkomponenten (Rohdaten) ein Bild berechnet (synthetisiert).
- Jeder Phasenkodierschritt liefert eine Zeile im k-Raum (= k-Linie) mit konstantem k_y und allen Ortsfrequenzkomponenten k_x.

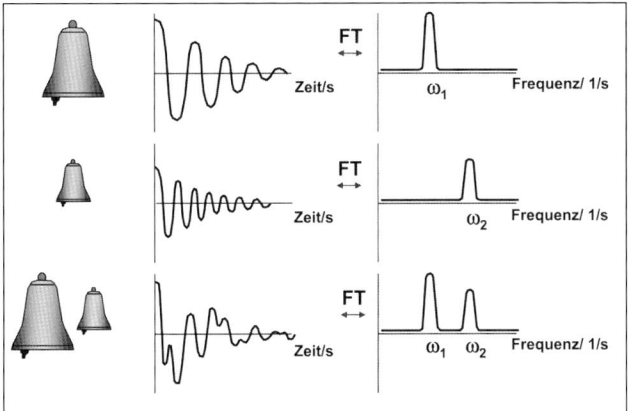

1.32 Fourier-Transformation

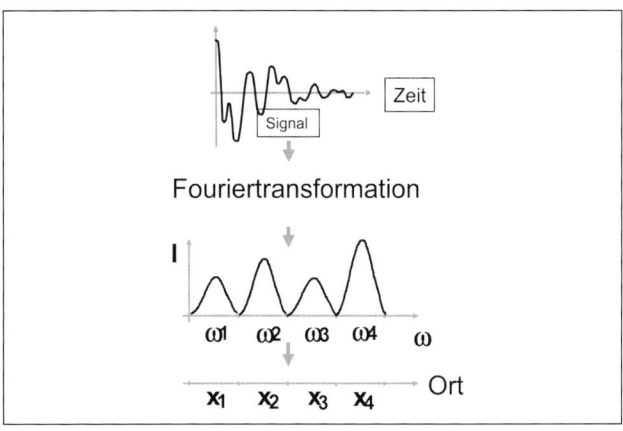

1.33 Echo-Signal-Entschlüsselung

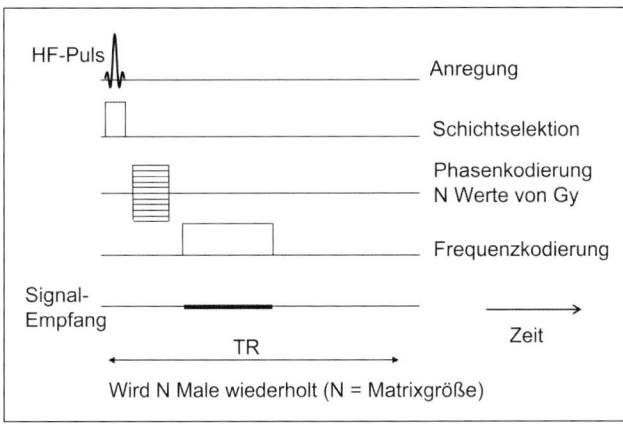

1.34 Schema einer Pulssequenz (2D-Verfahren)

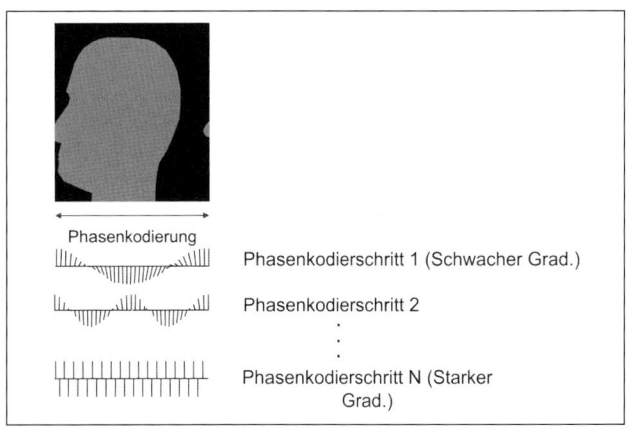

1.35 Phasenkodierung III

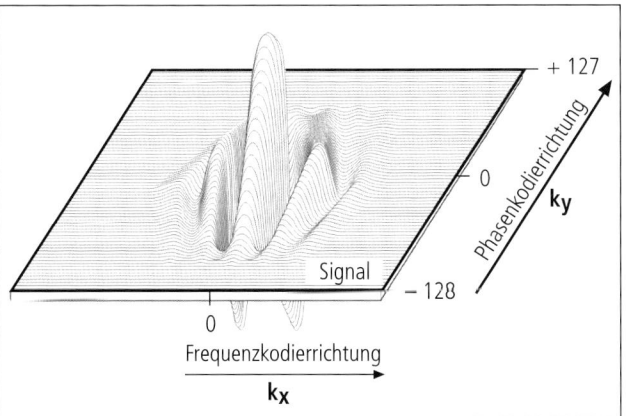

1.36 Ablage der digitalisierten Analogdaten im k-Raum (modifiziert nach Hombach et al. 2005)

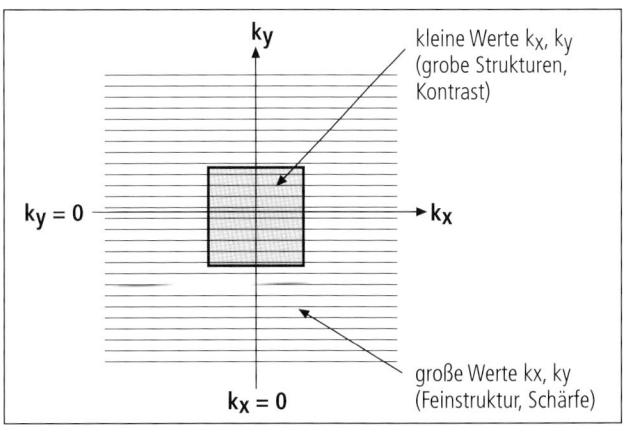

1.37 Ortsfrequenzen-Ablage im k-Raum (modifiziert nach Hombach et al. 2005)

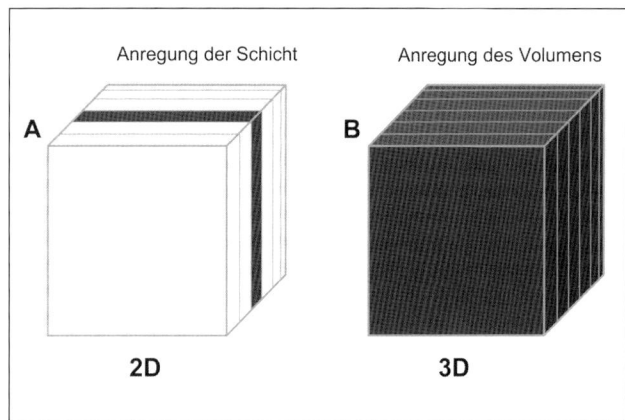

1.38 Konzept des 3D-Volumenverfahrens I

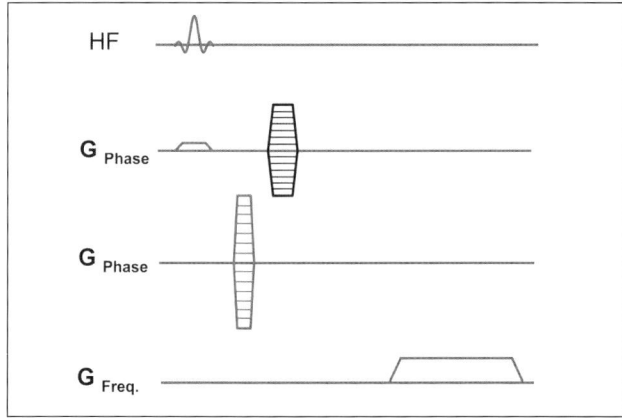

1.39 Konzept des 3D-Volumenverfahrens II

- Der Wert von k_y korreliert mit der Stärke des Phasenkodiergradienten.
- In der **Mitte des k-Raums** werden Daten mit **niedrigen Ortfrequenzen** und hohen Amplituden abgelegt (Kontrast). Nach Rekonstruktion ergeben die **zentralen** Daten ein **kontrastreiches**, aber **unscharfes Bild** der großen Strukturen.
- Im **äußeren Teil des k-Raums** werden **hohe Ortsfrequenzen** mit niedrigen Amplituden abgelegt, die für die **Schärfe des Bildes** verantwortlich sind (Abb. 1.36, 1.37).

Dreidimensionales MR-Bild

- Für das **3D-Bild** wird bei der selektiven Anregung ein **Volumen** (dicke Schicht) angeregt (Abb. 1.38, 1.39).
- In **z-Richtung** wird gleichzeitig mit der Phasenkodierung in y-Richtung ebenfalls eine **Phasenkodierung** durchgeführt.
- Der Phasenkodiergradient in z-Richtung erzeugt eine Ortsfrequenzkomponente.
- Zur Bestimmung aller erforderlichen Ortsfrequenzkomponenten müssen n-Messungen mit jeweils unterschiedlicher Stärke des Gradienten durchgeführt werden.
- Die Anzahl der zusätzlichen Messungen entspricht der Anzahl der Schichten.
- Die Bilder werden zum Schluss durch die 3D-Fourier-Transformation berechnet.
- Entsprechend der zusätzlichen Anzahl von Phasenkodiermessungen verlängert sich im **3D-Volumen** die **Messzeit (TR × A1 × A2)** im Vergleich zur **2D-Bildgebung (TR × A1)**.

2 MRT-Messsequenzen

Allgemeine Bemerkungen

- Die **Pulssequenz** ist eine Variante von Amplitude, Zeitdauer und Zeitpunkt der Hochfrequenz- und Gradientenimpulse zur Messung des MR-Bildes.
- Pulssequenzen sind unterschiedlich bezüglich Messzeit, Kontrast- und Artefaktverhalten sowie im Signal-zu-Rausch-Verhältnis.
- Alle Pulssequenzen fußen auf **zwei Basisvarianten**: der **Spinecho-** und der **Gradientenechosequenz**.
- Die einzelnen Pulssequenzen werden gezielt für verschiedene Fragestellungen eingesetzt: Anatomie/Pathoanatomie, Funktion, Vitalität, Narbenbildung und Angiographie.
- Zur Unterstützung der Einsatzgebiete werden häufig **Vorpulse** verwandt.

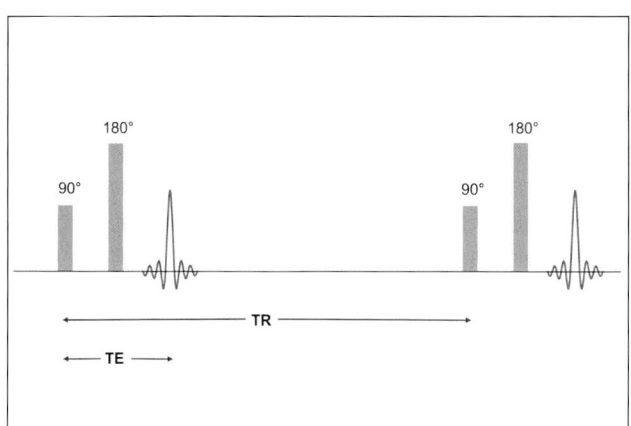

2.1 Schema einer Spinechosequenz

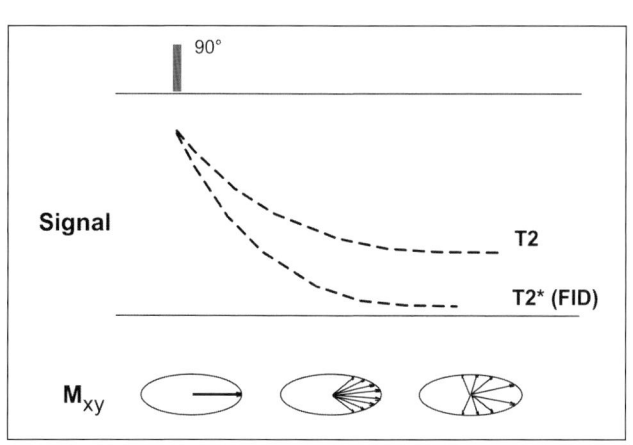

2.2 Spinecho T2 und T2*

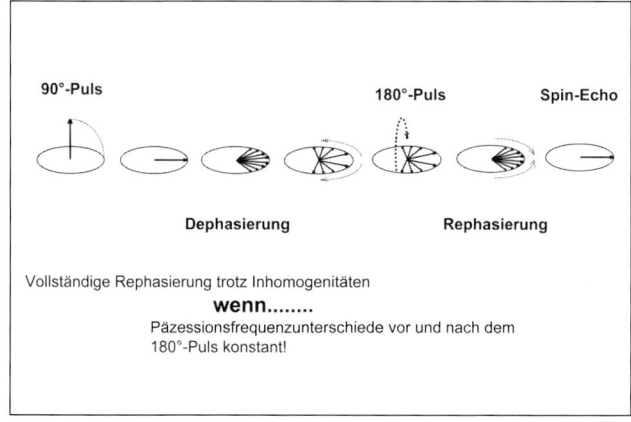

2.3 Echoerzeugung mit 180°-Puls I

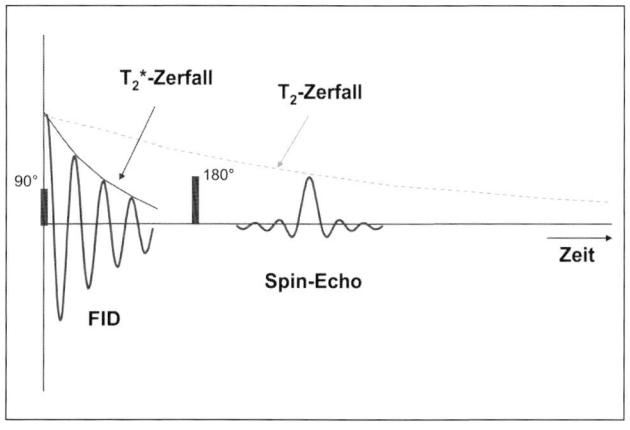

2.4 Echoerzeugung mit 180°-Puls II

Spinechosequenz (SE)

- Das **Spinecho** ist die Sequenz von 90°-Dephasierungs- und 180°-Rephasierungspuls (Abb. 2.1–2.5).
- Einstreuen des Rephasierungspulses bei TE/2.
- Der Phasenkodierpuls wird zwischen 90°- und 180°-Puls abgegeben.
- Für jede k-Raum-Linie werden unterschiedliche Stärken des Phasenkodiergradienten abgegeben, d.h., die Sequenz wird jedes Mal bis zum Auffüllen der Matrix wiederholt (z.B. 128 Schritte).
- Das Echosignal nach TE wird mit dem Frequenzkodiergradienten ausgelesen.

TR = Repetitionszeit = zeitlicher Abstand zweier Messungen,
TE = Echozeit,
Messzeit = TR × Matrix

- Die Kontrastgebung erfolgt über TR und TE sowie die Protonendichte (Abb. 2.6).

Tab. 2.1 Typische Werte für TR und TE bei verschiedenen Wichtungen (T1w, PDw und T2w)

	T1w	PDw	T2w
TR	450–650	> 2 000 ms	> 2 000 ms
TE	10–20 ms	10–20 ms	80–150 ms

- Bei EKG-Triggerung entspricht TR_{min} dem RR-Intervall.
- **Vorteil:** Statische Inhomogenitäten mit Dephasierung werden durch den 180°-Puls rephasiert = reine T2-Wichtung = nicht empfindlich auf Magnetfeldinhomogenitäten.
- **Nachteil:** lange Messdauer.

Gradientenechosequenz (GRE) = FFE, FISP, GRASS

- Der **Winkel** der Anregungspulse beträgt **5–60°** (nicht 90°).
- Das **Echosignal** wird durch den **Frequenzkodiergradienten erzeugt** (negativ–positiv = Dephasierung–Rephasierung; Abb. 2.7–2.9).

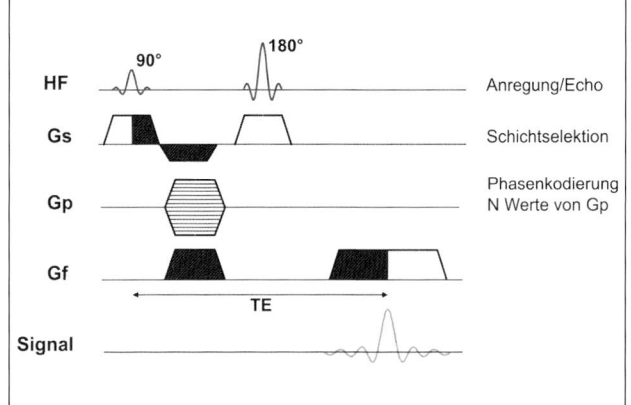

2.5 Schema einer kompletten Pulssequenz

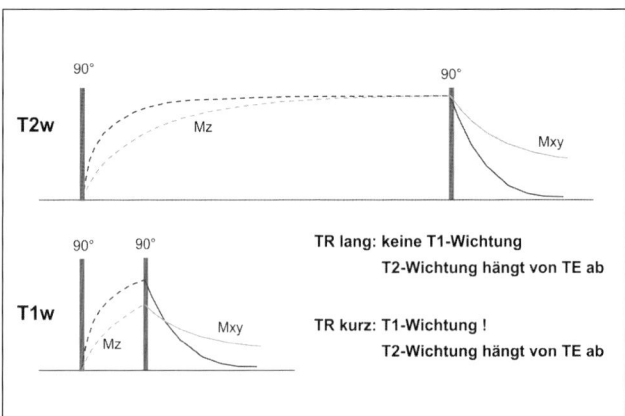

2.6 T1- und T2-Kontrast mit der SE-Sequenz

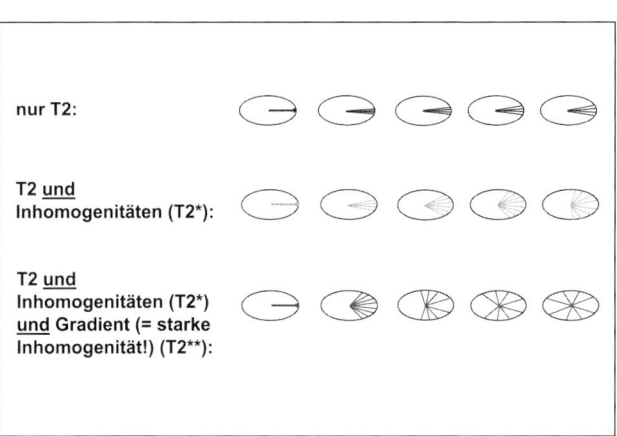

2.7 Dephasierung: Ursachen

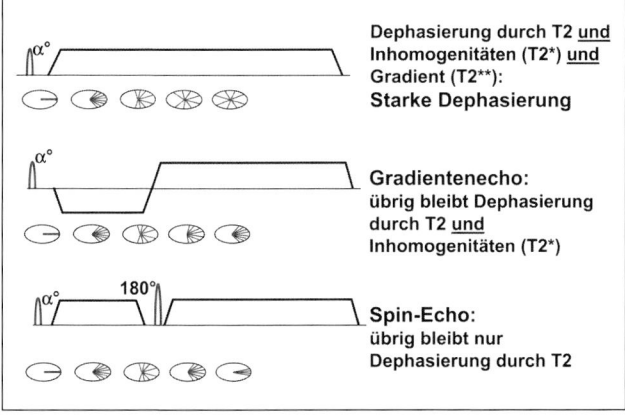

2.8 Dephasierung bei Gradienten- und Spinecho

- Das maximale Echosignal erscheint zum Zeitpunkt vollständiger Rephasierung.
- Das Echo des FID-Signals wird mit dem Abfall T2* gemessen; **statische Inhomogenitäten** können **nicht rephasiert** werden (Abb. 2.7, 2.8).
- Der Einfluss der Inhomogenitäten wächst mit TE.
- Der Kontrast wird über α und TE gesteuert (Abb. 2.10).
- Kontrastverhalten:
  → **Flipwinkel α klein und TE lang: T2*-Kontrast**,
  → **Flipwinkel α groß und TE kurz: T1-Kontrast**.

Tab. 2.2 Typische Werte für Anregungswinkel α und TE bei verschiedenen Wichtungen (T1w, T2*w und PDw)

	T1w	T2*w	PDw
α	30°–50°	5°–20°	5°–20°
TE	1–5 ms	20–50 ms	1–5 ms

- **Vorteil**: deutlich kürzere Messzeit.
- **Nachteile**:
  → Die Inhomogenitäten sind nicht rephasierbar.
  → Die Sequenz ist flussempfindlich.

Gespoilte Gradientenechosequenz (T1-FFE, Spoiled GRASS, FLASH)

- Bei TR ≤ T2 entsteht ein kleines **Spinechosignal** durch den nächsten α-Impuls infolge einer restlichen Transversalmagnetisierung (Abb. 2.11).
- Das Maximum des Spinechos tritt genau zum Zeitpunkt des α-Impulses auf und überlagert sich mit dem FID.
- Das Summensignal ist dann von T2 (Spinecho), von T1 (je nach Wahl von α und TE) bzw. von T2* (FID) abhängig = **Summensignal** (Abb. 2.12).
- Unterdrückungsmöglichkeiten des Spinechos:
  → Dephasierungsgradient vor jedem α-Puls (Zerstörung der vorhandenen Transversalmagnetisierung),
  → Änderung der Richtung des Anregungswinkels positiv–negativ: Die Transversalkomponenten stehen sich vor jedem α-Puls gegenüber und heben sich auf = **Spoiling** (Abb. 2.13, 2.14).

T2*-Kontrast: Flipwinkel α klein und TE lang,
T1-Kontrast: Flipwinkel α groß (30–70°) und TE kurz.

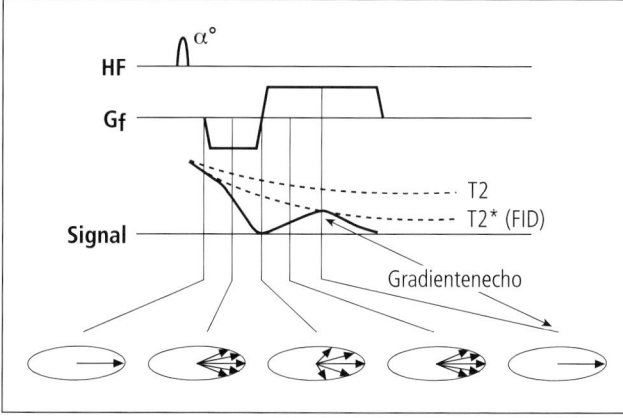

2.9 Das Gradientenecho

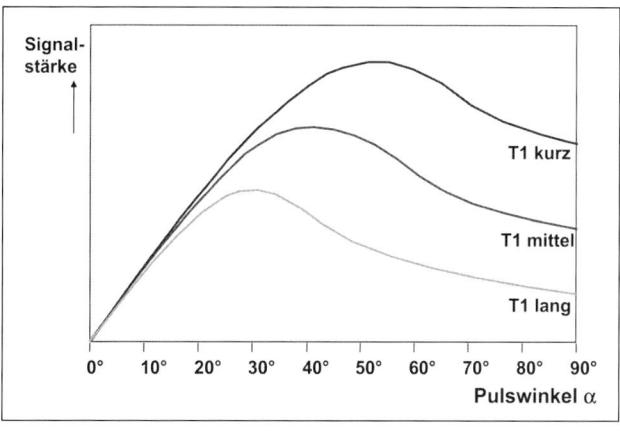

2.10 Signalstärke in Abhängigkeit vom Pulswinkel

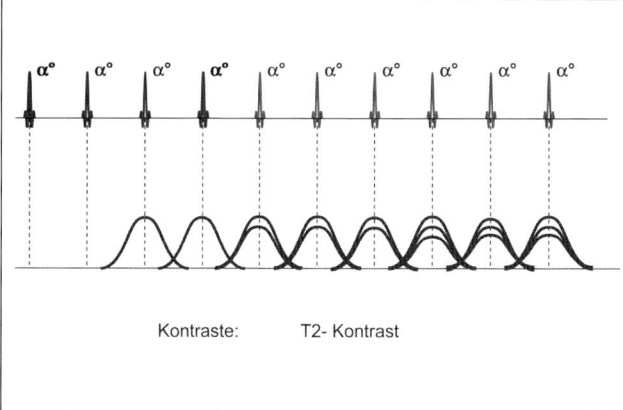

2.11 Zwei Pulse erzeugen Spinecho

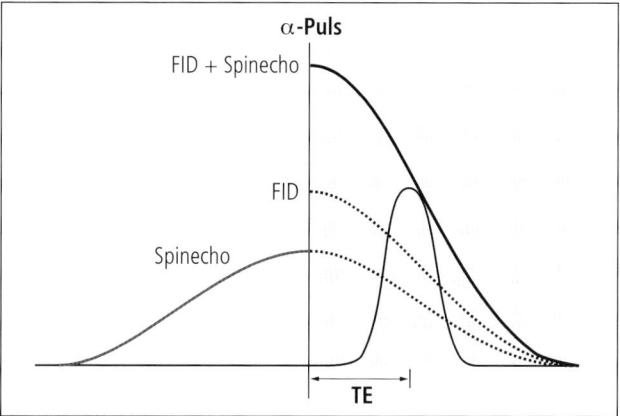

2.12 Entstehung des Spinecho-Signals und des Summensignals aus FID plus Spinecho und deren Beziehung zueinander bei TR <= T2 (modifiziert nach Hombach et al. 2005)

Tab. 2.3 Signalintensität des Gewebes (dunkel oder hell) in Abhängigkeit von der T-Wichtung

T-Wichtung	dunkel	hell
T1w	T1 lang	T1 kurz
T2w	T2 kurz	T2 lang

- **Anwendungsgebiete:**
  → kontrastmittelverstärkte MR-Angiographie (CE-MRA),
  → Late-Enhancement(LE)-Untersuchungen zur Narbendarstellung mittels MR-Kontrastmittel.

Steady-State-Free-Precession-Sequenz (SSFP) (Synonyme: bFFE, TrueFISP, FIESTA)

→ Grundprinzip: bei TR- ≤ T2-Zeit Messung von FID und Spinecho (= Summensignal).
→ Symmetrische Schaltung der drei Gradienten G_z, G_y und G_x = Gradienteneffekte.

- Dephasierungsanteile (»negative« Gradienten) werden durch Rephasierungsgradienten (»positive« Gradienten) rückgängig gemacht. Gleiche Rephasierungsanteile werden durch Dephasierungsgradienten rückgängig gemacht und umgekehrt (Abb. 2.15).
- Als **Effekt** dieser Gradientenkompensation ist vor jedem nächsten α die noch bestehende **Transversalmagnetisierung in Phase** = alle Vektoren zeigen in die gleiche Richtung.
- Bei hohem Flipwinkel (50–70°) resultiert ein **maximales Spinechosignal**.
- Bei Wahl einer kurzen TE ist das Summensignal von T1 (FID) und T2 (Spinechoanteil) abhängig, d.h. **Flüssigkeiten** wie Blut haben wegen des **hohen Verhältnisses T2/T1** eine **hohe Signalintensität** (langes T2 = höchster Kontrast).

Der Effekt der SSFP-Sequenz ist ein sehr guter Kontrast zwischen Blut und Myokard.

- **Messparameter:**
  → TR: shortest (3 ms),
  → TE: shortest (1,5 ms),
  → Flipwinkel α: 50–60°.

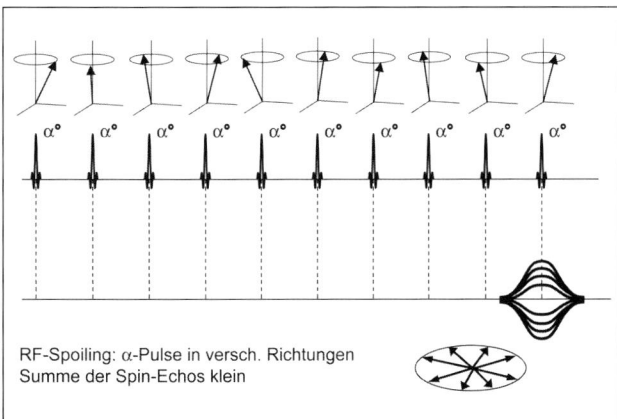

2.13 Spinechos vermeiden mit RF-Spoiling

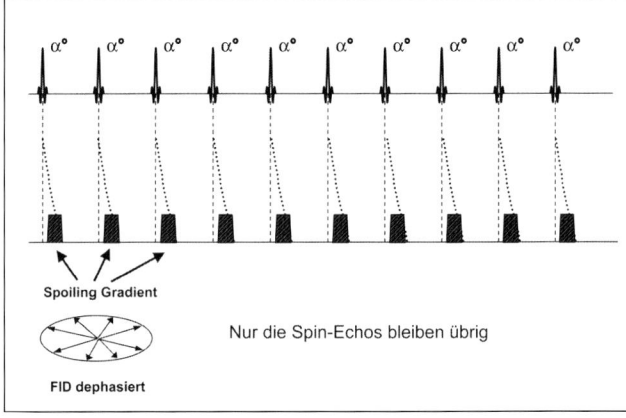

2.14 FID unterdrücken mit Spoiling-Gradient

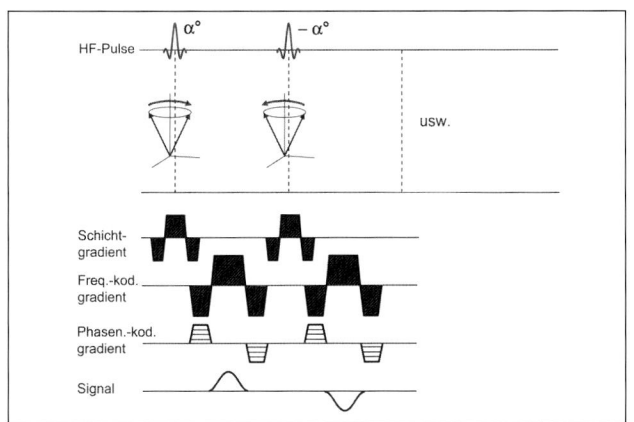

2.15 Balanced FFE (Steady-State-Free-Procession)

FFE:	FID + SE
	Kontraste:	T1- Kontrast (abh. von α und TR)
			T2*-Kontrast (abh. von TE)
			T2-Kontrast

T1-FFE:	nur FID
	Kontraste:	T1- Kontrast (abh. von α und TR)
			T2*-Kontrast (abh. von TE)

T2-FFE:	nur SE
	Kontraste:	T2- Kontrast

2.16 Verschiedene FFE-Sorten

- **Vorteile:**
  - schnelle Aufnahmesequenz,
  - hoher Kontrast zwischen Blut und Myokard,
  - unempfindlich gegenüber Flussphänomenen.
- **Anwendungsgebiete:**
  - Cine-MRT zur Wandbewegungsanalyse,
  - Volumenmessungen in Kurzachsengeometrie inklusive Messung der Myokardmasse,
  - First-Pass–Perfusionsuntersuchungen,
  - Koronarangiographie ohne Kontrastmittel (Bright-Blood-MRCA).

Turbogradientenecho (TGE) = segmentierte Gradientenechosequenz

- Bei extrem kurzem TR (< 10 ms) kommt das TGE zur Anwendung (Abb. 2.16–2.18).
- Die Kombination von TR < 10 ms und einem kleinen Flipwinkel ergibt einen geringen Kontrast.
- Durch Vorpulse ist ein besserer Kontrast möglich, aber dies resultiert in einer Verlängerung von TR > 10 ms.
- Deshalb erfolgt die Segmentierung der Sequenz = Unterteilung in kleinere Abschnitte.
- Dadurch sind Vorpuls plus Segment nahezu unverändert klein.
- Die **Länge** des Segments **n × TR** (n = Anzahl der α-Pulse pro Segment) muss **kleiner** sein **als T1**:

$n \times TR < T1$
(n = Anzahl der Anregungen).

- Ansonsten kommt es zu Überlagerungen von Kontraständerungen im Segment mit dem Vorpulseffekt (Abb. 2.17).
- Für die **Herzbildgebung** ist eine **EKG-Triggerung** für Einzel- oder Mehrphasenabbildungen innerhalb eines RR-Intervalls notwendig (Abb. 2.19).
- Die Untersuchungszeit (= Akquisitionszeit) beträgt weniger als 50 ms.
- In Abhängigkeit von TR und Auflösung wird nur ein Segment (= einige der notwendigen k-Linien) aufgenommen.
- Darum müssen mehrere Segmente über mehrere Herzphasen (RR-Intervalle) gemessen werden.
- Jedes Segment (= »Shot«) wird ohne Vorpuls mit einer definierten Anzahl von HF-Pulsen, Phasenkodierung und Signalmessung erstellt.

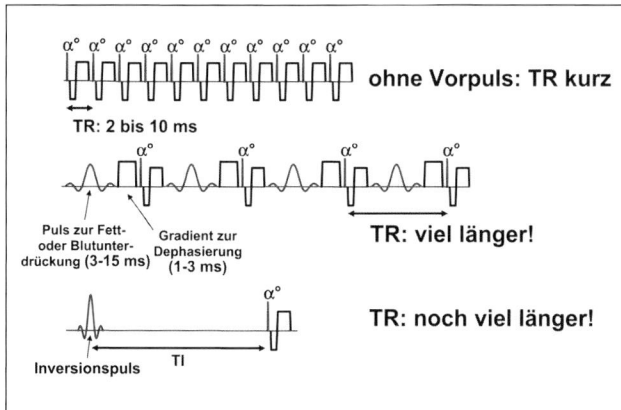

2.17 Extra Vorpulse: Einfluss auf TR

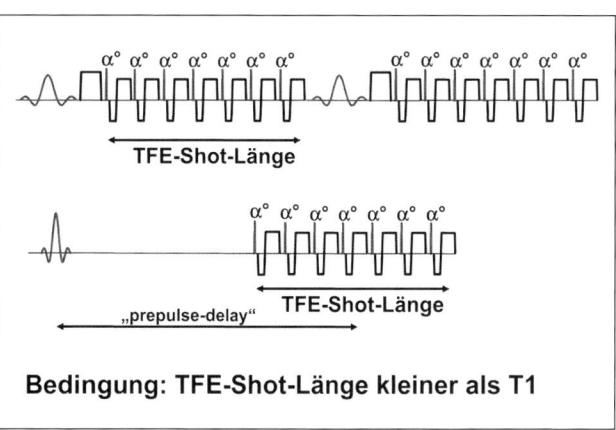

2.18 Messzeitverkürzung mit Turbo-Field-Echo (TFE)

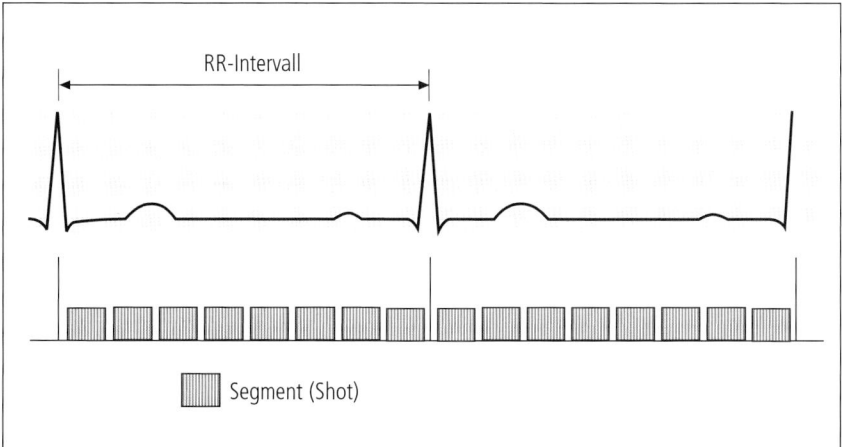

2.19 Schema: EKG-getriggerte Turbo-Gradientenechosequenz (modifiziert nach Hombach et al. 2005)

MRT-Messsequenzen

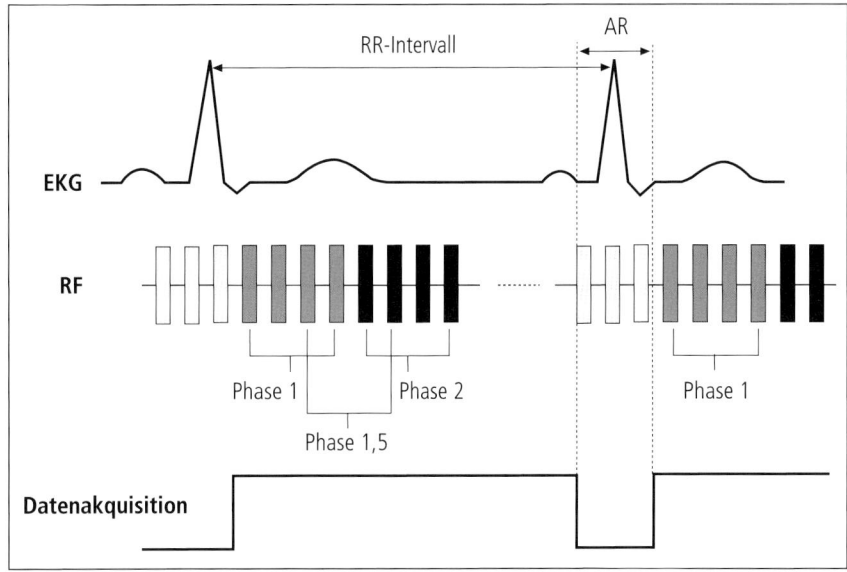

2.20 Prinzip des View-Sharing-Verfahrens

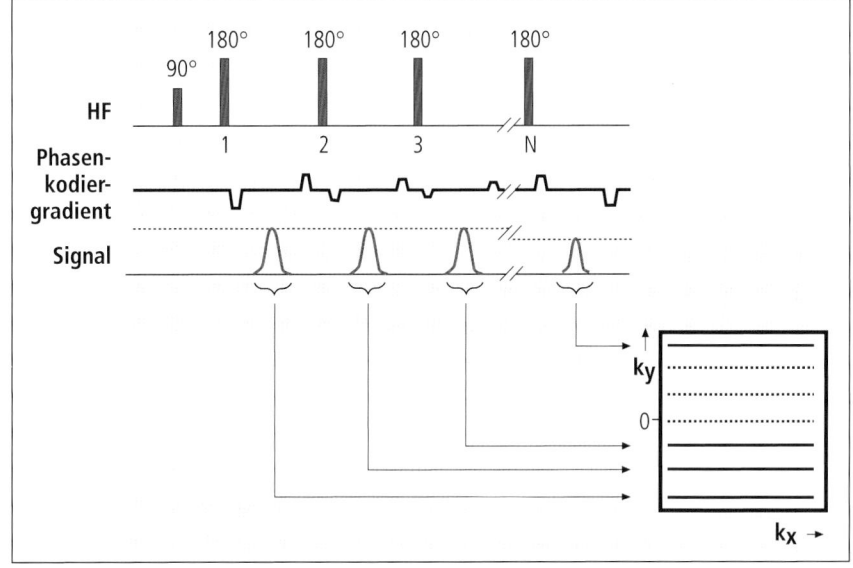

2.21 Prinzip Turbo-Spinecho und Ablage im k-Raum (modifiziert nach Hombach et al. 2005)

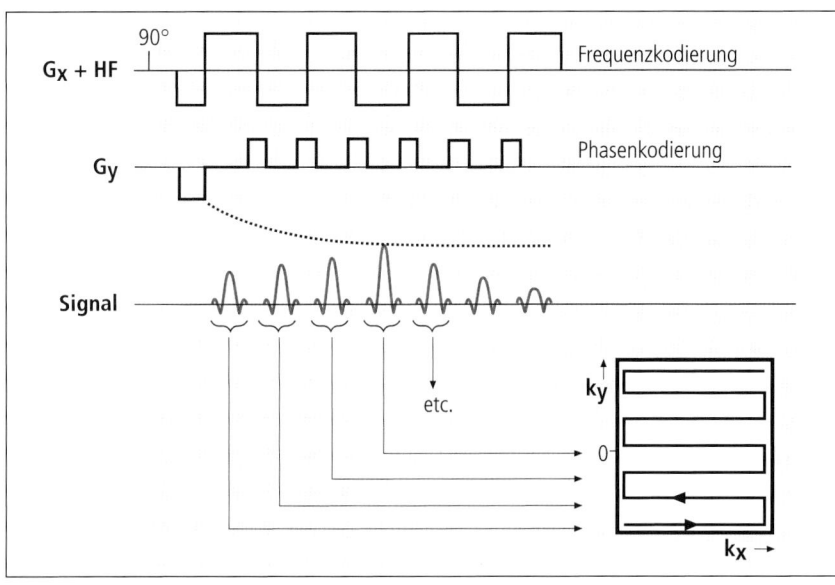

2.22 Prinzip Echo Planar Imaging und Ablage im k-Raum (modifiziert nach Hombach et al. 2005)

- Unterschiede in den Segmenten werden durch verschiedene Werte des Phasenkodiergradienten erzielt = unterschiedliche y-Werte = unterschiedliche k-Linien.
- Wenn keine EKG-Triggerung erfolgt, werden vor jedem Segment (= »Shot«) Vorpulse eingestreut.
- **Vorteil:** schnelle Bildgebung (besonders mit View Sharing; Abb. 2.20).
- **Anwendungsgebiete:**
  → Funktionsuntersuchung,
  → Koronarangiographie.

Turbospinechosequenz (TSE)

- Diese ist eine beschleunigte Variante der Spinechosequenz.
- Nach jedem 90°-Anregungspuls werden mehrere 180°-Pulse eingestreut (Abb. 2.21).
- Die Echos der 180°-Pulse werden mit unterschiedlichem Kodiergradient erzeugt = mehrere k-Linien mit einer Pulsfolge.
- Die Anzahl der 180°-Pulse entspricht dem Turbofaktor.
- Der Turbofaktor verkürzt die Messzeit: z. B. TF 8 = 1/8 der Messzeit.

- Im Extremfall werden alle k-Linien nach einer Anregung gemessen = »Single-Shot-TSE«.
- Die Signale jedes 180°-Pulses werden zu verschiedenen Echozeiten aufgenommen = verschiedene T2-Relaxationszustände.
- Die kontrastbestimmenden k-Linien werden in der Mitte des k-Raums abgelegt.
- Die »effektive Echozeit« entspricht TE bei $k_y = 0$ (auch der Phasenkodiergradient = 0): Die effektive Echozeit bestimmt den Echokontrast.
- Die **Bildkontraste** bei TSE sind etwa denen beim **Spinecho vergleichbar** bei effektiver TE.

Bei getriggerter TSE-Aufnahme am Herzen ergeben sich folgende Besonderheiten:
→ TR = n × Herzschläge (RR-Intervalle),
→ T1W-TSE = TR = 1 Herzschlag,
→ T2W-TSE = TR = 2–4 Herzschläge (abhängig von der Herzfrequenz),
→ Kombination der TSE am Herzen mit einem Black-Blood-Puls.

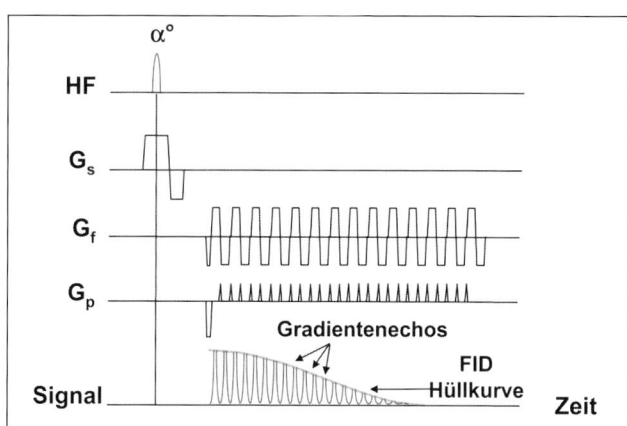

2.23 FFE Echo Planar Imaging (FFE-EPI)

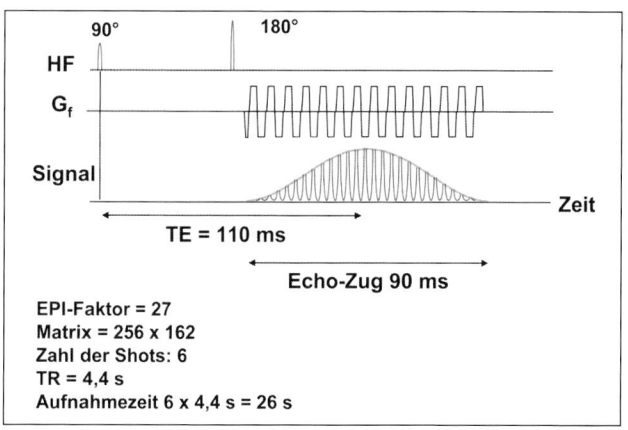

2.24 Spinecho-EPI I

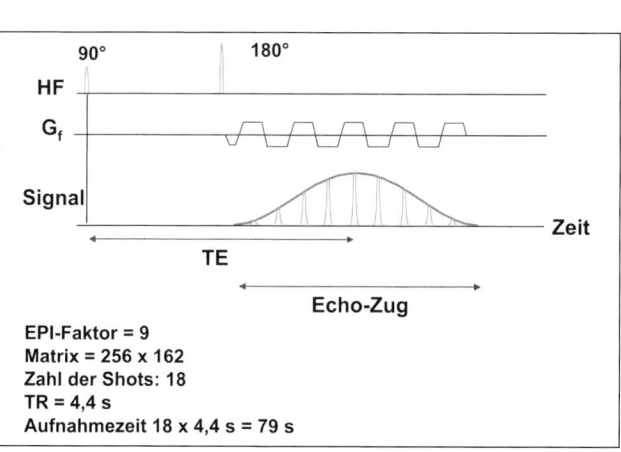

2.25 Spinecho-EPI II

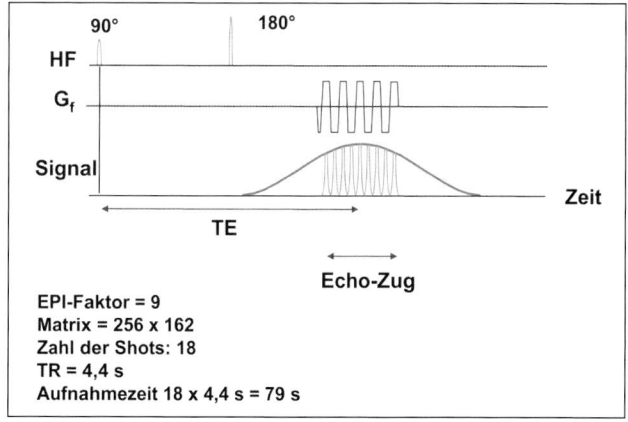

2.26 Spinecho-EPI III

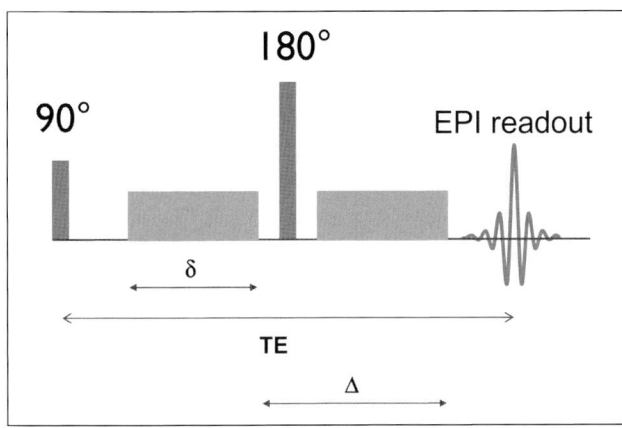

2.27 Single-Shot-Spinecho-EPI

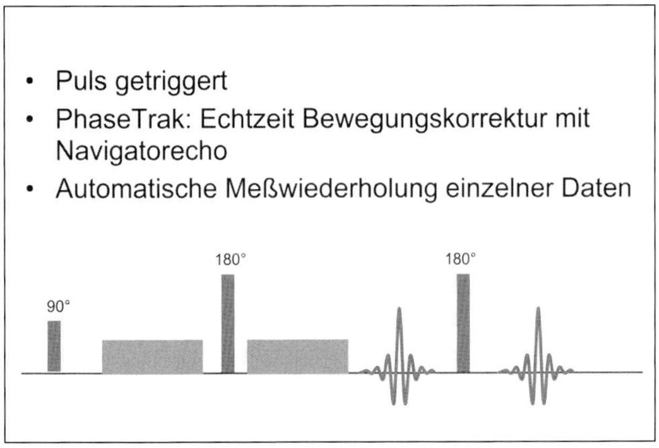

- Puls getriggert
- PhaseTrak: Echtzeit Bewegungskorrektur mit Navigatorecho
- Automatische Meßwiederholung einzelner Daten

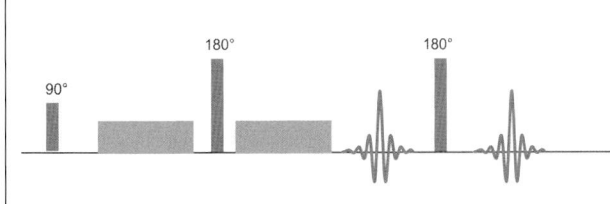

2.28 Multi-Shot-Spinecho-EPI DWI: PhaseTrak

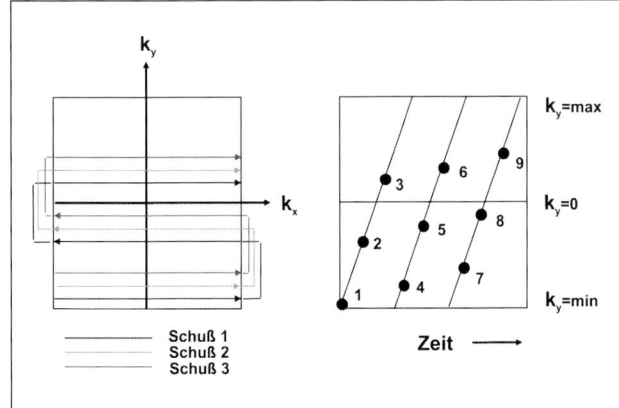

2.29 Multi-Shot-EPI

- Der Kontrast in der TSE-Sequenz ist ein T2-Kontrast; wie beim Spinecho sind auch PD- und T1-Kontraste möglich.
- **Vorteile:**
  → kurze Messzeit,
  → SE wenig anfällig für statische Magnetfeldinhomogenitäten.
- **Anwendungsgebiete:**
  → Darstellung der Anatomie/Pathoanatomie,
  → MR-Koronarangiographie,
  → Gefäßwandimaging.

Echo Planar Imaging (EPI)

- Nach dem Anregungspuls $\alpha = 90°$ werden mehrere phasenkodierte Echos (= k-Linien) erzeugt.
- Der Echotrain entspricht einer Reihe von Gradientenechos (Abb. 2.22).
- Der Frequenzkodiergradient wird abwechselnd positiv–negativ geschaltet, d.h., die Magnetisierungsvektoren werden dephasiert und rephasiert.
- Gradientenechos entstehen zu Zeitpunkten vollständiger Rephasierung.
- Während der Umschaltphase von Dephasierung–Rephasierung wird der Phasenkodiergradient in der Stärke geändert.
- Die Länge des Echotrains ist durch T2* limitiert:

Echotrain deutlich unter T2* (50–100 ms).

- Grund für die Begrenzung des Echotrains ist die Vermeidung von Auslöschphänomenen (= Artefaktbildung, wenn der Echotrain länger als T2* ist).
- Der k-Raum wird mäanderförmig aufgefüllt (Abb. 2.22).
- Bei »Single-Shot-EPI« werden alle erforderlichen k-Linien (100–128) nach einem 90°-Puls mit einer Gradientenserie (= »Shot«) aufgenommen (TR = unendlich).
- Das Echo aus dem Echotrain mit $k_y = 0$ bestimmt den T2*-Kontrast:
  → je länger TE, desto stärker der T2*-Kontrast,
  → Erzielung eines T1-Kontrastes durch Vorpulse.
- Der Turbofaktor entspricht der Zahl der Gradientenimpulse (k-Linien).
- **Vorteil:** sehr schnelle Bildgebung.
- **Nachteil:** sensitiv auf Magnetfeldinhomogenitäten.
- **Anwendungsgebiete:**
  → Real-Time-PC-Flussmessung (EPI plus SENSE),
  → Real-Time-Volumenaufnahmen,
  → MR-Koronarangiographie ohne Kontrastmittel.

Spinecho-EPI (SE-EPI, GRASE)

- Dies ist eine Kombination von Spinecho und Gradientenecho (Abb. 2.23–2.34).
- Eine 90–180°-Pulsfolge wird von einer Serie positiv–negativ geschalteter Gradientenpulse gefolgt (Frequenzkodiergradient): Das Spinecho wird vom Gradientenecho ausgelesen.
- Der Kontrast ist ein T2-Kontrast.
- Das kontrastbestimmende Gradientenecho (bei $k_y = 0$) wird in der Mitte des Spinechos (= Hüllkurve) gemessen.
- Wenn TE = $k_y = 0$ des Echogradients, entspricht das TE der Spinechosequenz einer T2-Wichtung (= alle T2*-Dephasierungen werden durch den 180°-Puls rephasiert).
- **Vorteile:**
  → sehr schnelle Messsequenz,
  → Rephasierung von Magnetfeldinhomogenitäten.
- **Anwendungsgebiete:**
  → Darstellung der Anatomie/Pathoanatomie,
  → MR-Koronarangiographie.

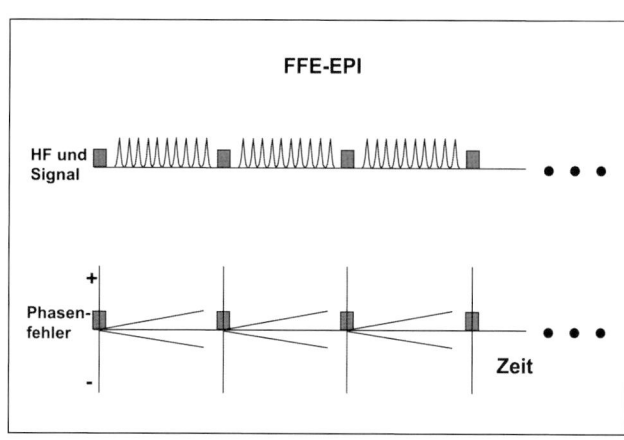

2.30 Phasenfehler beim Multi-Shot-EPI

Multi-Shot-EPI (ms-EPI)

- Die Multi-Shot-EPI entspricht einer segmentierten EPI-Sequenz; dadurch wird eine höhere Auflösung erzielt, d.h. eine höhere Matrix bei gleichem FOV (Abb. 2.29, 2.30).
- Es werden mehrfache Anregungen mit kürzeren Echotrains erzeugt.
- TR erreicht wieder endliche Werte.
  → Bei kurzem TR = T1-Kontrast,
  → bei langem TR kein T1-Kontrast.

- **Vorteile:**
  → höhere Auflösung,
  → weniger Artefaktbildungen.
- **Anwendungsgebiete:**
  → 3D-Real-Time-Volumen-Darstellungen,
  → Real-Time-MR-Imaging.

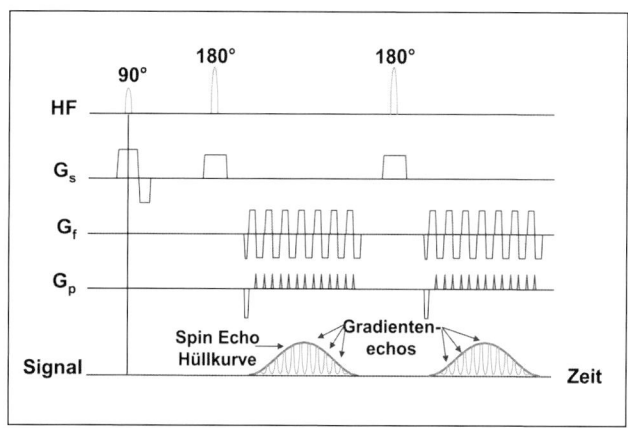

2.31 Gradienten- und Spinecho (GRASE) I

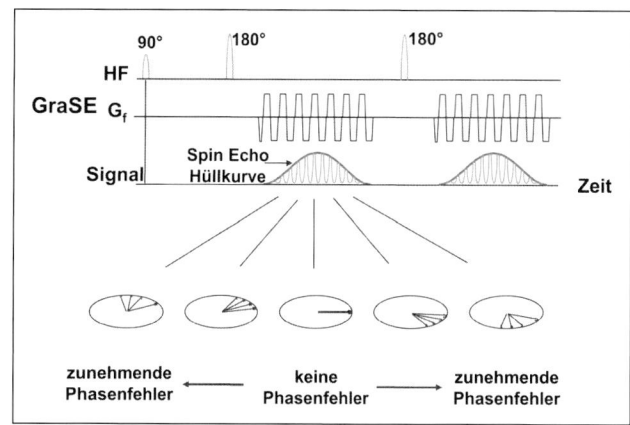

2.32 Phasenfehler beim EPI und GRASE

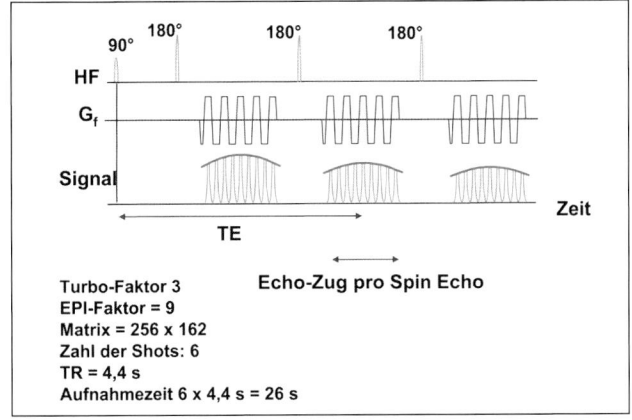

2.33 Gradienten- und Spinecho (GRASE) II

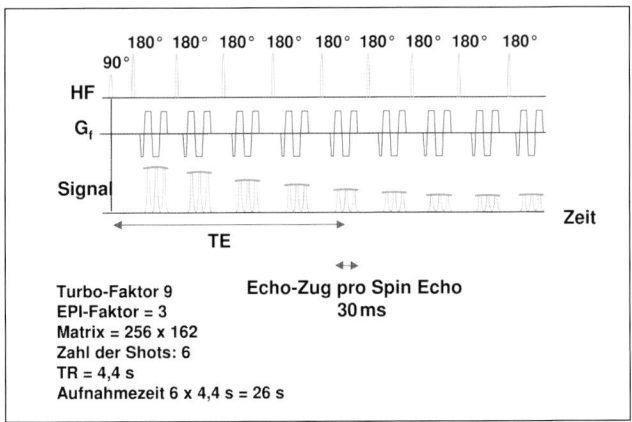

2.34 Gradienten- und Spinecho (GRASE) III

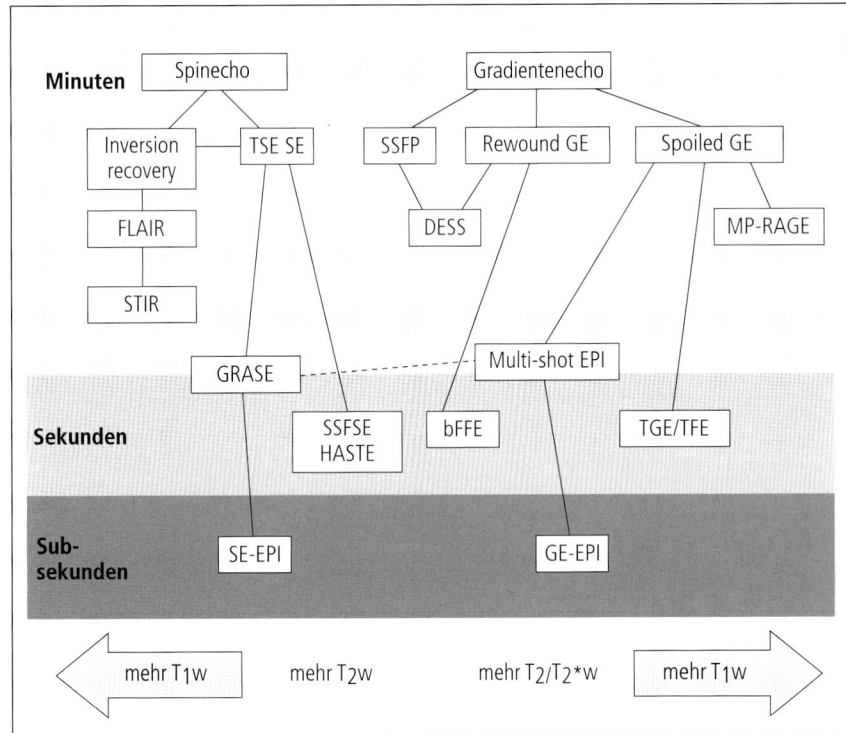

2.35 Übersicht über die verschiedenen Messsequenzen, basierend auf den Grund-Messsequenzen Spinecho- und Gradientenecho (modifiziert nach McRobbie et al. 2003)

Abk.: SE: Spinecho, TSE: Turbospinecho, GE: Gradientenecho, SSFP: Steady State Free Precession, DESS: Double Echo Steady State, MP-RAGE: Magnetization Prepared Rapid Acquisition by gradient Echo, EPI: Echoplanares Imaging, TGE: Turbogradientenecho, GRASE: Gradienten- und Spinecho, HASTE: Half Fourier Single Shot Turbospinecho, bFFE: balanced FFE

3 Bildkontrast-Vorpulse

Vorbemerkungen

- Die Erzielung von Kontrastunterschieden hat folgende Ziele:
  → bestmögliche Abgrenzung normaler Strukturen voneinander (z. B. Myokard versus Blut, Perikard versus Umgebung, Gefäßlumen versus Gefäßwand bzw. Umgebung),
  → bestmögliche Hervorhebung pathologischer Funktionen oder Strukturen.

- Prinzipiell anwendbare MR-Techniken zur Kontrasterstellung:
  → Wichtung des Bildes (T1w, T2w, PDw),
  → Wahl des Flipwinkels bei GRE,
  → Sättigung durch repetitive Anregung mit kurzer TR,
  → Vorpulse,
  → Gabe von MR-Kontrastmitteln,
  → Magnetisierungstransferkontrast (MTC),
  → Spin-Locking-Technik.

3.1 T1-Relaxation/(Spin-Gitter-)Relaxation

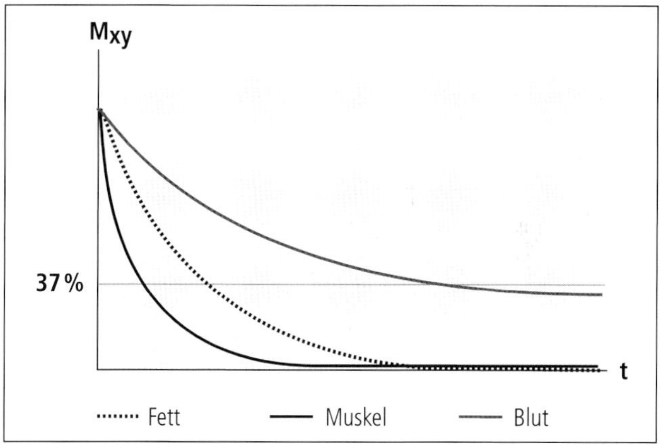

3.2 Transversale (Spin-Spin-)Relaxation

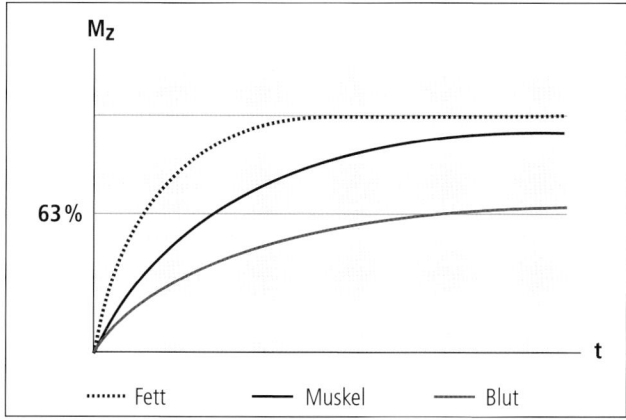

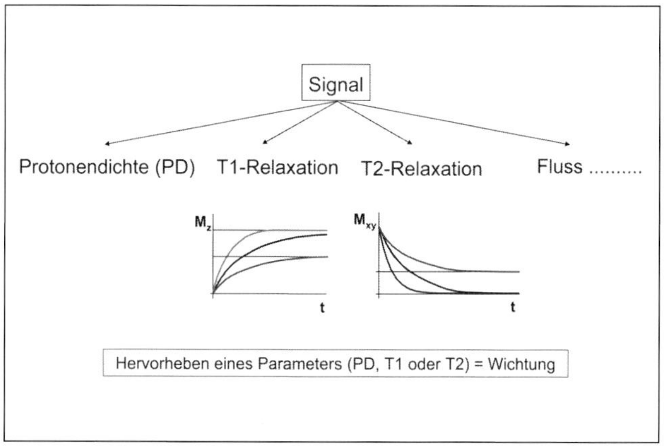

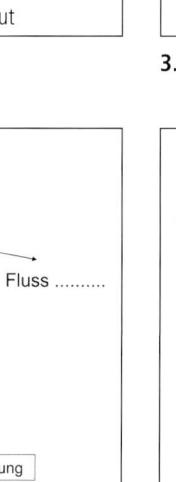

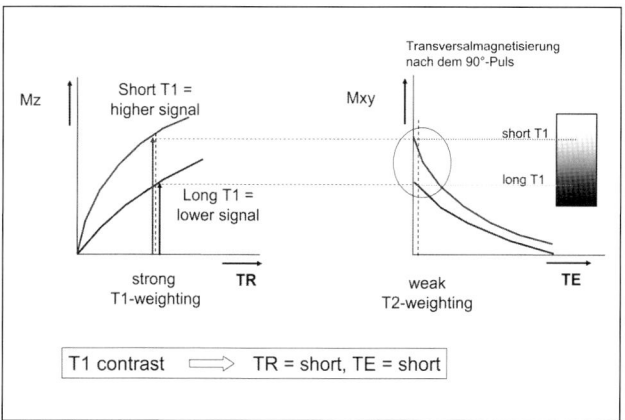

3.3 MR-Signal

3.4 T1-Wichtung (T1-Kontrast)

Verschiedene Methoden der Kontrastgebung

Übersicht über die Kontrastgebungsmethoden:
→ Wichtung des MR-Bildes,
→ Relaxationszeiten, Protonendichte, Flipwinkel,
→ Vorpulse,
→ Gewebemarkierung,
→ Hervorhebung von Strukturen,
→ Myokard versus Blut (SSFP-Sequenzen = Steady-State-Free-Precession):
  – Black-Blood-Puls,
  – Kontrastmittel,
→ Gewebesuppression–Struktursuppression:
  – Blut (Black-Blood-Puls),
  – Myokard (T2-prep-Puls, MTC, Spin Locking),
  – Fettgewebe (Fettsättigungspulse, Binomialpuls),
  – Umgebungsstrukturen (REST = Sättigungsbalken).

Relaxationszeiten – Kontrast

- Grundlage der Gewebeunterschiede sind die unterschiedlichen Werte für T1, T2 und die Protonendichte (Abb. 3.1–3.6).
- Je nach Betonung des Parameters einer MR-Sequenz entstehen Bilder mit unterschiedlichem Gewebe-zu-Gewebekontrast (Abb. 3.7–3.8).
- Die T1-Wichtung hängt von der Wahl der Repetitionszeit (TR) ab:
  → kurzes TR = starke T1-Wichtung,
  → langes TR = schwache T1-Wichtung.

- Gewebedarstellung nach T1-Wichtung:
  → Gewebe mit kurzem T1 = helles Signal (relaxieren rascher und geben deshalb mehr Signal),
  → Gewebe mit langem T1 = dunkles Signal (relaxieren weniger rasch und geben deshalb weniger Signal).

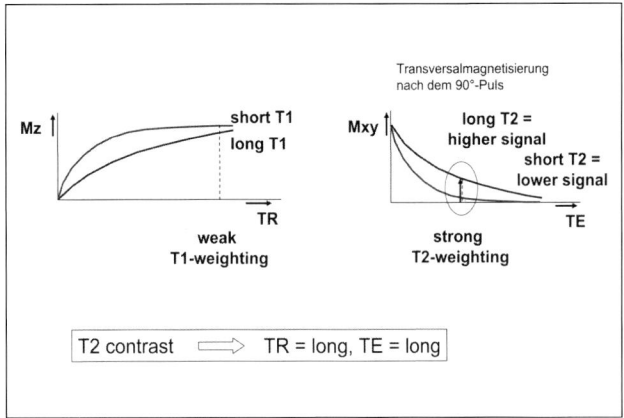

3.5 T2-Wichtung (T2- Kontrast)   3.6 PD-Wichtung (PD-Kontrast)

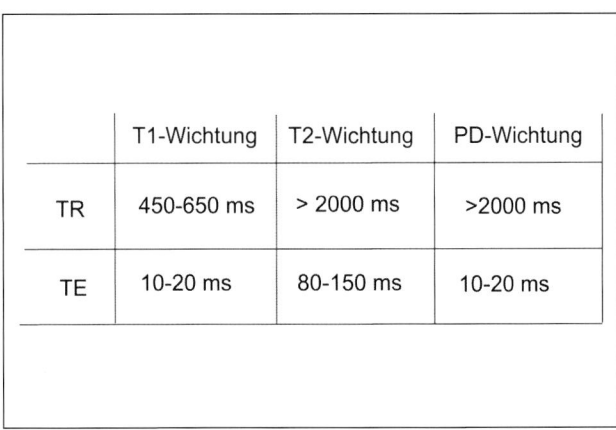

3.7 Spinecho: TR- und TE-typische Werte   3.8 Gradientenechos (mit kurzem TR)

- Die T2-Wichtung wird über die Echozeit (TE) gesteuert:
  → kurzes TE = geringe T2-Wichtung,
  → langes TE = starke T2-Wichtung.

- Erscheinungsbild des Gewebes nach T2-Wichtung:
  → Gewebe mit kurzem T2 = dunkles Signal unter T2-Wichtung,
  → Gewebe mit langem T2 = helles Signal bei T2-Wichtung.

- Protonengewichtete Bilder:
  → haben in der Regel ein höheres Signal-Rausch-Verhältnis als vergleichbare T1- oder T2-gewichtete Bilder,
  → sind hilfreich zur Darstellung von Strukturen mit geringer Signalintensität,
  → ergeben eine gute Mischung zwischen T1- und T2-Kontrast,
  → werden oft für die hochauflösende Bildgebung benutzt,
  → Parameterwahl bei Spinechosequenz: lange TR (über 2 000 ms) und kurze TE (10–20 ms),
  → Parameterwahl bei gespoilter Gradientenechosequenz: Flipwinkel α klein (5–20°) und TE klein (1–5 ms).

- Wichtung bei Gradientenechosequenz:
  → T1-Wichtung: Flipwinkel α groß (30–50°), Echozeit TE klein (1–5 ms),
  → T2*-Wichtung: Flipwinkel α klein (5–20°), Echozeit TE groß (20–50 ms).

- Sättigung des Gewebes bei kurzer Repetitionszeit (TR):
  → Sättigung ab 2. Puls des GRE mit sehr kurzer TR und häufiger Wiederholung der Anregung,
  → nach mehrfacher Applikation resultiert ein konstantes Signal = Sättigung,
  → Einsatz dieser Sättigungstechnik bei Time-of-Flight-Angiographie (TOF),
  → Vermeidung von allzu starker Sättigung: je kürzer TR, desto kleiner der Flipwinkel α.

Tab. 3.1 Übersicht über die Signalintensität verschiedener Gewebe

Gewebe	T1w-Bild	T2w-Bild
Muskel	dunkel	dunkel
Wasser/wässrige Flüssigkeit	dunkel	hell
Blut (fließend)	kein Signal (Outflow-Effekt)	kein Signal (Outflow-Effekt)
Bindegewebe	dunkel	dunkel
frisches Hämatom	dunkel	dunkel
subakutes Hämatom	hell	hell
Luft	kein Signal	kein Signal

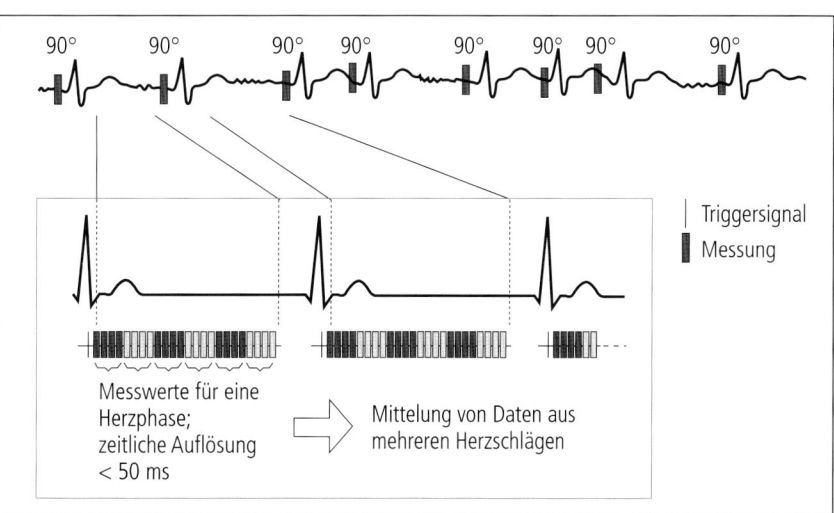

3.9 Prinzip der Arrhythmiekompensation (z. B. bei Vorhofflimmern) mittels 90°-Vorpuls

Vorpulse

Übersicht über die Vorpulse:
→ 90°-Vorpulse:
- Arrhythmiesuppression,
- T1-Kontrast für den First Pass,
- Fettsättigung mit frequenzselektivem Puls (ohne und mit Crusher-Gradienten).

→ 180°-Vorpulse:
- Narbengewebedarstellung,
- Fettunterdrückung mittels STIR bzw. Liquorunterdrückung mittels FLAIR,
- Blutunterdrückung mittels Black-Blood-Puls.

→ kombinierte Vorpulse:
- Fettunterdrückung mit SPIR (Spectral Inversion Recovery),
- Myokardunterdrückung mittels T2-prep,
- Fett- oder Wasserunterdrückung mittels Binomialpuls.

90°-Vorpulse

Arrhythmiekompensation mittels 90°-Vorpuls
- Bei EKG-Triggerung hängt der Relaxationszustand der Längsmagnetisierung vom RR-Abstand ab.
- Bei arrhythmischen Patienten ist bei unterschiedlichem RR-Abstand die Längsmagnetisierung unterschiedlich.
- Nach Senden eines 90°-Pulses in der Systole wird die Längsmagnetisierung genullt (Abb. 3.9).
- Nach dem Prepulse Delay herrscht unabhängig vom RR-Abstand immer der gleiche T1-Relaxationszustand.
- Als Ergebnis wird eine gleiche Signalqualität des Anregungspulses beim arrhythmischen Patienten erreicht.
- **Anwendungsgebiet:**
Signalhomogenisierung bei Vorhofflimmern.

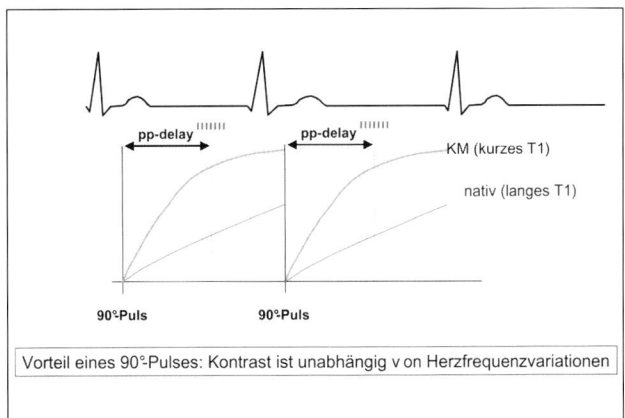

3.10 90°-Vorpuls-Kontrastanhebung über T1-Verkürzung

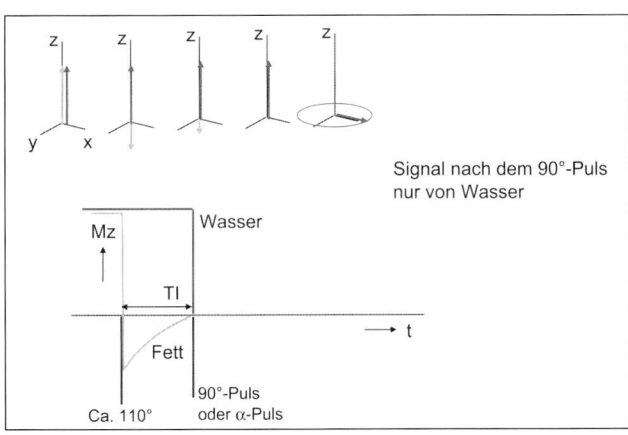

3.11 Fettunterdrückung: SPIR (Spektrale Fettsättigung) I

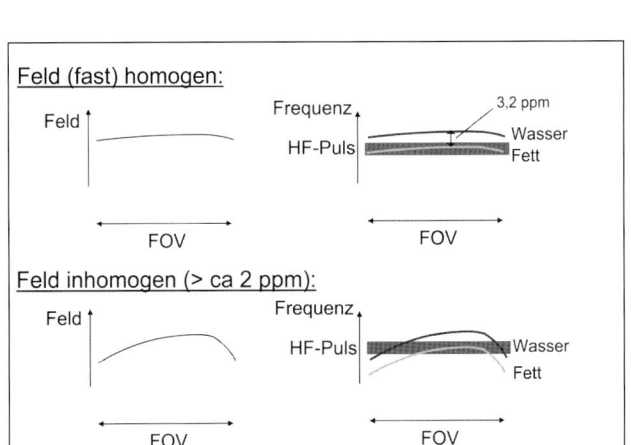

3.12 SPIR: Wann geht es schief?

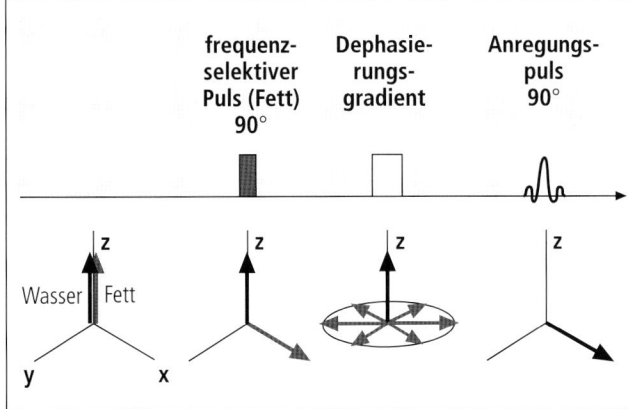

3.13 Spektrale Fettunterdrückung (modifiziert nach Hombach et al. 2005)

Vorpuls zur Myokardkontrastierung
- Es wird ein 90°-Vorpuls eingesetzt (Abb. 3.10).
- Die T1-Relaxation von Myokard und Kontrastmittel verläuft unterschiedlich schnell: T1-Myokard langsamer als T1-Kontrastmittel.
- Nach dem Vorpuls-Delay erfolgt 100–120 ms später die Abgabe des eigentlichen Hochfrequenzpulses.
- Hierdurch wird ein maximaler Kontrast zwischen dem dunklen Myokard und dem helleren mit Kontrastmittel gefülltem Myokard erzielt.
- **Anwendungsgebiet:**
  Messung der Myokardperfusion (First Pass).

Pulse zur Fettunterdrückung
- → Fettselektiver 90°-Vorpuls (FatSat) (217 Hz niedriger bei 1,5 T):
  - durch spektralen Fettpuls Anregung ausschließlich der Fettprotonen,
  - danach normaler HF-Anregungspuls mit nur noch Anregung des Wassers (Abb. 3.11, 3.12).
- → Fettselektiver 90°-Vorpuls plus Crusher-Gradient (CHESS):
  - Abgabe eines 90° selektiven Fettsättigungspulses (217 Herz niedriger bei 1,5 T),
  - direkt danach Einsatz des Crusher-Gradienten zur Zerstörung des Fettsignals,
  - anschließend normaler HF-Anregungspuls.
- → Binomialpuls (ProSet):
  - Der 90°-Vorpuls wird in zwei 45°-Pulse unterteilt.
  - Der erste 45°-Puls dreht die Längsmagnetisierung um 45°.
  - Die Transversalkomponenten von Wasser und Fett rotieren entsprechend der Resonanzfrequenzen um die Achse von B_0.
  - Nach 2,3 ms (bei 1,5 T) erreichen die beiden Komponenten die Opposed-Phase-Bedingung.
  - Nach 2,3 ms erfolgt die Abgabe eines zweiten 45°-Pulses zur selektiven Wasseranregung.
  - Es kommt zur Rückdrehung der Fettkomponenten durch den zweiten, positiven 45°-Puls in die feldparallele Ausgangslage.
  - Die Wasserkomponente wird um 90° ausgelenkt.
  - Damit werden nur noch selektiv die Wasserprotonen mit dem nächsten regulären HF-Anregungspuls angeregt (Abb. 3.13–3.15).

- **Anwendungsgebiet der Fettunterdrückung:**
  - → Myokarddarstellung,
  - → Koronarangiographie,
  - → Perikarddarstellung,
  - → allgemeine Herzgewebedarstellung.

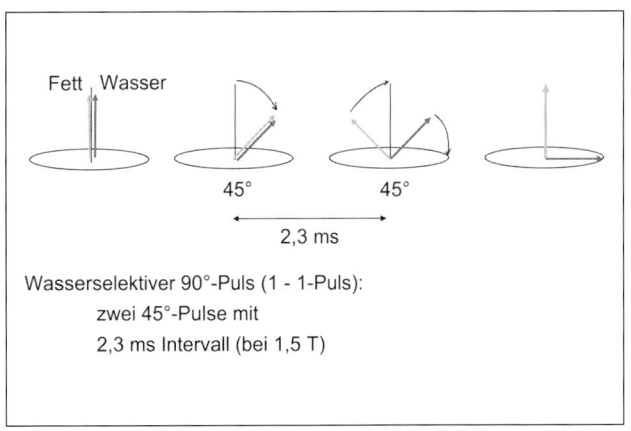

3.14 Fettunterdrückung ProSet: wasserselektive Anregung

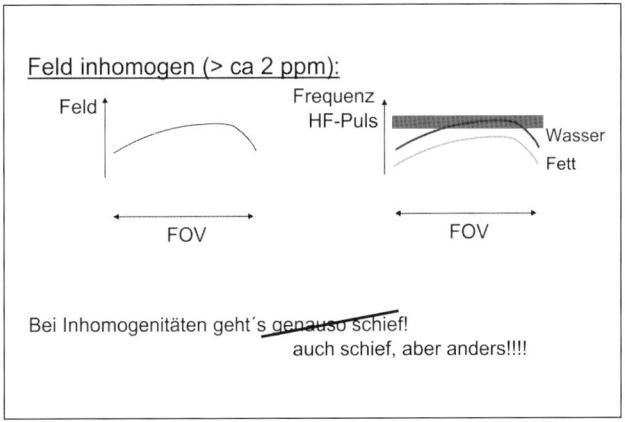

3.15 Wasserselektive Anregung: Kann es ProSet besser?

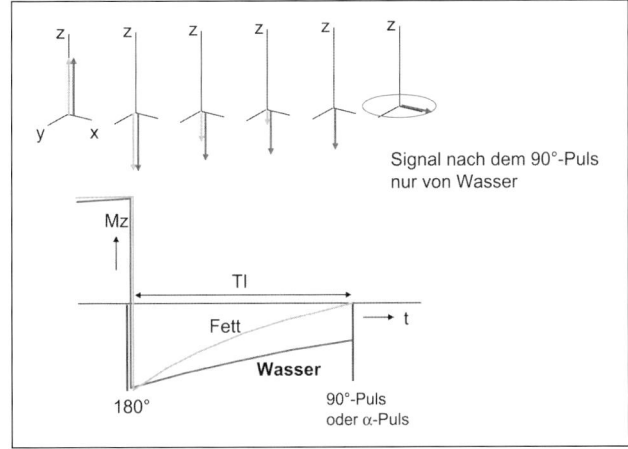

3.16 Fettunterdrückung: Short Tau Inversion Recovery (STIR) I

180°-Vorpulse

- Das Prinzip besteht hierbei in einer Verstärkung des T1-Kontrastes über eine Gewebesignalunterdrückung (Abb. 3.17).
- Die Längsmagnetisierung wird durch den 180°-Puls invertiert und die T1-Relaxation beginnt bei -1 und nicht bei 0 wie bei dem 90°-Puls (= doppelter Kontrastbereich).
- Die Stärke der T1-Wichtung wird durch den Abstand des Inversionspulses zum Anregungspuls = Inversionszeit (TI) gesteuert.
- Die TI-Zeit wird im Allgemeinen so gewählt, dass der Anregungspuls zum Zeitpunkt des Nulldurchgangs der Magnetisierung des zu unterdrückenden Gewebes geschaltet wird (d.h., die Magnetisierung des Gewebes ist = 0, das Gewebe kann auf den HF-Anregungspuls kein Signal geben).

Fettsignalunterdrückung (Short Tau Inversion Recovery = STIR)
- Es wird ein 180°-Vorpuls abgegeben (Abb. 3.16).
- Die Messung erfolgt bei dem Nulldurchgang von T1 des Fettgewebes (= Unterdrückung) mit kurzer TI-Zeit.

Narbendarstellung (Inversion Recovery = IR)
- Die Abgabe des 180°-Vorpulses wird hierbei mit einer dreidimensionalen T1-Gradientenechosequenz kombiniert.
- Zum Zeitpunkt des Nulldurchgangs des Myokards erfolgt die Abgabe des HF-Messpulses.
- Die TI-Zeit oder das Prepulse Delay beträgt bis zur Messung 200–220 ms.
- Zu diesem Zeitpunkt ist der Kontrast zwischen Myokard, Blut und Myokardnarbe maximal (Abb. 3.17).
- **Anwendungsgebiet:** Late-Enhancement-Untersuchung zum Nachweis von Narben oder akuten Läsionen der Herzmuskulatur oder Entzündungsherden.

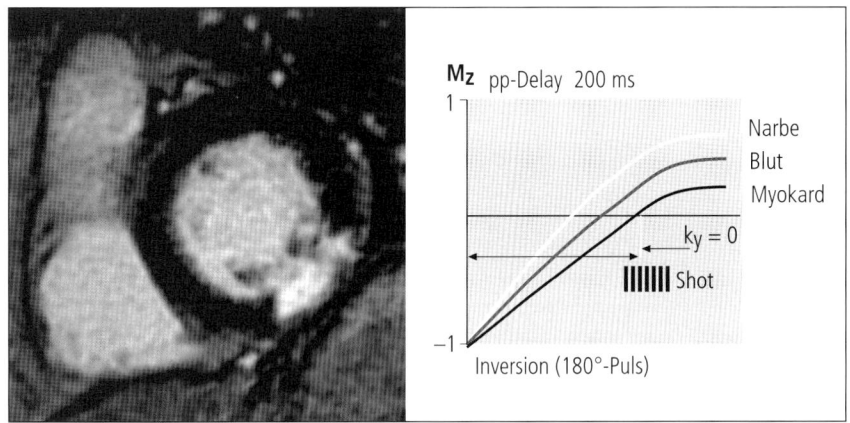

3.17 Delayed enhancement (Scar imaging) (modifiziert nach Hombach et al. 2005)

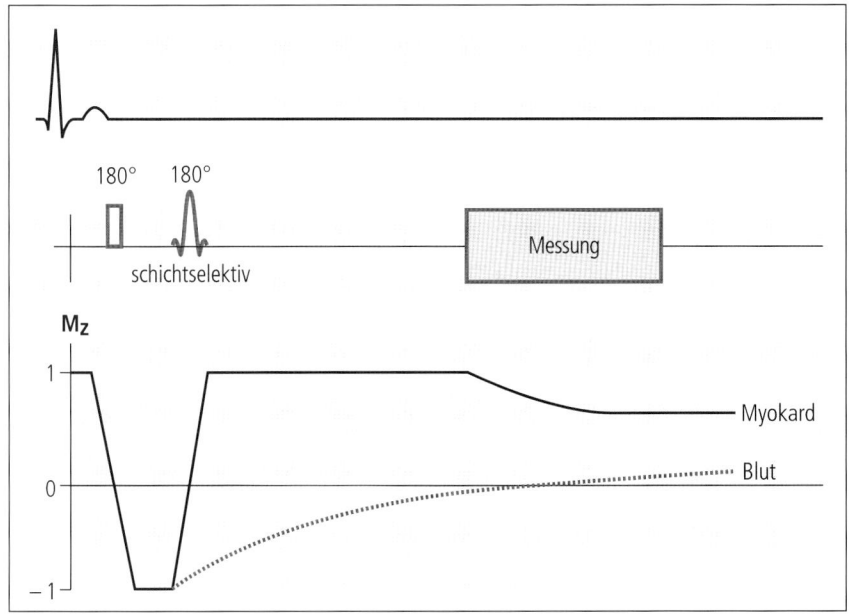

3.18 Black-Blood-Prepulse (modifiziert nach Hombach et al. 2005)

Black-Blood-Puls (Double Inversion Recovery = DIR-Vorpuls)

- Zweck des Pulses ist die Unterdrückung des Blutsignals (Abb. 3.18).
- Es werden zwei 180°-Pulse in Folge abgegeben.
- Der erste 180°-Puls ist nicht schichtselektiv = Blockpuls durch Thoraxspule: Dadurch wird die gesamte Magnetisierung im Thoraxbereich invertiert.
- Der zweite 180°-Puls ist schichtselektiv, d.h., er dreht die Magnetisierung in der Messschicht wieder zurück in die feldparallele Richtung.
- Die Magnetisierung des in die Messschicht hineinfließenden Blutes beginnt zu relaxieren.
- Die Magnetisierung des Blutes in der Messschicht ist nach einer von TR (bzw. der Herzfrequenz) abhängigen Verzögerung (Delay) = 0, d.h., es gibt beim normalen Anregungspuls kein Signal.
- Die Messung der kontrastrelevanten Messwerte erfolgt zu diesem Zeitpunkt der Blutsignalunterdrückung, d.h., wenn das Blut dunkel ist (= Black-Blood; Abb. 3.18–3.20).

- **Anwendungsgebiet:** anatomische Darstellung von Herz und Gefäßen.

Kombinierte Vorpulse

Spectral Inversion Recovery (SPIR) zur Unterdrückung des Fettsignals

- Dies ist die Kombination eines fettselektiven 90°-Vorpulses (217 Hz niedriger) mit STIR.
- Nach dem ersten, fettselektiven 90°-Puls werden Crusher-Gradienten zur Zerstörung des Fettsignals eingestreut.
- Danach erfolgt die Abgabe des 180°-Inversion-Recovery-Vorpulses und die Messung bei Nulldurchgang von T1 des Fettgewebes (= Unterdrückung) mit kurzer TI-Zeit (Abb. 3.21).
- Der fettsupprimierende Effekt ist besser als durch fettselektiven Vorpuls plus Crusher-Gradienten (CHESS) allein.

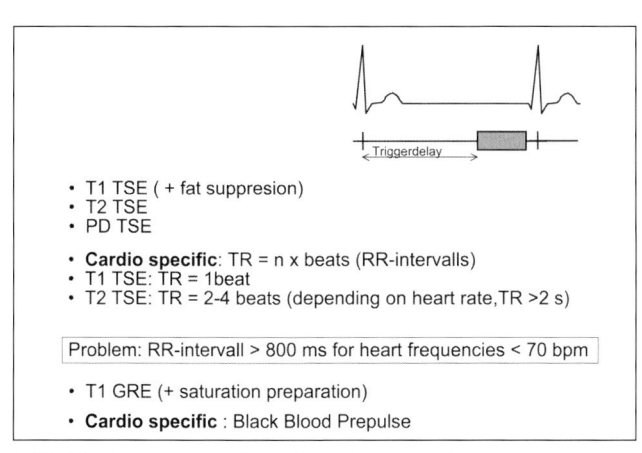

3.19 MR-Sequenzen zur Darstellung der Anatomie

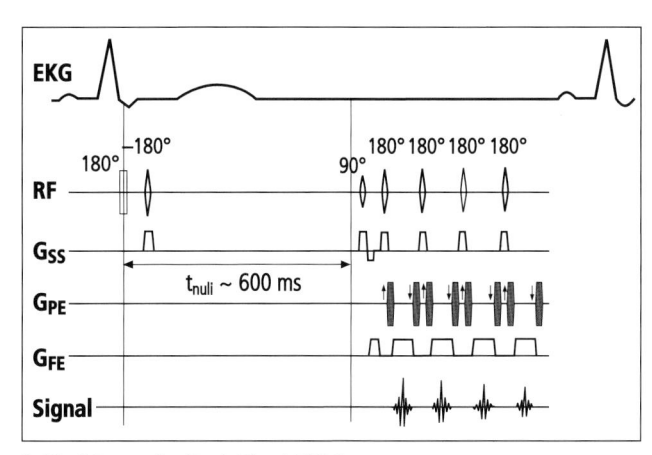

3.20 Schema der Black-Blood-TSE-Sequenz

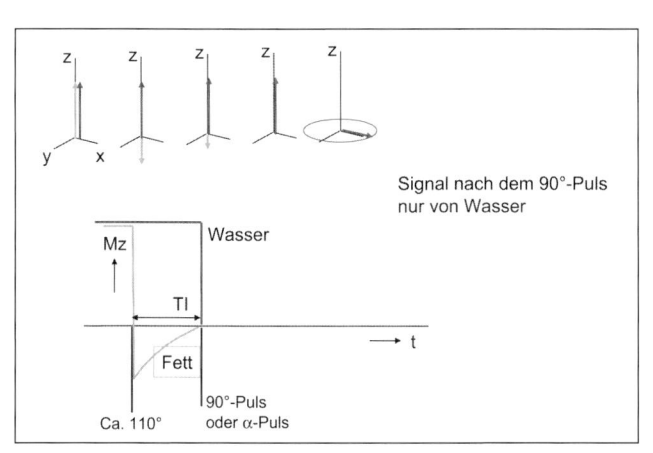

3.21 Fettunterdrückung: SPIR (Spektrale Fettsättigung) II

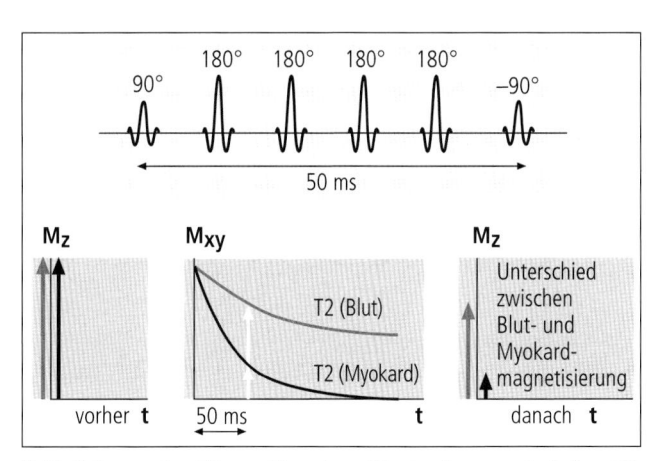

3.22 Schema des T2-prep-Vorpulses (Myokardsuppression) (modifiziert nach Hombach et al. 2005)

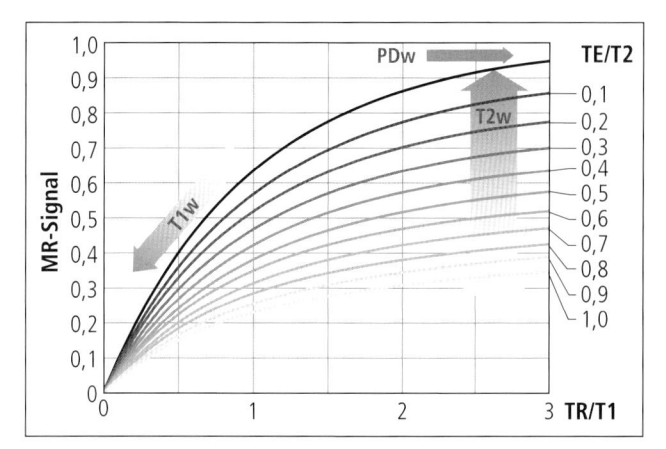

3.23 Normalisiertes Kontrastverhalten in Abhängigkeit von TR/T1 I (bei bekanntem T1 und T2 des betreffenden Gewebes, modifiziert nach McRobbie et al. 2003)

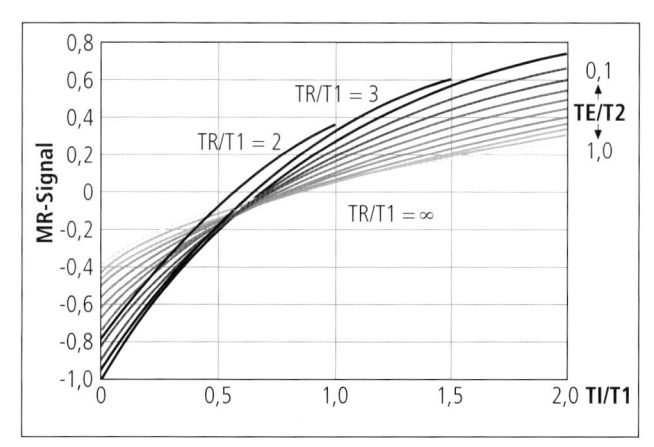

3.24 Normalisiertes Kontrastverhalten in Abhängigkeit von TI/T1 II (bei bekanntem T1 und T2 des betreffenden Gewebes, modifiziert nach McRobbie et al. 2003)

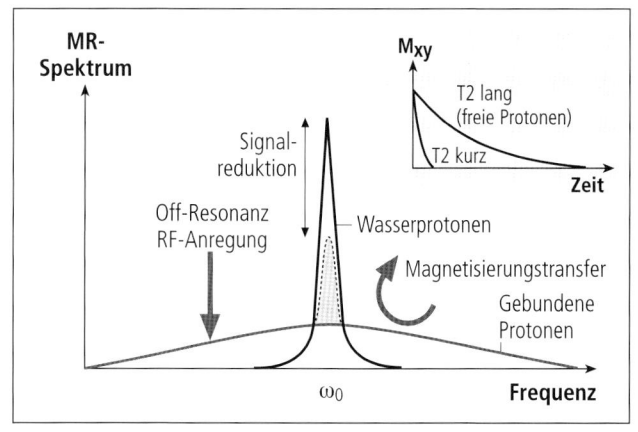

3.25 Prinzip des Magnetisierungstransfer-Kontrasts (MTC) (Austausch der Magnetisierung zwischen gebundenen und freien Protonen, modifiziert nach McRobbie et al. 2003)

T2-prep zur Unterdrückung des Myokards
- Hierbei wird die Kombination eines positiven und eines negativen 90°-Pulses eingesetzt, die von einigen 180°-Pulsen unterbrochen werden (Abb. 3.22).
- Nach dem ersten 90°-Puls Beginn der T2-Relaxation.
- Das Myokard hat eine kürzere T2-Zeit (50 ms) als sauerstoffreiches Blut (T2 = 250 ms).
- Die Transversalmagnetisierung des Myokards zerfällt schneller als die des Blutes.
- Nach 50 ms ist die Transversalkomponente des Myokards unter 40 % abgefallen, die des Blutes beträgt noch 90 %.
- Der zweite negative 90°-Puls zum Zeitpunkt 50 ms nach dem ersten 90°-Puls dreht die Transversalkomponenten in die feldparallele Ausgangslage zurück.
- Die Unterschiede in der Längsmagnetisierung von Myokard und Blut führen bei der nächsten Signalmessung zur Unterdrückung des Myokardsignals.
- Die zwischen den beiden 90°-Pulsen abgegebenen 180°-Pulse dienen der Rephasierung von T2*-Effekten (statische Magnetfeldinhomogenitäten).
- **Anwendungsgebiet:** MR-Koronarangiographie.

Gewebeunterdrückung (Myokard, Gehirn)

Magnetisierungstransferkontrast (MTC)

- **Grundlage:** Ungebundene oder an freie Wassermoleküle gebundene Protonen können ihre Spinenergie mit anderen an Makromoleküle gebundenen Protonen austauschen.
- An Makromoleküle gebundene Protonen haben sehr kurze T2-Relaxationszeiten und daher ein sehr breites Resonanzspektrum.
- Diese Protonen sind bei den normalen Anregungspulsen im MR-Bild nicht »sichtbar«.
- Bei Abgabe eines Hochpower-Pulses außerhalb der Resonanzfrequenz (typischerweise 1–2 kHz) wird die Magnetisierung der Protonen im gebundenen Pool gesättigt.
- Beim Austausch der Magnetisierung des gebundenen Pools an die Protonen des freien Pools resultiert eine deutliche Reduktion des Gewebesignals (Abb. 3.25).
- Fließendes Blut zeigt im Gegensatz zu stationärem Gewebe einen nur geringen bis keinen MTC-Effekt, was zur besseren Abgrenzung gegenüber dem stationären Gewebe (Myokard, Hirngewebe) beiträgt = insgesamt besserer Gefäßkontrast gegenüber Myokard- oder Hirngewebe.
- **Anwendungsgebiet:** MR-Koronarangiographie, intrazerebrale Angiographie.

Spin Locking

- **Grundlage:** Der Spin wird durch ein B_1-Feld in der transversalen Ebene festgehalten.
- Unmittelbar nach dem 90°-Anregungspuls wird ein anhaltendes HF-Magnetfeld (B_1) durch einen Spin-Locking-Puls von mehreren 100 ms angelegt, welches das Auseinanderlaufen der Spins in der x-y-Ebene verhindert (deshalb Spin »Locking«).
- Die Quermagnetisierung fällt dann mit der Relaxationskonstanten $T1\varrho$ ab (Abb. 3.26).
- Als Resultat führt Spin Locking zu einer T2-Wichtung und ergibt Bilder ähnlich wie bei der Anwendung des T2-prep-Pulses, d.h. eine relative Unterdrückung des Myokardsignals gegenüber den Koronargefäßen.
- **Anwendungsgebiet:** MR-Koronarangiographie.

Parameter des Bildkontrastes

→ **intrinsische Parameter:**
- Protonendichte,
- T1-, T2-Relaxation und Kreuzrelaxation basierend auf Ferromagnetismus,
- Temperatur,
- Diffusion,
- Perfusion,
- Blutfluss und Viskosität.

→ **extrinsische Parameter:**
- Magnetfeldstärke: statisches (B_0) und Gradientenmagnetfeld (Abb. 3.23–3.28),
- Homogenität des Magnetfeldes,
- Hard- und Softwareparameter:
  Spulentyp (Abb. 3.29, 3.30),
  Schichtanzahl, Schichtdicke und Zwischenräume,
  Schichtlokalisation und Ausrichtung,
  Anzahl der Mittelungen,
  Pulsform zu Bandbreite,
  Pixel- und Matrixgröße,
  Messfeld = Field of View (FOV),
  Aufnahmemodus (2D versus 3D),
  Artefaktunterdrückung,
  Triggerung bzw. Gating,
  Ausrichtung des phasen- gegenüber dem frequenzkodierenden Gradienten,
- HF-Pulssequenzen und Parameter,
- Kontrastmittel.

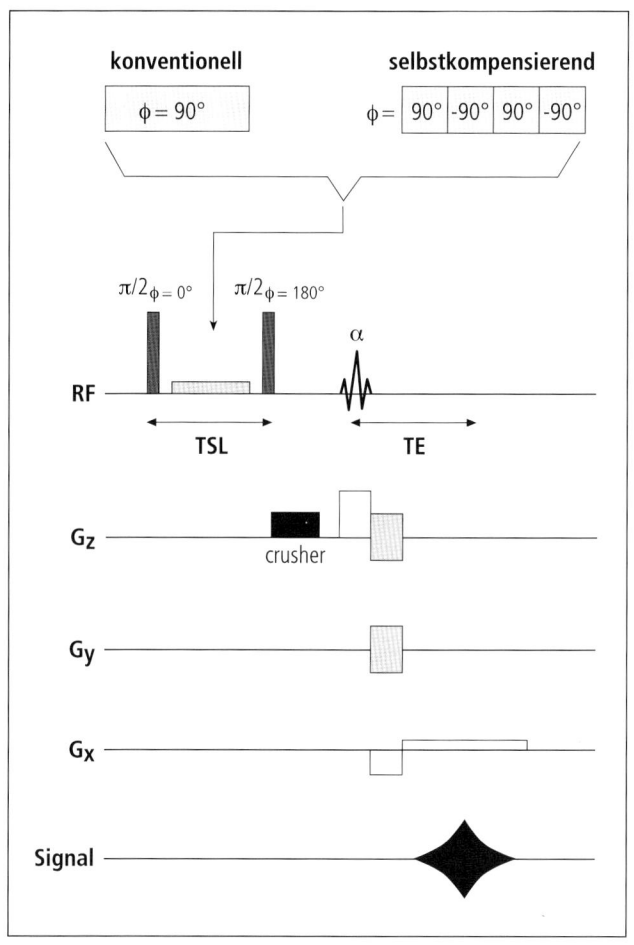

3.26 Schema der Spin Locking Pulssequenz (modifiziert nach Borthakur et al.: J Magn Reson 167, 306, 2004)

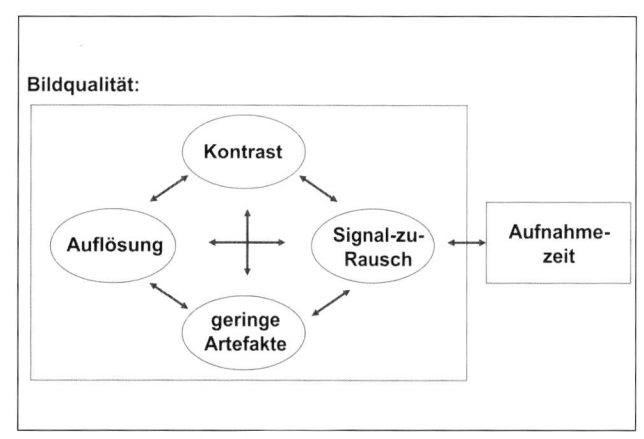

3.27 Parameter, welche die Bildqualität beeinflussen

Signal-Rausch- und Kontrast-Rausch-Verhältnis und räumliche Auflösung

Kontrast (C) zwischen Geweben A und B

$C = S_A - S_B / S_A + S_B$
(S_A und S_B = Signalintensität für Gewebe A und B)

- Die Signalintensität bzw. der Signalbereich heißt Helligkeit von Pixel oder Voxel im Bild.
- Die Signalhöhe hängt von der Zahl der Protonen innerhalb eines Pixels oder Voxels ab.

SNR = Signal-Rausch-Verhältnis (signal-to-noise-ratio)

SNR = Signalhöhe / Rauschpegel

- Rauschen wird in elektrischen Leitern (MR-Spulen) sowie durch körperinduzierte Ströme mit wechselnden Magnetfeldern induziert.
- Bilder mit einem schlechten Signal-Rausch-Verhältnis haben eine reduzierte Kontrastauflösung (Abb. 3.31–3.34).

CNR = Kontrast-Rausch-Verhältnis

$CNR_{AB} = S_A - S_B$ / Rauschpegel
(S_A und S_B = Signalintensität für Gewebe A und B)

- Ein hohes Kontrast-Rausch-Verhältnis ergibt die beste Unterscheidbarkeit unterschiedlicher Gewebe (Abb. 3.29, 3.30).

Räumliche Auflösung (Δx und Δy) im Pixel oder Voxel = Verhältnis von FOV zu Matrix

Δx = FOV / N_{FE} = für die Frequenzkodierrichtung
Δy = FOV / N_{PE} = für die Phasenkodierrichtung
Δz = Schichtdicke = für die z-Richtung = Längsachse
(N_{FE} = Anzahl der Frequenzkodierlinien,
N_{PE} = Anzahl der Phasenkodierlinien)

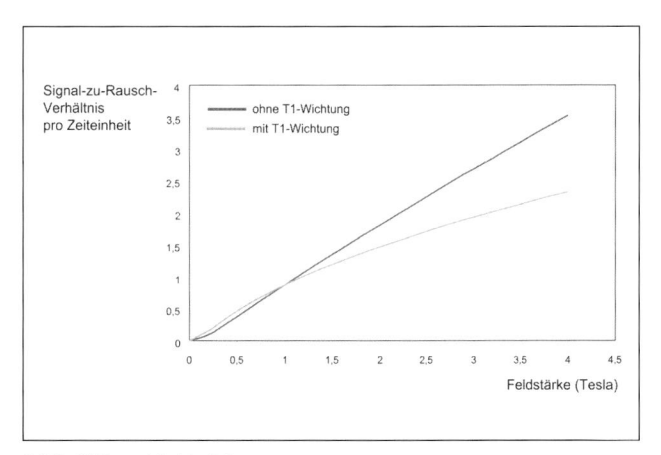

3.28 SNR und Feldstärke

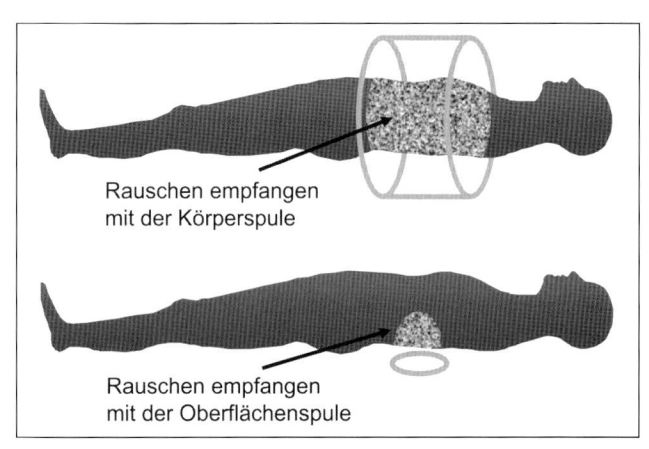

3.29 Empfangsspule und Rauschen I

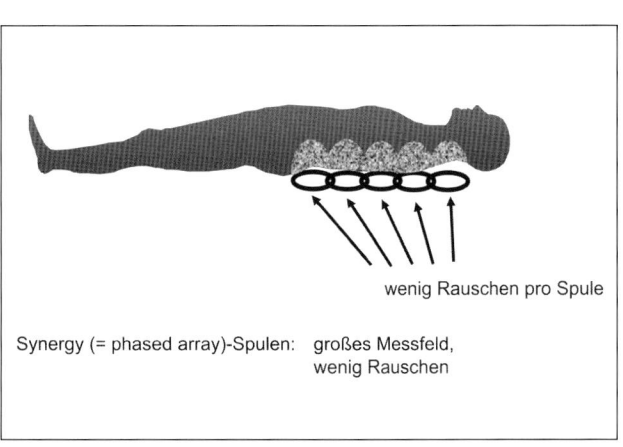

3.30 Empfangsspule und Rauschen II

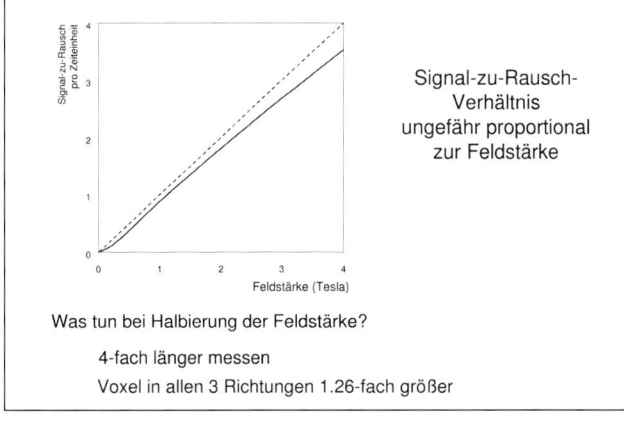

3.31 Einfluss der Feldstärke

MR-Bilderstellung und Bildaufbau

Wesentliche Parameter zur Bilderstellung sind:
→ analog-digitale Signalwandlung (ADC),
→ Abtastfrequenz (Nyquist-Theorem),
→ Frequenz- und Bandbreite,
→ Matrix-, Pixel- und Voxelgröße,
→ zwei- und dreidimensionales Imaging – Multi-Slice-Imaging,
→ Beziehungen von räumlicher Auflösung zu SNR bzw. CNR.

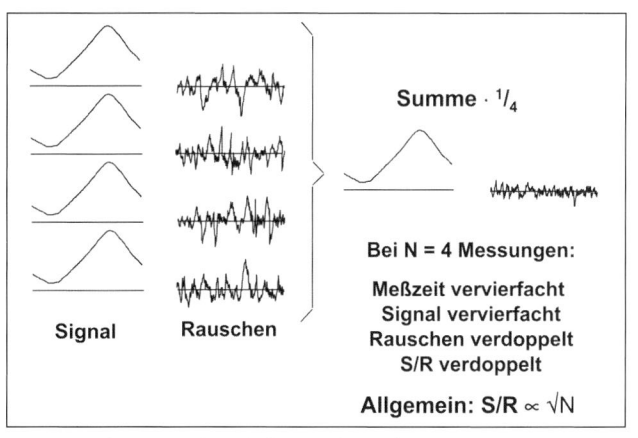

3.32 Signal-zu-Rausch-Verhältnis und Mittelung

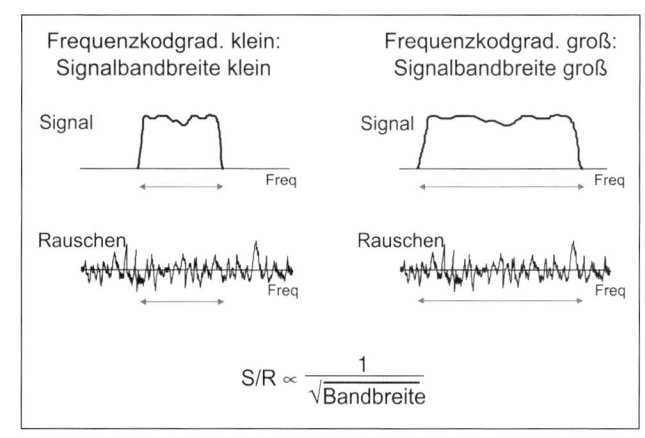

Digital- und Analogbilder

- MR-Bilder sind digital akquiriert und aus Pixeln aufgebaut.
- Das MR-Signal entspricht einer sich schnell ändernden, analogen, elektrischen Spannung in der Aufnahmespule mit Hochfrequenzoszillationen.
- Das Analogsignal muss in die Vorrekonstruktion des endgültigen Bildes etabliert werden.
- Die Abtastrate (»Sampling Rate«) des Analogsignals zur Digitalisierung muss sehr hoch sein.
- Die normale Sampling-Dynamik beträgt 12 Bits: Das negative Signal enthält die Zahl -2 048 und das stärkste positive MR-Signal die Zahl +2 047.
- Nach Rekonstruktion kann das digitalisierte Bild wieder in analoger Form auf Fotopapier oder Fotofilm analog ausgedruckt werden.

3.33 Messgradient und Abtastfrequenz

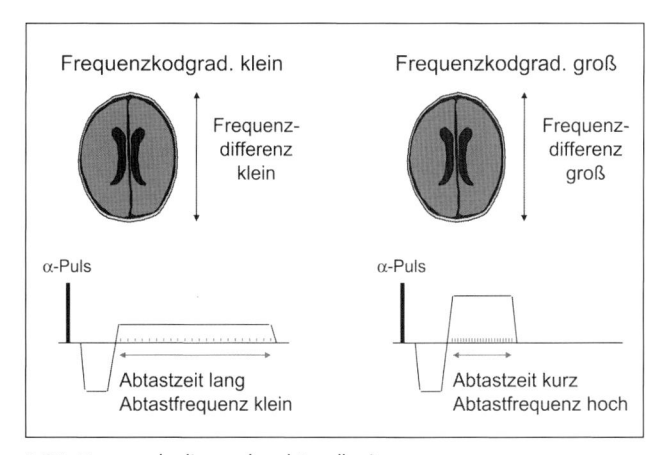

Nyquist-Theorem

- Eine hohe Sampling Rate lässt nur kleine Zwischenräume (Spalten) zwischen den digitalisierten Punkten; eine niedrige Abtastrate lässt große Gaps dazwischen und kann Teile des MR-Signals verlieren (Abb. 3.35, 3.36).
- Das Nyquist-Theorem besagt: Das höchste Frequenzsignal kann bei einer bestimmten Abtastrate n akkurat digitalisiert werden mit der halben Abtastfrequenz (f_S), d.h. der Nyquist-Frequenz f_N:

$$f_N = \tfrac{1}{2} \times f_S$$

- Liegt die Signalfrequenz unterhalb oder an der Nyquist-Frequenzgrenze, so wird das Signal korrekt digitalisiert; liegt die Signalfrequenz oberhalb der Nyquist-Frequenz, so werden einige Spitzen und Täler nicht erfasst: Die Frequenz erscheint fälschlich zu niedrig = **Aliasing**.

3.34 Frequenzkodiergrad und Bandbreite

Receiverbandbreite und Oversampling

- Das MR-Signal liegt im Radiofrequenzbereich und enthält verschiedene unterschiedliche Frequenzen = Informationen über die Lokalisation verschiedener Gewebe.
- Die Basis-RF-Frequenz wird vom Signal vor der Digitalisierung entfernt; der Rest entspricht der **Receiver Bandwidth = Bandbreite** (Weite von mehreren kHz).
- Die sehr **niedrigen Frequenzen** enthalten die meiste Information über **Signal, Rausch und Kontrast**.
- Die **höheren Frequenzen** enthalten Informationen über die **Auflösung** des Bildes.
- Das elektronische Rauschen ist gleichmäßig über die gesamte Bandbreite verteilt (Abb. 3.37).
- Hohe Receiverbandbreiten haben ein schlechteres Signal-Rausch-Verhältnis als niedrigere Bandbreiten (**große Bandbreite = viel Rauschen**).
- Niedrige Bandbreiten tendieren eher zur Produktion von Artefakten durch chemische Verschiebung.
- Frequenzen höher als die Nyquist-Frequenz f_N werden in Frequenzkodierrichtung mit einem Filter ausgefiltert (= Low-Pass-Filter).
- Low-Pass-Filter bei f = N tendieren zur Abschwächung des Signals an der cut-off-Frequenz = reduzierte Signalintensität.
- Zur Vermeidung dieses »Filter Roll-Off« wird ein Oversampling benutzt.
- **Frequenz-Oversampling** bedeutet, dass der analog-digitale Wandler (ADC) auf der doppelten benötigten Frequenz (= doppelte Nyquist-Frequenz) läuft.
- Das Originalsignal wird mit der benötigten Frequenz ohne Abschwächung dargestellt (Abb. 3.38, 3.39).
- Ähnlich dem Frequenz-Oversampling kann auch **Phasen-Oversampling** benutzt werden; dies ist durch den MR-Scanner-Benutzer definiert (Erhöhung der Sampling-Frequenz = Verlängerung der Scanzeit).

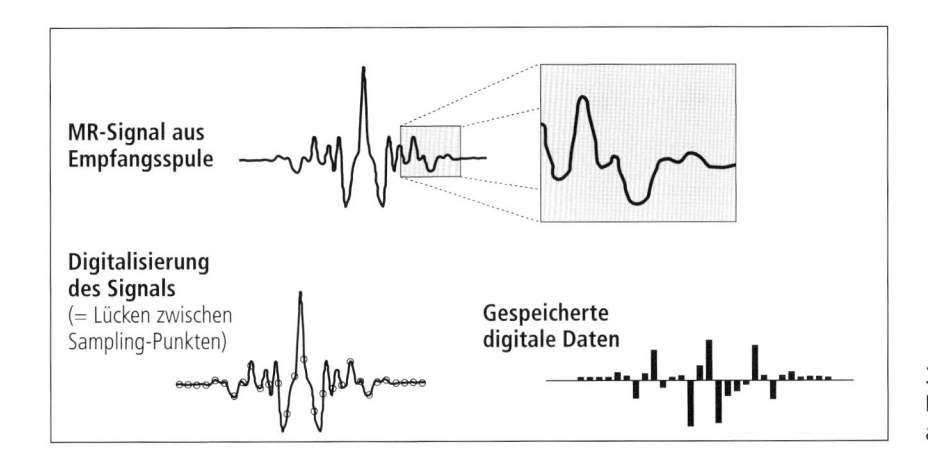

3.35 Prozess der Digitalisierung analoger MR-Signale (modifiziert nach McRobbie et al. 2003)

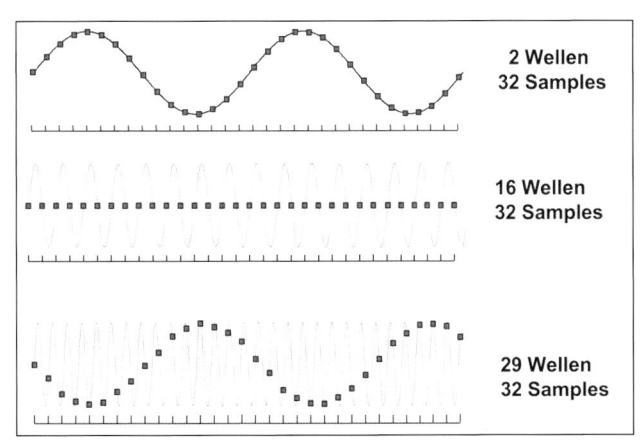

3.36 Nyquist-Theorem: Sample-Frequenz > 2 x höchste Signalfrequenz

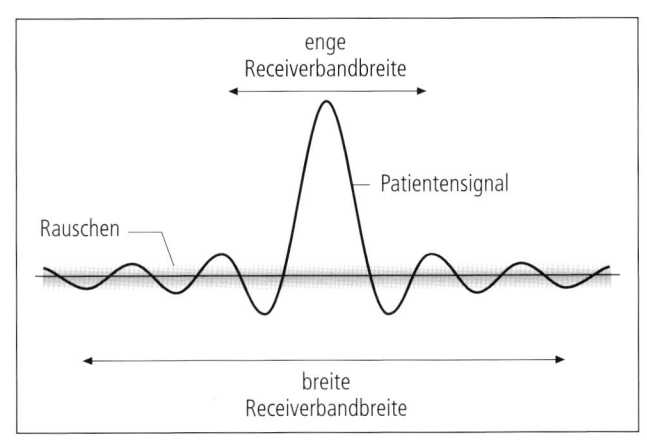

3.37 Beziehung zwischen Receiverbandbreite und Rauschen (modifiziert nach McRobbie et al. 2003)

Matrix, Field of View, Pixel, Voxel und Ortsauflösung

- Die Pixel in einem MR-Bild sind in Reihen und Säulen = **Matrix** organisiert.
- Jedes pixelrekonstruierte Bild enthält im Computerspeicher eine Zahl, welche die Signalintensität kontrolliert.
- Die Matrix muss nicht unbedingt quadratisch sein, d.h. eine gleiche Anzahl an Reihen und Säulen haben, sondern kann auch rechteckig sein.
- Die **größere** Zahl der **Matrix** wird meist für die **Frequenzkodierung** (FE) benutzt, die **kleinere** Zahl für die **Phasenkodierung** (PE).
- Die Größe der Pixel hängt von der Matrix und dem Field of View ab:

Pixelgröße = FOV / Matrix

- Die dritte Dimension der Matrix ist die Schichtdicke und entspricht dem **Voxel** (Abb. 3.40–3.44).
- Isotrope Voxel entsprechen gleichen Kantenlängen von Pixeln und Schichtdicke.

- Bei jeder Anregung wird das ganze frequenzkodierte Spektrum bis zur größten Matrixlänge (z.B. bis 512 Punkte und mehr) aufgefüllt.
- Die Phasenkodierung muss Linie für Linie mit unterschiedlicher Gradientenstärke wiederholt werden, bis die maximale Matrixzahl erreicht ist (bis zu 512 Zeilen und mehr).
- Bei voll aufgefülltem k-Raum wird das resultierende MR-Bild über eine Fourier-Transformation gewonnen.
- Zur Vermeidung von Einfaltungsartefakten wird die Frequenzkodierrichtung auf die längste anatomische Achse des Scans ausgerichtet.
- Dadurch reicht die Phasenkodierrate in der größten Achse meist aus.
- Bei Vorwahl der frequenzkodierten Matrix spielt die Scanzeit keine Rolle; die Phasenkodiermatrix hat einen direkten Effekt auf die Scanzeit.
- Deshalb wird häufig die Phasenkodiermatrix reduziert (Abb. 3.45, 3.46).
- Eine generelle Regel sagt: Die PE-Matrix sollte nicht kleiner als die Hälfte der FE-Matrix gewählt werden.

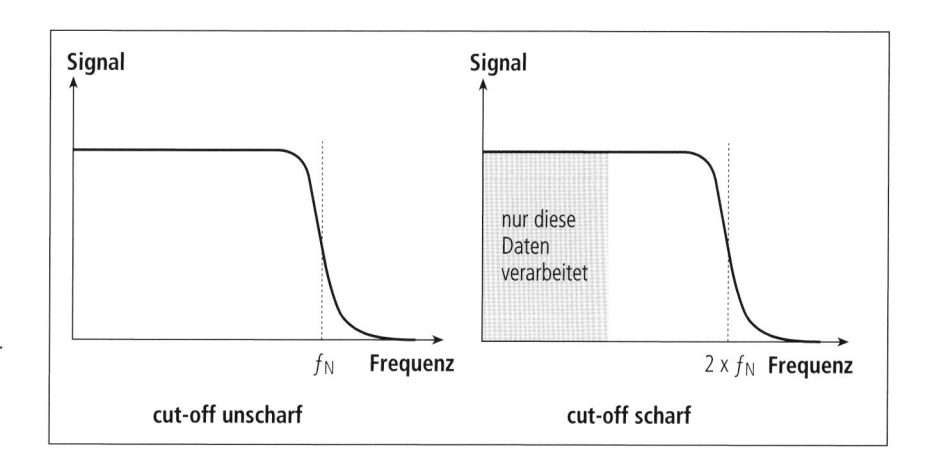

3.38 Schema des Oversamplings: links Filter an der Nyquist-Frequenz, rechts Filter mit doppelter Samplingrate (modifiziert nach McRobbie et al. 2003)

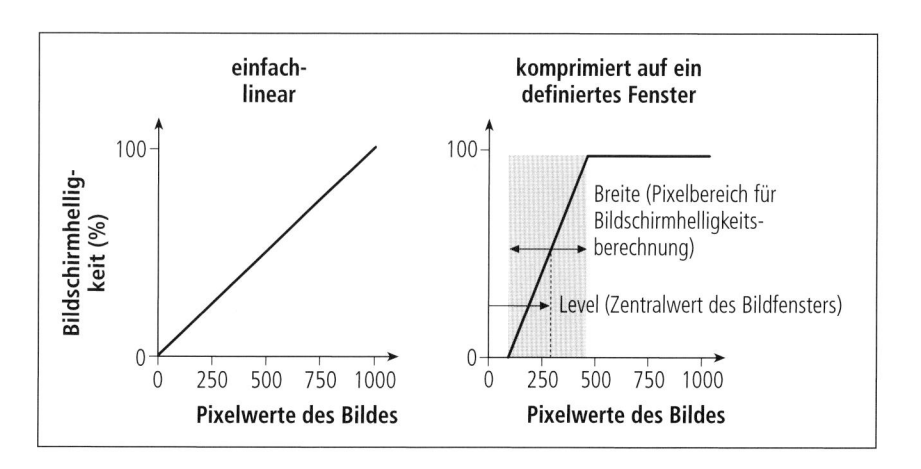

3.39 Prinzip der Look-up-Tafel (LUT, modifiziert nach McRobbie et al. 2003)

FE-Pixelgröße = FE-FOV / FE-Matrix
PE-Pixelgröße = PE-FOV / PE-Matrix
Schicht-Pixelgröße = Schichtdicke

- Die räumliche Auflösung ist abhängig von FOV, Matrix und Messzeitreduktion (Scan Percentage).
- Die Pixel enthalten Digitalzahlen entsprechend der Signalintensität: Der Computer zeigt das Bild nach der Digital-Analog-Wandlung.
- Die Pixelwerte mit den unterschiedlichen Intervallintensitäten werden in Graustufen umgesetzt = 12–16 bit Tiefe = bis zu 32 768 Graustufen.
- Das menschliche Auge kann nur etwa 200 Graustufen unterscheiden; deshalb wird der Gesamtbereich in niedrige Graustufen mittels **LUT-Tafel** (»Look-Up-Table«) komprimiert.
- Das **Pixel** auf dem Bildschirm zeigt die **Frontseite** eines dreidimensionalen **Voxels**; der Patient kann zur Abdeckung der entsprechenden Anatomie in verschiedene Schichten »geschnitten« werden = Voxel.
- Die **Signalhelligkeit des Pixels** auf dem zweidimensionalen Bildschirm wird durch die **Signalintensität** des dreidimensionalen Volumenelements (**Voxel**) repräsentiert.

Partialvolumeneffekte

- Das Auftreten von Partialvolumeneffekten hängt von der Größe der Pixel bzw. Voxel und der Homogenität des Gewebes bzw. von Übergängen zwischen verschiedenen Geweben ab.
- Bei extrem kleinen Voxelgrößen, z. B. 0,25 × 0,25 × 0,25 mm, enthält jedes Voxel nur einen Gewebeanteil = Intensität ist eine Repräsentation der Gewebestruktur.
- Bei sehr **großen Voxelinhalten**, z. B. 4 × 4 × 4 mm, wird die gleiche Schichtlokalisation eine **Mischung verschiedener Gewebe** in jedem Voxel enthalten = Feinstrukturen können nicht mehr aufgelöst werden = **Partialvolumeneffekte**.
- Der Partialvolumeneffekt bedeutet also, dass das betreffende Voxel mehrere Gewebeanteile enthält.

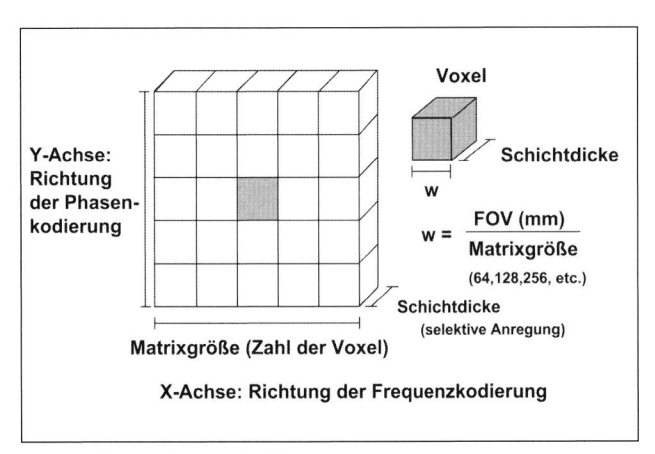

3.40 Definition der Voxelgröße

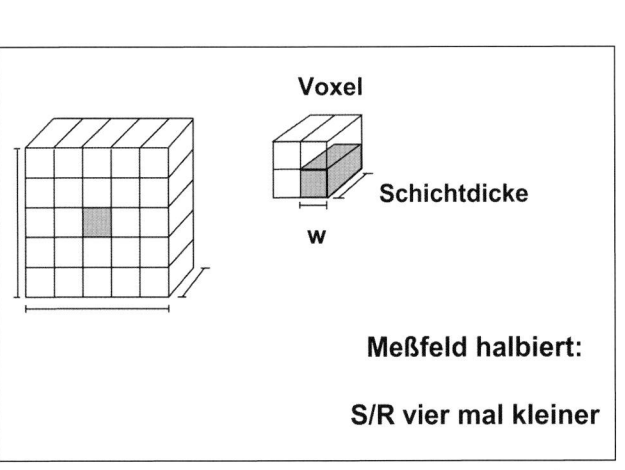

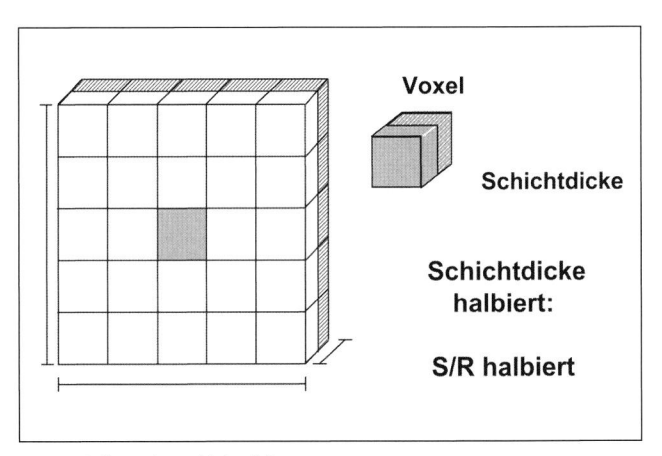

3.41 Einfluss der Schichtdicke

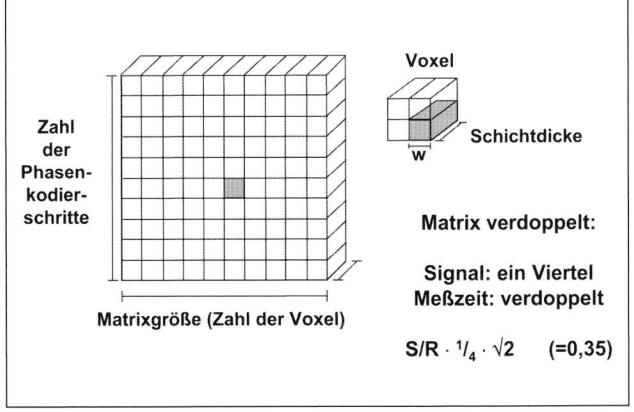

3.42 Einfluss des Messfeldes (field of view)

3.43 Einfluss der Matrix

- Ein Partialvolumeneffekt kann durch die Wahl extrem kleiner Voxelgrößen vermieden werden; dies bedeutet eine lange Scanzeit und ein niedriges Signal-Rausch-Verhältnis.
- In großen Voxelgrößen kommt es bei einem hohen Signal-Rausch-Verhältnis und einer niedrigeren Scanzeit zum Auftreten dieser Partialvolumeneffekte.
- Daher muss ein Kompromiss zwischen Ortsauflösung, Signalrauschverhältnis und Scanzeit gefunden werden!

3D-Bildgebung = Multi-Slice-Imaging

- Jedes 2D-Bild repräsentiert die Signalintensität der 3D-Schicht des Patienten.
- Bei **Spinechosequenzen** ergibt sich ein **langer Zeitraum zwischen der TR-Zeit** von 600 ms und den **TE-Zeiten** von 20 ms für T1-Wichtung bei 30 ms für die Anregung einer Schicht.
- Nach 30 ms verbliebe bei einer TR von 600 ms ein Zeitraum von 570 ms vor der nächsten Schichtanregung.
- Diese **Zeit kann genutzt werden**, um **multiple Schichten** nacheinander mit einer Anregungszeit von 30 ms **anzuregen**.
- Die Zahl der angeregten Schichten hängt von der Schnelligkeit der Schichtbildgebung und dem TR-Intervall ab: z. B. 600/30 = 20 Schichten innerhalb einer TR-Zeit von 600 ms.
- Diese Technik der aufeinander folgenden Schichtanregung heißt Multi-Slice-Imaging (Abb. 3.47–3.50).
- Durch die nicht ideal rechteckige Form des RF-Pulses müssen zwischen den Schichten kleine Lücken (»Gaps«) gelassen werden.
- Bei zu großen Lücken können anatomische Informationen verloren gehen, da das Gewebe zwischen den Lücken nicht dargestellt wird.
- Zur Verschmälerung dieser Gaps werden 3D-Bilder mittels schneller Gradientenechosequenzen oder schneller Spinechosequenzen akquiriert: **3D-Bilder** haben **keine Gaps** bei dünnen, kontinuierlichen Schichten.
- 3D-Bilder können mittels Computer reformatiert und in jeder beliebigen Richtung dargestellt werden.

Räumliche Auflösung

- Man unterscheidet zwischen der »in-plane Auflösung« und der »through-plane Auflösung«.
- Die Ortsauflösung ist durch die Pixel limitiert: Das kleinste darstellbare Objekt oder Detail entspricht der Dimension eines einzelnen Pixels; für eine 256er Matrix und ein 25 cm FOV bedeutet dies die Darstellbarkeit von 1 mm.
- Drei Faktoren bestimmen die Visualisierung von Detailstrukturen:
  → der **Kontrast** zwischen der Struktur und der Umgebung,
  → eine genügend hohe **Ortsauflösung**,
  → ein genügend **hohes SNR** oder **CNR** zur Detektion der Struktur aus dem Rauschen.

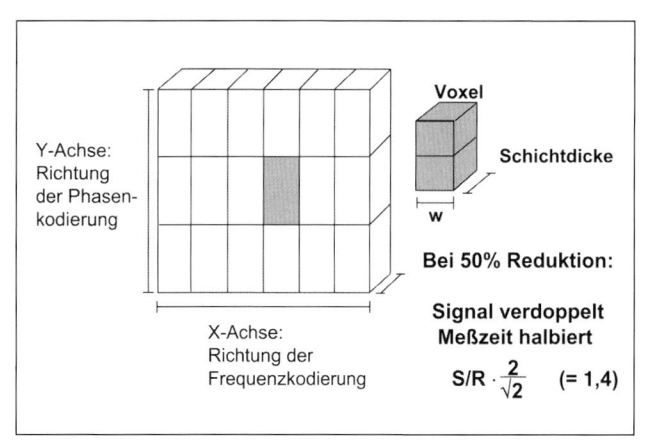

3.44 Einfluss von Scan Percentage

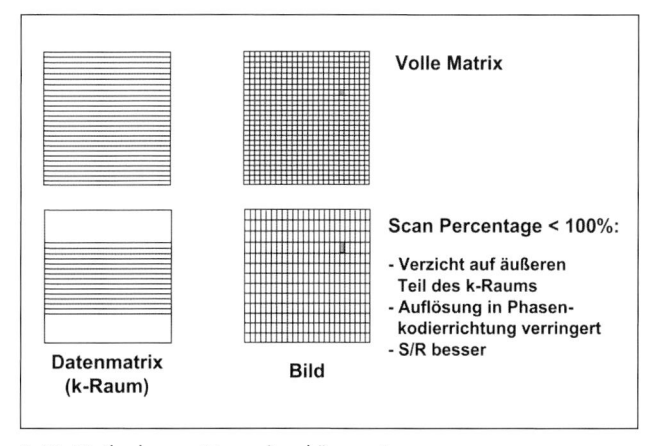

3.45 Methoden zur Messzeitverkürzung I

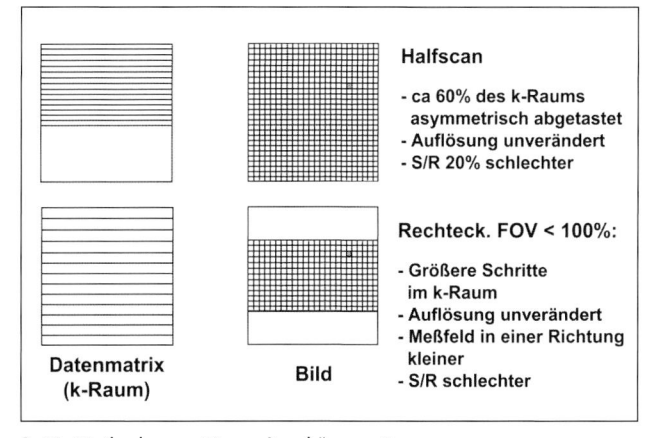

3.46 Methoden zur Messzeitverkürzung II

Bildkontrast-Vorpulse

- Bei einer zu großen Schichtdicke resultiert ein gutes SNR, aber ein reduzierter Kontrast durch Partialvolumeneffekte.
- Bei zu dünner Schichtdicke ist das CNR zu niedrig für eine Detaildarstellung.
- Die Ortsauflösung wird bei zunehmender Zahl der Phasenkodierschritte höher = Verlängerung der Scanzeit:

  Scanzeit = NSA × TR × N_{PE}
  (NSA = Zahl der Signalmittlungen,
  N_{PE} = Phasenkodiermatrixgröße)

- Die Beziehungen zwischen SNR, CNR und Ortsauflösung sind sehr komplex (Abb. 3.45, 3.46).

- Zum Verständnis empfiehlt sich die Betrachtung von zwei Kategorien von Parametern:
  → Signalgrößenparameter: Größe des produzierten Signals (z.B. FOV und Schichtdicke),
  → Imagingparameter: Reduktion des Rauschens.

- **Signalhöhenparameter** zeigen eine **lineare Beziehung per räumlicher Dimension zum SNR**, **Imagingparameter** haben eine **inverse Quadratwurzelbeziehung**: Zum Beispiel verdoppelt ein Averaging von 1 auf 4 das Signal-Rausch-Verhältnis, aber Averaging verlängert die Scanzeit, lässt die Ortsauflösung unbeeinflusst und reduziert das Rauschen.

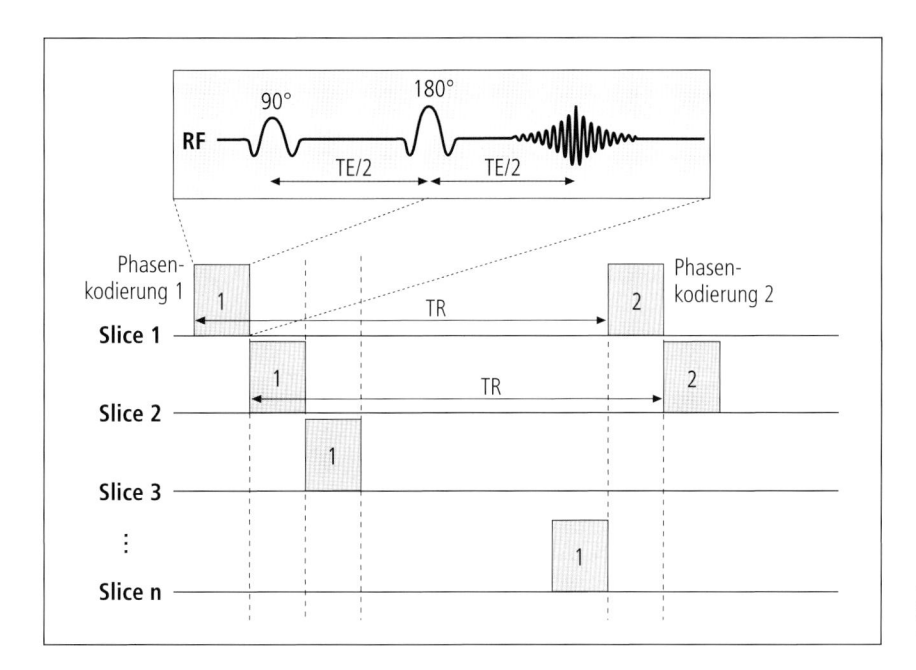

3.47 Multi-Slice-SE-Imaging innerhalb sukzessiver TR-Perioden pro Einzelschicht (modifiziert nach McRobbie et al. 2003)

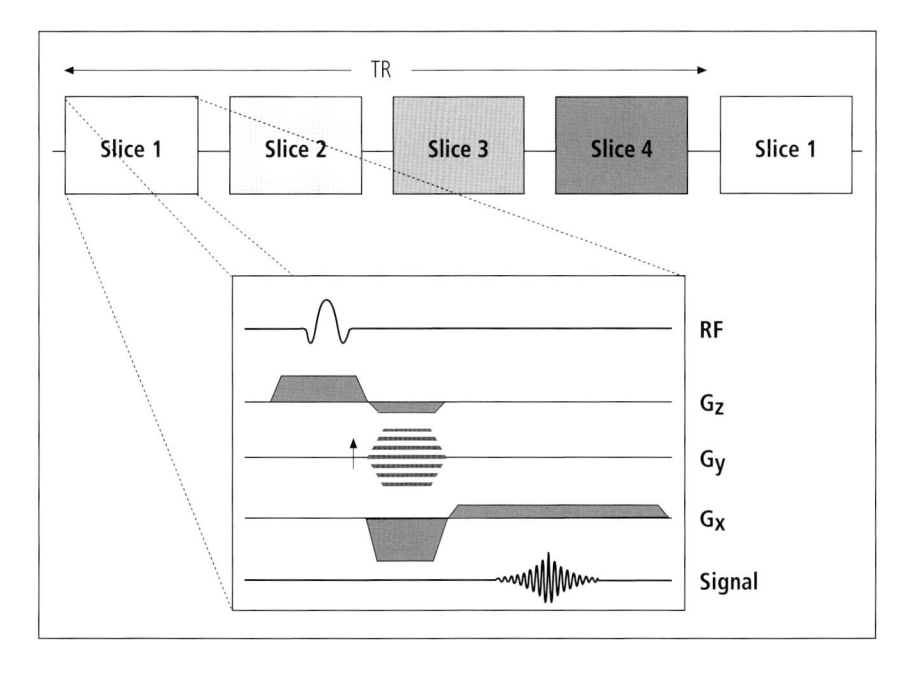

3.48 Schema einer Multi-Slice GRE-Sequenz innerhalb einer definierten TR-Periode (modifiziert nach McRobbie et al. 2003)

- Eine Verdoppelung der Schichtdicke verdoppelt das SNR, eine Verdopplung des FOV bei gleicher Matrix (Halbierung der räumlichen Auflösung) vervierfacht das SNR.
- Eine Vergrößerung der Zahl der Phasenkodierschritte reduziert das Rauschen um $\sqrt{2}$: Bei Verdoppelung von N_{PE} wird das SNR um 30 % reduziert.
- Der Effekt der Zahl der Frequenzkodierschritte auf das Rauschen hängt von der Bandbreite ab: Bei unveränderter totaler Bandbreite erzielt eine Reduktion von N_{FE} denselben Effekt wie die Reduktion von N_{PE} = die Halbierung der FE-Matrix resultiert in einer $\sqrt{2}$-Reduktion von SNR.
- Bei Systemen, die die Bandbreite in Herz und Pixel definieren, wird bei Halbierung von N_{FE} die Gesamtbandbreite halbiert mit einer zusätzlichen Reduktion von $\sqrt{2}$ des Rauschens: Der Nettoeffekt ist ein konstant großes SNR.
- Wenn zu dünne Schichtdicken das CNR ruinieren, sollte eine 3D-Schicht akquiriert werden.
- Hierdurch wird die Scanzeit folgendermaßen verlängert:

Scanzeit = TR × NSA × N_{PE1} × N_{PE2}
(NSA = Zahl der Signalmittlungen,
N_{PE2} = Zahl der Slices und der Partitions)

Optimierung des MR-Bildes: Praktisches Vorgehen

Anzustreben sind die folgenden Kritererien:
→ jeweils **höchster Kontrast** (T1w, T2w bzw. PDw) durch TR und TE bei Spinecho- bzw. TE und Flipwinkel α bei Gradientenechosequenzen,
→ Wahl des **kleinsten** rechteckigen Field Of View (**RFOV**) für die Abdeckung der gesamten Anatomie,
→ Wahl der **kürzesten Scanzeit** (TR kurz, Zahl der PE-Schritte niedrig),
→ **schnelle k-Raum-Auffüllung**: RFOV oder Half-Scan oder Matrix-Reduktion,
→ **optimale** Wahl der **Schichtzahl** und **-dicke**: ggf. zwei oder drei Akquisitionen = zwei bis drei Blöcke, wenn eine größere anatomische Abdeckung notwendig ist; ggf. Erhöhung der Schichtdicke (auf Kosten der Auflösung und Auftreten von Partialvolumeneffekten), ansonsten Wahl einer höheren Schichtzahl,
→ **Optimierung** des **SNR**: Erhöhung der Slice-Dicke, Erhöhung von FOV, Verminderung der Bandbreite, Einsatz von Filtern,
→ **Vermeidung von Artefakten**.

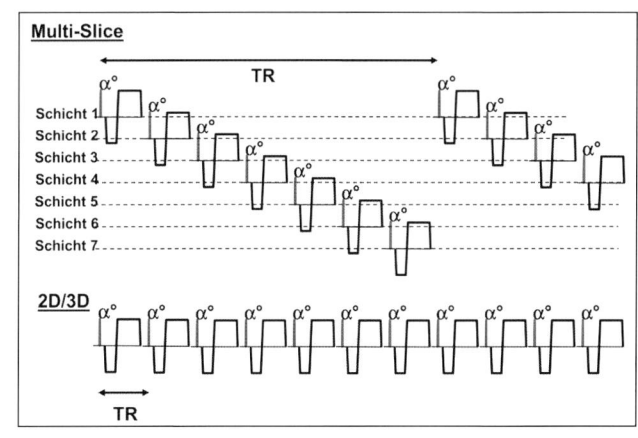

3.49 Beispiele von Multi-Slice-SE-Sequenzen

3.50 Multi-Slice oder 2D/3D Einfluss auf TR

Tab. 3.2 Abhängigkeiten und Beeinflussungen der einzelnen MR-Bilgebungsparameter untereinander

Parameter	SNR	Ortsauflösung	Scanzeit	Besonderheiten
FOV/Matrix ↑	↑	↓	↔	2 FOV = 4 × SNR
Slice-Dicke ↓	↓	↑	↔	weniger Artefakte
3D statt Multislice 2D (in einem TR)	↑	↓ / ↔	↑	Scanzeit = TR × NSA × N_{PE1} × N_{PE2}
MR-Filter (Preprocessing) = Bandbreite ↓	½ Bandbreite = 30 % ↑	↓ / ↔	↔	Bandbreite/2 = N √2 ↓ eher Chemical-Shift-Artefakte
Signal Averaging (NSA 1 → 4)	S ↔ } ↑ N ↓	↔	↑	SNR ↑ = $\sqrt{2n}$ Averaging

PE-Zahl (z. B. × 2)	S ↓ (½) N ↓ (√2) = 30 % ↓	↔	↑	Bandbreite = Spektrum der Spinfrequenzen
				• niedrige Bandbreite
				  – limiterte Schichtzahl bei gleicher TR
				  – SNR ↑
				  – eher Chemical-Shift- und Bewegungsartefakte
				• hohe Bandbreite
				  – SNR ↓
				  – raschere Datenakquisition
				  – weniger Chemical Shift

FE-Zahl ↑ (bei Bandbreite = Hz/Pixel)	↔	↔	↔	N = √Bandbreite
Matrix-Reduktion	↑	↓ (PE-Richtung)	↓	gleiche bis etwas höhere Artefaktanfälligkeit
Rectangular FOV (RFOV)	↓	↔	↓ (50 %)	
Partial Echo	↓	↔	↔ / ↓	höheres Bildrauschen
Half-Scan (Half-Fourier) = 55 % k-Raum	↓ (30 %)	↔	↓ (50 %)	
Spiral- oder Radial- k-Raum-Füllung	↑	↔	↓	

4 Schnelle Bildgebung

Verschiedene Methoden der schnellen Bildgebung

Übersicht über die Methoden schneller Bildgebung:
- → Bildgebungssequenzen:
  - Turbogradientenecho,
  - Turbospinecho,
  - Echo Planar Imaging (EPI),
  - Spinecho-EPI.
- → schnelle k-Raum-Auffüllung und -Auslese:
  - Matrixreduktion = Scan Percentage,
  - Half-Fourier = Half-Scan,
  - Partial Echo,
  - rechteckiges FOV (RFOV),
  - zentrisches Imaging = Key-Hole-Imaging,
  - elliptisch-zentrische Akquisition,
  - Spiral-Abtastung (Spiral Scanning),
  - Radial-Abtastung (Radial Scanning).
- → Parallel Imaging:
  - Sensitivity Encoding (SENSE),
  - Simultanious Acquisition of Spatial Harmonics (SMASH).

Schnelle Bildgebungssequenzen

- Die Vor- und Nachteile der schnellen Echosequenzen sind in Kapitel 2 beschrieben.
- Die derzeit schnellste Bildgebungsmethode ist das Echo Planar Imaging (EPI).
- Die EPI-Technik reduziert das SNR und tendiert zu chemischen Verschiebungsartefakten (letzteres besonders bei dem Single-Shot-EPI).
- Snap-Shot-FLASH und Single-Shot-EPI werden bei schnellen Herzuntersuchungen benutzt.
- Schnelle Bildgebungssequenzen können mit den verschiedenen Formen der beschleunigten k-Raum-Auffüllung und -Auslese kombiniert werden (Abb. 4.1–4.6).

Beschleunigte k-Raum-Füllung und -Auslese

Matrixreduktion = Scan Percentage

- Die äußeren oberen und unteren Linien des k-Raums werden nicht erfasst = Nullung.
- Nur etwa 80 % der bis zu 256 k-Raum-Linien werden erfasst (Abb. 4.7).

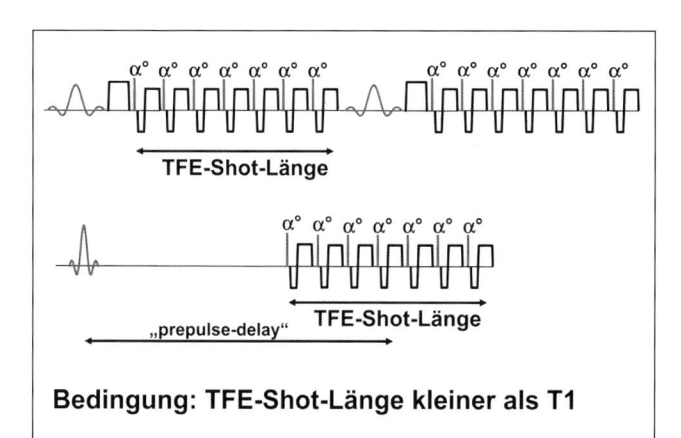

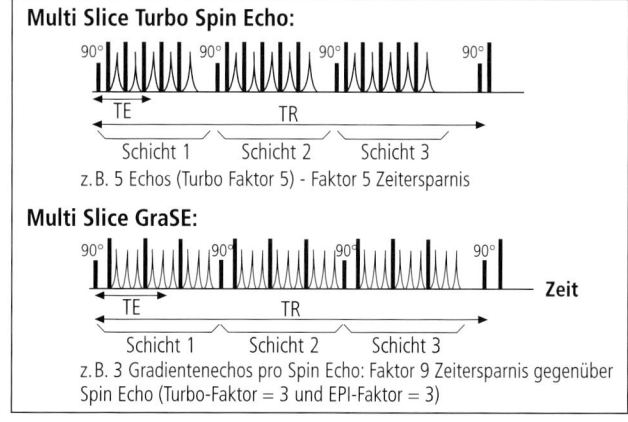

4.1 Messzeitverkürzung mit Turbofieldecho (TFE = TGE)

4.2 Von Spinecho bis Gradienten- und Spinecho

- **Vorteil**: schnellere Bildgebung.
- **Nachteil**: Verlust an räumlicher Auflösung in Phasenkodierrichtung.

Half-Fourier = Half-Scan

- Ein assymetrischer Teil des Datensatzes wird erfasst.
- Es werden etwa 55 % einer Hälfte des k-Raums aufgefüllt.
- Der Rest der entgegengesetzten Seite wird aus den vorhandenen Daten berechnet (Abb. 4.8).
- **Vorteil**: schnellere Datenaufnahme, gleiche räumliche Auflösung.
- **Nachteil**: abnehmendes Signal-Rausch-Verhältnis.

Partial Echo

- Etwas weniger als die Hälfte des k-Raums wird in der Frequenzkodierrichtung nicht direkt gefüllt.
- Die nicht gefüllten Anteile entsprechen den nicht gemessenen partiellen Echos (Abb. 4.9).

Reduktion von TR und TE,
keine Reduktion von Phasenkodierlinien (PE).

- **Vorteil**: schnellere Bildgebung, kürzere Echozeiten.
- **Nachteil**: höheres Bildrauschen = deutlich vermindertes SNR.

Rechteckiges FOV (RFOV) = Rectangular Field Of View

- Nur die Hälfte der k-Raum-Linien wird gemessen.
- Das Bild wird im k-Raum durch Übertragung in ein rechteckiges Bild mit geringerer Dichte in Phasenkodierrichtung gemessen (Abb. 4.10).
- **Vorteil**: Halbierung von Aufnahmezeit und FOV.
- **Nachteil**: deutliche Reduktion des SNR.

Zentrisches Imaging = Key-Hole-Imaging

- Vor der eigentlichen Bildaufnahme (z. B. Kontrastmittelgabe zur Angiographie) erfolgt die Aufnahme eines Referenzbildes mit Auffüllung des gesamten k-Raums.
- Für den dynamischen Teil der Untersuchung wird der zentrale Anteil des Referenz-k-Raums entfernt.

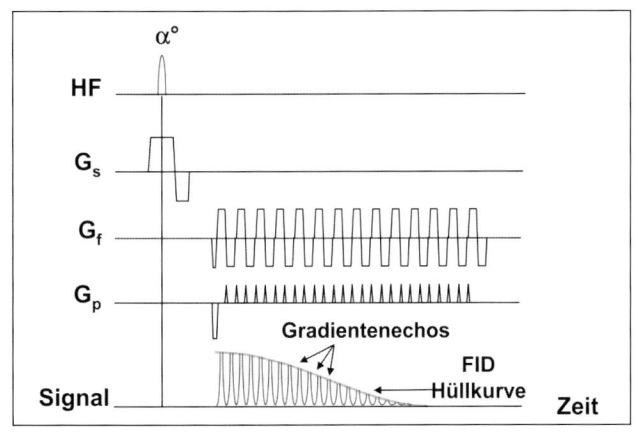

4.3 FFE-Echo Planar Imgaging (FFE-EPI)

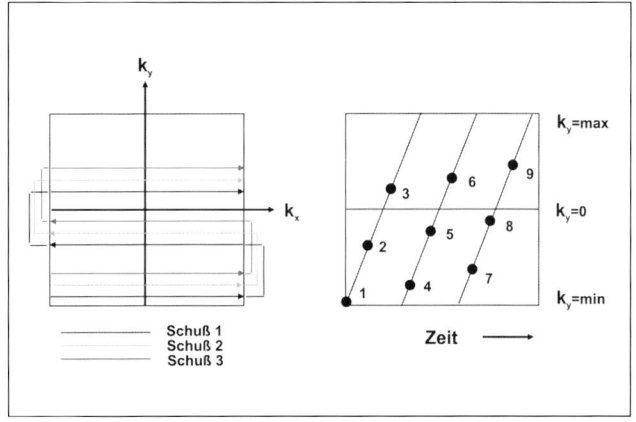

4.4 Multi-Shot-EPI

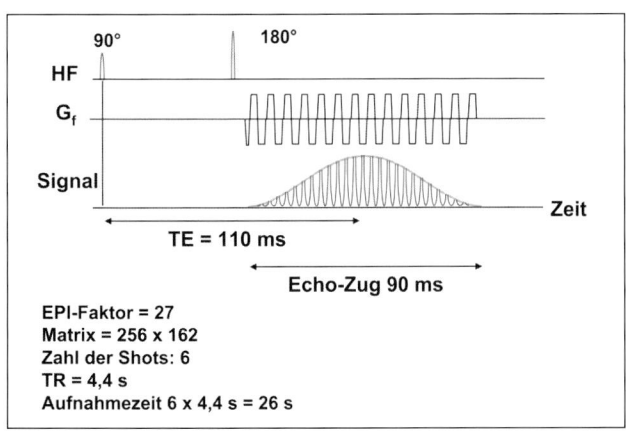

4.5 Spinecho-EPI

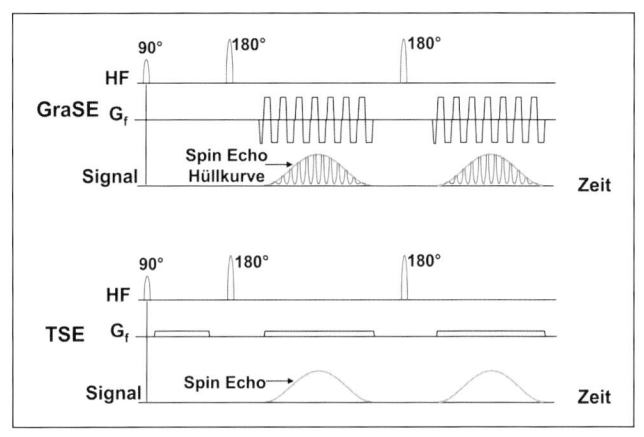

EPI-Faktor = 27
Matrix = 256 x 162
Zahl der Shots: 6
TR = 4,4 s
Aufnahmezeit 6 x 4,4 s = 26 s

4.6 Gradienten- und Spinecho

- In der Kontrastmittelanreicherung werden nur die zentralen Anteile des k-Raums erfasst.
- Die zentralen k-Raum-Linien werden anschließend mit den Referenzdaten kombiniert (Abb. 4.11).
- **Vorteil**: schnelle Verfolgung der Kontrastmittelverteilung im interessierenden anatomischen Abschnitt.
- **Nachteil**: nur im zentralen Teil sind die aktuellen Daten vorhanden (k_0).
- **Anwendungsgebiet**: nur bei Zeitserien dynamischer Bilder (z. B. Angiographie).

Elliptisch-zentrische Akquisition

- Zunächst wird die Aufnahme des Referenzbildes mit der Aufnahme des gesamten k-Raums durchgeführt.
- Während der Dynamik (z. B. der Kontrastmittelgabe) erfolgt die Aufnahme nur der zentralen k-Raum-Linien in Phasenkodier- und Frequenzkodierrichtung (Abb. 4.12).
- Damit wird eine noch schnellere Akquisition der dynamischen Daten mit Verbesserung der Zeit-Kontrast-Effizienz erzielt.
- **Anwendungsgebiet**: dynamische kontrastmittelverstärkte MR-Angiographie.

Spiral-Scanning

→ spiralförmige Auffüllung des k-Raums (Abb. 4.13),
→ Anwendung von Projektions- und Rekonstruktionsalgorithmen = Rückprojektionsalgorithmen.

- **Vorteile**:
  → sehr schnelle Bildgebung, Erhöhung von SNR und CNR,
  → robust gegenüber Bewegungsartefakten und Flussartefakten.
- **Nachteil**: Gefahr der Rückfaltung in allen Richtungen.
- **Anwendungsgebiet**: dynamische Bildgebung am Herzen.

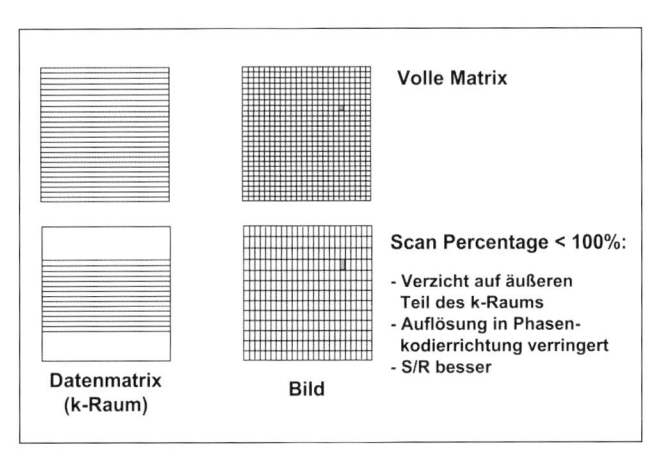

4.7 k-Raum: Methoden zur Messzeitverkürzung I

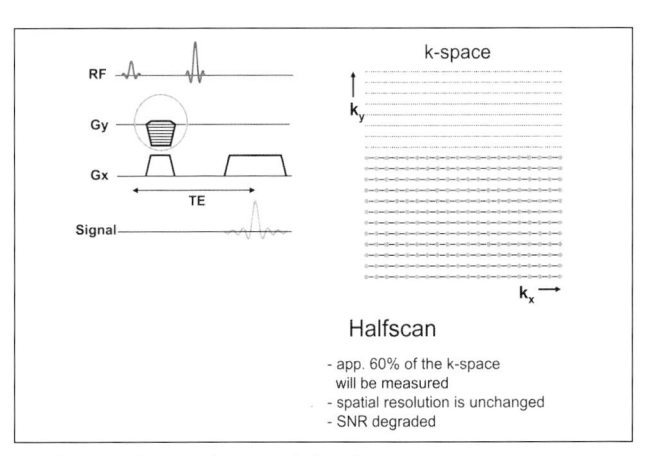

4.8 k-Raum: Symmetrieeigenschaften I

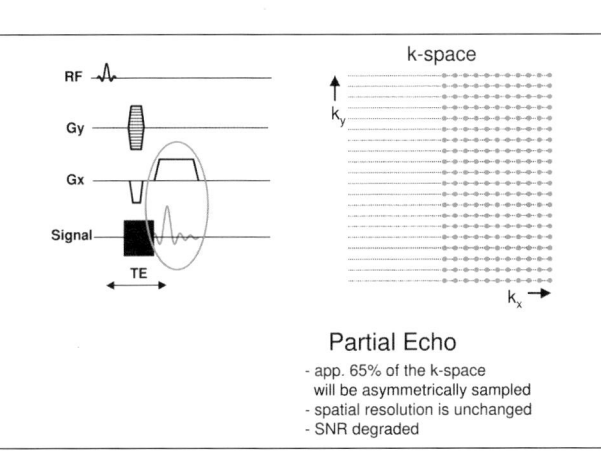

4.9 k-Raum: Symmetrieeigenschaften II

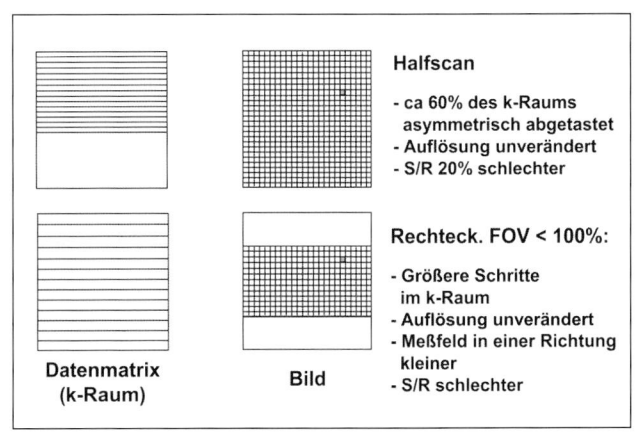

4.10 k-Raum: Methoden zur Messzeitverkürzung II

Radial-Scanning

→ radialförmige Auffüllung des k-Raums (Abb. 4.14),
→ Anwendung von Projektions- und Rekonstruktionsalgorithmen = Rückprojektionsalgorithmen.

- **Vorteile**:
    → schnelle Bildgebung, Erhöhung von SNR und CNR,
    → robuste Technik gegenüber Bewegungs- und Flussartefakten,
    → geringere Gefahr von Rückfaltungsartefakten.
- **Anwendungsgebiet**: dynamische Bildgebung am Herzen.

Parallele Bildgebung (Parallel Imaging)

SENSitivity Encoding (SENSE)

- Die unterschiedlichen räumlichen Funktionen (Spulensensitivitäten) der einzelnen Empfangsspulen einer Array-Spule werden zur Ortskodierung verwendet (Abb. 4.15).
- Durch die Aufnahme von nur jeder zweiten, dritten oder bis achten Datenzeile verdoppelt, verdreifacht oder verachtfacht sich der Abstand gemessener Datenlinien im k-Raum.
- Dementsprechend wird die Messzeit um den Reduktionsfaktor zwei, drei bis acht beschleunigt (= SENSE-Faktor 2, 3 oder 8).
- Durch die Beschleunigung und die Reduktion der Abtastdichte in der Phasenkodierrichtung wird das FOV um einen entsprechenden Faktor R verringert (Abb. 4.16).
- Diese Verringerung des FOV führt bei Objekten größerer Ausdehnung zu Einfaltungen (Fold over).
- Mit speziellen P-MRT-Rekonstruktionsmethoden werden diese Einfaltungen unter Zuhilfenahme der räumlichen Information der einzelnen Spulen rückgängig gemacht.
- **Vorteil**: signifikante Verkürzung der Bildmesszeit.
- **Nachteil**: Verminderung des SNR.

SiMultanious Acquisition of Spacial Harmonics (SMASH)

- Die unterschiedlichen räumlichen Funktionen (Spulensensitivitäten) der einzelnen Empfangsspulen einer Array-Spule werden zur Ortskodierung verwendet.
- Durch die Aufnahme von nur jeder zweiten, dritten oder bis achten Datenzeile verdoppelt, verdreifacht oder verachtfacht sich der Abstand gemessener Datenlinien im k-Raum.
- Dementsprechend wird die Messzeit um den Reduktionsfaktor zwei, drei bis acht beschleunigt.
- Durch die Beschleunigung und die Reduktion der Abtastdichte in der Phasenkodierrichtung wird das FOV um einen entsprechenden Faktor R verringert.
- Diese Verringerung des FOV führt bei Objekten größerer Ausdehnung zu Einfaltungen (Fold over).
- Mit speziellen P-MRT-Rekonstruktionsmethoden werden diese Einfaltungen unter Zuhilfenahme der räumlichen Information der einzelnen Spulen rückgängig gemacht.
- **Vorteil**: signifikante Verkürzung der Bildmesszeit.
- **Nachteil**: Verminderung des SNR.

Charakterisierung von SENSE und SMASH

→ **SENSE = Rekonstruktionsverfahren der Bildraumklasse**: Die multiplen eingefalteten Bildkopien (nach Fourier-Transformation) werden im Bildraum unter Referenz auf die Empfindlichkeitsfunktion der Einzelspulen einer pixelweisen Matrixinversion unterzogen und auf das korrekte Gesamtbild zurückgerechnet = Rekonstruktion der Bildraummasse.

→ **SMASH = Rekonstruktionsverfahren der k-Raum-Klasse**: Die fehlenden k-Raum-Linien werden mithilfe benachbarter aufgenommener k-Raum-Linien unter Zuhilfenahme der bekannten Spulensensitivitäten berechnet. Nach dieser k-Raum-Restaurierung wird das Bild durch die übliche Fourier-Transformation errechnet.

- **Anwendungsgebiete der parallelen Bildgebung = Parallel Imaging**:
    → schnelle Funktionsuntersuchung des Herzens,
    → First-Pass-Perfusion,
    → MR-Koronarangiographie,
    → MR-Gefäßwandimaging.

Schnelle Bildgebung 43

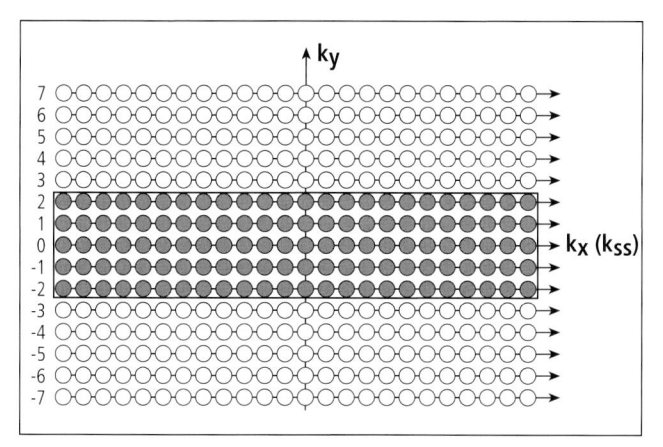

4.11 Schema des Keyhole Imaging für die CE-MRA (modifiziert nach McRobbie et al. 2003)

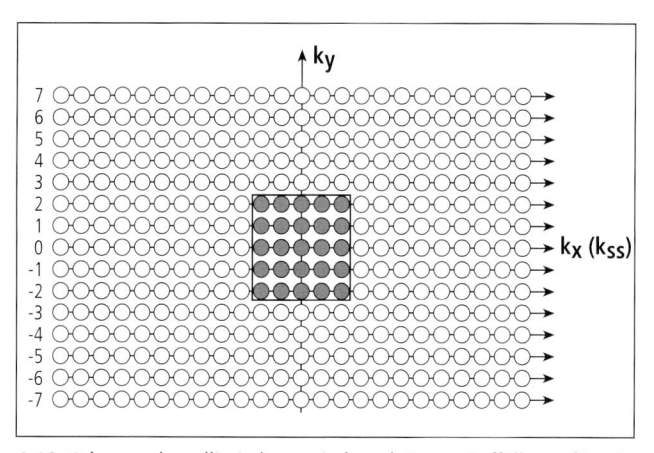

4.12 Schema der elliptisch-zentrischen k-Raum-Auffüllung für die schnelle CE-MRA (modifiziert nach McRobbie et al. 2003)

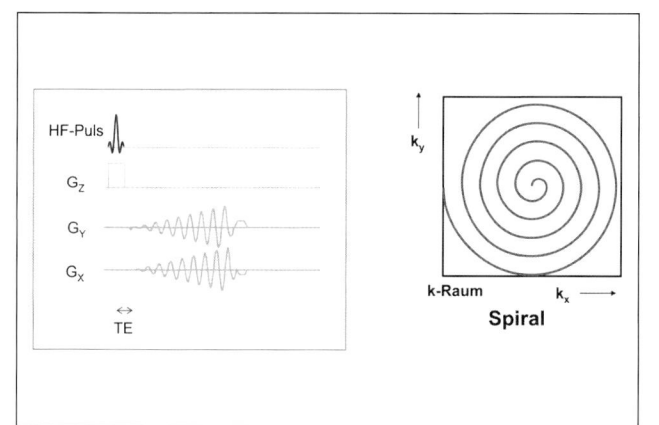

4.13 k-Raum: weitere Trajektorien durch den k-Raum (Spiral) I

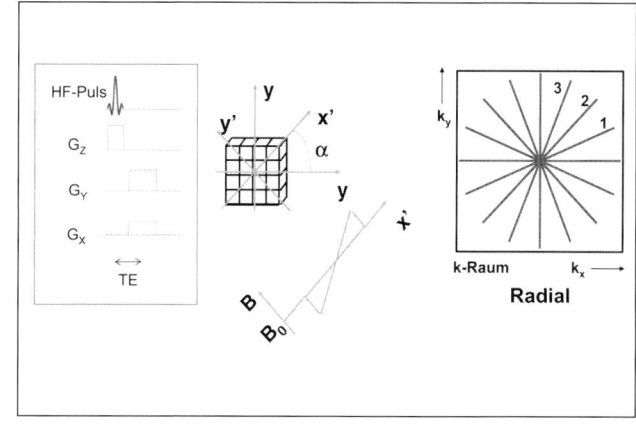

4.14 k-Raum: weitere Trajektorien durch den k-Raum (Radial) II

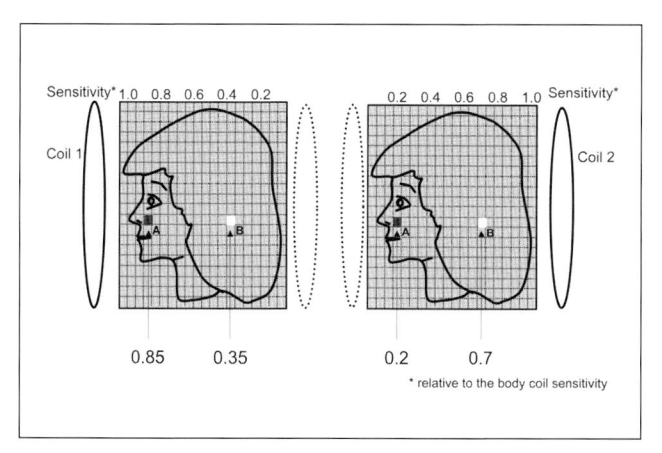

4.15 Sensitivity encoding

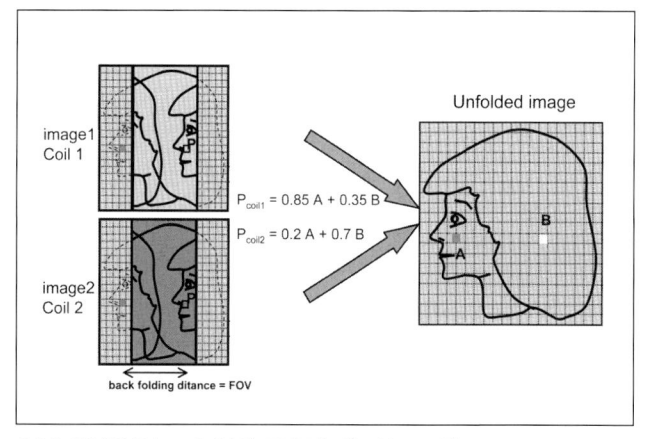

4.16 SENSE-Faktor 2: 50 % RFOV (halbe Messzeit)

5

MR-Angiographie

MR-Techniken

→ Time-of-Flight(TOF)-Angiographie = Inflow-MRA,
→ Phasenkontrastangiographie (PCA),
→ Phasenkontrastflussmessung oder -mapping (PCF bzw. PCM),
→ kontrastverstärkte MR-Angiographie (CE-MRA; Abb. 5.1).

TOF-Angiographie = Inflow-MRA

- Es wird eine Gradientenechosequenz mit $\alpha = 30–60°$ und TR deutlich < T1 verwendet (Abb. 5.2–5.4).
- Messung eines 3D-Volumens erfolgt aus einzelnen Schichten senkrecht (quer) zum abzubildenden Gefäß (Abb. 5.6, 5.7).
- Mithilfe der Abgabe repetitiver schneller HF-Pulse kommt es zur Sättigung des Gewebes innerhalb der untersuchten Schicht (hoher α-Winkel = hoher Verbrauch von Längsmagnetisierung plus kurze TR = wenig T1-Relaxation).

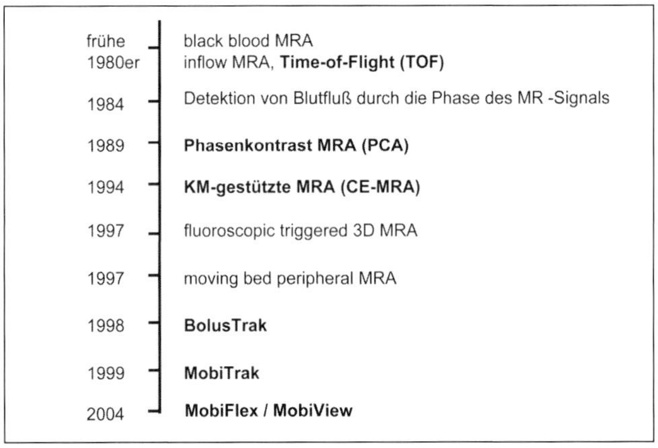

5.1 MR-Angiographie: Geschichte

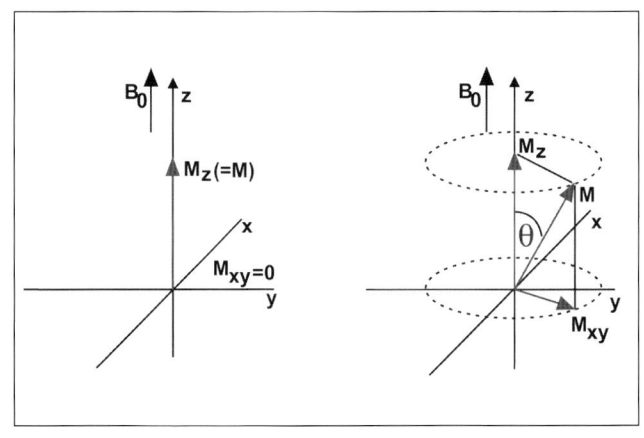

5.2 Longitudinale und transversale Komponenten der Magnetisierung

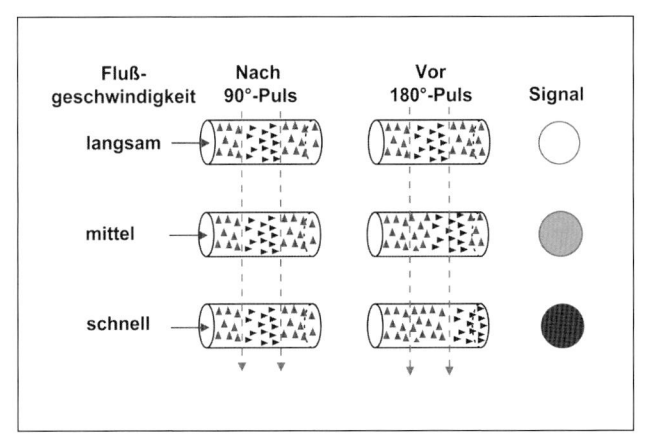

5.3 Flusseffekte: Signalverlust durch Fluss

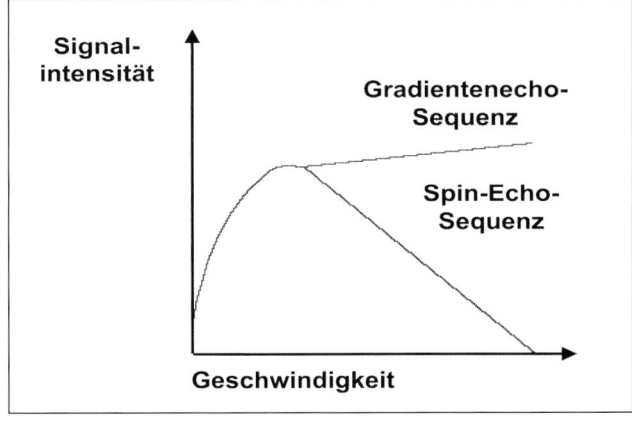

5.4 Flusseffekte

- Durch die gesättigte Schicht fließt ständig unverbrauchtes »frisches« Blut: Dies gibt ein maximales Signal (Abb. 5.5, 5.6).
- Voraussetzung für die exakte Messung ist, dass die Flussgeschwindigkeit × TR größer als die Schichtdicke d sein muss:

v × TR > d (mm / ms × ms) in mm
(v = Blutflussgeschwindigkeit, d = Schichtdicke)

- Wenn $v \geq d / TR$ ist, ergibt sich ein helles Signal.
- Als Gradientenechosequenz wird eine flusskompensierte Variante zur Kompensation der blutflussbedingten Phasenverschiebung benutzt.
- Flusskompensierende Gradienten:
  → GMN = Gradient Moment Nullung
  → MAST = Motion Artefact Suppression Technique
  → FEER = Field Even Echo Rephasing
- **Prinzip der Flusskompensation**: Blutspins mit gleichbleibender Geschwindigkeit entlang eines Gradienten werden zusammen mit Spins des stationären Gewebes zurück in Phase gebracht (= rephasiert): Der Effekt ist eine Verstärkung der Signalintensität des Blutes (Abb. 5.8).
- Insgesamt resultiert ein hoher Kontrast von Blutgefäß versus stationärem Gewebe.

- Eine Verstärkung des Kontrastes kann durch Magnetisation Transfer Contrast (MTC) erreicht werden: Abgabe eines 1–2 Kilohertz Pulses = Anregung der stationären Magnetisierung = Abgabe der Magnetisierung ans freie Blut = das stationäre Gewebe wird dunkler.
- Bei großem Volumen und langsamer Flussgeschwindigkeit treten Sättigungsphänomene der Blutspins auf = schlechter Gefäßkontrast.
- Verhinderung der flussbedingten Sättigung (Abb. 5.9–5.11):
  → **TONE = Tilted Optimized Non-Saturation Excitation**: Wahl eines kleinen Flipwinkels am Anfang des Gefäßvolumens mit sukzessiver Vergrößerung des Flipwinkels mit Durchlaufen des Blutes bis Ende der Schicht.
  → **MOTSA = Multiple Overlapping Thin Slap Acquisition (= Multichunk)**
    - Akquisition multipler konsekutiver 3D-TOF-Schichten,
    - überlappende Akquisition der einzelnen Schichten (z. B. zu 50 %) = Kompensation unterschiedlicher Anregungsprofile der Einzelschichten,
    - Verbindung der Schichten auf Pixel-zu-Pixel-Basis über die hellsten, räumlich koinzidenten Pixel = Vermeidung des Jalousienphänomens.

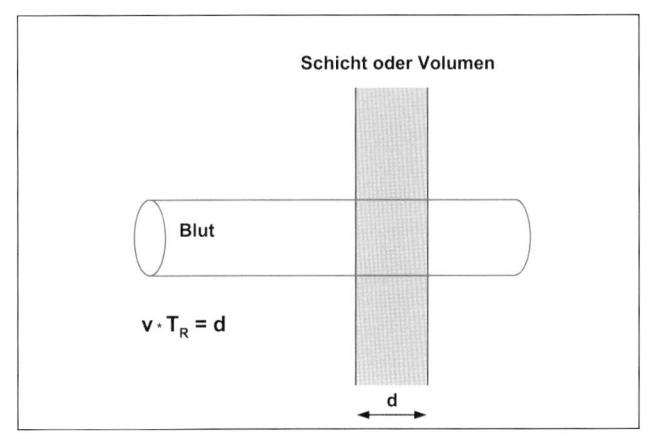

5.5 Austausch des Blutes in der Schicht bei Inflow-MR-Angiographie

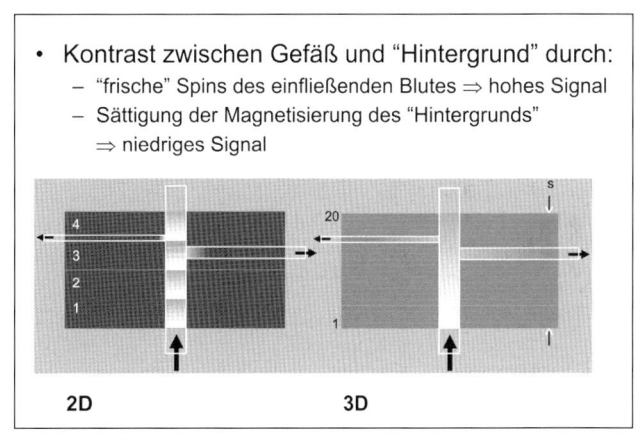

5.6 Time-of-Flight: Grundlagen I

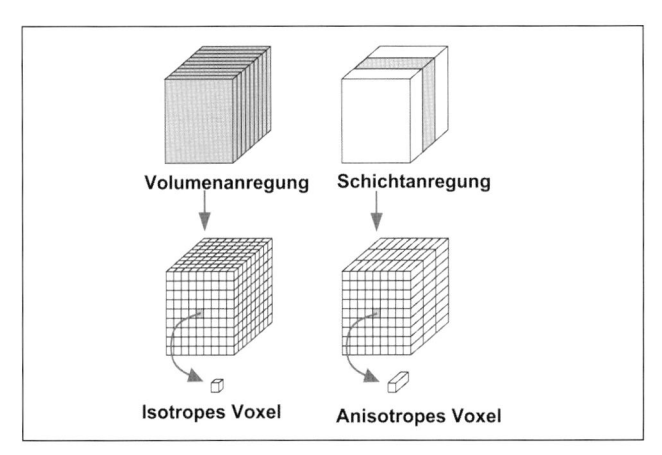

5.7 3D-Bildgebung

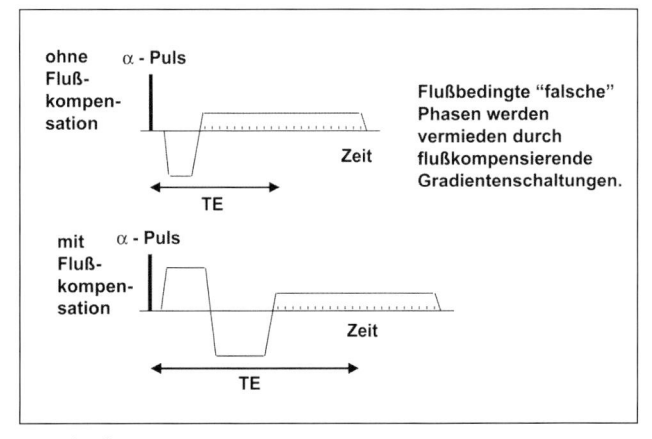

5.8 Flusskompensation

MR-Angiographie

- Die **Unterdrückung parallel laufender Gefäße** (z.B. Venen zu Arterien) wird durch die Applikation eines Sättigungsbalkens erreicht = **REST** = Regional Saturation Technique (Abb. 5.12).

Phasenkontrastangiographie (PCA)

- Das **Prinzip** der PCA besteht darin, dass sich Gradientenfelder (verschieden starke Magnetfelder in verschiedenen Körperregionen) unterschiedlich auf statische Gewebe und fließendes Blut auswirken.
- Ein eingestreuter Gradient dephasiert statisches Gewebe unterschiedlich stark gegenüber fließendem Blut.
  → Der Grad der Dephasierung wird als Phasenwinkel $\Phi = 0$ (= positiv zur x-Achse) angegeben.
  → Der Phasenwinkel Φ im stationären Gewebe verläuft unter einem Gradienten linear.
  → Der Phasenwinkel Φ im fließenden Blut verläuft unter einem Gradienten quadratisch.
- Abgabe eines **bipolaren Gradienten** (= negativ und positiv) = flusssensitiver Gradient (Abb. 5.13):
  → stationäres Gewebe: Die Dephasierung wird durch den zweiten Teil des bipolaren Gradienten komplett rückgängig gemacht = Phasenwinkel $\Phi = 0$ (Magnetisierung wieder in x-Richtung).
  → fließendes Blut: Die Dephasierung wird nicht vollständig rückgängig gemacht = Phasenwinkel $\Phi \neq 0$.

- Abgabe eines **doppelt bipolaren Gradienten** (positiv–negativ–negativ–positiv) = flussempfindlicher Gradient (zwei aneinander gesetzte bipolare Gradienten; Abb. 5.14):
  → stationäres Gewebe: Die Dephasierung wird komplett rückgängig gemacht mit Phasenwinkel $\Phi = 0$.
  → fließendes Blut: Die Dephasierung wird rückgängig gemacht mit Phasenwinkel $\Phi = 0$.

- Phasenkontrastangiogramm (Subtraktionsverfahren; Abb. 5.15, 5.16):
  → Zunächst wird ein flussunempfindliches Bild mit doppelt bipolarem Gradienten erstellt.
  → Danach erfolgt die Ableitung von drei flussempfindlichen Bildern in x-, y- und z-Richtung mit einfach bipolarem Gradienten.
  → Durch Subtraktion des flussempfindlichen (x, y, z) vom flussunempfindlichen Bild wird der Beitrag des stationären Gewebes an der Änderung des Phasenwinkels eliminiert.

Zusätzliche Verfahren

▶ **MOTSA** (multiple overlapping thin slab aquisition)
Mehrere (kleine) 3D Volumina verringern Sättigungseffekte.

▶ **TONE** (tilted optimized nonsaturating excitation)
Über das Volumen variierender Flipwinkel.

▶ **MTC** (Magnetization Transfer Contrast)
Sättigung des gebundenen/ungebundenen Wassers zur Unterdrückung des Hintergrundsignals.

▶ **ProSet** (Principle of Selective Excitation Technique)
Selektive Anregung des Wassers zur Unterdrückung des Fettsignals.

5.9 Time-of-Flight: ergänzende Techniken

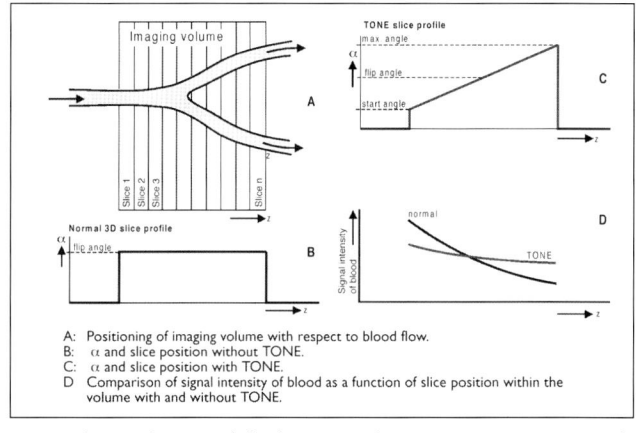

5.10 Schema des TONE(Tilted Optimized Non-Saturation Excitation)-Verfahrens

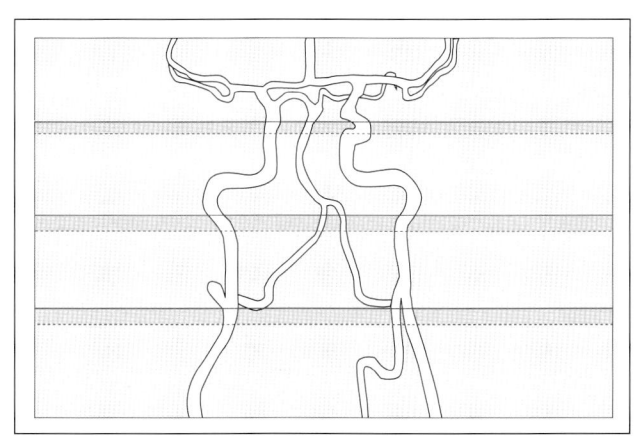

5.11 MOTSA-Technik: zerebrale Angiographie, multiple überlappende akquirierte Slices (modifiziert nach McRobbie et al. 2003)

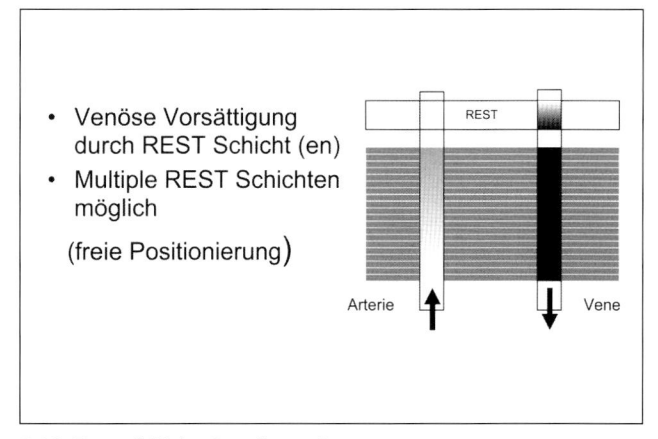

5.12 Time-of-Flight: Grundlagen II

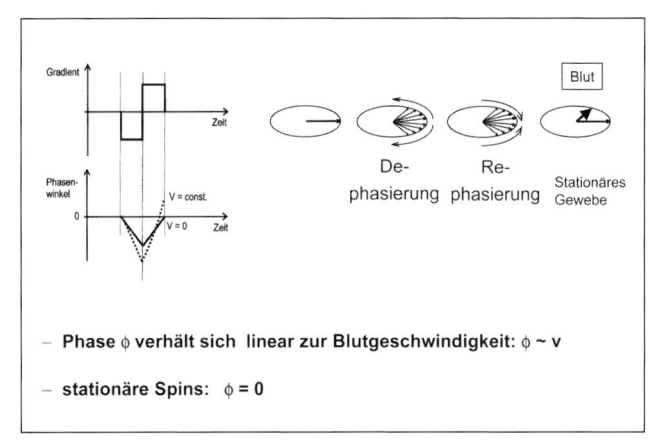

5.13 Wirkung eines bipolaren Gradienten I

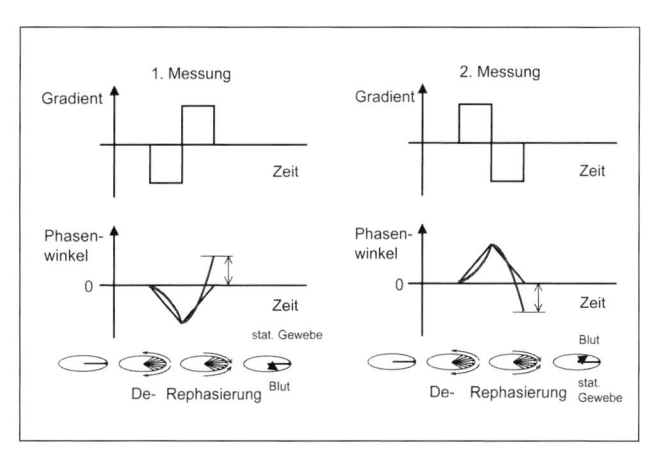

5.14 Wirkung eines bipolaren Gradienten II

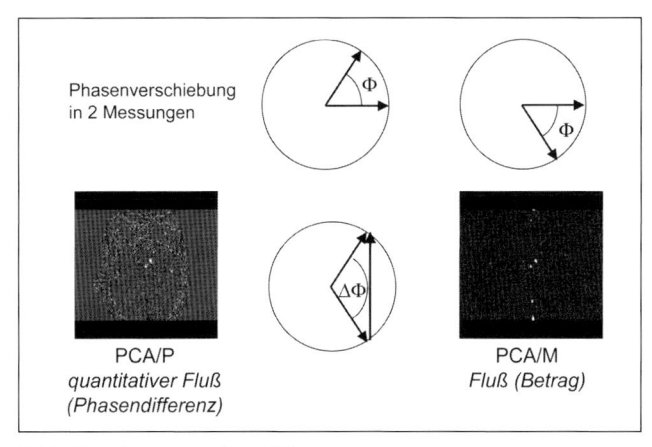

5.15 Berechnung des Flussbildes

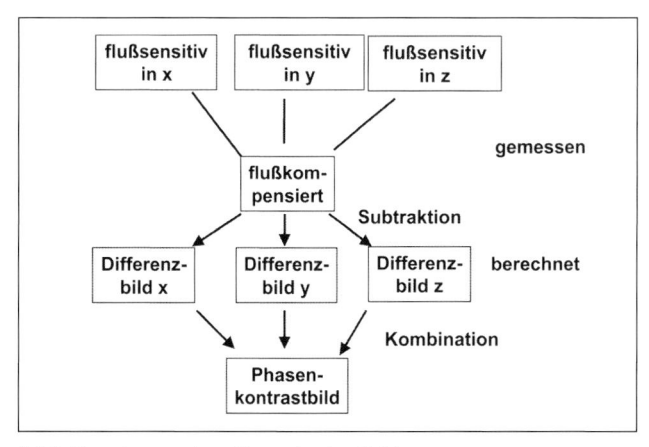

5.16 Berechnung eines Phasenkontrastbildes

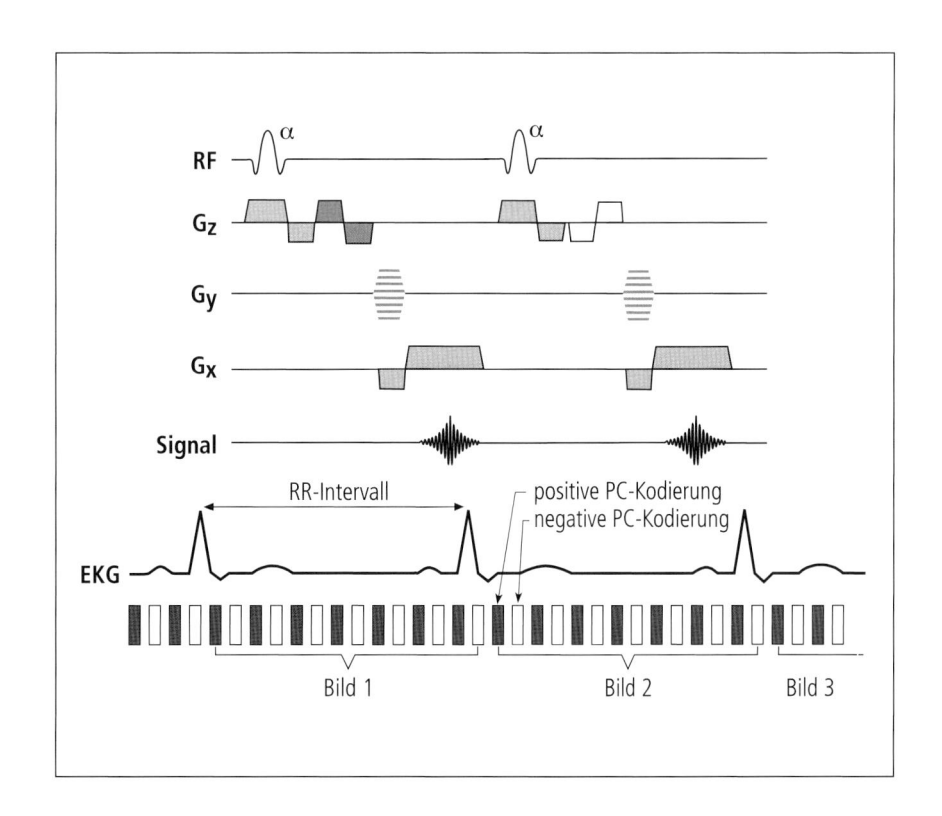

5.17 Schema der Gradientenpulssequenz für das PC-Flussmapping (modifiziert nach McRobbie et al. 2003)

MR-Angiographie

→ **Differenzbild = Angiogramm** (Gefäßbaum).
→ Darstellung und Auswertung des Angiogramms durch MIP-Technik.

- Das konventionelle anatomische Bild wird durch Addition der Modulusbilder der vier Datensätze erhalten.

Phasenkontrastflussmessung = Phasenkontrastmapping (PC-M)

- Das **Prinzip** ist das gleiche wie bei der Phasenkontrastangiographie: Anwendung eines bipolaren flusssensitiven und doppelt bipolaren flussunempfindlichen Gradienten mit Subtraktion der Geschwindigkeitsinformation beider Gradienten (Abb. 5.17–5.19):

Modulusbild (Betragsbild) – Phasenbild = Geschwindigkeitsbild.

- Die Flussgeschwindigkeit wird aus dem Phasenwinkel errechnet:

$$\Phi = v \times \gamma \times G \times \Delta\delta$$

(γ = gyromagnetisches Verhältnis, G = Gradientenstärke,
Δ = Gradientendauer der Einzelkomponente,
δ = Gradientendauer)

- Dies bedeutet, dass die Flussgeschwindigkeit proportional dem Phasenwinkel ist:

$$v \approx \Phi$$

- Jedes Pixel ist ein Phasenbild: Berechung des Phasenwinkels Φ = Flussgeschwindigkeit (Abb. 5.21).

Berechnung des Signalbetrags = Blut-/Gefäßsignal.

- Aussehen des Flussbildes (Abb. 5.22, 5.23):
  → stationäres Gewebe: grau,
  → fließendes Blut: hell,
  → Kodierung des fließenden Blutes:
    – hell = schneller Fluss auf den Betrachter zu,
    – dunkel = langsame Flussgeschwindigkeit vom Betrachter weg.

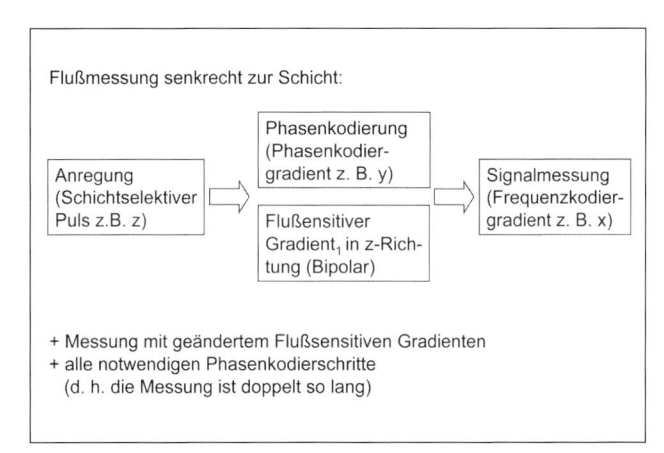

5.18 Ablauf der Flussmessung

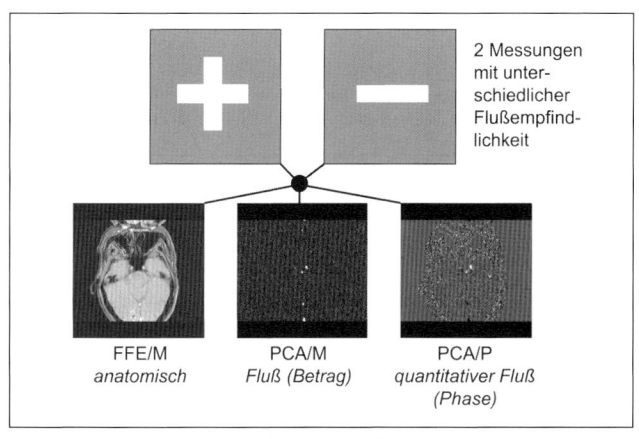

5.19 Grundlagen der Phasenkontrastmethode zur Flussmessung

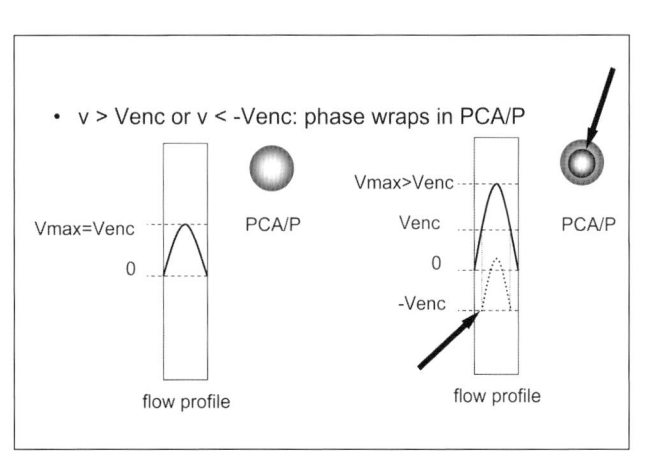

5.20 Phasenkontrastangiographie: Geschwindigkeitskodierungsfaktor (Venc) und -aliasing (wrap) bei zu niedrig gewähltem Venc-Wert

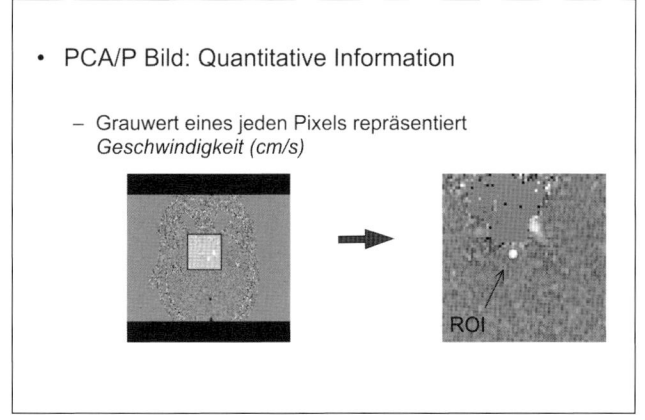

5.21 Phasenkontrast-MRA: 2D-Flussquantifizierung I

- **Richtung** der Flussgeschwindigkeit im Raum:
  → **Through Plain Velocity:** Messung in schichtselektiver Richtung (= z-Richtung),
  → **In Plain Velocity:** Messung in Frequenz- (vertikal = x-Richtung) und Phasenkodierrichtung (horizontal = y-Richtung).

- Die **Kalibrierung** der Flussmessung erfolgt durch den Velocity-Encoding-Faktor = **Venc-Parameter** (Abb. 5.20).
- Der Venc-Wert ist ein **Sequenzparameter**: Der Wert wird möglichst genau bis knapp über der zu erwartenden Flussgeschwindigkeit eingestellt.
- Eine eindeutige Zuordnung und Messung der Phasenverschiebung ist nur innerhalb 0° bis +180° bzw. 0° bis -180° möglich.
- Bei mehr als 360° und Vielfachen davon kommt es zum Auftreten von **Aliasing** (fälschliche Zuordnung hoher Frequenzen zu niedrigen = s. Nyquist-Theorem).
- Die **klinische Phasenkontrastmessung** wird mittels EKG-getriggerter Cine-Gradientenechotechnik in Atemstopp mit retrospektivem Triggern durchgeführt (Abb. 5.17):

segmentierte PC-GRE mit 20–32 Phasen pro Herzzyklus.

- Die Richtung des Segmentes ist senkrecht zur Flussrichtung.
- Die Durchführung von zwei Akquisitionen erfolgt als Paar für jede der 32 Phasen.
- Das Flussbild entspricht dem Phasenbild oberhalb der Magnitude.
- **Besonderheiten und Probleme der Cine-PCE-GRE:**
  → Vermeidung einer **Phasendispersion** durch unterschiedliche Flussgeschwindigkeiten innerhalb eines Pixels: Abhilfe durch eine geschwindigkeitskompensierte Messsequenz (GMN, MAST, FEER): = Rückführung von Blutflussspins und stationärem Gewebe in Phase mit Verstärkung der Signalintensität des Blutes,

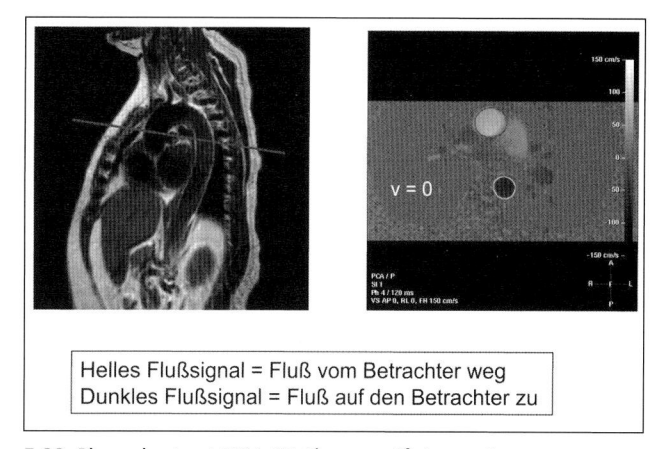

5.22 Phasenkontrast-MRA: 2D-Flussquantifizierung II

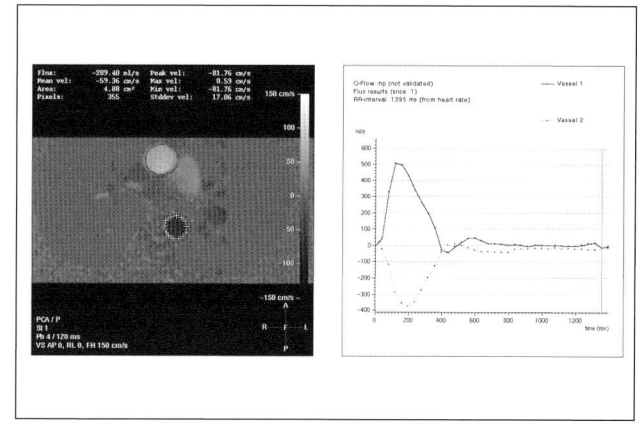

Helles Flußsignal = Fluß vom Betrachter weg
Dunkles Flußsignal = Fluß auf den Betrachter zu

5.23 Phasenkontrast-Flussmessung: Messort (ROI) der Geschwindigkeitskurve und graphische Darstellung derselben (results)

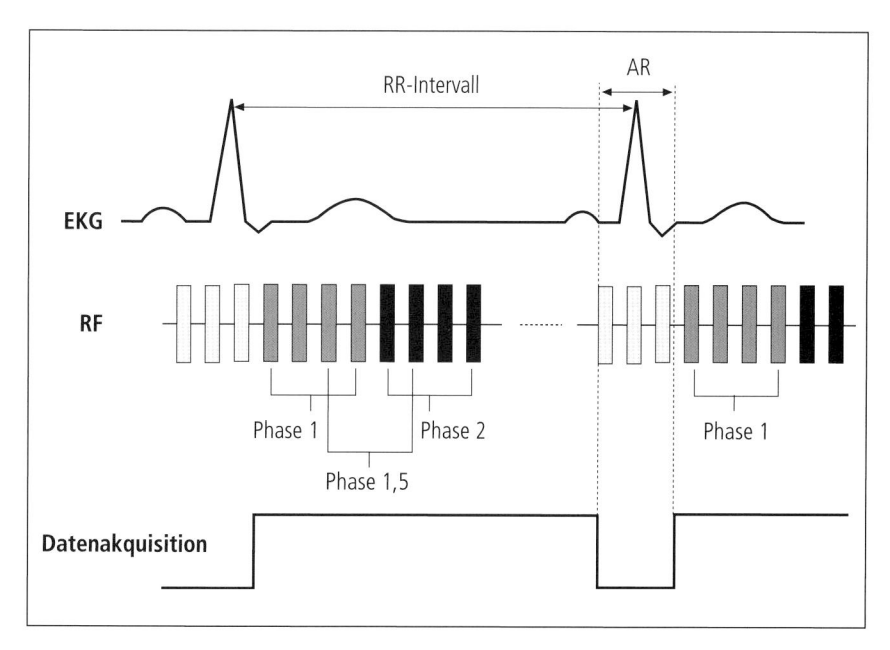

5.24 Schema des View-Sharing-Verfahrens (modifiziert nach McRobbie et al. 2003)

→ Verbesserung der zeitlichen **Auflösung** der Flusswellenform: durch View-Sharing-Methode (Daten aus der vorübergehenden und der folgenden Herzphase werden zum Bildaufbau mit benutzt; Abb. 5.24),
→ Messung von **komplexen Flussphänomenen** bzw. der Geschwindigkeit bei **Turbulenz** durch Wahl einer kurzen TE-Zeit:

v > 2 m/s = TE < 14 ms
v > 6 m/s = TE < 3,6 ms

→ **Bewegungsartefakte** besonders bei Subtraktion: Einsatz von SENSE = Verkürzung der Messzeit

Real-Time-Q-Flow (RT-PC-Flussmessung)

- Mittels Single-Shot-EPI plus SENSE: mögliche Sequenzparameter:
  FOV 300 × 300, Matrix 112 × 112, SENSE-Faktor 4, Half-Fourier Acquisition 0,6, Single-Shot-EPI mit TR 19 ms, TEF 4,9 s, Flipwinkel 40°, Venc 250 m/s, Slice-Dicke 8 mm.

- Für die Messung der Flussgeschwindigkeit an Klappen kann die Nachführung der Bildebene anhand von Bewegungsparametern aus vorhergehenden MR-Messungen durchgeführt werden = **Moving-Slice-Imaging** (z. Zt. keine klinische Routine).

Kontrastverstärkte MR-Angiographie (CE-MRA)

- Das **Prinzip** besteht in der Sättigung von Blut und Gewebe in der Messschicht durch schnelle Gradientenechosequenzen.
  → Messsequenz: **T1-gewichtete, gespoilte 3D-Gradientenechosequenz** (Abb. 5.25, 5.26),
  → Flipwinkel: 20–40° (30–60°), TR 2–4 ms (kurz), TE < 2,5 ms,
  → Messung kleiner Schichtdicken quer zum Gefäß und Addition zum Messvolumen,
  → starke Sättigung von stationärem Gewebe und Blut in der Messschicht durch die Gradientenechosequenz,

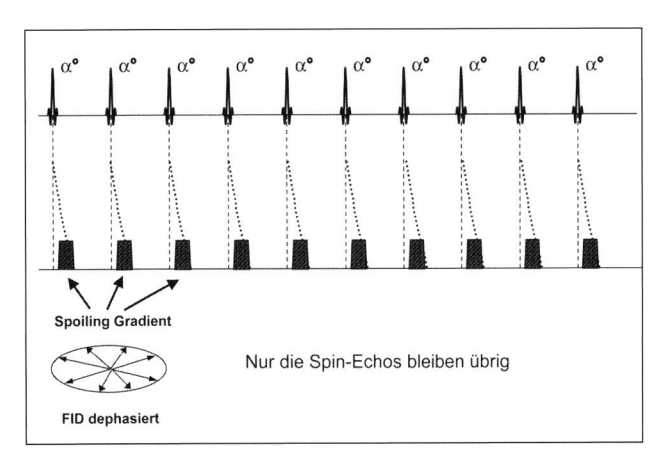

5.25 Gradientenechos: Spinechos vermeiden mit RF-Spoiling

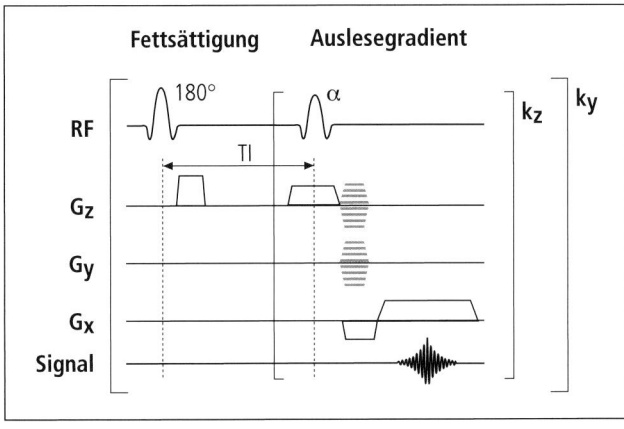

5.26 Schema der Pulssequenz (gespoiltes GRE) für die CE-MRA (kz und ky zentrisch angeordnet, modifiziert nach McRobbie et al. 2003)

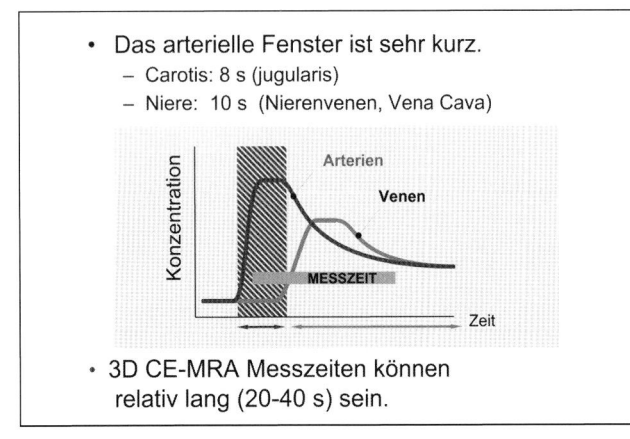

- Das arterielle Fenster ist sehr kurz.
  - Carotis: 8 s (jugularis)
  - Niere: 10 s (Nierenvenen, Vena Cava)

- 3D CE-MRA Messzeiten können relativ lang (20-40 s) sein.

5.27 BolusTrak: Low-High-Profilfolge I

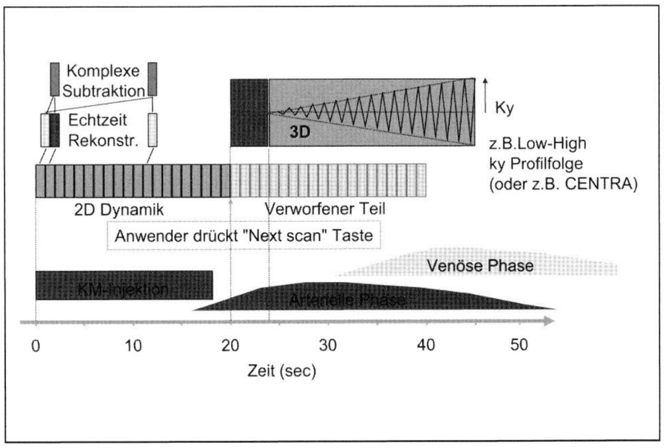

5.28 BolusTrak: Implementierung

- Gabe des MR-Kontrastmittels als Bolus: bei Passage des gemessenen Gefäßabschnitts erfolgt eine starke T1-Verkürzung = maximales T1w-Signal (= stärkste Herabsetzung der Blutsättigung),
- Bildgebungsvolumen langstreckig entlang der Gefäßachse orientiert: großes FOV-3D sagittal/koronal,
- **Messung** der kontrastgebenden **zentralen k-Linien** (ky = 0) zu Beginn der Sequenz bei Kontrastmittelankunft (= **Zentrum des Kontrastmittelbolus**): dadurch Aufnahme des Arteriensignals und Unterdrückung des Venensignals,
- Aufnahmezeit: exakt bei Durchlauf des Maximums des Kontrastmittelbolus (Abb. 5.27–5.32),
- Alternativ schnellere Auffüllung des k-Raums durch:
  - Keyhole-Technik,
  - elliptisch-zentrische Auffüllung des k-Raums,
- Injektionszeit des Kontrastmittels und Länge der Messsequenz: minimal $^2/_3$ der Messzeit,
- Kontrastmittelmenge: 0,2 mmol/kg Körpergewicht.

Typische Untersuchungs- und Messparameter für die CE-MRA:
- TR unter 6 ms, TE unter 2,5 ms, Flipwinkel 30–60°,
- FOV 320 × 400 mm, Matrix 256 × 192 (256),
- Schichtdicke: 1,5–3 mm mit 24 sukzessiven Schichten,
- partielle k-Raum-Abtastung: 48 sukzessive Schichten in 20–30 s
- bei Anwendung von SENSE: Aufnahme von 60 Schichten à 0,9 × 0,9 × 1 mm in 12 s
- Schnittebene: 3D-Volumen frei wählbar,
- Kontrastmittel: Gd-DTPA oder Gd-BOPTA
  - 0,2 mmol/kg Köpergewicht,
  - Gesamtmenge: 20–40 ml,
  - Injektionsgeschwindigkeit: 1,5–3,0 ml/s
  - injizierte Boluslänge: 60–80 % der Akquisitionszeit,
- Kontrastmitteldetektion:
  - Testbolus mit Messung der Kreislaufzeit und Start durch Anwender,
  - automatische Erkennung der Ankunft des Bolus und Start der Messung (Bolus-TRAK, CARE-Bolus, SMART; Abb. 5.33).

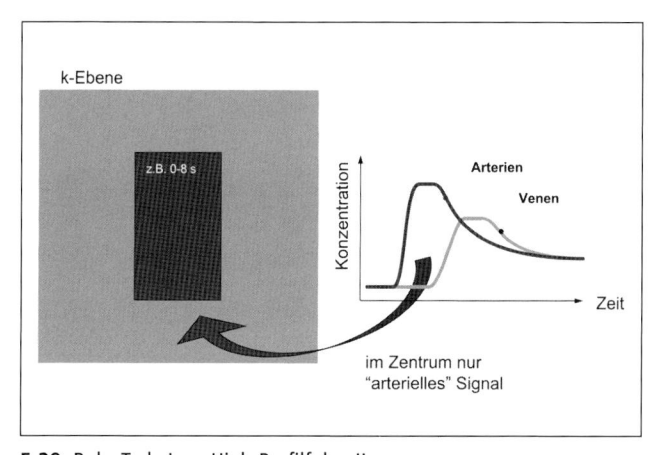

5.29 BolusTrak: Low-High-Profilfolge II

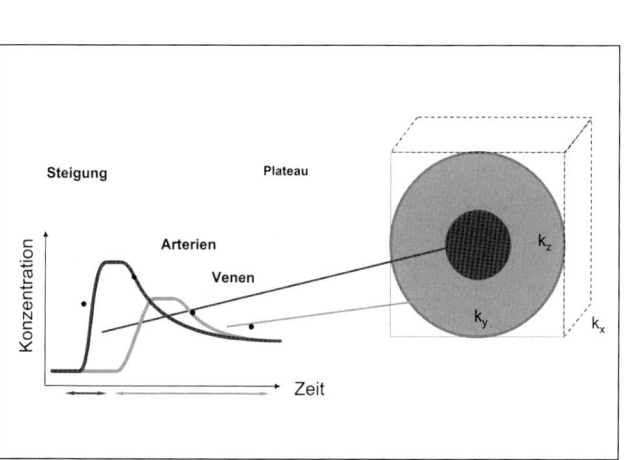

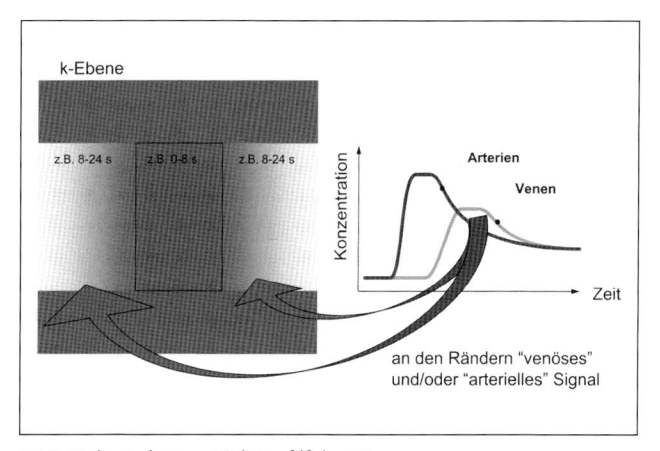

5.30 BolusTrak: Low-High-Profilfolge III

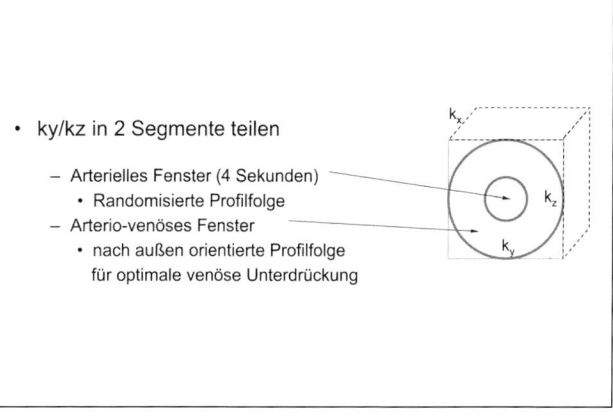

5.31 CENTRA-Prinzip I

5.32 CENTRA-Prinzip II

Nachverarbeitung von MRA-Daten (Bildrekonstruktion)

→ **Cine-Modus:** Aufnahme einer Serie von einzelnen Schichten der Gefäße und Darstellung und Abspielung im Cine-Modus
→ **Maximum Intensity Projection (MIP)-Algorithmus** (Abb. 5.34–5.36):
 – Berechnung der Darstellung des gesamten während der Untersuchung erfassten Gefäßbaums: die das Volumen (Schichtstapel der MR-Bilder) aus verschiedenen Richtungen durchsetzenden Projektionsstrahlen übertragen die maximale Intensität (= Gefäßsignal) auf die jeweilige Projektionsebene.
 – Durch schrittweise Rotation der senkrecht zu den Strahlen orientierten Achse wird eine Serie von Projektionen zu einer Filmschleife aneinander gefügt: Auf diese Weise erscheint der Gefäßbaum unter verschiedenen Blickwinkeln.
→ **Vessel Tracking** (Gefäßdarstellung)
→ **Volume Rendering** (Volumendarstellung des Gefäßes)
→ **3D-Oberflächenrekonstruktion**
→ Kodierung der Tiefeninformation auf die Oberfläche der dargestellten Gefäße (selten gebraucht)
→ **Multiplanare Reformatierung (MPR):** nachträgliche Berechnung von Schichten anderer Orientierung aus dem 3D-Datensatz (z. B. senkrecht zum Gefäß)

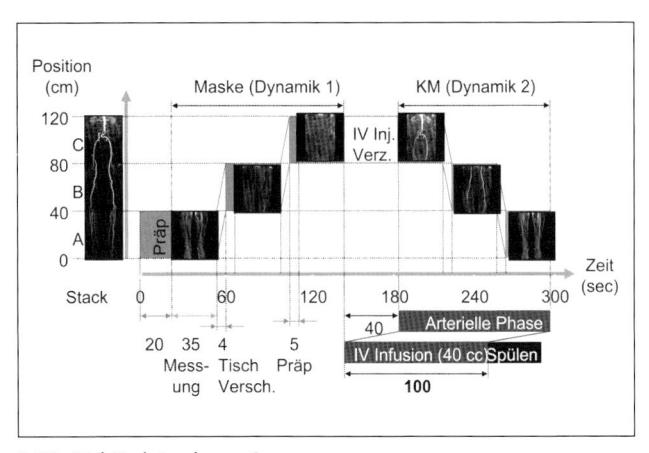

5.33 MobiTrak-Implementierung

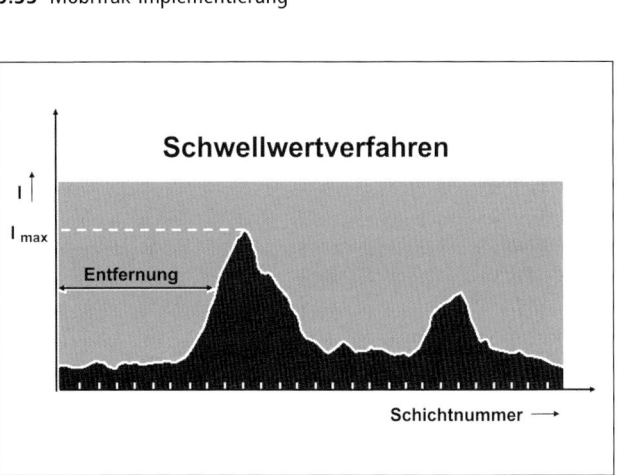

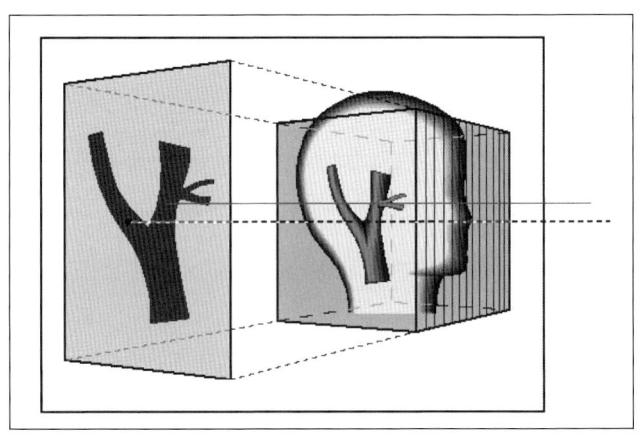

5.34 MR-Angiographie I: Maximum Intensitiy Projection (MIP)

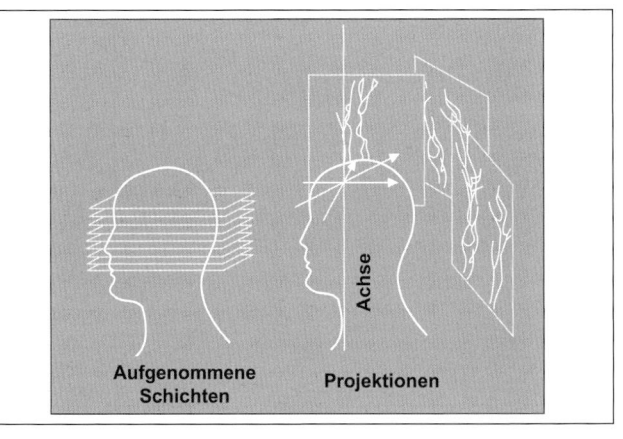

5.35 MR-Angiographie II

5.36 Maximum Intensitiy Projection (MIP)

6 MR-Kontrastmittel

- Das Ziel des Einsatzes von MR-Kontrastmitteln ist die Erhöhung der Signalintensität in verschiedenen Geweben zum Erzielen eines besseren Gewebekontrasts zwischen zwei oder mehreren Geweben.
- Die magnetische Suszeptibilität beschreibt die Fähigkeit eines Materials oder einer Substanz, durch ein externes Magnetfeld magnetisiert zu werden.

Magnetische Eigenschaften von Materialien bzw. Substanzen

Substanzen weisen folgende magnetische Eigenschaften auf:
→ diamagnetisch,
→ paramagnetisch,
→ supraparamagnetisch,
→ ferromagnetisch,
→ antiferromagnetisch.

Diamagnetische Substanzen

- Alle Substanzen sind im Prinzip diamagnetisch: Diese Materialien wehren teilweise aus ihrem Inneren das Magnetfeld ab, dem sie ausgesetzt sind = diamagnetische Stoffe besitzen immer eine negative Suszeptibilität ($\chi < 0$).
- Der Diamagnetismus einiger Materialien wird entweder durch starke (Ferromagnetismus) oder schwache Anziehungskräfte (Paramagnetismus) maskiert (Abb. 6.1).

Paramagnetische Substanzen

- Der Paramagnetismus beruht auf dem Vorhandensein kleiner Ansammlungen atomarer Magneten mit schwacher Bindung untereinander mit ungeordneter Ausrichtung außerhalb eines externen Magnetfeldes.
- Paramagnetische Substanzen sprechen schwach auf ein externes Magnetfeld an = gering positive Suszeptibilität ($\chi > 0$).

Supraparamagnetische Substanzen

- Supraparamagnetische Substanzen haben eine erheblich höhere Suszeptibilität = 2–3 Größenordnungen stärker als paramagnetische Substanzen ($\chi > 0$).

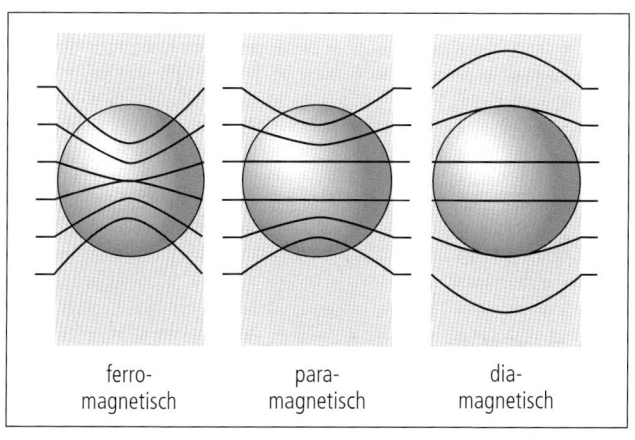

6.1 Schema: magnetische Substanzen im äußeren Magnetfeld (modifiziert nach Rinck 2003)

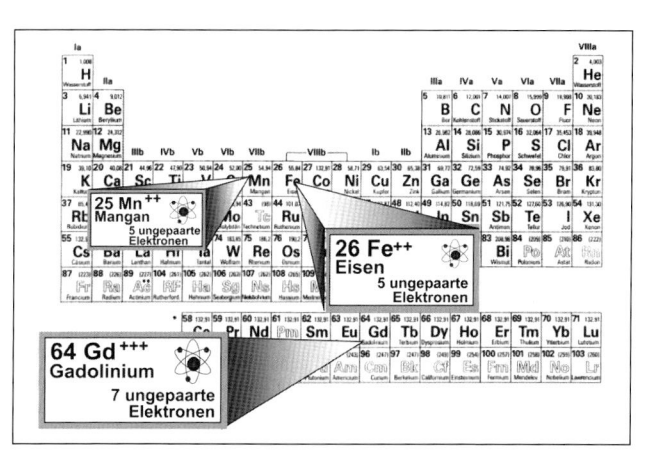

6.2 Paramagnetische Metallionen

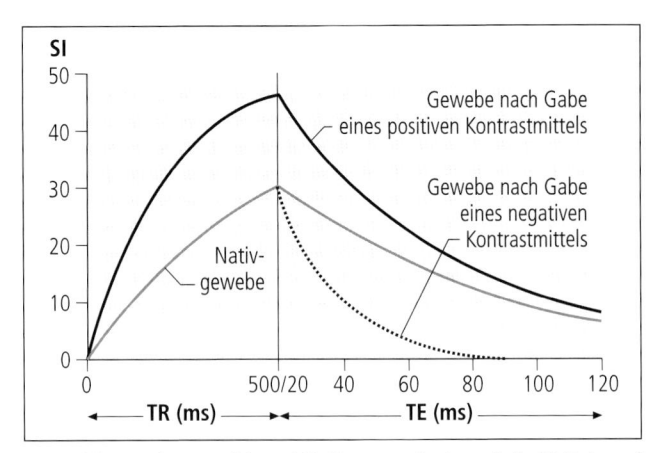

6.3 Wirkung eines positiven MR-Kontrastmittels auf die T1-Zeit und eines negativen auf die T2-Zeit (modifiziert nach Rinck 2003)

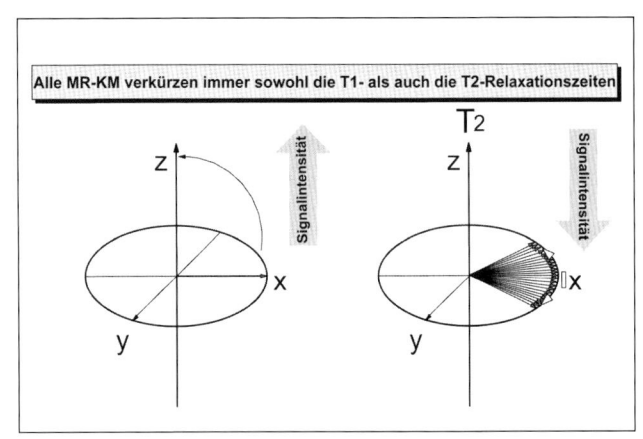

6.4 Wirkungsweise: T1- und T_2/T_2^{**}-Relaxation

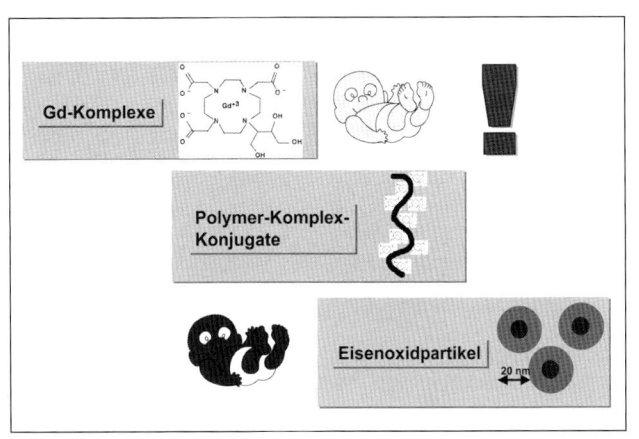

6.5 Weiß- und Schwarzmacher

Ferromagnetische Substanzen

- Ferromagnetische Materialien (z. B. Ferrit, Magnetit) sind antiparallel gekoppelt mit einem Überwiegen des Magneteffektes in eine Richtung, d. h. der Nettoeffekt bewirkt die schwache Grundmagnetisierung.
- Ferromagnetische Substanzen haben eine sehr starke positive Suszeptibilität ($\chi \gg 0$).

Antiferromagnetische Substanzen

- Diese Materialien bestehen aus elementaren Magneten, die in entgegengesetzter Richtung miteinander gekoppelt sind.
- Ihre Nettomagnetisierung erreicht den Wert 0.

Wirkweise von MR-Kontrastmitteln

- Durch paramagnetische oder supraparamagnetische Substanzen wird die lokale Suszeptibilität erhöht.
- Grundsätzlich wirken MR-Kontrastmittel:
  → direkt: durch Veränderungen der Protonendichte eines Gewebes,
  → indirekt: durch Veränderungen des lokalen Magnetfeldes, die zur Verkürzung der T1- und T2-Zeiten führen.

Bildbeeinflussung durch MR-Kontrastmittel

MR-Kontrastmittel führen zu:
→ Beeinflussung der Spin- oder Protonendichte,
→ Verkürzung der T1- und T2-Relaxationszeiten,
→ Beschleunigung der Dephasierung,
→ Verschiebung der Resonanzfrequenz (Dysprosium).

Beeinflussung der Spin- oder Protonendichte

- Die Anzahl der Protonen pro Voxel wird verändert, in der Regel reduziert (z. B. Perfluorooctylbromid = PFBO, Bariumsulfat, Fettemulsion).
- Hieraus resultiert ein Signalverlust.

Verkürzung der T1- und T2-Relaxationszeiten

→ **positive Kontrastmittel** (paramagnetische Substanzen) = **Naheffekt**:
  – Der Verkürzungseffekt auf T1 und T2 ist ähnlich (schnellere Relaxation).
  – Das T1 der Gewebe ist aber höher als das T2.
  – Deshalb überwiegt in kleinen Dosen des Kontrastmittels die T1-Verkürzung.

- Gewebe mit Kontrastmittel-Anreicherung erscheinen in T1-gewichteten Sequenzen hell.
- Pulssequenz-Charakteristikum: T1-Wichtung mit kurzer TR.
- **Substanzen**: Gadolinium-basierte Kontrastmittel (Abb. 6.2–6.4).

→ **negative Kontrastmittel** (supraparamagnetische und ferromagnetische Substanzen) = T2*-Effekt = **Ferneffekt** = **Suszeptibilitätseffekt**.

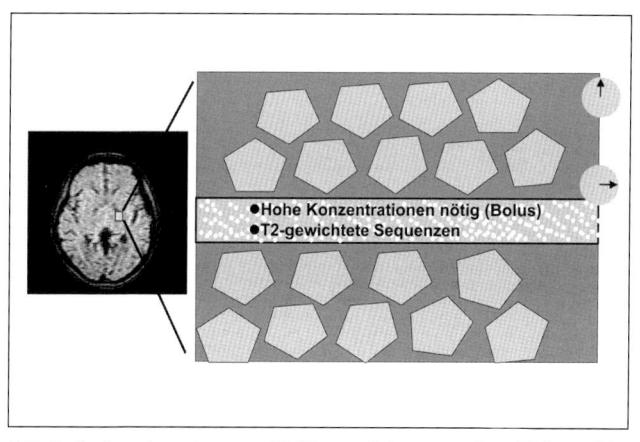

6.6 Perfusions-Imaging: vom Weiß- zum Schwarzmacher (T2*-gewichtetes Imaging)

Beschleunigung der Dephasierung = Suszeptibilitätsartefakte

- Auf T2-gewichteten Bildern führt das Kontrastmittel zu so genannten T2*-Effekten.
- Die durch das Kontrastmittel bedingte lokale Feldinhomogenität beschleunigt die Dephasierung der Protonen und verkürzt dadurch die T2-Zeit.
- Dieser Suszeptibilitätseffekt tritt bei hohen lokalen Feldern oder an Grenzflächen auf.
- Er bewirkt eine starke Signalabnahme auf T2-gewichteten Bildern mit GRE-Sequenzen (= T2*-Effekt).
- Wegen der Signalabnahme heißen diese Kontrastmittel auch negative Kontrastmittel (Abb. 6.5, 6.6).
- Nach i.v. Gabe reichern sich diese Kontrastmittel in Leber, Milz, Lymphknoten und atherosklerotisch veränderten Gefäßwänden an.
- **Substanzen**: Eisenoxidpartikel: SPIO, USPIO, Magnetit (Fe_3O_4).

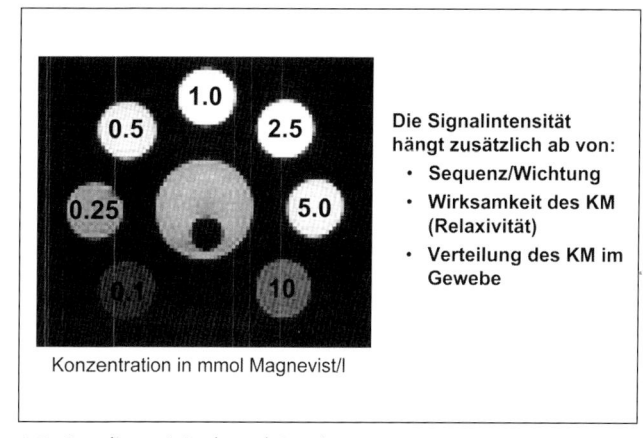

6.7 Signalintensität als Funktion der Konzentration

Verschiebung der Resonanzfrequenz (Dysprosium)

- Ähnlich wie eine chemische Verschiebung verursacht Dysprosium als Kontrastmittel eine Verschiebung der Resonanzfrequenz um mehrere hundert ppm.
- Dadurch wird eine messbare Abnahme des Protonensignals bewirkt.
- Der Nettoeffekt ist eine Abnahme der Signalintensität auf PD-gewichteten Aufnahmen (bisher klinisch nicht eingesetzt, nur tierexperimentell, z.B. bei Herzinfarktstudien).

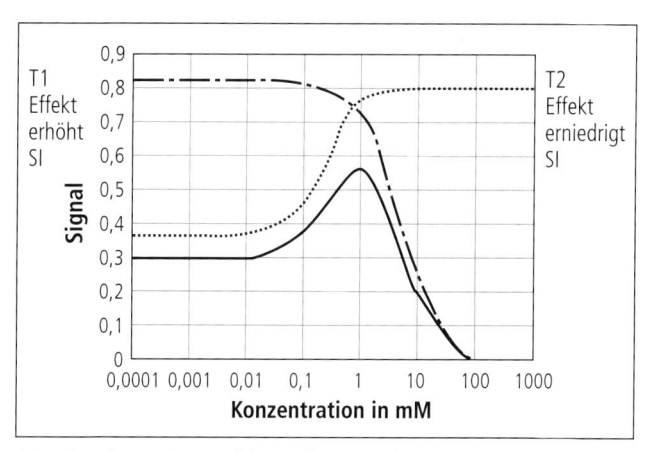

Relaxivität

- Die Relaxivität ist das Maß für die Wirksamkeit eines MR-Kontrastmittels.
- Bestimmung: Messung der T1- und T2-Zeit von der Lösung von 1 Mol der Substanz in 1 l Wasser:
  → Relaxivität $R1 = 1/T1$,
  → Relaxivität $R2 = 1/T2$,
  → bei 20° C und einer bestimmten Larmor-Frequenz.

6.8 Signalintensität in Abhängigkeit von der Konzentration eines extrazellulären MR-Kontrastmittels (Spinecho) (modifiziert nach Weishaupt 2003)

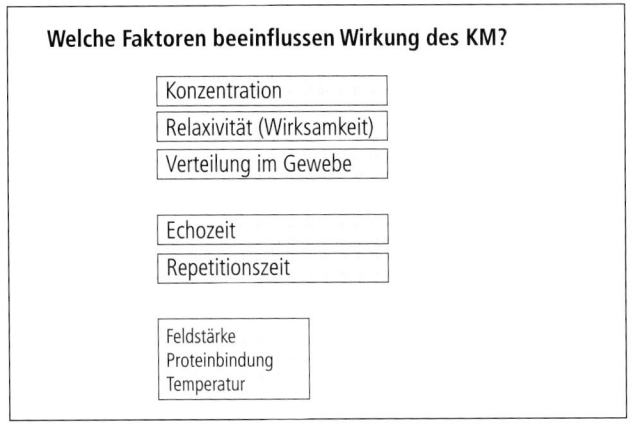

Welche Faktoren beeinflussen Wirkung des KM?

- Konzentration
- Relaxivität (Wirksamkeit)
- Verteilung im Gewebe
- Echozeit
- Repetitionszeit
- Feldstärke
  Proteinbindung
  Temperatur

6.9 Die Wirkung des Kontrastmittels beeinflussende Faktoren

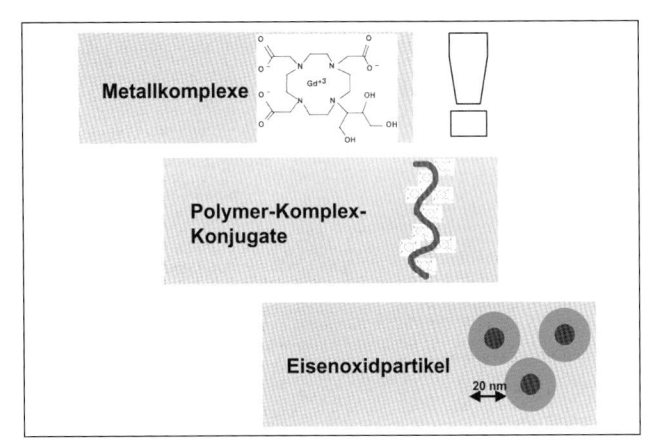

- Metallkomplexe
- Polymer-Komplex-Konjugate
- Eisenoxidpartikel (20 nm)

6.10 Grundtypen der MRT-Kontrastmittel

- Der Kehrwert der Relaxationszeiten ist die **Relaxationsrate**.
- Bei Auftragen der Relaxationsrate als Funktion der Konzentration des Kontrastmittels ergibt sich eine Gerade, deren Steigung die Relaxivität darstellt, mit der Einheit l/mmol/s.
- Die Stoffmenge (mmol) bezieht sich hierbei immer auf die Menge paramagnetischer Zentren und nicht auf die Menge der Kontrastmittelmoleküle.
- Die Relaxivität (besonders die T1-Relaxivität) hängt ab von (Abb. 6.7–6.9):
  → der Molekülgröße,
  → der Feldstärke,
  → der chemischen Struktur,
  → der Viskosität,
  → der Temperatur.
- Die meisten Gd-basierten Kontrastmittel enthalten die Konzentration 0,5 mol/l.
- Gadobutrol (Gadovist®) enthält die doppelte Menge Gadolinium (1,0 mol/l).
- Albuminbindende Kontrastmittel (Gd-BOPTA = MultiHance®, MS-325 = AngioMARK®) weisen im Blut eine andere Relaxivität auf als in Wasser.
- Die Molekülgröße spielt eine dramatische Rolle für die Relaxivität: Je größer das Molekül ist, umso größer ist die Relaxivität und umgekehrt.
- Die Dosis-Wirkungskurven von MR-Kontrastmitteln verlaufen nicht linear, sondern weisen einen Peak mit einer optimalen Kontrastmittelkonzentration auf (Abb. 6.8).

Typen von MR-Kontrastmitteln

- Man unterscheidet:
  → interstitielle Kontrastmittel,
  → intravasale Kontrastmittel (Bloodpool-Kontrastmittel).

Tab. 6.1 Übersicht über die Relaxivitätswerte bei 1,0 T verschiedener MR-Kontrastmittel (linke Tabellenhälfte) und den Einfluss der Konzentration für zwei verschiedene MR-Kontrastmittel Gadobutrol (Gadovist®) und SHU555C (Supravist®) auf deren Relaxationszeiten im Blut (rechte Tabellenhälfte)

Substanz	R1	R2	Konzentration (mmol Gd bzw. Fe/l)	Gadobutrol		SHU555C	
				T1	T2	T1	T2
GdCl3	9,1	10,3	0	1 200	200	1 200	200
Gd-DTPA	3,4	3,8	0,25	460	159	230	45
Gd-DTPA-BMA	3,9	5,1	0,5	290	125	130	23
Gd-DOTA	3,4	4,3	1	160	95	67	12
Gd-HP-DO3A	3,6	6,2	2	88	60	35	6
Gd-BOPTA	4,6	?	4	45	36	18	3
SPIO (Endorem®)	40	160	8	23	20	9	1,5
USPIO (Sinerem®)	21,6	44,1	16	12	10	4,5	0,75

Wirksame Bestandteile der MR-Kontrastmittel

- Es finden sich:
  → paramagnetische Metallionen mit
  → unterschiedlicher Anzahl ungepaarter Elektronen in der Elektronenschale.

- Die paramagnetischen Metallionen sind primär toxisch.
- Deshalb erhalten sie eine spezielle »Verpackung« (Abb. 6.10–6.12):
  → durch Bindung an Metallkomplexe,
  → als Polymer-Komplex-Konjugate,
  → als supraparamagnetische Eisenoxidpartikel.

Metallkomplexe

- Paramagnetische Metallionen (meist Gadolinium) sind die kontrastgebenden Moleküle.
- Metallkomplexe dienen als Hülle bzw. Träger (z. B. Gadolinium plus Polyaminocarbonsäure).
- Es liegt eine extrem hohe Stabilität der Gd-Komplexe in vivo vor.
- Daher sind sie zur Zeit Standard-Kontrastmittel.

Polymer-Komplex-Konjugate

- Hierbei ist eine polymere Grundstruktur (z. B. Dendrimere) an mehrere Metallkomplexe gekoppelt.
- Diese Struktur ergibt große Moleküle, die lange in der Blutbahn verbleiben (z. B. Verwendung als Bloodpool-Kontrastmittel).
- Dieser Kontrastmitteltyp befindet sich in der klinischen Entwicklung und ist noch nicht generell für die Anwendung am Menschen zugelassen.

Supraparamagnetische Eisenoxidpartikel

- Die Zusammensetzung besteht aus einem Eisenoxidkern (Größe 5 nm) mit einer Hülle aus einem geeigneten Polymer (z. B. Carboxydextran).
- Der Gesamtdurchmesser variiert mit der Art der Hülle von 10–200 nm.
- Diese MR-Kontrastmittel werden in der Leber, in Lymphknoten und in der Milz sowie als Bloodpool-Kontrastmittel (in Entwicklung) eingesetzt.

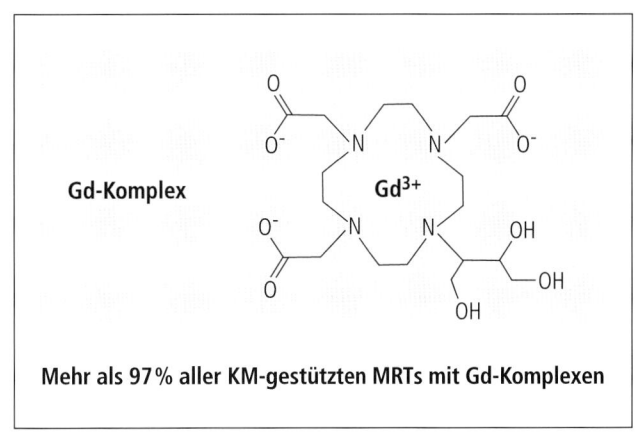

Mehr als 97% aller KM-gestützten MRTs mit Gd-Komplexen

6.11 MRT-Kontrastmittel: Grundstrukturen

Gadovist® 1,0 (Gadobutrol)

Doppelte Konzentration:
1 mol Gd/l
(andere 0,5 mmol/l)

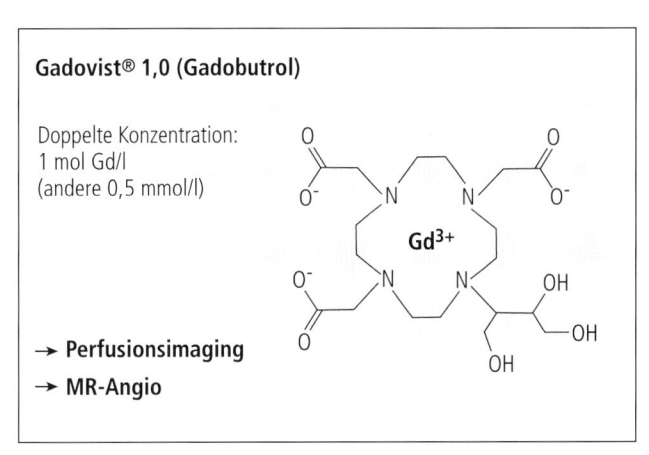

→ Perfusionsimaging
→ MR-Angio

6.12 Schema: Gadobutrol

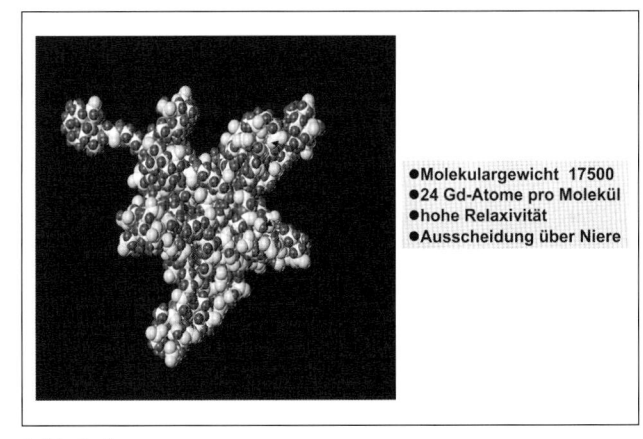

- Molekulargewicht 17500
- 24 Gd-Atome pro Molekül
- hohe Relaxivität
- Ausscheidung über Niere

6.13 Gadomer

Tab. 6.2 Kennzahlen typischer MR-Kontrastmoleküle

Kriterium	Gd^{3+}	Mn^{2+}	Dy^{3+}	Fe^{3+}
Anzahl ungepaarter Elektronen	7	5	5	4
Elektronenspin	10^{-8}	10^{-8}	10^{-12}	10^{-10}
Relaxationszeit	-10^{-9}	-10^{-9}	-10^{-13}	-10^{-12}

Verschiedene MR-Kontrastmittel

Übersicht über die MR-Kontrastmittel:
→ extrazelluläre Kontrastmittel,
→ intravasale Kontrastmittel (Bloodpool-Kontrastmittel),
→ molekulare Kontrastmittel,
→ hepatozytenspezifische Kontrastmittel,
→ RES-spezifische Kontrastmittel,
→ lymphknotenspezifische Kontrastmittel,
→ tumorspezifische Kontrastmittel,
→ antigenspezifische Kontrastmittel,
→ hyperpolarisierte Gase,
→ Kompartimentfüller.

Pharmakologie und Klinik der MR-Kontrastmittel

Extrazelluläre Kontrastmittel

Übersicht über die einzelnen Substanzen:
→ Gd-DTPA = Gadopentetatsäure: ionischer, linearer Komplexligand (Magnevist®),
→ Gd-DOTA = Gadoteratsäure: ionischer, makrozyklischer Komplexligand (Dotarem®),
→ Gd-DTPA-BMA = Gadodiamid: nicht ionischer, linearer Komplexligand (Omniscan®),
→ Gd-HP-DO3A = Gadoteridol: nicht ionischer, makrozyklischer Komplexligand (ProHance®),
→ Gd-DTPA-BMEA = Gadoversetamide: nicht ionischer, linearer Komplexligand (OptiMARK®),
→ Gd-BT-DO3A = Gadobutrol: nicht ionischer, makrozyklischer Komplexligand (Gadovist®),
→ Gd-BOPTA = Gadobenatsäure: ionischer, linearer Komplexligand (MultiHance®).

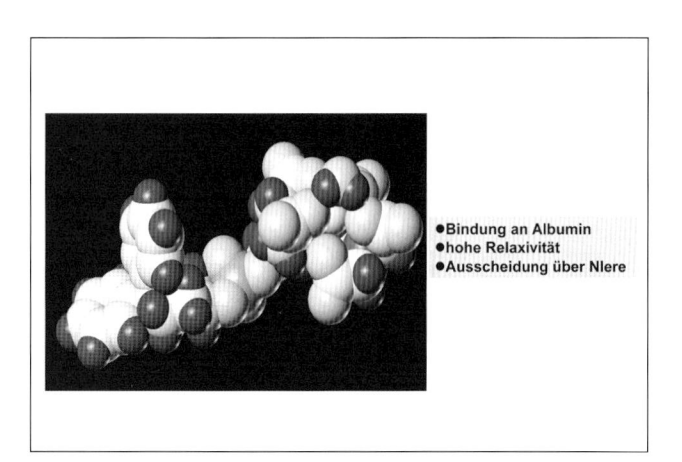

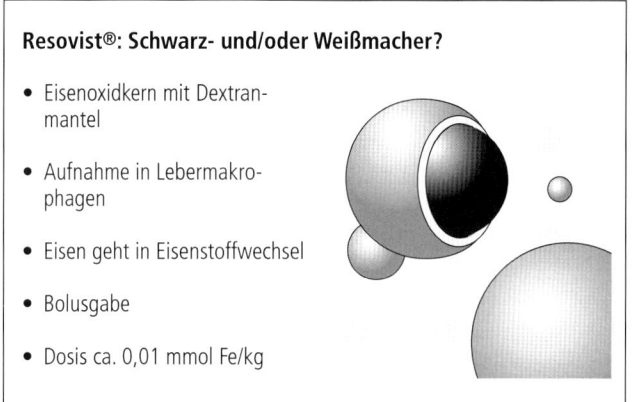

6.14 MS-325
- Bindung an Albumin
- hohe Relaxivität
- Ausscheidung über Niere

6.15 Schema: eisenhaltige Mikropartikel/Kontrastmittel

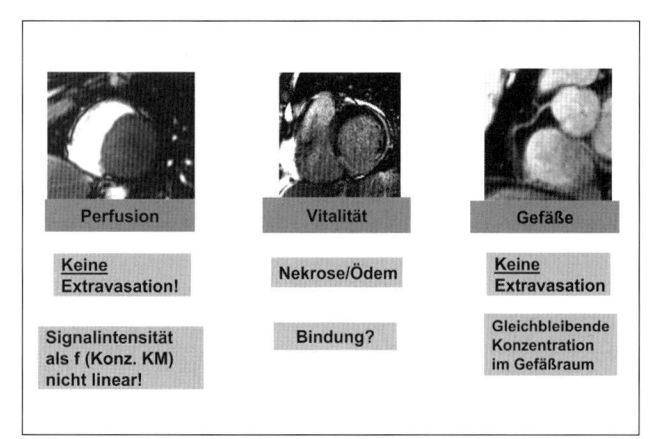

Resovist®: Schwarz- und/oder Weißmacher?
- Eisenoxidkern mit Dextranmantel
- Aufnahme in Lebermakrophagen
- Eisen geht in Eisenstoffwechsel
- Bolusgabe
- Dosis ca. 0,01 mmol Fe/kg

6.16 Blood-Pool-Kontrastmittel: Vorteile

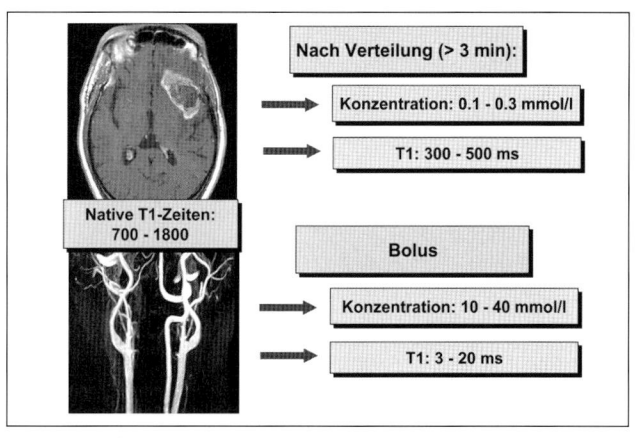

Perfusion	Vitalität	Gefäße
Keine Extravasation!	Nekrose/Ödem	Keine Extravasation
Signalintensität als f (Konz. KM) nicht linear!	Bindung?	Gleichbleibende Konzentration im Gefäßraum

6.17 T1-Verkürzung durch Kontrastmittel

Native T1-Zeiten: 700 - 1800

Nach Verteilung (> 3 min):
- Konzentration: 0.1 - 0.3 mmol/l
- T1: 300 - 500 ms

Bolus:
- Konzentration: 10 - 40 mmol/l
- T1: 3 - 20 ms

Wirkung

- Bei i.v. Gabe und T1-Wichtung mit Fettsuppression kommt es zu einer Zunahme der Signalintensität im Gewebe; dabei ergeben sich folgende T1-Verkürzungen (Abb. 6.17, 6.18):
  → T1-Wert im Blut nativ = 1 200 ms,
  → T1-Wert nach Bolusgabe = 3–20 ms bei einer Konzentration von 10–40 mmol/l,
  → T1-Wert nach Verteilung (> 5 min): 300–500 ms bei einer Konzentration von 0,1–0,3 mmol/l.
- Bei der ersten Passage (First Pass) führt die Gewebeperfusion zu einer Signalzunahme in Blut und Gewebe (Abb. 6.19).
- Bei Gewebenekrose (akutem Zelluntergang) oder chronisch-bindegewebigem Umbau (Narbe) kommt es ebenfalls zu einer Signalzunahme (»Late Enhancement«).
- 40–50 % der Kontrastmittel-Menge verschwinden bei First Pass im Interstitium.
- Nach Ausscheidung über die Nieren (glomeruläre Filtration) nimmt die Signalintensität aufgrund der hohen Kontrastmittelkonzentration durch die T2-Verkürzung in den ableitenden Harnwegen ab.

Pharmakologie – Pharmakokinetik

→ Die Gabe erfolgt als i.v. Bolus oder Dauerinfusion in einer Dosis von 0,1–0,3 mmol/kg Körpergewicht (= 15–30 ml), bei MR-Angiographie sequenziell auch bis zu 0,5 mmol/kg Körpergewicht.
→ Bei der ersten Gewebepassage verschwinden ca. 50 % im Interstitium und verteilen sich dort, ohne in intakte Zellen aufgenommen zu werden.
→ Nach der Verteilung im Körper resultiert bei einem Verteilungsvolumen von 0,25 eine maximale Konzentration von 1,2 mmol/l im Blut bzw. im interstitiellen Raum.
→ Die gesunde Blut-Hirn-Schranke wird nicht durchdrungen; nur bei Läsionen mit gestörter Blut-Hirn-Schranke dringt das extrazelluläre Kontrastmittel ins Gehirngewebe ein.
→ Die Plasmahalbwertszeit aller Substanzen beträgt ≈ 90 min.
→ Als wasserlösliche Substanzen erfolgt eine quantitative Ausscheidung über die Nieren (Gadobensäure: 95 % über die Niere, 5 % über die Galle).

Nebenwirkungen

- Wegen der **biologischen Inertheit** (keine Wechselwirkungen mit biologisch bedeutsamen Strukturen) sind die Gd-Verbindungen sehr gut verträglich.
- Gd wird nur in geringsten Mengen aus der Verbindung freigesetzt; bisher wurden von keinen auf **freies Gd** im Organismus zurückzuführende Nebenwirkungen berichtet.
- Die Art möglicher Nebenwirkungen der MR-Kontrastmittel ähnelt trotz der völlig unterschiedlichen chemischen Zusammensetzung denen der Röntgen-Kontrastmittel.
- Die Häufigkeit der Nebenwirkungen unter MR-Kontrastmittel ist 5–10-mal niedriger als die Nebenwirkungshäufigkeit von Röntgen-Kontrastmitteln (Abb. 6.20).
- **Typische leichte Nebenwirkungen** der MR-Kontrastmittel sind (insgesamt **1–2 %** der Fälle):
  → Wärmegefühl (0,4 %),
  → Kopfschmerzen (0,3 %),
  → Nausea (0,4 %),
  → Flush (akute Gesichtsrötung, 0,06 %),
  → pseudoallergische Haut- und Schleimhautreaktionen (0,15 %).

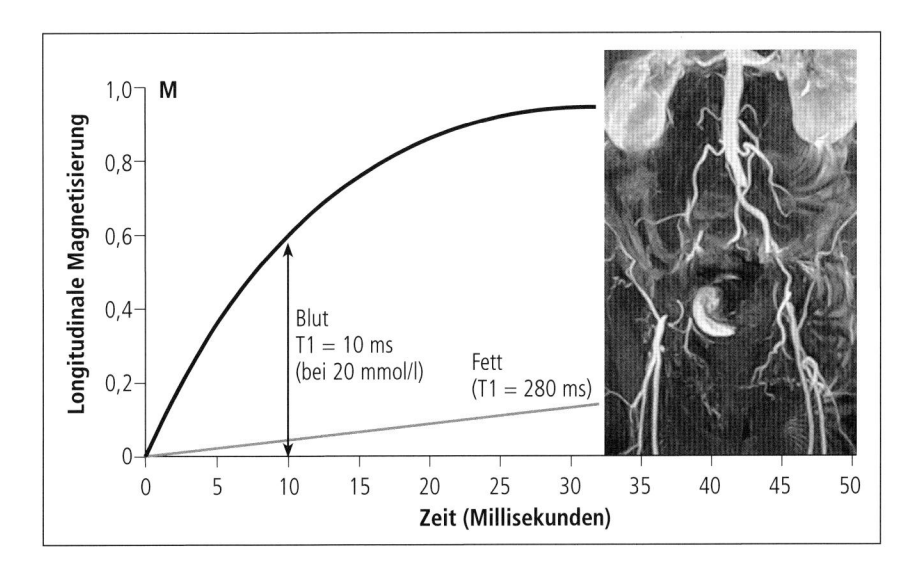

6.18 MR-Angiographie

- Die Nierenverträglichkeit der MR-Kontrastmittel ist besser als die der Röntgen-Kontrastmittel; erstere können in der Regel auch bei herz- und niereninsuffizienten Patienten gegeben werden.
- Bei terminal niereninsuffizienten Patienten sind die Gd-Komplexe auch dialysierbar.
- **Anwendungsgebiete:**
  → MR-Angiographie (Koronararterien, Pulmonalis, Aorta, Arterien),
  → Myokardperfusionsuntersuchung,
  → Vitalitätstestung (»Late Enhancement«),
  → Plaqueimaging in Arterien (experimentell; Abb. 6.21, 6.22)
  → Leber-Milz-Untersuchung,
  → Schrankenstörung im Gehirn,
  → Tumor- und Metastasendiagnostik.

Intravasale Kontrastmittel (Bloodpool-Kontrastmittel)

Übersicht über die einzelnen Substanzen:
→ Polymer-Konjugat-Komplexe
  – *Gadomer* = Dendrimer = verzweigtes Grundgerüst mit 24 gebundenen Gd-Komplexen (Dosis: 0,025–0,05 mmol Gd/kg Körpergewicht; Abb. 6.13),
  – *P 792* = Polymer-Gd-Komplexkonjugat = selbstaggregierende Gd-Komplexe (Vistarem®).
→ Gd-Komplexe mit starker Bindung an Plasmaalbumin
  – *Gadofosveset* = MS-325 (AngioMARK®) = Gd-Komplex mit lipophiler Seitenkette:
    ◊ Durch die Seitenkette kommt es zu einer reversiblen 80%igen Bindung an Plasmaalbumine (Abb. 6.14).
    ◊ Die ungebundene Fraktion tritt ins Interstitium aus und wird durch die Niere ausgeschieden.
    ◊ Gebundene und ungebundene Fraktion stehen in einem Gleichgewicht (»steady-state«), sodass nach und nach das gesamte Kontrastmittel (verzögert) ausgeschieden wird.
    ◊ Ein signifikanter Anteil der Substanz wird auch über die Leber ausgeschieden.
  – *B22956* = Gd-Komplex mit lipophiler Seitengruppe = starke Bindung an Plamaalbumin:
    ◊ Plasmahalbwertszeit etwa 12 h.
    ◊ Ausscheidung überwiegend über die Niere, zum Teil auch über die Galle.
→ Eisenoxidpartikel
  – *NC100150* = Eisenoxidpartikel mit 12 nm Durchmesser (Clariscan®).
  – *SHU555C* = Eisenoxidpartikel mit 15 nm Durchmesser (Supravist®).
  – *VSOP-C184* = Eisenoxidpartikel mit 10 nm Durchmesser.
  – Bei allen Substanzen dieser Stoffgruppe erfolgt die Elimination durch das Monozyten-Makrophagen-System.

Wirkung

- Verkürzung von T2/T2* = Suszeptilitätsartefakte = »Schwarzmacher« (Abb. 6.19).

Molekulare MR-Kontrastmittel

Definition

- Hierbei handelt es sich um MR-Kontrastmittel mit einem spezifischem Angriffspunkt auf molekulare Targets als Teilprozesse von Krankheiten.

Prinzip des Aufbaus

- Das MR-kontrastgebende Molekül befindet sich im Zentrum oder auf dem Trägermaterial; hinzu kommt eine Oberflächenverkapselung (in der Regel ein Polymer) sowie ein spezifischer Ligand auf der Oberfläche.

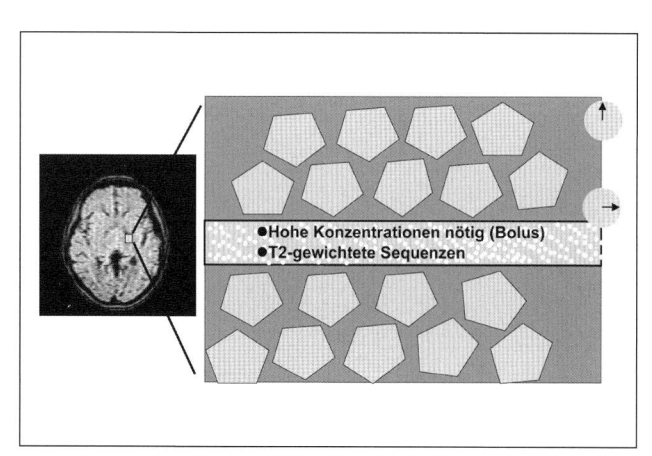

6.19 Wirkungsweise: T2*-/Suszeptibilitätseffekt

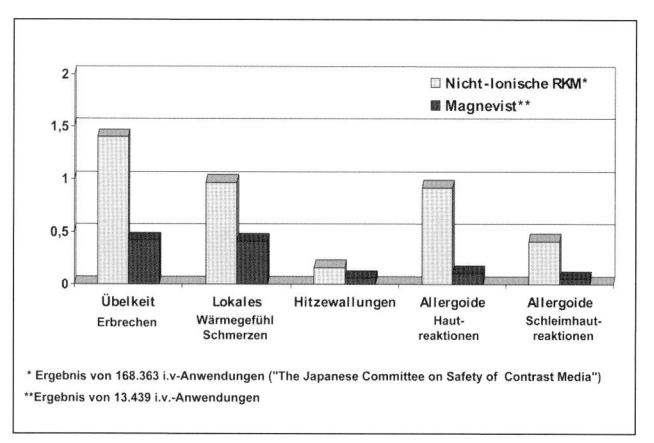

6.20 MR-Kontrastmittel versus nicht ionische Röntgenkontrastmittel: unerwünschte Ereignisse

Liganden-Kopplungsstrategien

→ Avidin-Biotin,
→ kovalente Ligandenbindung.

Liganden

→ Aminosäuren,
→ Peptide,
→ Peptidomimetika,
→ monoklonale Antikörper,
→ Phagendisplay,
→ Asialoglykoproteine und Polysaccharide,
→ Aptamere,
→ $\alpha_v\beta_3$-Integrin (z. B. zum Nachweis einer Angiogenese).

Kontrastmittelträger-Plattformen

→ Liposomen,
→ Perfluorcarbon-Nanopartikel-Emulsionen,
→ polymerverkapselte Magnetit- oder Gadolinium-Nanopartikel (Ulmer Konzept).

- **Anwendungsgebiete:**
  → Nachweis spontaner Thrombenentwicklung im Gefäßsystem mittels fibrinspezifischem MR-Kontrastmittel (EP 1873),
  → Darstellung der Angiogenese im Rahmen der Plaqueentwicklung mittels $\alpha_v\beta_3$-Integrinen,
  → potentiell: Benutzung der Kontrastmittelträger-Plattformen als spezifische Träger von Arzneimitteln zur lokal-spezifischen Therapie mit der gleichzeitigen Möglichkeit der Visualisierung des Geschehens durch MRI.

Leber(Hepatozyten)-spezifische MR-Kontrastmittel

→ **Effekt:** durch lipophile Mn- oder Gd-Komplexe; **Anreicherung** spezifisch in Hepatozyten, nicht in Metastasen oder anderem »leberfremdem« Gewebe.

→ **Substanzen:**
  - Mn-DPDP (Teslascan®): teilweise Manganfreisetzung; Dosis: 10 μmol/kg Körpergewicht,
  - Gd-EOB-DTPA (in der Zulassung),
  - Gd-BOPTA (MultiHance®): Anreicherung im Lebergewebe 30–60 min nach i.v. Gabe (Diagnostik fokaler Leberläsionen),
  - Dinatrium-Gadoxetat (Eovist®): 50 %ige hepato-biliäre Elimination = höchster Lebergewebekontrast, auch für MRCP intraluminal verwendbar.

RES-spezifische Kontrastmittel

→ **Wirkmodus:** Anreicherung in Lymphknoten, RES von Leber und Milz sowie im Knochenmark.
→ **Substanzen:** Ferrumoxide (Endorem®, Feridx®) und Ferucarbotran (Resovist®).
→ **Dosierung:** 8–15 μmol Fe/kg Körpergewicht als Bolus oder Infusion.
→ **Effekt:** ausgeprägte T2-Verkürzung mit SI-Abnahme im RES/Lebergewebe, nicht in Neoplasien ohne RES.
→ **optimaler Kontrast:** T2-Wichtung mit langem TR und nicht zu langem TE, Messung 15 min bis 8 h nach Applikation.
→ **Nebenwirkungen:** lumbale Schmerzen, pseudoallergische Reaktionen.

Lymphknotenspezifische Kontrastmittel

→ **Applikation:** subkutan (indirekt), endolymphatisch (direkt) oder i.v.
→ **Wirkmodus:** Anreicherung des Kontrastmittels in Lymphknoten, z. B. 24–36 h nach i.v. Infusion.
→ **Substanzen:** Eisenoxidnanopartikel (Sinerem®, Combidex®), USPIOs und MION.
→ **Effekt:** ausgeprägte T2-Verkürzung mit SI-Abnahme im normalen Lymphknoten, tumorbefallene Lymphknoten nehmen jedoch kein Kontrastmittel auf.

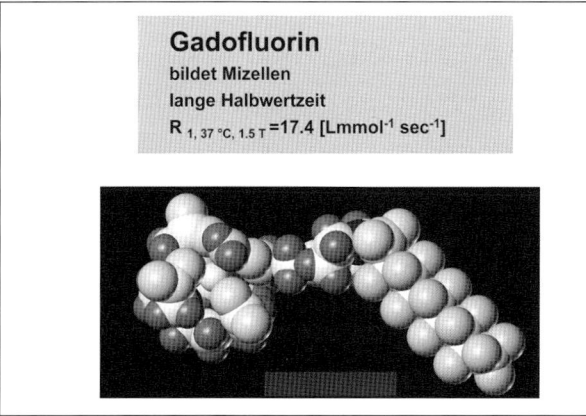

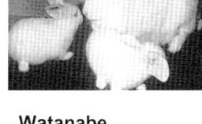

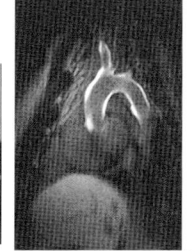

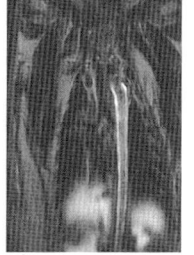

6.21 Plaque-selektive Kontrastmittel: Gadofluorin

6.22 Plaque Imaging mit Gadofluorin

Tumorspezifische Kontrastmittel

→ **Substanzen:** Verbindungen mit Aufnahme in sich rasch teilende Zellen (z. B. Metalloporphyrine); der Aufnahmemechanismus ist noch ungeklärt.
→ **Effekt:** Anfärbung von primären und sekundären Tumoren.
→ Prinzipiell besteht mit diesen Substanzen die Möglichkeit einer fotodynamischen Lasertherapie (PDT).
→ Wegen der hohen systemischen Toxizität sind diese Substanzen z. Zt. nur im Tierexperiment einsetzbar.

Antigenspezifische Kontrastmittel

→ **Substanz:** paramagnetischer/superparamagnetischer Signalgeber plus Trägergerüst (Spacer) plus Steuersystem (monoklonaler Antikörper, Polysaccharidhülle).
→ erste **tierexperimentelle Studien**, keine Anwendung beim Menschen.

Hyperpolarisierte Gase

→ **Prinzip:** Polarisierung der Kernspins z. B. bei Edelgasen mithilfe von Laserenergie.
→ **Substanzen:** Helium-3 oder Xenon-129: zur Darstellung von Lungengewebe (Ventilation) oder dem Gastrointestinaltrakt oder den Nasennebenhöhlen (Hohlraumdarstellung).
→ Anwendung spezifischer Pulssequenzen mit angepassten Resonanzfrequenzen für ein möglichst hohes SNR.
→ **Anwendung:** z. B. im Rahmen einer MR-Ventilations-Perfusionsanalyse bei Lungenembolie.

Kompartimentfüller

→ **Einsatz:** MR-Kontrastmittel für die Arthrographie oder für den GI-Trakt.

Generelle Merksätze bei der Anwendung von MR-Kontrastmitteln

- Die Wirkung eines MR-Kontrastmittels hängt ab von:
  → der Messsequenz und der Wichtung nach T1 bzw. T2,
  → der Art des Kontrastmittels (interstitiell versus intravasal),
  → der Verteilung des Kontrastmittels im Gewebe.
- Jedes MR-Kontrastmittel kann als positives und negatives Kontrastmittel verwandt werden:
  → Gd-Komplexe: werden besser als positive Kontrastmittel verwandt,
  → Eisenoxid-Partikel: werden besser als negative Kontrastmittel verwandt.
- Eine Verstärkung des Signals (der SI) durch eine höhere Kontrastmittel-Konzentration bedingt eine höhere T1-Wichtung.
- Je höher die Kontrastmittel-Konzentration ist, desto höher ist der T2/T2*-Effekt.
- Der T2/T2*-Effekt wird mit kürzerer Echozeit TE geringer.
- Eine ungleiche Kontrastmittel-Verteilung im Gewebe bewirkt Suszeptibilitätsartefakte (z. B. im Ventrikelseptum bei First-Pass-Perfusionsstudien des Herzens).

7 Artefakte im MR-Bild und ihre Vermeidung

Definition

- Artefakte sind nicht anatomische oder außerhalb der aufzunehmenden Region auftretende abnorme Bildsegmente oder -teile des rekonstruierten MR-Bildes; anders ausgedrückt ist ein Artefakt jedes Bildergebnis mit nicht akkurater Wiedergabe des Objektes.
- **Anmerkung:** Hier werden schwerpunktmäßig Artefakte der thorakalen bzw. kardiovaskulären MR-Bildgebung besprochen.

Übersicht über die verschiedenen Typen von MR-Bildartefakten:
→ Bewegungsartefakte,
→ Flussartefakte,
→ Chemical-Shift-Artefakte,
→ Partialvolumen- und Crosstalk-Artefakte,
→ Phase-Sampling-Artefakte,
→ Suszeptibilitäts- oder Metallartefakte,
→ Scanner- und Equipment-Artefakte (Hardware-Artefakte).

Mnemotechnik: Bewegung und Fluss shiften chemisch Partialvolumen- und Phasensampling-Fehler durch Suszeptibilitäts- und Metallartefakte in den Scanner.

Bewegungsartefakte

→ Patientenbewegung,
→ Atmung,
→ Herzbewegung,
→ Peristaltik.

Merke: 1. Bewegung verursacht Artefakte, die sich in Richtung des Phasenkodiergradienten bemerkbar machen; dies ist bedingt durch die Tatsache, dass sich entlang eines Magnetfeldgradienten (Schichtwahl, Phasen- oder Frequenzkodiergradient) bewegende Spins eine Phasenverschiebung erfahren. Die Phase wird zur Ortskodierung verwandt. Daher stört jede Bewegung die korrekte räumliche Zuordnung der Signale durch Verfälschung der Phase mit konsekutiv verursachten Schatten oder Rauschen in der Phasenrichtung des MR-Bildes.

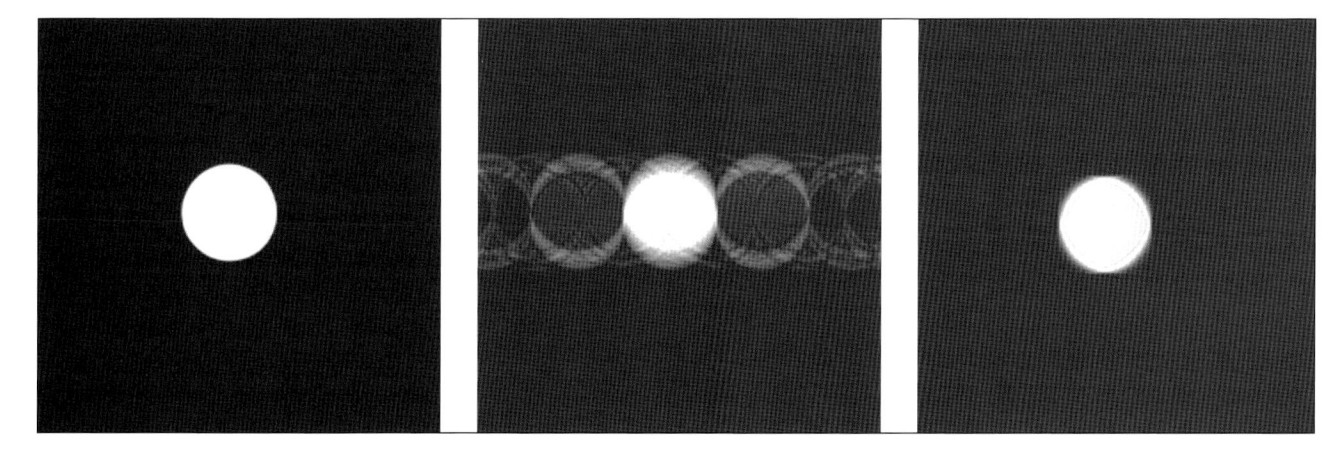

7.1 Artefakte im MRT eines Wasserphantoms: links: Ruhe, Mitte: „Blurring" in vertikaler und „Ghosting" in horizontaler Achse, rechts: unter ROPE (s. Abb. 7.4) bleibt das „Blurring" (modifiziert nach Hombach et al. 2005)

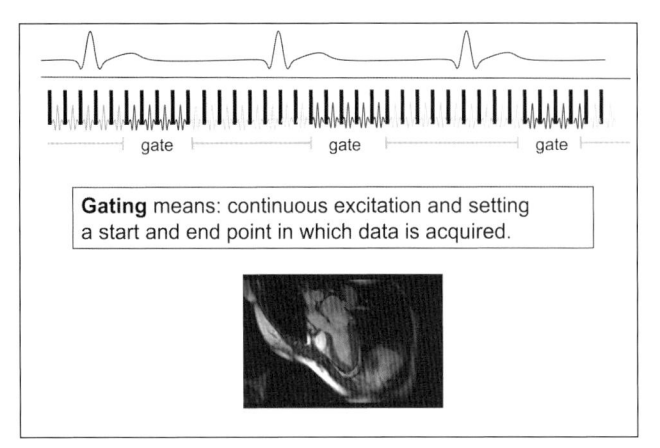

7.2 Schema des Gating

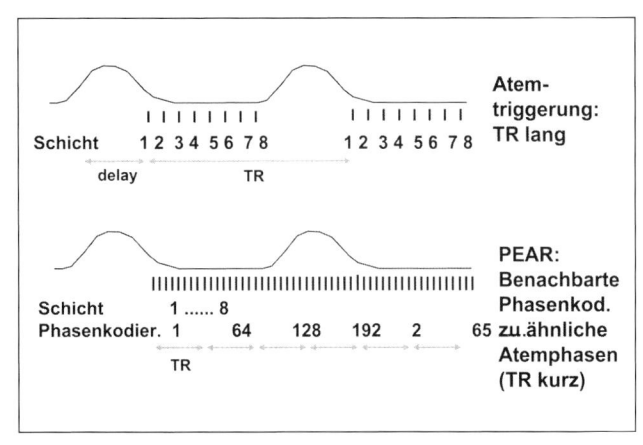

7.3 Atemartefaktunterdrückung

2. Bewegungen mit Artefaktfolge können in zwei Kategorien eingeteilt werden:
→ Bewegungen zwischen der Erfassung unterschiedlicher Linien der Aufnahme = »Inter-view«-Bewegungen (= »Ghosting« und »Blurring«): Durch Gating können die Datenerfassung und die Bewegung synchronisiert werden.
→ Bewegungen zwischen der Anregung und der Datenerfassung = »Intra-view«-Bewegungen (= »Signal Void« und »Misregistration« / Verschiebeartefakte): Durch bewegungskompensierte Gradienten können die Artefakte reduziert werden.

Verfahren zur Kompensation von Bewegungsartefakten

→ Bewegungsvermeidung (z. B. Atemanhalten, Stillliegen),
→ bewegungsadaptierte Akquisitionstechniken (geschickte Verteilung der bewegungsgestörten Daten im Messdatenraum = außerhalb des zentralen k-Raums),
→ Gating-Techniken (Beschränkung der Datenakquisition auf bestimmte Bewegungszustände: endexspiratorisch, bestimmter Abschnitt im RR-Intervall über EKG-Triggerung),
→ Bewegungskorrekturverfahren (prospektive Korrektur: Anpassung der Messsequenz an die Bewegung, retrospektive Korrektur: Nachbearbeitung der bewegungsbehafteten Daten).

Artefakte durch Patientenbewegung

Ursache

→ bewegungsbedingte Phasenverschiebung,
→ schnelle Bewegung: »Ghosting«,
→ langsame Bewegung: Bildunschärfen (»Blurring«).

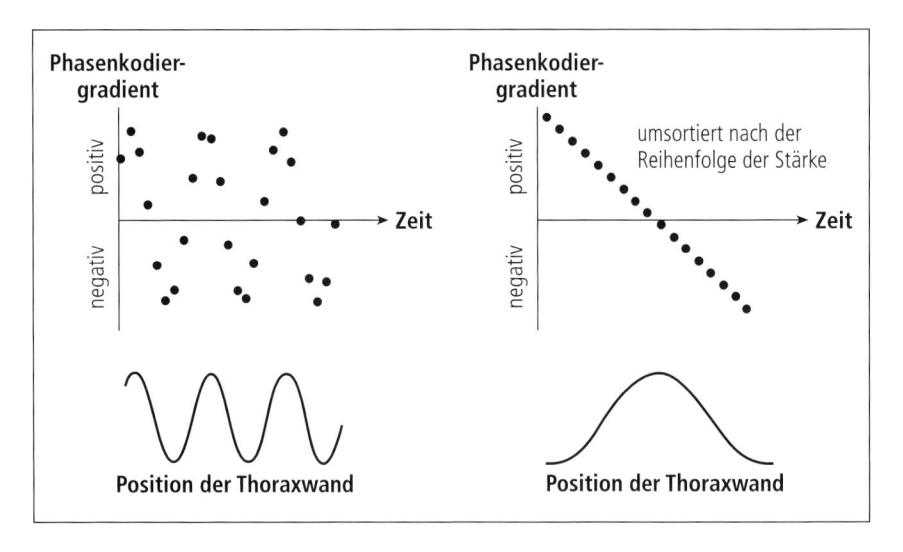

7.4 Schema der MR-Datenaufnahme und -ablage im k-Raum nach dem ROPE-Verfahren (modifiziert nach McRobbie et al. 2003)

Erscheinungsbild
- Bei schnellen, kurzen Bewegungen (»twitch«) und insbesondere bei periodischen Bewegungen kommt es zu einem »Ghosting« im Bild, d.h. der Mehrfachdarstellung eines anatomischen Details in Phasenkodierrichtung, also einem schemenhaften Replizieren bewegter Strukturen (z.B. Leber, Lungenstruktur, Brust, Bauchwand) in andere Bildbereiche (Abb. 7.1).
- Langsame, kontinuierliche Bewegungen führen zu Bildunschärfen bzw. Bildverschmierungen (»Blurring«; Abb. 7.1).

Abhilfe
→ bequeme Lagerung des Patienten (ggf. Anschnallen des Patienten),
→ Wiederholung des Scans,
→ schnelle Bildgebung: SENSE, z.B. bei PC-Angiographie oder -Flussmessung.

Merke: Durch ROPE kommt es nur zu einer unwesentlichen Verlängerung der Scanzeit (ROPE ist nicht für schnelle SE-Sequenzen brauchbar), der Atemnavigator führt zu einer erheblich verlängerten Scanzeit bei freier, spontaner Atmung des Patienten!

Atmungsartefakte

Ursache
→ bewegungsbedingte Phasenverschiebung,
→ schnelle Bewegung: »Ghosting«,
→ langsame Bewegung: Bildunschärfen (»Blurring«).

Erscheinungsbild
- Bei schnellen, kurzen Bewegungen (»twitch«) und insbesondere bei periodischen Bewegungen kommt es zu einem »Ghosting« im Bild, d.h. der Mehrfachdarstellung eines anatomischen Details in Phasenkodierrichtung, also einem schemenhaften Replizieren bewegter Strukturen (z.B. große Gefäße, Leber, Brust, Bauchwand) in andere Bildbereiche.
- Langsame, kontinuierliche Bewegungen führen zu Bildunschärfen bzw. Verschmierungen (»Blurring«) der sich bewegenden Bereiche in Bewegungsrichtung.

Abhilfe
→ Aufnahme in Atemanhalter (Scanzeit ≤ 25 s),
→ Einsatz eines Atemnavigators (Abb. 7.6),
→ Einsatz von »Respiratory Compensation«: ROPE = Respiratory Ordered Phase Encoding (Anordnung der endexspiratorischen = bewegungsstabilen Daten im zentralen Anteil des k-Raums; Abb. 7.3, 7.4).

Artefakte durch die Herzbewegung

Ursache
→ bewegungsbedingte Phasenverschiebung,
→ periodische Bewegung (Herzeigenbewegung): »Ghosting«,
→ langsame Bewegung (durch Atmung bedingt): Bildunschärfen (»Blurring«).

Erscheinungsbild
- Bei schnellen, kurzen Bewegungen (»twitch«) und insbesondere bei periodischen Bewegungen kommt es zu einem »Ghosting« im Bild, d.h. der Mehrfachdarstellung eines anatomischen Details in Phasenkodierrichtung, also einem schemenhaften Replizieren bewegter Strukturen (Herz) in andere Bildbereiche.
- Langsame, kontinuierliche Bewegungen durch die Atmung führen zu Bildunschärfen bzw. Verschmierungen (»Blurring«) der sich bewegenden Bereiche in Bewegungsrichtung.

Abhilfe
→ Aufnahme in Atemanhalter (Scanzeit ≤ 25 s),
→ Einsatz eines Atemnavigators,
→ EKG-Triggerung (Gating): prospektiv, retrospektiv, mit Arrhythmie-Kompensation (Abb. 7.2, 7.5).

Artefakte durch die Darmperistaltik

Ursache
- Die Darmperistaltik führt zu kurzen, unkoordinierten, kontinuierlichen Bewegungen.

Erscheinungsbild
- Meist handelt es sich um »Ghosting«-Effekte, seltener um »Blurring«.

Abhilfe
→ Verwendung schneller Messsequenzen (Turbo-SE, Single-Shot-TSE, HASTE),
→ Verabreichung von Buscopan®.

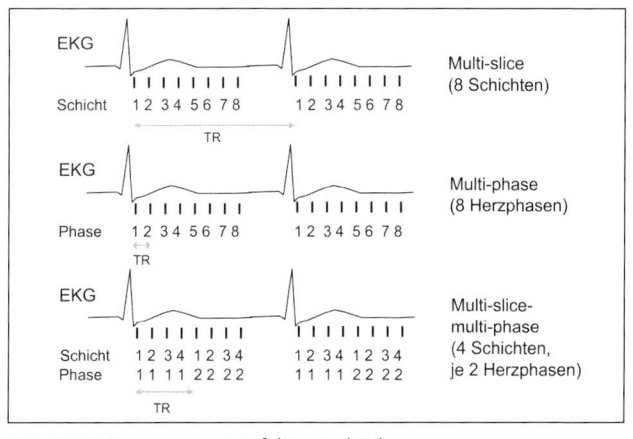

7.5 EKG-Triggerung zur Artefaktunterdrückung

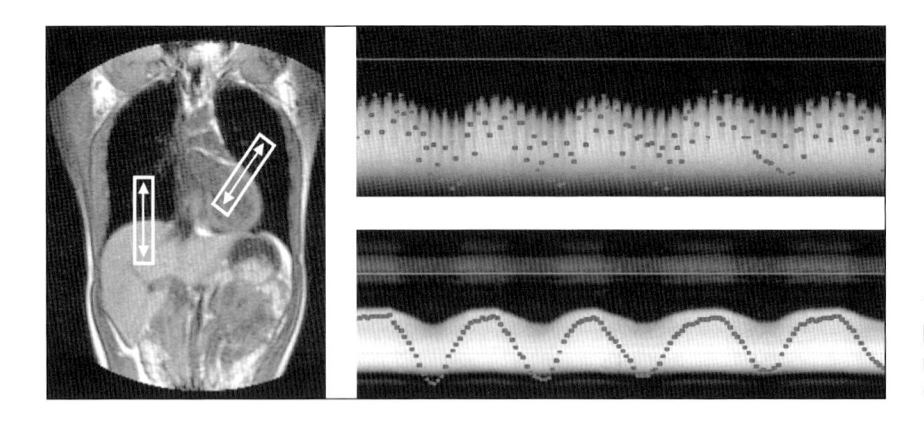

7.6 Korrektur der Zwerchfell- und Herzbewegungen durch zwei Navigatorpulse mit den entsprechenden Navigatorprofilen (modifiziert nach Hombach et al. 2005)

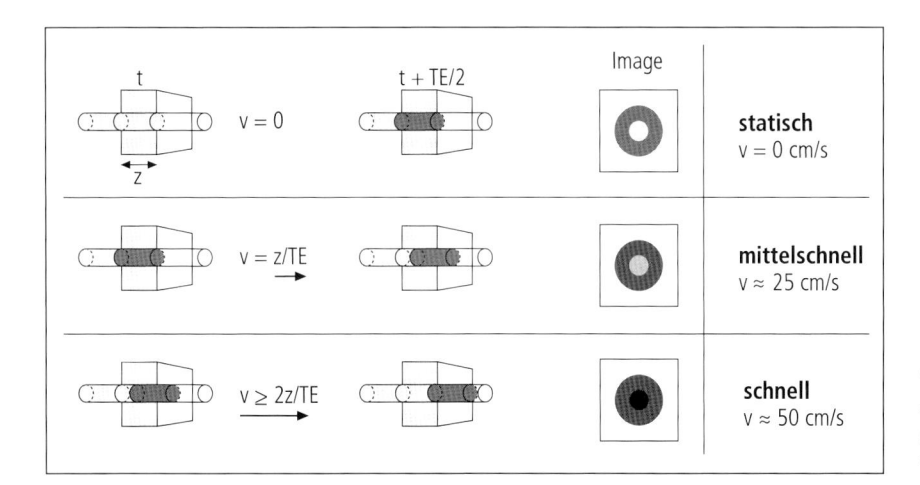

7.7 Schema des Verhaltens der Blutspins und deren Signalintensität im fließenden Blut bei einer Spinechosequenz (Inflow-Effekt) (modifiziert nach McRobbie et al. 2003)

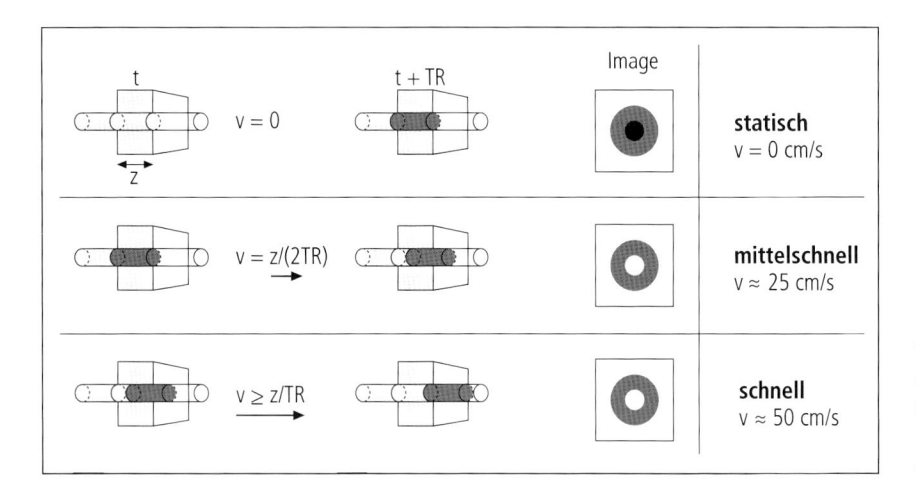

7.8 Schema des Verhaltens der Blutspins und deren Signalintensität im fließenden Blut unter einer Gradientenechosequenz (Bright-Blood-MRA) (modifiziert nach McRobbie et al. 2003)

Flussartefakte

→ Inflow-Artefakt (»Time-of-Flight-Effekt« = TOF-Artefakt),
→ fluss(geschwindigkeits)induzierter Phaseneffekt (»Phase Shift«).

Inflow-Artefakt

Ursache
- Verantwortlich ist hierfür eine Änderung der Anregung fließender Blutspins in der Aufnahmeschicht mit einer flussgeschwindigkeitsabhängigen Änderung der Signalintensität (bei SE) bzw. flussabhängige Änderung der Signalintensität (»Enhancement«, bei GRE).
- Die beobachteten Änderungen hängen vom Typ der Messsequenz (SE, GRE), der Länge von TR und TE, der Blutflussgeschwindigkeit und der Schichtdicke ab.

Erscheinungsbild
→ **Spinechosequenz** (SE; Abb. 7.7):
 - **stationäres Blut:** Die Spins in der Messschicht erhalten den ersten 90°- und nach T/2 den zweiten 180°-Puls (v = 0); damit resultiert eine maximale SI in Abhängigkeit von der Wichtung (T1w = TR, T2w = TE) = helles Blutsignal. Die SI hängt von der Blutflussgeschwindigkeit v, der TR-Sequenz und der Schichtdicke z ab.
 - **langsam fließendes Blut:** Ein Teil des durch den 90°-Puls angeregten Blutes verlässt die Schicht, der andere Teil ist noch darin und empfängt den 180°-Puls (v = z / TE). Es resultiert ein reduziertes (intermediäres) Blutsignal = graues Blutsignal.
 - **schnell fließendes Blut:** Nach dem 90°-Puls hat das angeregte Blut die Messschicht komplett verlassen, der zweite 180°-Puls ergibt kein Signal (v ≥ 2z / TE) = dunkles Blutsignal. Die hohe Flussgeschwindigkeit bedingt einen Signalverlust (»Signal Void«) oder »Washout-Effekt« (»Black-Blood«-Effekt).

→ **Gradientenechosequenz** (GRE; Abb. 7.8):
 - **stationäres Blut:** Bei Flussgeschwindigkeit v = 0 wird nach dem ersten α-Puls das Blut zum Zeitpunkt TR durch den zweiten α-Puls maximal gesättigt = minimale SI = dunkles Blutsignal.
 - **langsam fließendes Blut:** Nach dem ersten α-Puls bleibt zum Zeitpunkt TR des zweiten α-Pulses ein Teil der Blutspins in der Schichtdicke, ein Teil hat die Messschicht verlassen und wird durch ungesättigte Spins ersetzt (v = z / 2TR) = intermediäre SI = graues Blutsignal.
 - **schnell fließendes Blut:** Nach dem ersten α-Puls haben zum Zeitpunkt TR des zweiten α-Pulses (v ≥ z / TR) alle Blutspins die Messschicht bereits verlassen, es sind dann nur frische Spins mit maximaler SI vorhanden = helles Blutsignal (»Bright-Blood«-Effekt).

Abhilfe
- EKG-Gating: Es wird immer dieselbe Flussgeschwindigkeit beobachtet.
- Bei schnellem Blutfluss kann eine dickere Messschicht bzw. ein 3D-Volumen zur Anwendung kommen.

Merke: Flussartefakte sind sehr viel häufiger bei GRE- als bei SE-Sequenzen zu erwarten. Dies hängt mit der Tatsache zusammen, dass die fließenden Spins in 2D-Bildern den vorausgegangenen Pulsen nicht ausgesetzt waren und daher vollständig erholt sind mit der Folge eines starken Signals des fließenden Blutes bei fehlenden Gating oder Bewegungskompensation.

Phasenverschiebungs-Artefakt

Ursache
- Durch fließende Blutspins kommt es zu einer Phasenverschiebung; der Grad dieser Phasenverschiebung ist direkt proportional der Flussgeschwindigkeit (Abb. 7.9, 7.10).

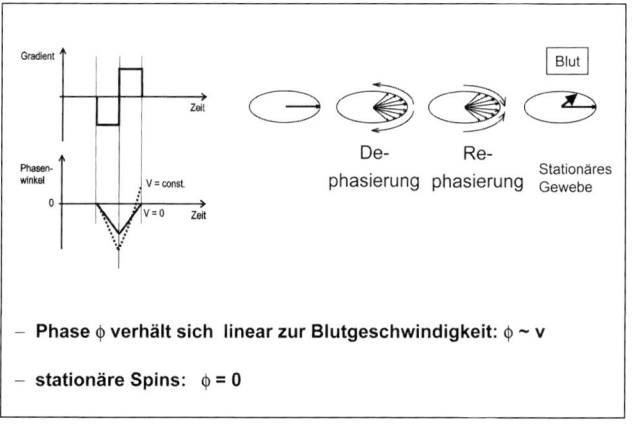

7.9 Wirkung eines bipolaren Gradienten I

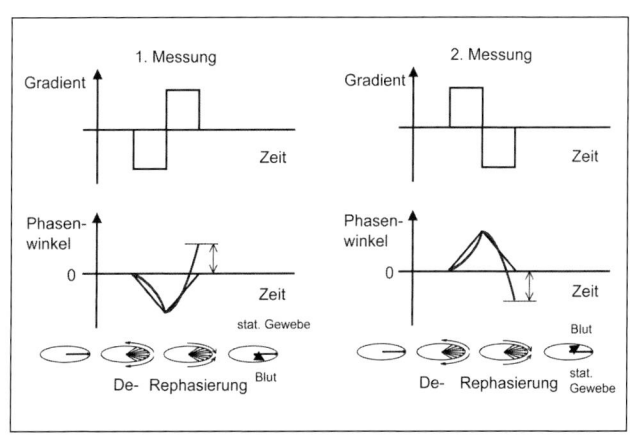

7.10 Wirkung eines bipolaren Gradienten II

Artefakte im MR-Bild und ihre Vermeidung

- Bei einem »Plug flow«, d.h. der gleichen Schnelligkeit aller Spins im Gefäß (nicht real vorkommend), ist die Phasenverschiebung überall gleich.
- Bei normalem, parabolem Blutfluss (= laminare Strömung) enthält jedes Voxel im Gefäßquerschnitt unterschiedliche Flussgeschwindigkeitswerte (Phase-shift-Werte), d.h. unterschiedliche Werte der Phasendispersion; letztere ist besonders von TE abhängig.
- Bei pulsierendem Fluss (pulsatiles Gefäß) variiert die Flussgeschwindigkeit von TR zu TR, wodurch der Grad der Phasenverschiebung und damit die SI ebenfalls zyklisch variieren (Abb. 7.11).

Erscheinungsbild
- Bei laminarem Fluss zeigen die Gefäßränder eine verminderte Signalintensität, d.h. der Gefäßdiameter ist im MR-Bild kleiner als in Wirklichkeit.
- Bei pulsatilem Fluss können in der Phasenkodierrichtung (meist senkrecht zum Gefäßquerschnitt) »Ghost-Artefakte« auftreten.

Abhilfe
- EKG-Gating: Es wird immer dieselbe Flussgeschwindigkeit beobachtet (Abb. 7.12).
- Verwendung von flusskompensierenden Gradienten (»GMN«: »Gradient Moment Nulling«) = »bipolar flow compensation« durch einen bipolaren GPE-Extragradienten zum Zeitpunkt des zweiten, negativen Anteils des GFE-Gradienten vor dem dritten, positiven Teil des GFE = Auslesegradient (Abb. 7.13).
- Verwendung von räumlichen Sättigungsbändern = Vorsättigung (örtlich) außerhalb des FOV vor und nach der eigentlichen Messschicht in Slice-Richtung durch Abgabe eine 90°-Pulses unmittelbar vor dem eigentlichen RF-Anregungspuls (Abb. 7.14).

Chemical-Shift-Artefakte

→ Artefakt durch chemische Verschiebung,
→ Phase-Cancellation-Artefakt.

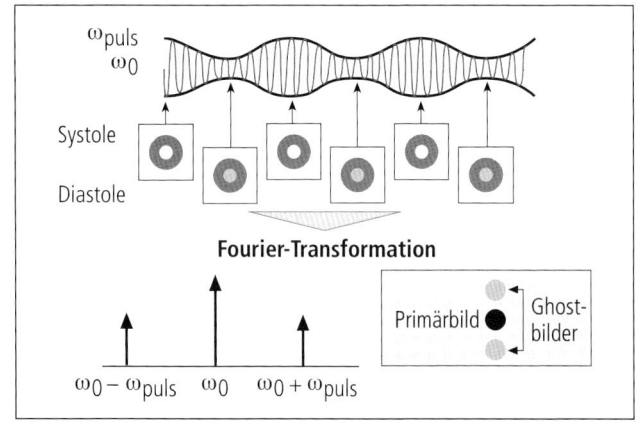

7.11 Produktion von Geisterbildern („Ghosts") durch pulsatilen Fluss: die statische Resonanzfrequenz ω_0 wird überlagert durch die infolge Gefäßpulsation geänderte Resonanzfrequenz ω_{puls} (modifiziert nach McRobbie et al. 2003)

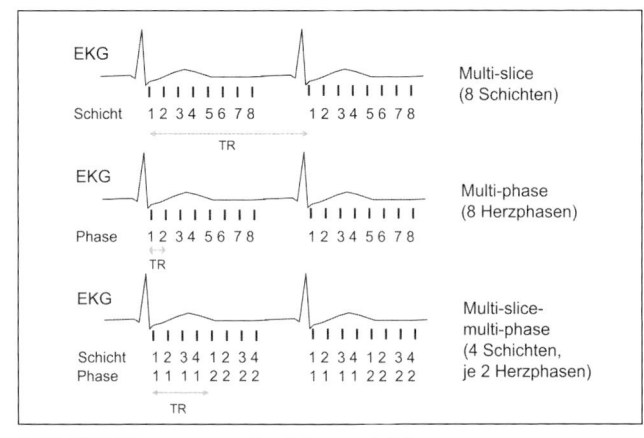

7.12 EKG-Triggerung zur Artefaktunterdrückung

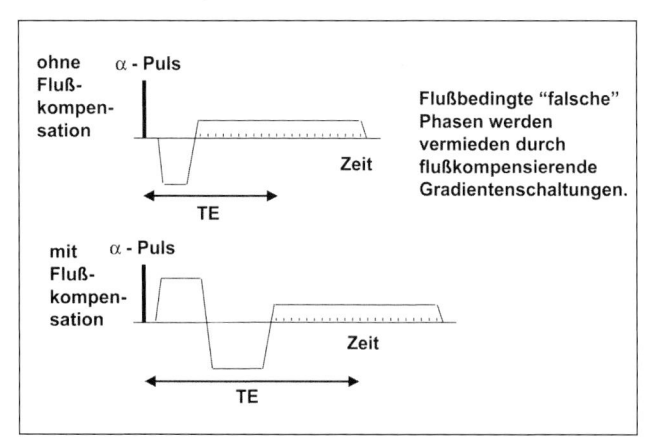

7.13 Flusskompensation bei Phasenkontrastangiographie

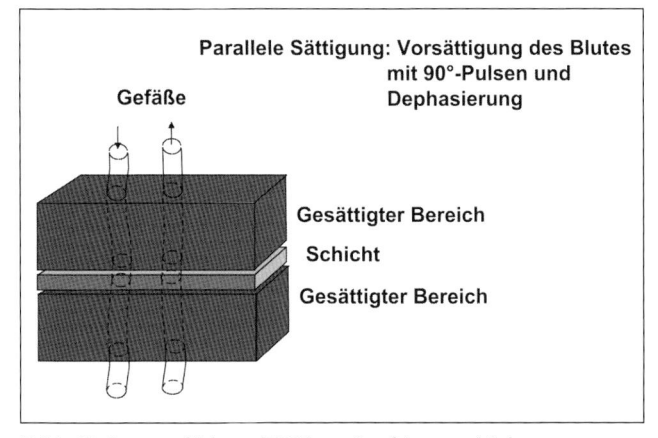

7.14 Sättigungsschichten (REST) zur Artefaktunterdrückung

Chemical-Shift-Artefakt
(Artefakt durch chemische Verschiebung)

Ursache
- Wasser besitzt zwei Wasserstoff- und ein Sauerstoffatom (kleines Molekül mit geringer bis keiner abschirmenden Wirkung gegenüber einem äußeren Magnetfeld). Fett besteht aus Triglyzeridketten mit 10–20 Kohlenstoff- und zwei Wasserstoffatomen auf jeder Seite (sehr großes Molekül, bei dem die umgebenden Elektronenwolken den Effekt eines äußeren Magnetfeldes abschwächen).
- Deshalb ist die **Larmor-Frequenz von Fett niedriger als die von Wasser** (= »Chemical Shift« = »chemische Verschiebung«: 3,5 ppm):

  ca. 220 Hz bei 1,5 T, ca. 150 Hz bei 1 T und ca. 74 Hz bei 0,5 T
  (ΔF = ChemShift in ppm × Larmor-Frequenz bei B_0)

- Die räumliche Information aus dem Frequenzkodiergradienten wird durch die niedrigere Larmor-Frequenz des Fettes »getäuscht«, die Position des Fettes wird um eine definierte Anzahl von Pixeln nur in Frequenzkodierrichtung verschoben (Abb. 7.17, 7.18).

- Die Anzahl der geshifteten Pixel lässt sich (abhängig von der Feldstärke und der Receiver-Bandbreite) berechnen:
  → bei Angabe der Receiver-Bandbreite in Pixelzahl des geshifteten Fetts: direkt ablesbar,
  → bei Angabe der Bandbreite in »Hz per Pixel«: Pixelzahl = ChemShift/Bandbreite (z. B.: Bandbreite 100 Hz/Pixel und B_0 von 1,5 T: 220/100 = 2 Pixel-Shift, bei Bandbreite 500 Hz/Pixel: 220/500 ≅ 0,5 Pixel-Shift),
  → bei Angabe der Bandbreite in kHz (exakt wie angegeben oder ±-Angabe, in letzterem Fall Verdoppelung des Hz-Wertes für die Berechnung):
    - Schritt 1. Berechnung der Bandbreite in Hz/Pixel: z. B. ±10 kHz × 1 000 (= Hz),
    - Schritt 2: Division Bandbreite/Matrix: z. B. 256 Matrix:

    10 × 2 × 1 000/256 = 78,2 Hz/Pixel

    - Schritt 3: Division Chemical Shift unter B_0/berechneten Wert für Hz/Pixel:

    220/78,2 = 2,8 Pixel-Chemical Shift (= mäßiger Shift)

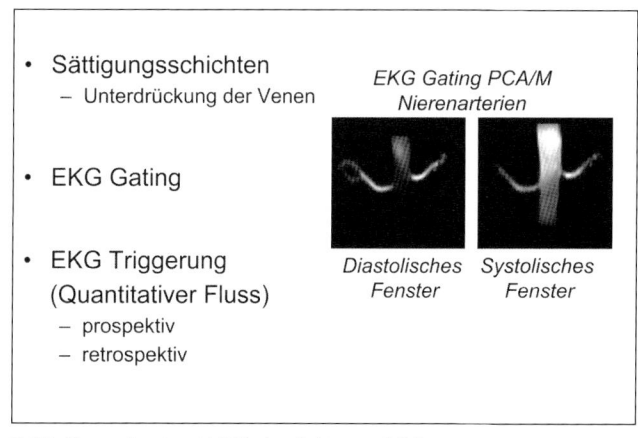

- Sättigungsschichten
  - Unterdrückung der Venen

- EKG Gating

- EKG Triggerung (Quantitativer Fluss)
  - prospektiv
  - retrospektiv

EKG Gating PCA/M Nierenarterien

Diastolisches Fenster   Systolisches Fenster

7.15 Phasenkontrast-MRA: Artefaktunterdrückung

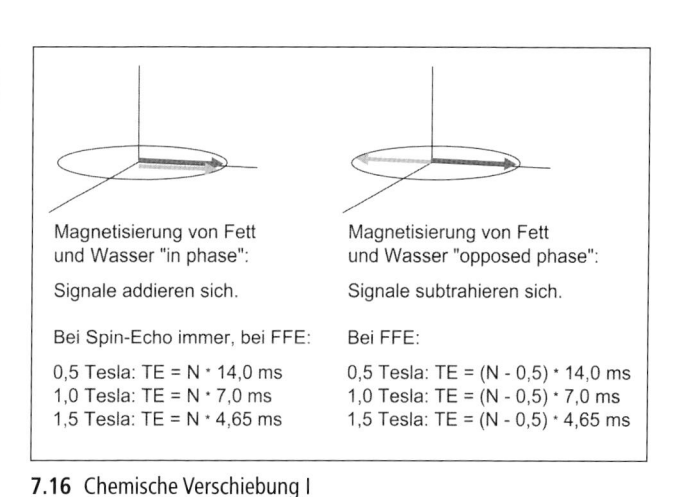

Magnetisierung von Fett und Wasser "in phase": Signale addieren sich.

Bei Spin-Echo immer, bei FFE:
0,5 Tesla: TE = N · 14,0 ms
1,0 Tesla: TE = N · 7,0 ms
1,5 Tesla: TE = N · 4,65 ms

Magnetisierung von Fett und Wasser "opposed phase": Signale subtrahieren sich.

Bei FFE:
0,5 Tesla: TE = (N - 0,5) · 14,0 ms
1,0 Tesla: TE = (N - 0,5) · 7,0 ms
1,5 Tesla: TE = (N - 0,5) · 4,65 ms

7.16 Chemische Verschiebung I

Gradient stark — Geringe Verschiebung von Fett- und Wasseranteil eines Pixels

Gradient schwach — Große Verschiebung von Fett- und Wasseranteil eines Pixels

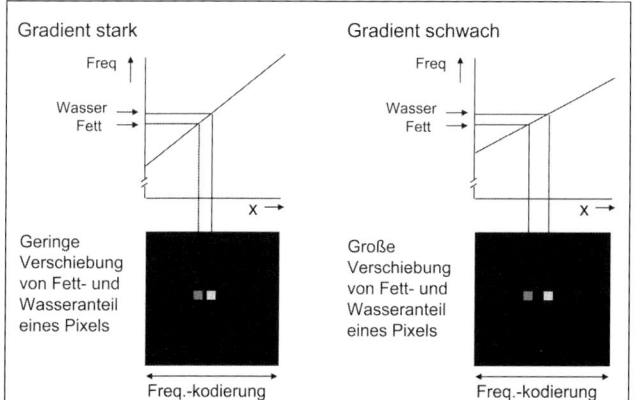

7.17 Chemische Verschiebung II

Phasenkodierung AP   Phasenkodierung FH

Verschiebung:
in Frequenzkodierrichtung bei SE, FFE, TSE, zusätzlich in Phasenkodierrichtung bei EPI, Grase

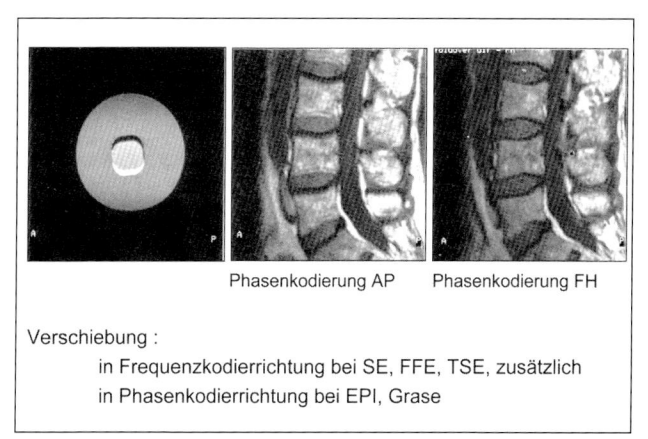

7.18 Chemische Verschiebung III

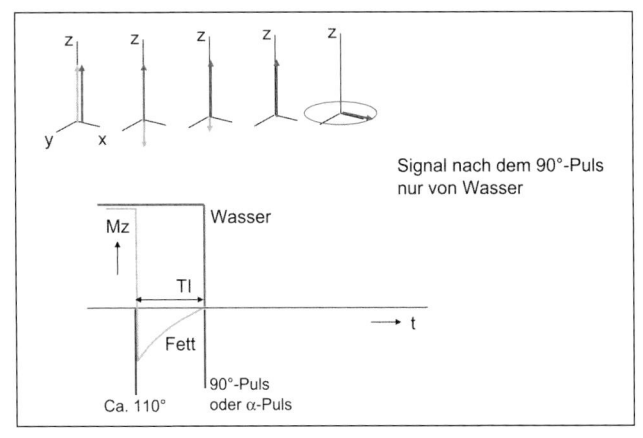

7.19 Fettunterdrückung mit SPIR (Spektrale Fettsättigung)

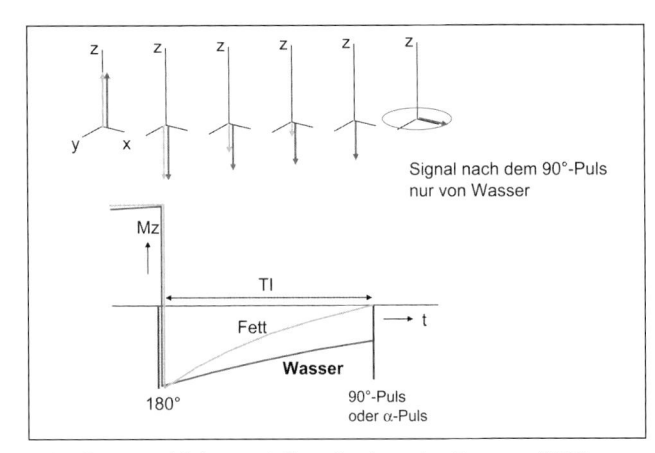

7.20 Fettunterdrückung mit Short Tau Inversion Recovery (STIR)

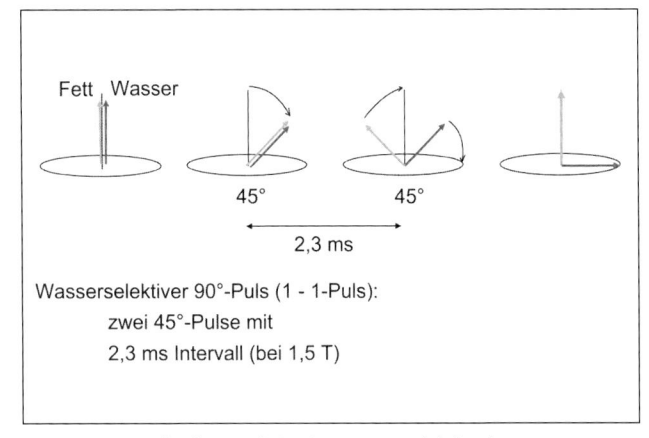

7.21 Fettunterdrückung mit ProSet: wasserselektive Anregung

Merke: Je niedriger die Bandbreite des Receivers ist, um größer ist der Grad des Chemical-Shift-Artefaktes; je größer die Bandbreite ist, um so geringer ist das Artefakt. Allerdings reduziert die Wahl einer größeren Bandbreite das Signal-Rausch-Verhältnis (SNR). Chemical-Shift-Artefakte treten bei SE- und GRE-Sequenzen auf.

Erscheinungsbild
- Es kommt zum Signalverlust an Stellen mit reiner Wasserdarstellung (dunkle Kanten bzw. Streifen) und zur Signalverstärkung an Stellen mit zusätzlicher Zuordnung des Fettsignals bei sonst überwiegendem Wassergehalt (helle Kanten bzw. Streifen; Abb. 7.16).
- Das bedeutet, dass das Artefakt als dunkle und helle Kanten bzw. Begrenzung auf den gegenüberliegenden Abgrenzungen (Seiten) eines anatomischen Objektes erscheint.
- Alternativ kann ein ganzes »Ghost-Bild« der Fettverteilung entstehen.

Auftreten am Herzen
→ Perikard/epikardiales Fettgewebe,
→ Koronararterien/epikardiales Fettgewebe.

Abhilfe
- Benutzung von Vorpulsen zur Fettunterdrückung (Abb. 7.19–7.23):
  → **Short Tau Inversion Recovery = STIR:** 180°-Vorpuls mit schnellerem T1 von Fett gegenüber wasserhaltigem Gewebe, bei Nulldurchgang des Fettgewebes wird der eigentliche Anregungspuls abgegeben: Fett gibt dann kein Signal mehr; wegen der Magnitude-Rekonstruktion des MR-Bildes geben alle anderen Gewebe – besonders solche mit hohem Flüssigkeitsgehalt – ein helles Signal.
  → **Frequenz-selektive Fettsättigung** (fat sat = chemical sat): Ein 90°-fettselektiver Vorpuls sättigt Fett, jedoch nicht Wasser, sodass bei dem eigentlichen, folgenden Anregungspuls nur Wasserprotonen angeregt werden. Häufig werden nach dem 90°-Vorpuls noch Crusher-Gradienten zur kompletten Zerstörung des Fettsignals hinzugegeben (= CHESS).
  → **Kombination von fettselektivem Puls und STIR = SPIR** (Spectral Inversion Recovery) oder SPECIAL (Spectral Inversion at Lipid): Abgabe eines 90°-fettselektiven Vorpulses mit einem Crusher-Gradienten und einem 180°-IR-Puls, danach Start der eigentlichen Messsequenz bei Nulldurchgang (geeignete Wahl des TI) des Fettes.
  → **Abgabe eines Binomialpulses:** Aufteilung eines 90°-Vorpulses in einen +45°-Puls und einen zweiten -45°-Puls: Abgabe des zweiten -45°-Pulses zum Zeitpunkt der »Out-of-Phase« = »Opposed Phase« der Transversalmagnetisierung von Fett und Wasser, dadurch 90°-Ablenkung der Fett- und Rückdrehen der Wassermagnetisierung auf 0° mit voller Erregbarkeit des Wassers durch nachfolgenden, eigentlichen Anregungspuls bei Unerregbarkeit der Fettprotonen (90°-Auslenkung).

Phase-Cancellation-Artefakt
(Black-Line-Artefakt oder Chemical Shift 2. Art)

Ursache
- Dieser Artefakt-Typ tritt nur bei GRE-Sequenzen in Abhängigkeit von der Wahl von TE auf (Abb. 7.16):
  → bei TE 2,3 ms bei 1,5 T = Zeitpunkt der »Opposed Phase«: Die Transversalkomponenten von Wasser und Fett stehen sich um 180° gegenüber; dabei tritt eine Signalauslöschung auf.
  → bei TE 4,6 ms bei 1,5 T = Zeitpunkt der »In-Phase«: Die Transversalkomponenten von Wasser und Fett stehen exakt übereinander; dabei tritt wegen der Addition beider Signale keine Auslöschung auf.

Erscheinungsbild
- In Abhängigkeit vom gewählten TE-Wert treten schwarze Kanten an anatomischen Stellen von Wasser-Fett-Interfaces (z. B. Darm mit Peritoneum) auf.

Auftreten am Herzen
  → Perikard/epikardiales Fettgewebe,
  → Koronararterien/epikardiales Fettgewebe.

Abhilfe
- Wahl eines geeigneten TE-Wertes (»In-Phase-Wert« des TE).
- Bei SE tritt kein Problem mit Black-Line-Artefakten bei entsprechend gewähltem TE auf, da der Fett-Wasser-Shift durch den zweiten 180°-Puls invertiert wird und damit die Magnetisierungsvektoren zum Zeitpunkt TE wieder in Phase sind.

Partialvolumen-Crosstalk-Auslöschartefakte

  → Partialvolumen-Artefakt,
  → Crosstalk-Artefakt.

Partialvolumen-Artefakt

Ursache
- Solche Artefakte treten auf, wenn ein Voxel eine Mischung von mehreren Gewebetypen enthält (z. B. eine typische Voxelgröße von 1 × 1 × 5 mm enthält viele Anteile der komplexen anatomischen Struktur menschlichen Gewebes).
- Partialvolumeneffekte treten immer in Richtung der Schichtwahl bei sehr großen Voxelgrößen im Vergleich zur In-plane-Auflösung auf.

Erscheinungsbild
- Es kommt zu inhomogenen Signalintensitäten im Bild.

Abhilfe
- Durch die Wahl einer genügend dünnen Abbildungsschicht kann dies vermieden werden.

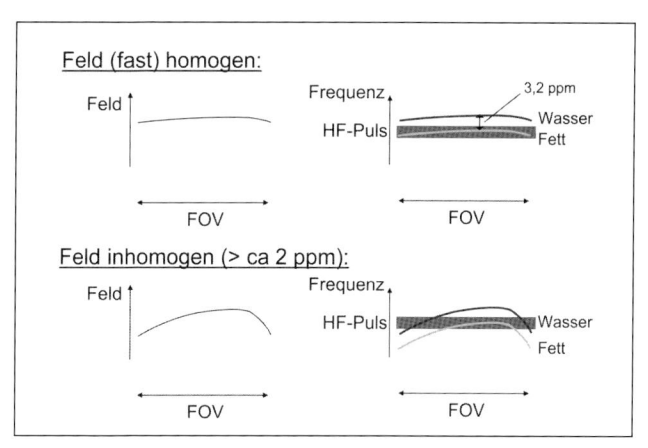

7.22 SPIR: Wann geht es schief?

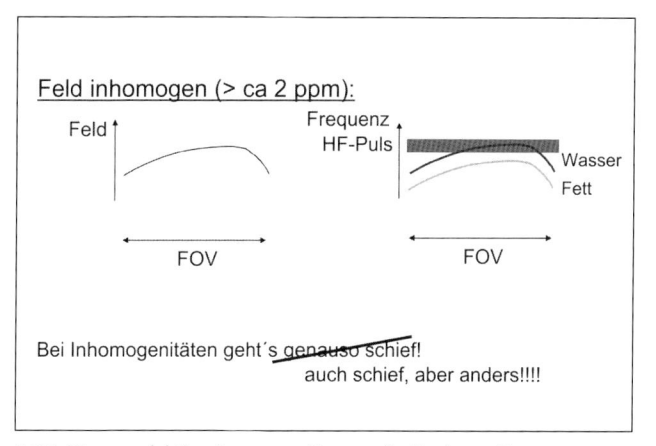

7.23 Wasserselektive Anregung: Kann es ProSet besser?

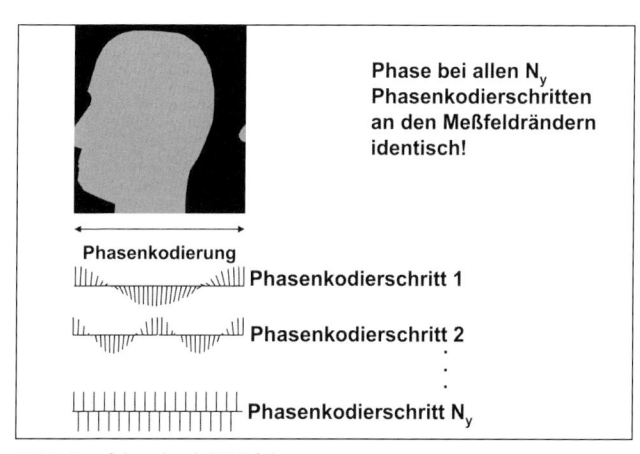

7.24 Artefakte durch Rückfaltung

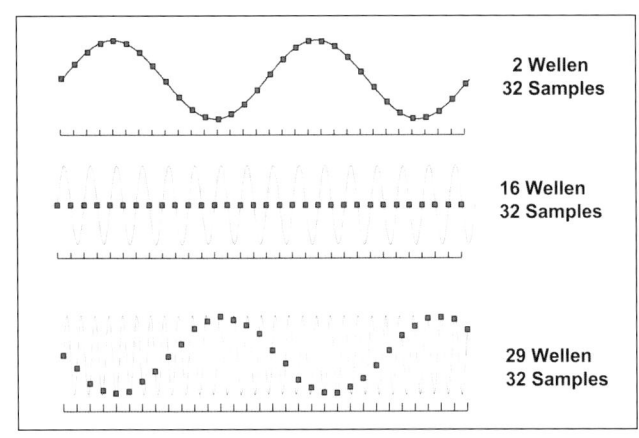

7.25 Nyquist-Theorem: Sample-Frequenz > 2 x höchste Signalfrequenz

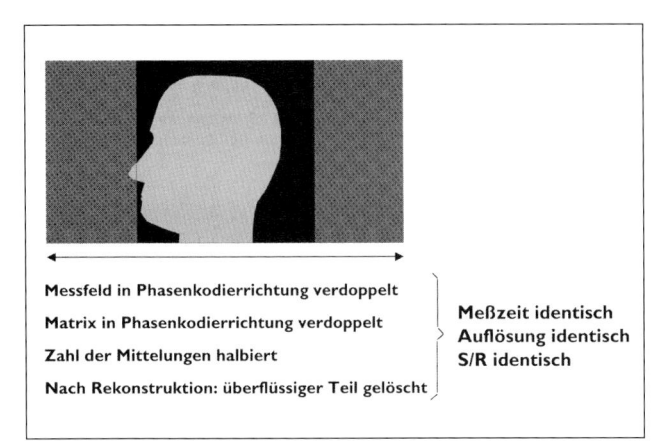

7.26 Rückfaltungsunterdrückung I

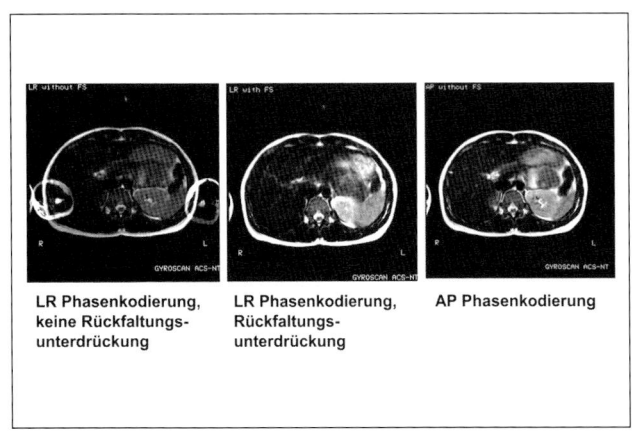

7.27 Rückfaltungsunterdrückung II

Crosstalk-Artefakt

Ursache
- Durch die gerundete Form des Profils der Schichtanregung bei einem zu engen Schichtabstand werden die Grenzschichten benachbarter Slices mit erregt; dadurch wird das effektive Interslice-Gewebe-TR im Vergleich zum vorgewählten TR sehr kurz.
- Dies führt zu einer unvollständigen Relaxation mit der Folge einer reduzierten Signalintensität.

Erscheinungsbild
- Die Signal(Bild-)intensität in Multi-Slice-Bildern ist an den Grenzzonen aller Einzelschichten außer der ersten Schicht reduziert (»Jalousieneffekt«).

Abhilfe
- Mithilfe größerer Schichtabstände (»Gaps«) kann dies verhindert werden; dies trifft insbesondere bei IR-Sequenzen zu, da für 180°-Pulse die Sliceprofile noch ungünstiger sind.
- Wenn sehr dünne oder quasi kontinuierliche Slices benötigt werden, sollte eine 3D-Akquisition gewählt werden.

Phase-Sampling-Artefakte

→ Fold-over-Artefakt,
→ Truncation-Artefact.

Fold-over-Artefakt (»Wrap-around«-Artefakt, Einfaltungs-Artefakt)

Ursache
- Diese Art des Artefaktes tritt auf, wenn die anatomische Struktur sich bis außerhalb des FOV erstreckt.

Erscheinungsbild
- Der Fold over zeigt sich an einer Darstellung in Phasenkodierrichtung der außerhalb des FOV liegenden Struktur an der gegenüberliegenden Innenseite des FOV (Abb. 7.24).
- Die eingefaltete Struktur kann die reale Anatomie überdecken und damit eine Diagnose erschweren oder unmöglich machen.

Abhilfe
- Vergrößerung des Field-of-View (FOV) (optimiert: Prozent des FOV).
- Erhöhung (Verdoppelung) der Phasenkodierrate (Abb. 7.25–7.27).
- Einsatz von räumlich begrenzten Sättigungsbändern um das FOV (= 90°-Pulse in dicken Schichten unmittelbar vor der eigentlichen Bildsequenz) (REST).

Truncation-Artefakt (Ringing-Artefakt, Gibbs-Ringing)

Ursache
- Das Truncation-Artefakt kann in folgenden Fällen auftreten:
  → zu niedrige maximale Phasenkodierung in der Phasenkodierrichtung (Abb. 7.28),
  → gelegentlich auch in Frequenzkodierrichtung,
  → an Hochkontrast-Grenzen von hell nach dunkel,
  → wenn die Phasenkodier-Matrix in Relation zur Frequenzkodier-Matrix zu klein (deutlich kleiner!) ist.

Erscheinungsbild
- Es kommt zu einer Serie alternierend heller und dunkler Linien an einem Hochkontrast-Interface, die dem anatomischen Bild überlagert sind (Abb. 7.29).
- Die Intensität der Linien nimmt kontinuierlich mit der Entfernung von der Grenze ab.

Abhilfe
- Wiederholung des Scans mit einer höheren Phasenkodierrate.
- Wahl einer höheren Bildmatrix.

Merke: Die Phasenkodier-Matrix sollte niemals kleiner als die halbe Frequenzkodier-Matrix sein.

Suszeptibilitätsartefakte

→ Suszeptibilitätsartefakte,
→ Metallartefakte (Spezialfall).

Suszeptibilitätsartefakte

Ursache
- Hierbei handelt es sich um durch lokale Magnetfeldinhomogenitäten des Gewebes bedingte, subtile Artefakte mit diskret reduzierter Signalintensität.
- Die Artefakte sind generell bei GRE-Sequenzen stärker als bei SE-Sequenzen ausgeprägt.

Erscheinungsbild
- Es kommt zu lokalen (umschriebenen) Reduktionen der Signalintensität mit einer leichten Distorsion der Anatomie (Abb. 7.30).

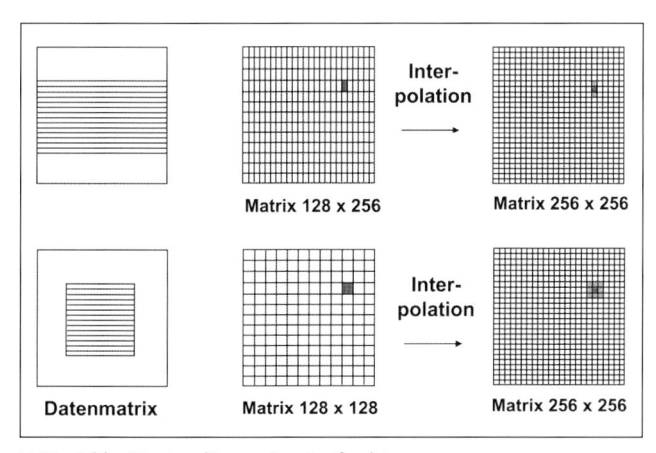

7.28 Gibbs Ringing (Truncation Artifact) I

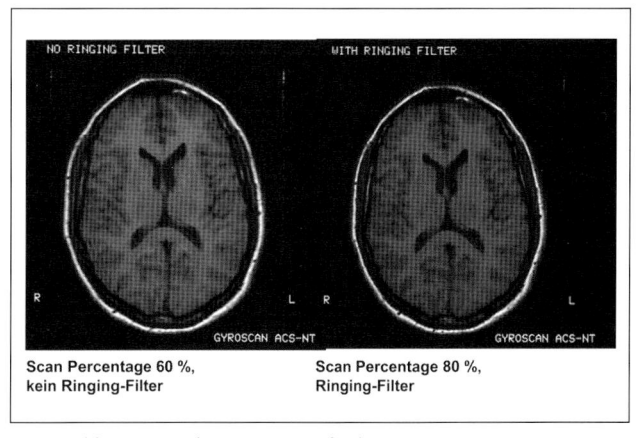

7.29 Gibbs Ringing (Truncation Artifact) II

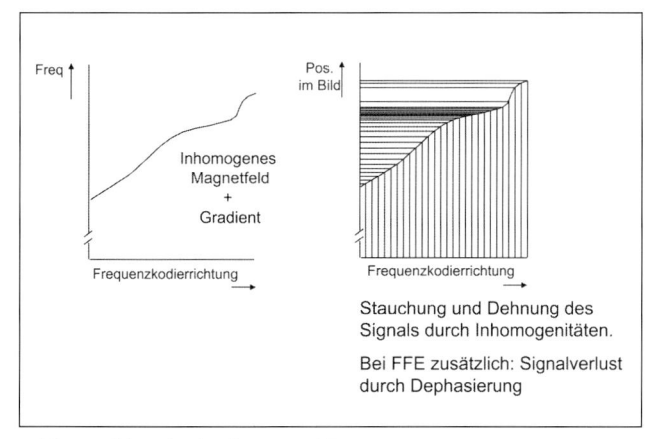

7.30 Artefakte durch Inhomogenitäten I

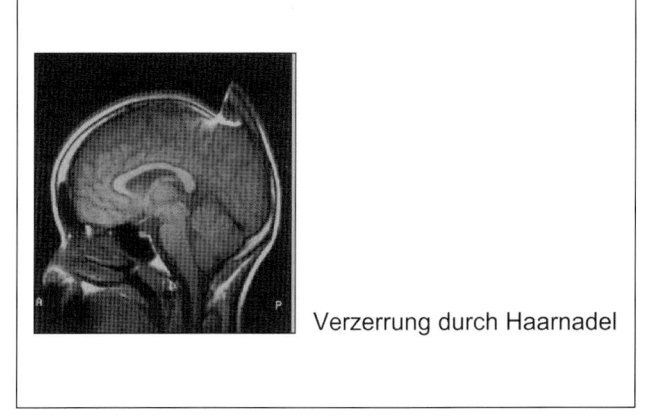

7.31 Artefakte durch Inhomogenitäten II

Abhilfe
- Benutzung sehr kurzer Echozeiten (TE), wenn eine T1- oder PD-Wichtung notwendig ist.
- Ansonsten notfalls Benutzung nur von SE-Sequenzen.

Metall-Artefakte

Ursache
- Durch lokale Magnetfeldinhomogenitäten eines metallischen Fremdkörpers werden ausgeprägte Artefakte mit einer massiv reduzierten Signalintensität bedingt.
- Aufgrund ihrer hohen Leitfähigkeit absorbieren Metallfremdkörper auch einen Teil der eingestrahlten RF-Energie mit der Folge einer lokalen Erwärmung.
- Die Artefakte sind generell bei GRE-Sequenzen stärker als bei SE-Sequenzen ausgeprägt.

Erscheinungsbild
- Zentral im Bereich des Fremdkörpers kommt es zu einer praktisch vollständigen Signalauslöschung.
- Geometrische Distorsion des Gewebebildes in der Nachbarschaft des Metalls (Abb. 7.31).

Abhilfe
- Benutzung sehr kurzer Echozeiten (TE), wenn eine T1- oder PD-Wichtung notwendig ist.
- Bei starker Distorsion Benutzung nur von SE-Sequenzen (in jedem Falle bei metallischen Fremdkörpern).

Equipment-Scanner-Artefakte

→ Zipper-Artefakt,
→ Gradienten-Nichtlinearitäts-Artefakte,
→ Herring-Bone-Artefakt,
→ Artefakte durch parasitäre Anregung,
→ Halo-Artefakt.

Mnemotechnik: Der **Zipper**-Artefakt **linearisiert nicht** die **Gradienten**, sondern **herr**scht über die **Parasiten** im **Halo**.

Zipper-Artefakt

Ursache
- Das Zipper-Artefakt ist das häufigste Equipment(Scanner)-Artefakt.
- Von extern kommt es zum Einbruch eines RF-Signals in das Messsystem im Scan-Raum, der über die Receiver-Spule aufgenommen wird.
- Das Phänomen kann von Anästhesie-Monitoring ausgehen (besonders bei metallischen Leitern bzw. Monitorkabeln, die durch die Schleusen in den Scan-Raum gehen und über die RF-Signale von außen eingebracht und durch die Aufnahmespulen erfasst werden).
- Gelegentlich kann es auch durch nicht gut abgeschirmte Pulsoximeter verursacht werden, die RF-Rauschunterdrückungstools benutzen und deren RF-Pulse ebenfalls von der Aufnahmespule erfasst werden können.
- Ganz selten stammen die RF-Pulse aus defekten Teilen des Scanners selbst.
- Ebenfalls sehr selten kann es zu einem Einbruch von 60Hz-Artefakten aus der Stromleitung kommen.

Erscheinungsbild
- Serie von alternierend hellen und dunklen Pixeln meist über 2–3 Pixel entlang des Bildes in Phasenkodierrichtung.
- Gelegentlich Auftreten multipler »Ghost-Zipper« regulär über das Bild verteilt.

Abhilfe
- Überprüfung und Reparatur bzw. Optimierung der Abschirmung.
- Benutzung MR-kompatibler Geräte im Scan-Raum.

Gradienten-Nichtlinearitäts-Artefakte

Ursache
- Bei zu großer Distanz (zu großem FOV) treten Nichtlinearitäten der Magnetfeldgradienten auf (diese sind nur über eine begrenzte Distanz linear).

Erscheinungsbild
- Es kommt zu einer Bilddistorsion mit Kompression der Bildinformation an den Rändern des FOV.

Abhilfe
- Erneute Bildaufname mit einem kleineren FOV.

Herring-Bone-Artefakt (Corduroy-Artefakt)

Ursache
- Dieses Phänomen wird verursacht von Spikes in der Rohdaten-Matrix (d. h. im k-Raum) durch:
  → elektrostatische Entladungen durch aneinander gereihte Plastikteile,
  → lose Verbindungen im Gradienten- oder Hochfrequenzspulensystem,
  → Undichtigkeiten der Hochfrequenzkabine.

Erscheinungsbild
- Serie von hoch und niedrig intensen Streifen quer durch das Bild verlaufend.
- Diagonales Kreuz- oder Fischgrätmuster.

Abhilfe
- Durchführen eines neuen Scans.

Artefakte durch parasitäre Anregung

Ursache
- Durch schlecht entkoppelte Spulen (bei Array-Spulen) kann es zur Aufnahme entfernter Objekte kommen.

Erscheinungsbild
- Entfernte Bildteile von außerhalb des vorgegebenen FOV tauchen im aktuell gescanten Bildbereich auf.

Abhilfe
- Benutzung von Spulen mit scharf abgegrenztem Sende- und Empfangsbereich.

Halo-Artefakt

Ursache
- Eine nicht korrekt vorgewählte Receiververstärkung bedingt den Informationsverlust.
- Dadurch ist der Digitizer-Bereich in Relation zu den zu hohen zu digitalisierenden Signalen zu klein.
- Dies verursacht einen Informationsverlust im Zentrum des k-Raums.

Erscheinungsbild
- Es kommt zu einem Halo-Effekt im Bild (zentrales schwarzes Loch).

Abhilfe
- Automatische Verstärkereinstellung der Receiver durch das Scanprogramm selbst.

Zusammenfassende Bewertung:
→ Bei MR-Untersuchungen muss immer mit dem Auftreten von Artefakten gerechnet werden.
→ Die Kenntnis der verschiedenen Artefakttypen und deren Ursachen führt in den meisten Fällen schon zur Artefaktvermeidung durch die entsprechende Einstellung der Scansequenzen.
→ Insbesondere bei sehr subtilen Artefakten (Flow, Suszeptibilität) muss man sich vor Fehlinterpretationen der Anatomie (weniger der Funktion) des MR-Bildes hüten.
→ In Zweifelsfällen sollte lieber der Scan noch einmal wiederholt werden.
→ Das folgende Flowchart hilft für eine rasche und übersichtliche Diagnose von Artefakten im MR-Bild.

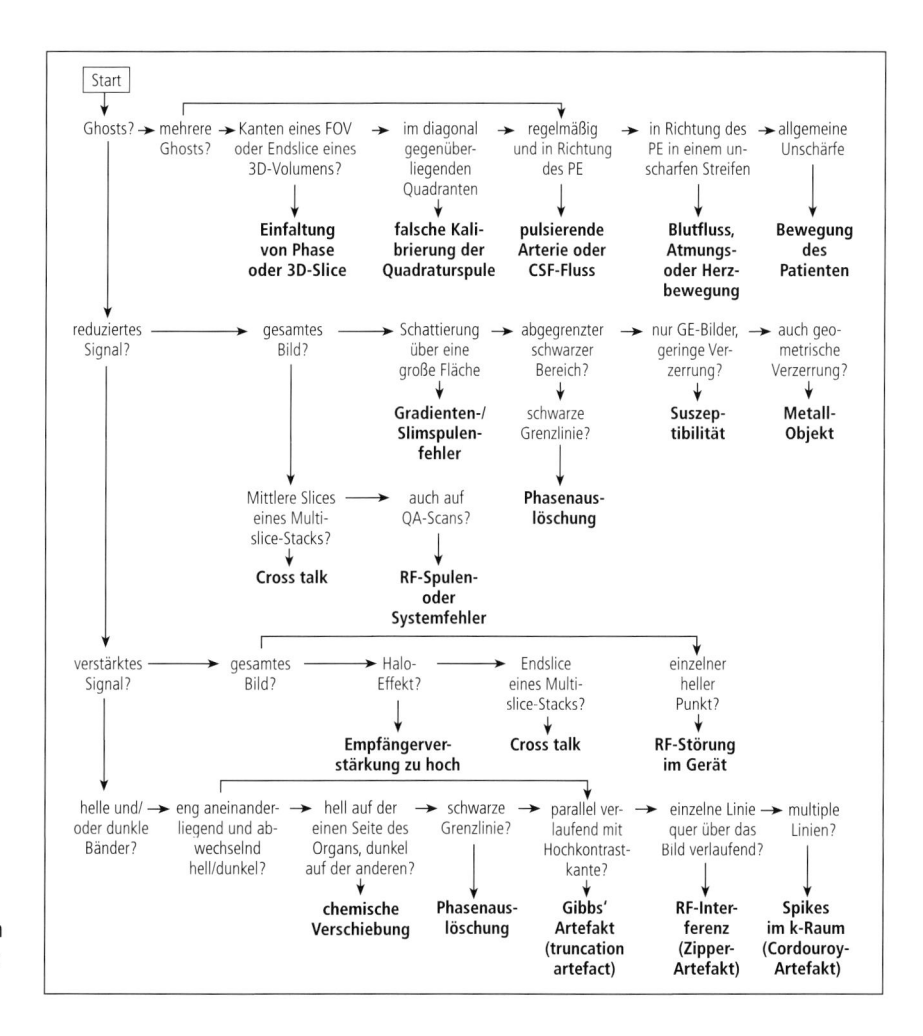

7.32 Übersicht über die verschiedenen Arten von Artefakten im MRT-Bild (modifiziert nach McRobbie et al. 2003)

8 Aufbau eines MR-Scanners und MRT-Labors

Raumkonzept

- Die **Raumgröße** sollte vernünftig und adäquat sein; sinnvoll sind drei voneinander getrennte und abgeschlossene Raumteile: Scan-Raum, Technikraum und Kontrollraum mit Bedienkonsole und Monitoren.
- Die Lokalisation des **Scan-Raums** sollte möglichst weit von starken äußeren Störquellen (Aufzügen, großen Sendeanlagen) **entfernt** sein.
- Der gesamte Raum muss wie ein **Faraday-Käfig** mit entsprechenden Materialien in Boden, Wänden und Decken zur Abwehr externer Radiofrequenzen isoliert sein; auch die Zugangstüre mit einem speziellen Rahmen dient der sicheren elektromagnetischen Abschirmung.
- Elektrische Zuleitungen zum Scanner und weitere Verbindungsleitungen (Infusionen usw.) erfolgen über **abgeschirmte Hochfrequenzzuleitungen** und **elektrische Filter**; falls nötig können Glasfaserleitungen durch zusätzliche Öffnungen mit zylindrischen Metallröhren bestimmter Länge eingesetzt werden.
- Die **Beleuchtung** des Untersuchungsraumes erfolgt mit **Niederspannungslampen** (Gleichstrom); Leuchtstoffröhren sind aufgrund der entstehenden Hochfrequenzinterferenzen ebenso wie Glühbirnen aufgrund der Oszillationen von Drähten und Wendeln im Magnetfeld nicht geeignet.
- Die **Stromversorgung** muss adäquat, d. h. autark sein (**Ausfallversorgung**), da bei Stromausfällen die Systemelektronik empfindlich gestört werden kann.

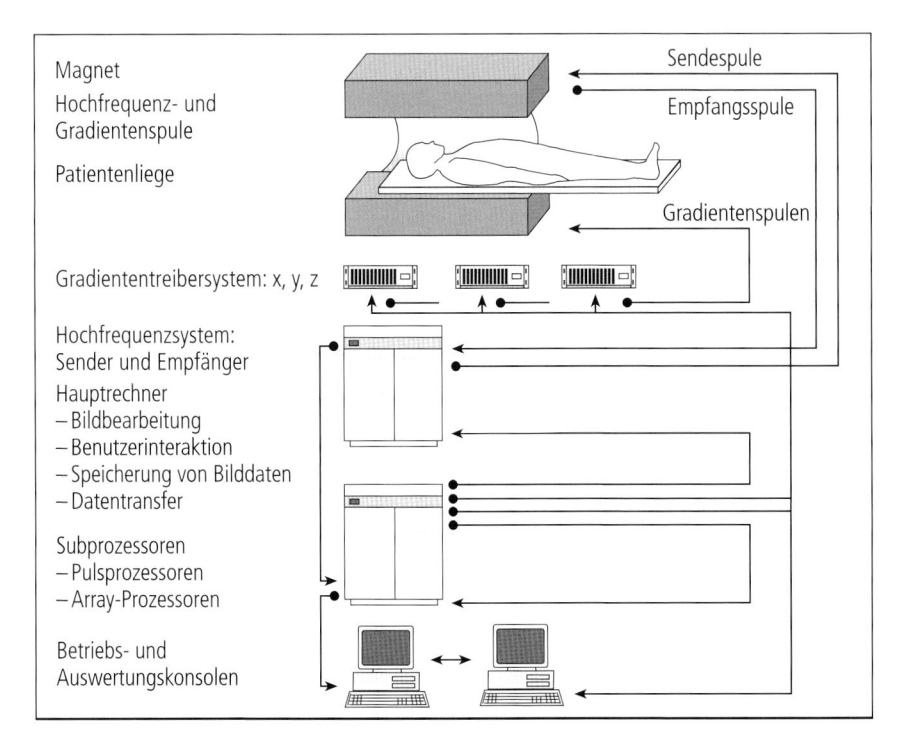

8.1 Komponenten eines MRT-Scanners (modifiziert nach Rinck 2003)

Hardware

→ Magnet,
→ Gradienten(spulen),
→ Hochfrequenzsystem,
→ Computersystem und Bedienkonsole (Abb. 8.1),
→ Software.

Magnet

Magnettypen

Permanentmagnet
→ zwei Pole ferromagnetischen Materials mit Eisenjoch als Brücke,
→ niedrige Feldstärke (0,2–0,3 T),
→ sehr schwer (bis 10 t),
→ verwendbar als offenes System,
→ niedrige Anschaffungs- und Unterhaltskosten,
→ hohe Anfälligkeit der Magnetfeldhomogenität gegenüber Schwankungen der Umgebungstemperatur.

Elektro- oder Widerstandsmagnet
→ Aufbau wie Permanentmagnet, nur Polstücke mit Spulen umwickelt, welche bei Stromdurchfluss ein homogenes Magnetfeld aufbauen (Feldstärke 0,5–0,6 T),
→ hoher Leistungsverbrauch (bis 100 kW) mit hoher Wärmeproduktion und der Notwendigkeit eines effektiven Kühlsystems,
→ **Vorteile**:
   – offene Bauweise möglich,
   – Schnellabschaltung durch Unterbrechung des Stromflusses einfach möglich.

Supraleitender Magnet
→ stromführende Spulen aus bestimmten Metalllegierungen (z. B. Niobium-Titanium = NbTi) mit supraleitenden Eigenschaften,
→ abgekühlt durch flüssiges Helium (–269 °C) = konstanter, von der äußeren Stromzufuhr unabhängiger Stromfluss mit hohen Feldstärken (1,5 T, 3 T, 7 T, 12 T) und sehr homogenem, stabilem Magnetfeld (Abb. 8.2),
→ vier bis acht Spulenelemente,
→ Gewicht 3–4 t,
→ **Nachteile**:
   – hohe Anschaffungs- und Unterhaltskosten,
   – geschlossene Bauweise (keine Interventionen möglich).

Quench

- Ausfall des Kühlsystems durch mechanische Vibrationen oder induzierte Felder:
   → Zusammenbruch der supraleitenden Eigenschaften eines Spulenelementes,
   → Auftreten eines elektrischen Widerstandes,
   → Wärmeentwicklung,
   → explosionsartiges Verdampfen des Heliums,
   → Zusammenbruch des Magnetfeldes innerhalb weniger Minuten (= Kettenreaktion).

Kontrollierter Quench = kontrollierte Schnellabschaltung

- Bei akuten Zwischenfällen kann manuell der Quench ausgelöst werden, um das Magnetfeld rasch abzubauen: Über Berstscheiben (Überdrucksicherung) und Quenchröhren werden innerhalb kürzester Zeit große Mengen gasförmigen Heliums in

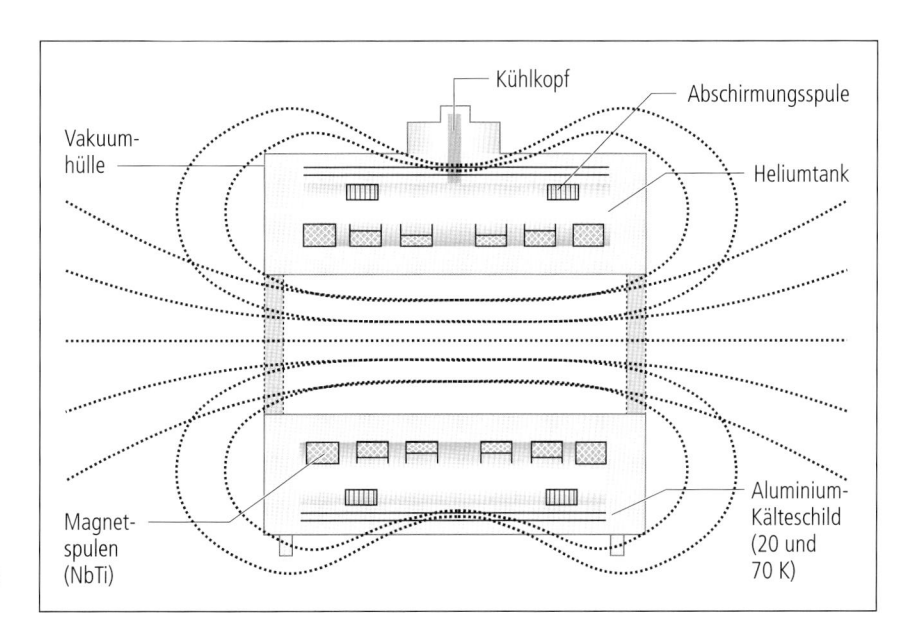

8.2 Schema des Kühlsystems eines supraleitenden Magneten (modifiziert nach Hombach et al. 2005)

die Sicherheitsbereiche ausgeleitet. Hierdurch wird die Gefahr von Erfrierungen oder Asphyxie im Scan-Raum minimiert. Eine kontrollierte Abschaltung dauert mehrere Stunden, der Scanner fällt meist länger aus, die notwendige neue Heliumfüllung ist sehr kostspielig.

Shimming

- Durch design- und konstruktionsbedingte Ursachen kann das Magnetfeld kleine Inhomogenitäten aufweisen, die durch Shimming korrigiert werden können:
    → **passives Shimming:** Bei der Installation des Systems werden nach Einmessung des Magnetfeldes durch die Techniker kleine Metallplatten im Magneten eingebracht.
    → **aktives Shimming:** Durch elektrische Spulenelemente und deren kleine Magnetfelder werden Inhomogenitäten des Hauptmagneten korrigiert.
- Auch externe Störfelder durch größere ferromagnetische Gegenstände können durch Shimming ausgeglichen werden. Zusätzlich sind während der Messung dynamische Shimming-Verfahren einsetzbar, sodass sich auch über kleinere Körpervolumina ein homogenes Magnetfeld aufbauen lässt.

Abschirmung

- → **passive Abschirmung:** interne und externe Verkleidung des Magneten mit entsprechendem Metall (bis zu 30 t bei einem 1,5 T-Magnet).
- → **aktive Abschirmung:** Durch speziell angeordnete supraleitende Spulenelemente mit umgekehrtem Stromfluss lässt sich das Streufeld des Magneten (in alle drei Richtungen des Raumes wirkend) kompensieren. Nachteilig ist, dass die Systemleistung und das statische Feld hierdurch negativ beeinflusst werden können.

Gradienten(spulen)

- Das zeitlich begrenzte Magnetfeld wird durch drei in zylindrischer Anordnung im Magneten gelegenen Gradientenspulen erzeugt (Abb. 8.3).
- Die Gradienten werden für die Schichtwahl (G_z quer zur Körperlängsachse) und die Ortskodierung (G_y i.d.R. rechts–links und G_x i.d.R. anterior–posterior) benutzt.
- Die **Gradientenstärke** wird durch **drei Parameter** charakterisiert (Abb. 8.4, 8.5):
    → **maximale Gradientenstärke** in mT/m (z.B. 20–30 bis maximal 66 mT/m),
    → **»Rise Time«:** Zeit bis zum maximalen Anstieg der Gradientenstärke in µs (z.B. 200–1 000 µs),
    → **»Slew Rate«:**= Anstiegssteilheit = maximale Gradientenamplitude/Rise Time in T/m/s (z.B. 20–150 T/m/s).

Bedeutung von Gradientenparametern

- Die **Amplitude** des Gradienten bestimmt die Schichtdicke und die Größe des Bildausschnitts.
- Die **Feldstärke**, die **Pulsamplitude** und die **Anstiegssteilheit** sind für die Bildqualität verantwortlich.
- Eine mangelhafte **Linearität** des Gradienten bedingt Fehler im räumlichen Auflösungsvermögen und Verzerrungen der Objektgeometrie.

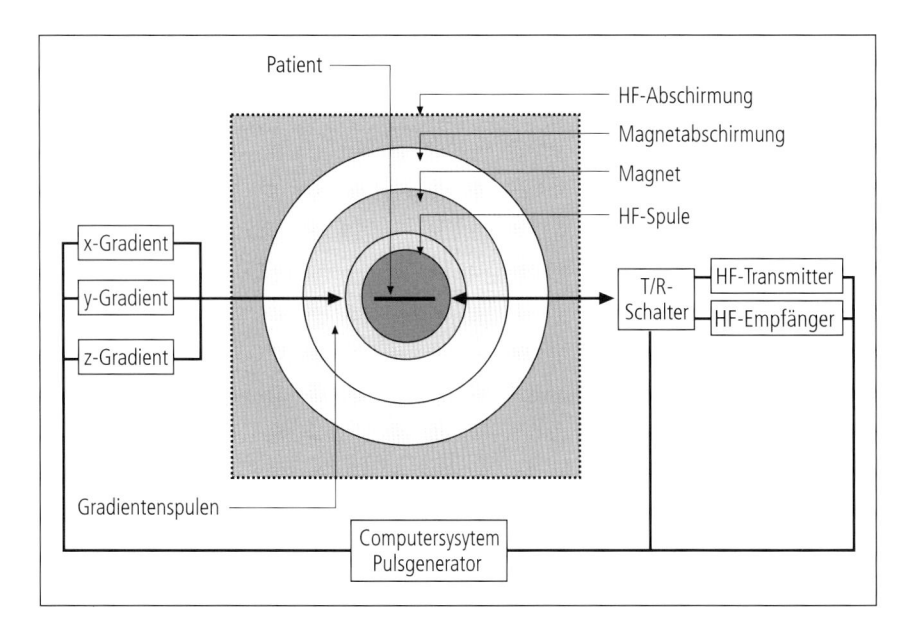

8.3 Schema der Hardware-Komponenten eines MRT-Scanners (modifiziert nach Hombach et al. 2005)

- **Gradienteninduzierte Wirbelströme** (z. B. im Kryostaten) bewirken Bildartefakte; Abhilfe kann durch eine effektive Abschirmung geschaffen werden.

Hochfrequenzsystem
(Sende- und Empfängerspulen)

- Das Hochfrequenzsystem ist für die Erzeugung, die Aussendung und den Empfang der Hochfrequenz(HF)-Signale notwendig.
- Es besteht aus einem leistungsstarken **Hochfrequenzsender** (Larmor-Frequenz bei 1,5 T: 63,8 mHz = Größenordnung von UKW-Sendern) und einem hochempfindlichen **Empfänger** (hohe Stabilität, d. h. möglichst homogene Signale = keine Verzerrungen).
- Die Frequenz der vom **Sender (Transmitter)** abgegebenen Signale wird durch die Schichtposition und die Stärke des schichtselektiven Gradienten bestimmt; das gesamte Frequenzspektrum ist abhängig von der Dicke der anzuregenden Schicht.
- Die Amplitude des HF-Signals bestimmt den Flipwinkel und die Phase des HF-Signals die Flipachse.
- Durch eine **Körperspule (Volumenspule)** wird eine möglichst hohe Signalhomogenität über ein großes Volumen erzeugt. Zur Erzeugung eines zum statischen Magnetfeld B_0 senkrecht stehenden HF-Feldes B_1 werden Sattel- oder Birdcage-Spulen verwandt (für vertikale B_1-Felder); eine solenoidale Spule baut in horizontaler Richtung ein homogenes B_1-Feld auf (Abb. 8.7).

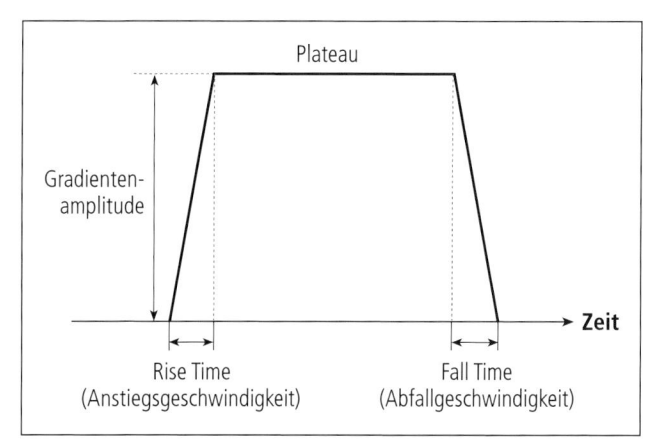

8.4 Charakteristika eines Gradientenpulses (modifiziert nach McRobbie et al. 2003)

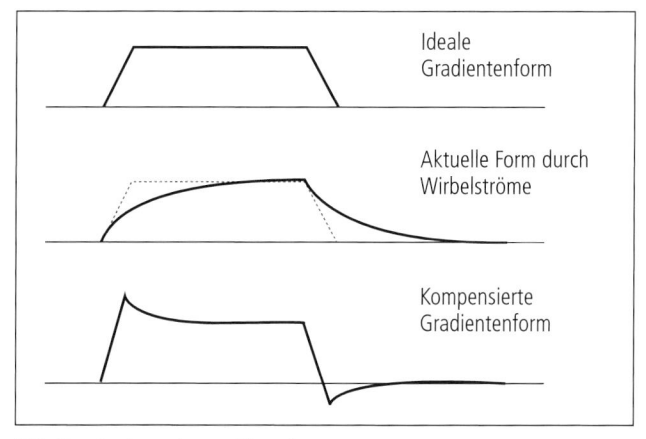

8.5 Gradientenpulse und ihre Formen

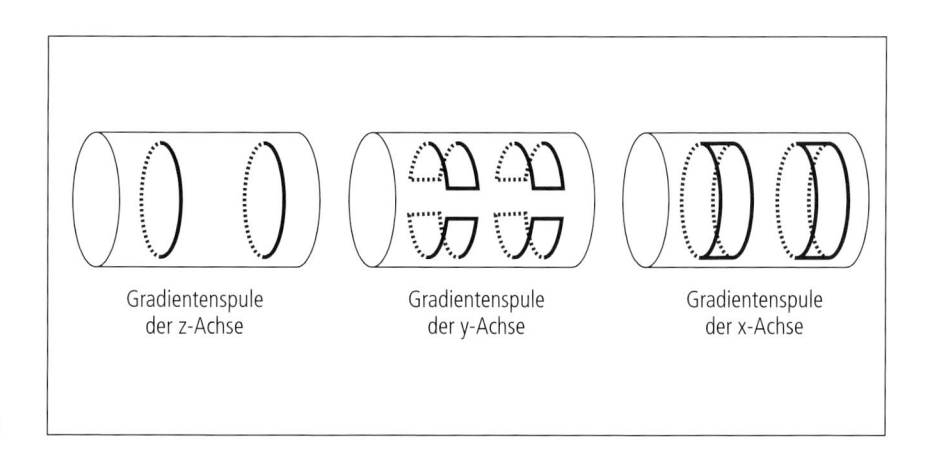

8.6 Anordnung der MRT-Spulen für die drei Achsen (z, y, x) (modifiziert nach Rinck 2003)

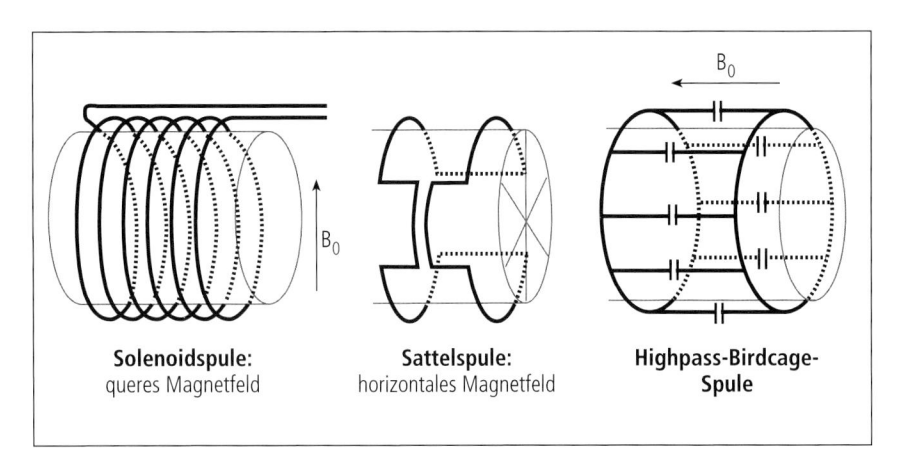

Aufbau eines MR-Scanners und MRT-Labors

Solenoidspule:
queres Magnetfeld

Sattelspule:
horizontales Magnetfeld

Highpass-Birdcage-Spule

8.7 Schemazeichnungen verschiedener Typen von MRT-Spulen (modifiziert nach McRobbie et al. 2003)

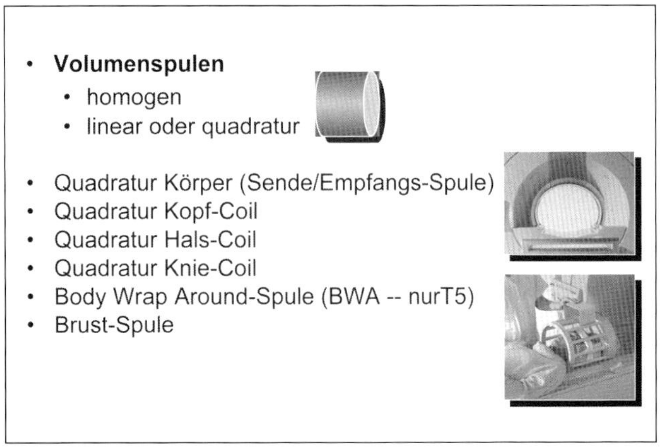

- **Volumenspulen**
  - homogen
  - linear oder quadratur
- Quadratur Körper (Sende/Empfangs-Spule)
- Quadratur Kopf-Coil
- Quadratur Hals-Coil
- Quadratur Knie-Coil
- Body Wrap Around-Spule (BWA -- nurT5)
- Brust-Spule

8.8 HF-Spulenformen I

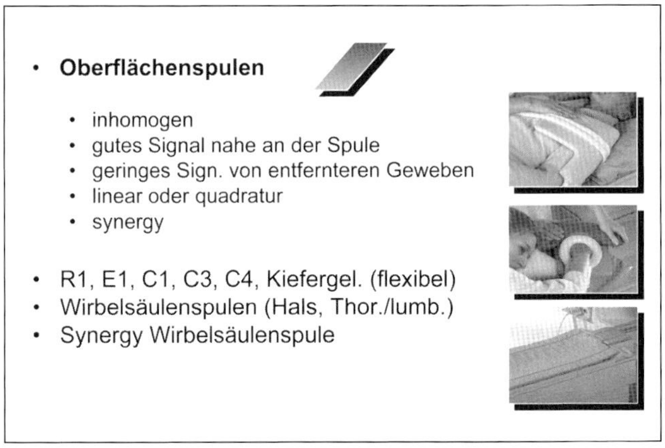

- **Oberflächenspulen**
  - inhomogen
  - gutes Signal nahe an der Spule
  - geringes Sign. von entfernteren Geweben
  - linear oder quadratur
  - synergy
- R1, E1, C1, C3, C4, Kiefergel. (flexibel)
- Wirbelsäulenspulen (Hals, Thor./lumb.)
- Synergy Wirbelsäulenspule

8.9 HF-Spulenformen II

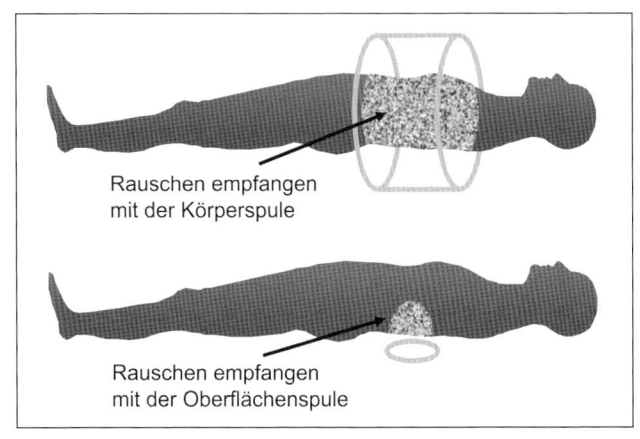

Rauschen empfangen mit der Körperspule

Rauschen empfangen mit der Oberflächenspule

8.10 Bildqualität: Empfangsspule und Rauschen I

wenig Rauschen pro Spule

Synergy (= phased array)-Spulen: großes Messfeld, wenig Rauschen

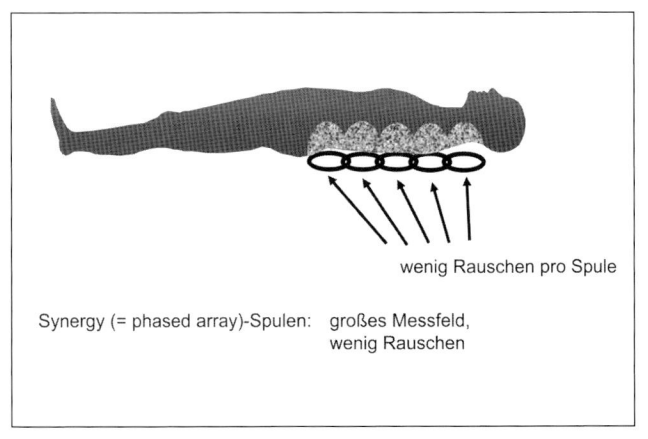

8.11 Bildqualität: Empfangsspule und Rauschen II

Unterschiedliche Konfiguration der Empfängerspulen

Volumenspulen
- Die beschriebene Körperspule kann auch als Empfangsspule verwandt werden. Sie hat den Vorteil einer größeren Homogenität und weniger Rauschens, allerdings auch ein kleineres Signal-Rausch-Verhältnis (SNR; Abb. 8.8, 8.9).

Oberflächenspulen
- Oberflächenspulen werden in der Regel als reine Empfängerspulen benutzt (Abb. 8.12, 8.13).
- Durch einen flexiblen Aufbau und einen kleinen Durchmesser sind sie sehr gut für die Darstellung oberflächennaher, umschriebener anatomischer Strukturen geeignet.
- Sie garantieren ein großes Signal-Rausch-Verhältnis (SNR; Abb. 8.10, 8.11, 8.14, 8.15).
- Nachteilig ist die geringe Eindringtiefe und das kleine FOV.
- Das Spulendesign besteht aus einem linearen Aufbau oder einer Quadratur-Spule; letztere hat zwei senkrecht aufeinander stehende Wicklungen, was zur Addition des Bildsignals mit Herausrechnen des Rauschens der einzelnen Spulendrähte und einem verbessertem SNR führt.

Phased-Array-Spulen
- Dies sind spezielle Oberflächenspulen mit mehreren, miteinander verbundenen Spulenelementen.
- Als Empfänger können die Spulen in Quadratur **einzeln** oder **zusammen** genutzt werden.
- Der flexible, **der Herzanatomie angepasste Spulenaufbau** ermöglicht eine exakte und körpernahe Plazierung über dem zu messenden Volumen.
- Beim Anschluss der **einzelnen Spulenelemente** an jeweils einen **eigenen Empfänger** resultiert ein noch besseres SNR.
- Der Array-Ansatz erlaubt die Anwendung von **Parallel-Imaging-Techniken** wie SENSE oder SMASH: Die unterschiedliche räumliche Sensitivität der Einzelspulenelemente wird zur simultanen räumlichen Kodierung des Resonanzsignals benutzt, d.h., sie ersetzt zum Teil die sequentielle Gradientenkodierung.
- Die **Vorteile der Phased-Array-Spulen** liegen in einem größeren FOV bei Kombination der Einzelspulen, einem sehr guten SNR und einer deutlich besseren Orts- und Zeitauflösung.
- Die **Array-Spulen** sind mit einer speziellen **HF-Abschirmung** versehen, damit Interaktionen von Gradienten- oder Shimspulen mit den Empfangsspulen vermieden werden können.

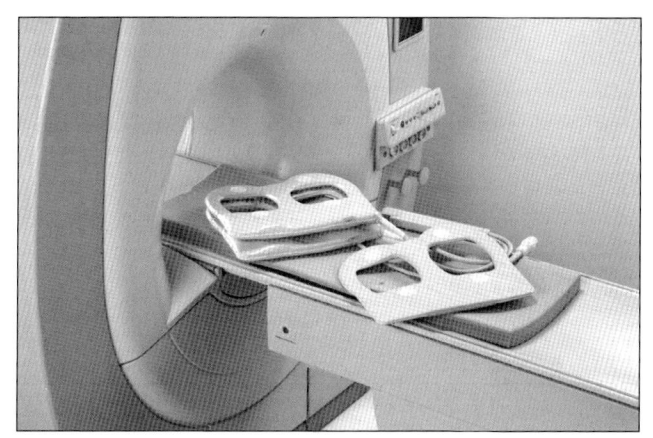

8.12 Verschiedene Phased-Array-Oberflächenspulen (Philips Medizinsysteme) (modifiziert nach Hombach et al. 2005)

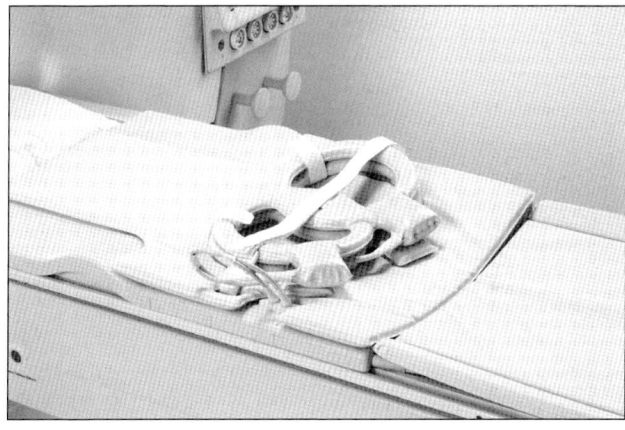

8.13 Verschiedene Phased-Array-Oberflächenspulen (Philips Medizinsysteme): Herzspule mit zwei elastischen vorderen und drei starren dorsalen Spulenelementen (modifiziert nach Hombach et al. 2005)

- Spulentechnologie
- Linear
  Signalempfang in einer Richtung

- Quadratur
  Signalempfang in zwei orthogonale Richtungen
  (Signal-zu-Rausch etwa 40 % besser...)

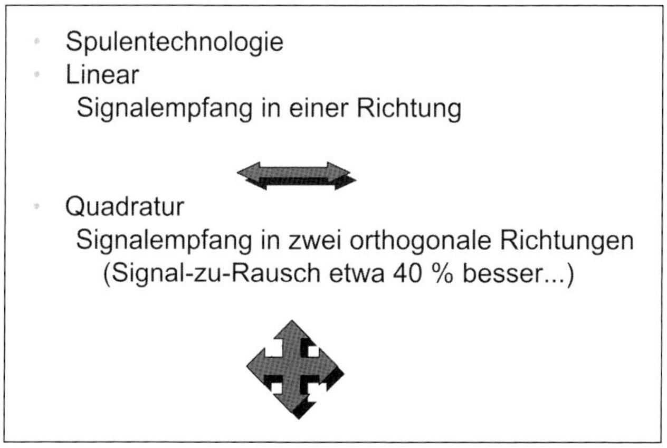

8.14 Signal-zu-Rausch-Verbesserungen: HF-Spulentechnologie

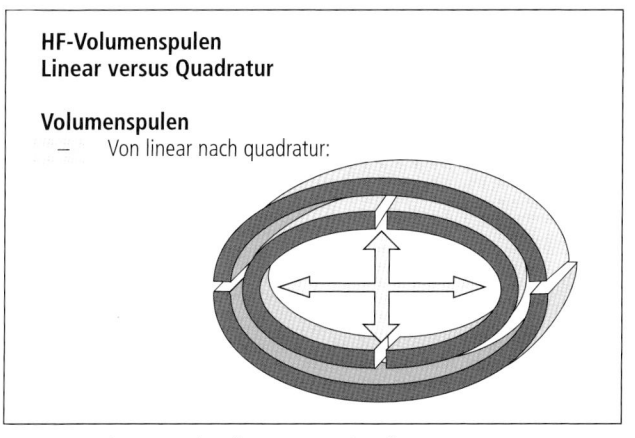

HF-Volumenspulen
Linear versus Quadratur

Volumenspulen
- Von linear nach quadratur:

8.15 HF-Volumenspulen: linear versus Quadratur

Computersystem und Bedienkonsole

Computersystem

- Das **Computersystem** ist das Herzstück des MR-Scanners; es besteht aus einem Hauptrechner und mehreren, vom Hauptrechner gesteuerten Subprozessoren:
  → **Hauptrechner:** Bilddarstellung, Benutzerinteraktion, Speicherung der Bilddaten, Datentransfer und -austausch,
  → **Pulsprozessoren:** Synchronisierung von Hochfrequenz- und Gradientenpulsen,
  → **Array-Prozessor:** Akquisition und Rekonstruktion der Bilddaten.

Bedienkonsole und Monitor

- Die Steuerung der Messung erfolgt durch den Benutzer und umfasst die Planung der Untersuchungsschritte, die Auswahl, Modifikation und zeitliche Planung der MR-Pulssequenzen sowie die Anpassung der einzelnen Schnittbilder an die Geometrie des zu untersuchenden Organs.

Software

Scan-Modus

→ Anpassung der in tabellarischer Form dargestellten Messparameter,
→ Planung der Geometrie (in mehreren Fenstern) in mehreren Ebenen über eine virtuelle Schnittstelle,
→ Überprüfung des Untersuchungsergebnisses,
→ Darstellung von EKG und Atemkurven (in kleinen Fenstern).

Betrachtungsmodus

→ visuelle Auswertung von Einzelbildern oder Bildsequenzen im Cine-Modus,
→ Integration von Algorithmen zur Rekonstruktion und Speicherung,
→ Speicherung und Verwaltung von Messdaten und erstellten Sequenzen sowie Kommunikation mit der Netzwerkumgebung meist mithilfe spezieller Subprogramme.

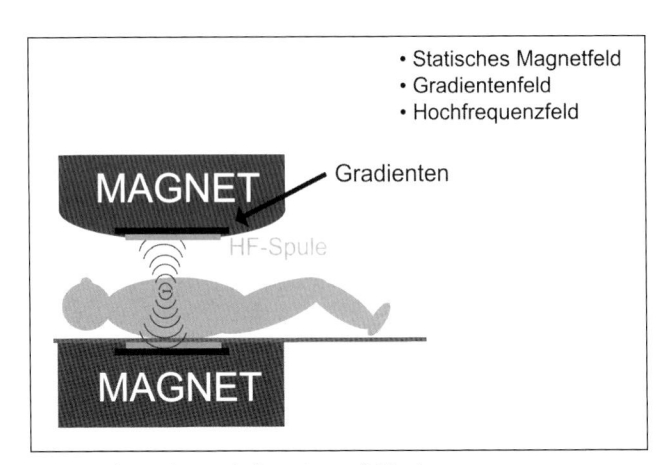

- Statisches Magnetfeld
- Gradientenfeld
- Hochfrequenzfeld

MAGNET — Gradienten
HF-Spule
MAGNET

8.16 Wirkung des statischen Magnetfeldes I

Frequenz = 0
Feldstärke: sehr groß

	Patient	Personal	Bevölkerung
Feldstärke	0,2 T - 2,0 T	0,2 Tesla gemittelt	0,04 Tesla
Aufenthaltsdauer	0,5 - 1,5 St.	8 St./Tag	Dauerexposition

(Empfehlungen der Strahlenschutzkommission)

8.17 Wirkung des statischen Magnetfeldes II

Schaltbar in 0,2 bis 1,0 ms
Feldstärke: 5 bis 15 mT

Stichwort: dB/dt (zeitliche Änderung der Magnetfeldstärke B in Tesla pro Sekunde)

Feldstärkenänderung:	bis 10 T/s (Standard-Anlagen) bis 70 T/s (Anlagen mit schnellen Gradienten)
Schaltvorgänge:	ca. 250 bis 1500 pro Sekunde

8.18 Wirkung der Gradienten I

Induzierte Ströme im Körper:

▶ Standard-Anlagen: bis 10 mA/cm^2
▶ Anlagen mit schnellen Gradienten: bis 70 mA/cm^2

Lichtblitzeffekte: 1 mA/m^2 bei 20 Hz

Stimulation peripherer Muskeln: 50 mA/cm^2 bei 1200 Hz

Herzkammerflimmern: 500 mA/m^2 bei 1200 Hz

8.19 Wirkung der Gradienten II

Auswertesoftware (Tools)

- Die Nachbearbeitung (z. B. eine quantitative Ventrikelfunktionsanalyse oder eine quantitative First-Pass-SI-Analyse) und die Befundung erfolgen meist an separaten Auswertestationen.

Sicherheitsaspekte

→ statisches Magnetfeld,
→ Gradientenfelder,
→ Hochfrequenzfelder,
→ MRT-Kompatibilität,
→ Notfallmanagement.

Statisches Magnetfeld

Mechanische Effekte

- Die **Hauptgefahr** liegt in der Anziehungskraft auf ferromagnetische Objekte; aufgrund der Magnetstärke wirken die Objekte wie Projektile (Abb. 8.16)!
- Je größer das metallische Objekt ist, umso größer ist die Anziehungskraft.
- Im Magneten drohen Funktionseinschränkungen oder -ausfälle elektronischer Geräte (Computerfestplatten, Monitore, Herzschrittmacher, Speichermedien: MODs, Disketten, Chipkarten).

Biologische Effekte

- Bei langem Aufenthalt im Magneten kann es zu folgenden biologischen Effekten des Magnetfeldes kommen (Abb. 8.17):
  → sensorische Effekte wie Nausea, Vertigo, retinale Lichtblitze,
  → kurzzeitige psychische Alterationen wie Müdigkeit oder Konzentrationsverlust,
  → fluss- oder bewegungsinduzierte Induktionen von Strömen: Nerven- oder Muskelzuckungen,
  → magneto-hydrodynamische Effekte.

Merke: Bei den kommerziell erhältlichen MR-Scannern sind die beschriebenen »Nebenwirkungen« wegen der schwachen Reaktion biologischer Gewebe auf das Magnetfeld und die fehlende Reproduzierbarkeit vernachlässigbar!

Gradientenfelder

- Gradientenfelder bewirken:
  → **Induktion von Strömen** in biologischen Geweben durch Hochleistungsgradienten (Abb. 8.19):
    – Reizung peripherer Nerven (sehr selten),
    – Muskelzuckungen (sehr selten).
  → **hohe Geräuschpegel** (Klopfgeräusche); Prophylaxe: Tragen eines geeigneten Hörschutzes (Abb. 8.20).

Hochfrequenzfelder

- Die **Hauptgefahr** besteht in einer **Erwärmung** biologischer Gewebe (Abb. 8.21):
  → potentielle **Erhitzung metallischer**, aber auch **nicht ferromagnetischer Implantate** (z. B. Schrittmachersonden; Abb. 8.23),
  → **Hautverbrennungen** durch Schleifenbildung (EKG-Kabel, übereinander geschlagene Extremitäten = gekreuzte Hände oder Füße; Abb. 8.22),

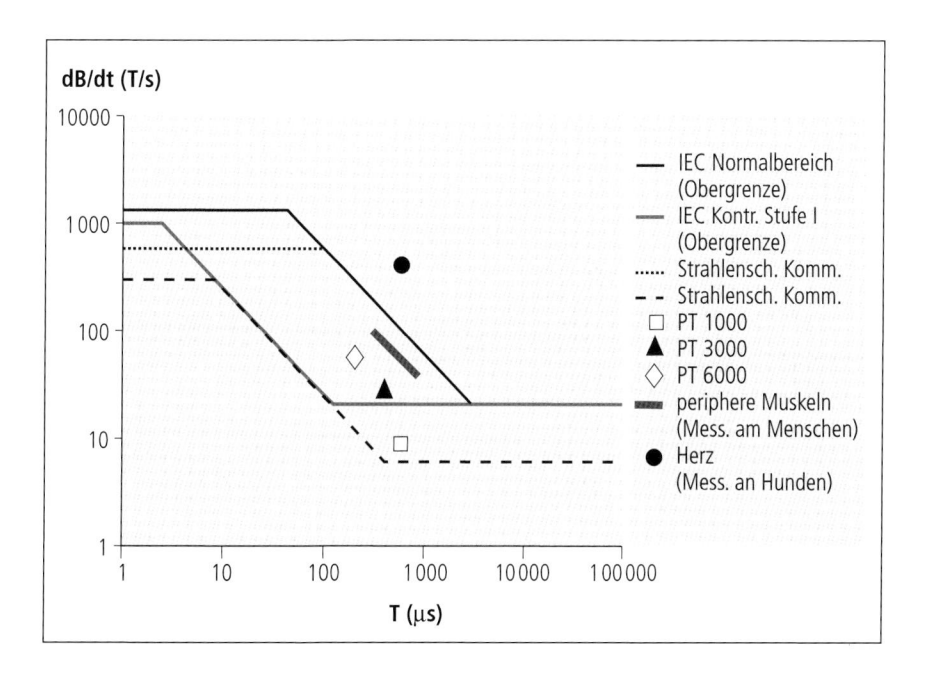

8.20 dB/dt bei Gradientenschaltungen

Erhöhung der Körpertemperatur:

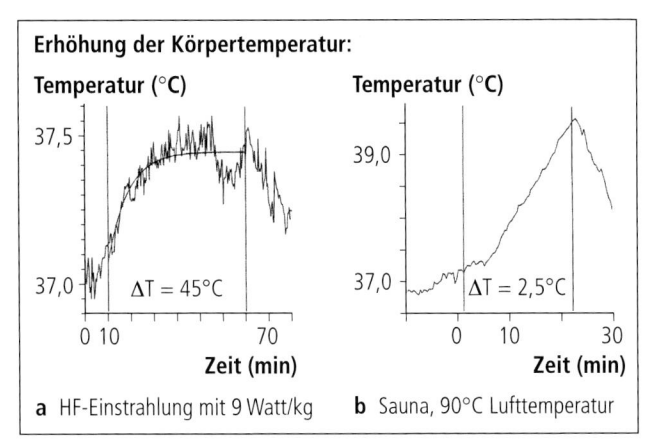

a HF-Einstrahlung mit 9 Watt/kg, $\Delta T = 45°C$

b Sauna, 90 °C Lufttemperatur, $\Delta T = 2,5°C$

8.21 Wirkung des Hochfrequenzfeldes (modifiziert nach Hauert und Bachert; DKFZ)

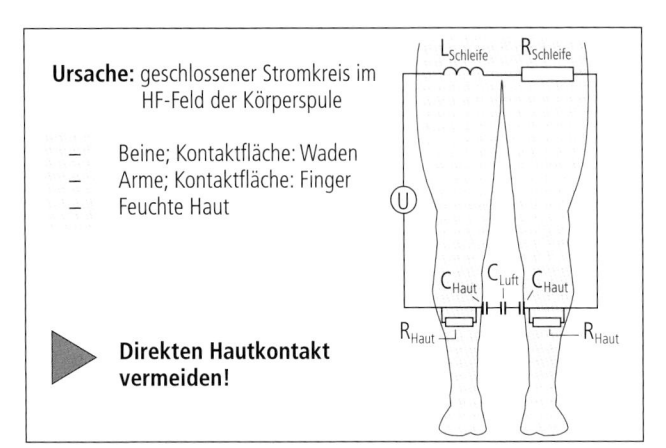

Ursache: geschlossener Stromkreis im HF-Feld der Körperspule

- Beine; Kontaktfläche: Waden
- Arme; Kontaktfläche: Finger
- Feuchte Haut

▶ **Direkten Hautkontakt vermeiden!**

8.22 Verbrennungen durch HF-Einstrahlungen

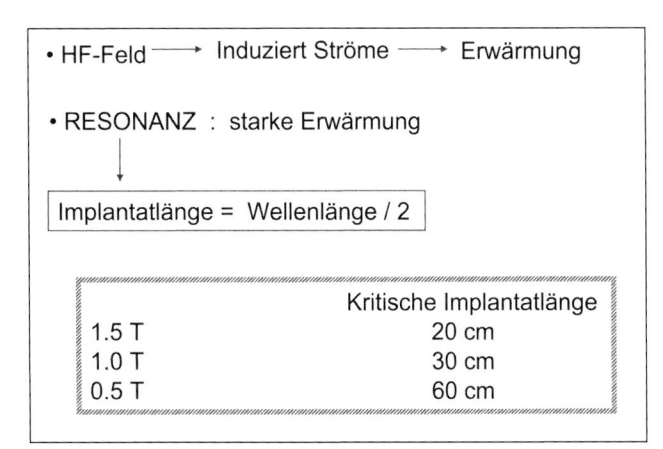

- HF-Feld ⟶ Induziert Ströme ⟶ Erwärmung
- RESONANZ : starke Erwärmung
  ↓
  Implantatlänge = Wellenlänge / 2

	Kritische Implantatlänge
1.5 T	20 cm
1.0 T	30 cm
0.5 T	60 cm

8.23 Erwärmung leitfähiger Implantate im HF-Feld

→ **Maß für die Energieaufnahme** unter Hochfrequenzeinstrahlung: **spezifische Absorptionsrate** = Specific Absorption Rate (**SAR**):
 - Die Höhe von SAR und Körpertemperatur hängt von den Scanbedingungen sowie von der Untersuchungsdauer und den Umgebungsbedingungen ab.
 - Eine **Senkung der SAR ist möglich** durch:
   ◊ Verwendung von Empfängerspulen in Quadratur-Design,
   ◊ kurze Repetitionszeiten (TR),
   ◊ weniger Schichten,
   ◊ niedrigere Turbofaktoren bei Fast-Echo-Techniken.

Tab. 8.1 Richtwerte für SAR und Körpertemperaturerhöhung

Modus	Ganzkörper-SAR (W/kgKG)	Kopf-Rumpf-SAR (W/kgKG)	Extremitäten-SAR (W/kgKG)	Temperaturerhöhung um
normaler Modus	2	10	20	0,7 °C
erste Kontrollstufe	4	10	20	1,0 °C
zweite Kontrollstufe	> 4	> 10	> 20	∅

MRT-Kompatibilität

MRT-sicher (Definition)

- Durch Untersuchungen ist zu belegen, dass von dem betreffenden Gegenstand im Scanner oder im Scan-Raum keine Gefahr oder Sicherheitsrisiko für Patient oder Personal ausgehen.
- Das Fehlen entsprechender Untersuchungsdaten erfordert eine wissenschaftliche Begründung (Rationale) für das Fehlen der MRT-Sicherheitsüberprüfung des Gegenstandes oder Gerätes.

MRT-kompatibel (Definition)

- Durch Untersuchungen ist zu belegen, dass von dem betreffenden Gegenstand im Scanner oder im Scan-Raum keine Gefahr oder Sicherheitsrisiko für Patient oder Personal ausgehen und dass die Funktion des Scanners nicht beeinträchtigt wird.
- Das Fehlen entsprechender Untersuchungsdaten erfordert eine wissenschaftliche Begründung (Rationale) für das Fehlen der MRT-Sicherheitsüberprüfung des Gegenstandes oder Gerätes.

Notfallmanagement

Notfallsituationen:
- Gerätedefekt (Quench),
- Dislokation metallischer Implantate,
- Verbrennungen,
- Schockzustände,
- Kreislaufversagen.

- Der Patient ist sofort aus dem Tomographen zu holen und eine Notfallversorgung einzuleiten.
- Hierfür sind spezielle Notfallpläne vorgeschrieben und einzuhalten, über die der Sicherheitsbeauftragte das Personal regelmäßig unterrichten muss.
- Es ist eine entsprechende Notfallausrüstung vor Ort vorzuhalten (inklusive der Möglichkeit der Intubation und der externen Defibrillation = Defibrillator vor Ort).
- Cave: Bei Fremdpersonal im Scan-Raum (Intensivpersonal, Raumpflegerinnen, Feuerwehrleute, Polizei) ist entsprechende Vorsorge zu treffen, dass sich diese nicht unsachgemäß im Scan-Raum betätigen

Kontraindikationen zur MRT-Untersuchung

Absolute Kontraindikationen

- Herzschrittmacher und implantierbare Defibrillatoren (ICD),
- Clips nach Karotiseingriffen,
- intrakranielle Aneurysma-Clips,
- künstliche Herzklappen (allererste Generation von Käfig-Ball-Prothesen),
- Metallsplitter (besonders im Augenbereich),
- Kochleaimplantate,
- Insulinpumpen,
- Neurostimulatoren,
- Schwellkörperimplantate.

Relative Kontraindikationen

- ausgeprägte Klaustrophobie,
- massive Adipositas,
- Ruhedyspnoe,
- Pollakisurie,
- Unruhe, Rückenschmerzen, Juckreiz,
- Intrauterinpessar,
- Schwangerschaft.

Merke: Zur Vorsorge und Sicherheit von MRT-Untersuchungen empfiehlt sich für den Arzt bzw. die MTA das Durchgehen einer entsprechenden Checkliste sowie ein Aufklärungsbogen für den Patienten. In diesem sollten sowohl mögliche Gefahren betreffend die individuelle Sicherheit der MRT-Untersuchung erläutert als auch eine Erklärung über den Ablauf und die Dauer der Untersuchung enthalten sein. Bei sorgfältiger Durchsicht der Daten und der Anamnese des Patienten und seiner Aufklärung sind unter Beachtung der beschriebenen Kontraindikationen praktisch in keinem Falle gravierende Probleme bei der MRT-Untersuchung zu erwarten. In Zweifelsfällen können über entsprechende Web-Adressen (www.fda.gov, www.ie.ch.com, www.MRIsafety.com, www.IMRSER.org, www.nrpb.org.uk) Informationen über mögliche gefährdende Zustände des Patienten eingeholt werden.

9 Vorbereitung des Patienten und Durchführung der MRT-Untersuchung

Aufklärung des Patienten

- Für die Patienten-Aufklärung empfiehlt sich die Benutzung **standardisierter Fragebögen**. Abgeklärt werden sollten die Patientendaten, das Gewicht, die Körpergröße, das Vorhandensein metallischer Implantate oder Hilfsmittel, eventuelle Metallsplitterverletzungen, vorausgegangene Operationen und bekannte Allergien.
- Die Unterrichtung über die **Besonderheiten der Untersuchungmethode** beinhaltet Informationen über die folgenden Punkte:
  → enger Untersuchungstunnel, Lüftung, Beleuchtung,
  → Geräusche während der Untersuchung,
  → Mitarbeit des Patienten, möglichst ruhige Lage, Atemanhalter,
  → Interaktion und Kommunikation Arzt–Patient, Gegensprechanlage, Alarmknopf,
  → Bewegungen der Untersuchungsliege,
  → Untersuchungsdauer.
- Auf mögliche **Risiken der Untersuchung** muss hingewiesen werden. Hierzu zählt die Gefährdung durch das statische und temporäre Magnetfeld, durch Hochfrequenzfelder und durch die Lautstärke des Lärms. Insbesondere über mögliche Nebenwirkungen durch folgende **Medikamente** sollte aufgeklärt werden:
  → **gadoliniumhaltige Kontrastmittel:**
    – metallischer Geschmack,
    – allergische Reaktionen,
    – allergischer Schock (außerordentlich selten),
    – Überladung mit prinzipiell toxischen Substanzen (Gadolinium) bei Niereninsuffizienz möglich (rein theoretisch).
  → **Dobutamin:**
    – subjektives Herzrasen,
    – höher gradige Herzrhythmusstörungen bis zum Kammerflimmern,
    – akute myokardiale Ischämie.
  → **Adenosin:**
    – Kopfschmerzen,
    – akute Luftnot, Bronchospasmus,
    – Angina pectoris,
    – tachykarde und bradykarde Herzrhythmusstörungen (Inzidenz deutlich geringer als unter Dobutamin).
  → **Sedativa, Anxiolytika** (z. B. kurz wirksame Benzodiazepine oral oder i. v.):
    – mangelnde Compliance bei Atemanhaltern,
    – substanzspezifische Nebenwirkungen.

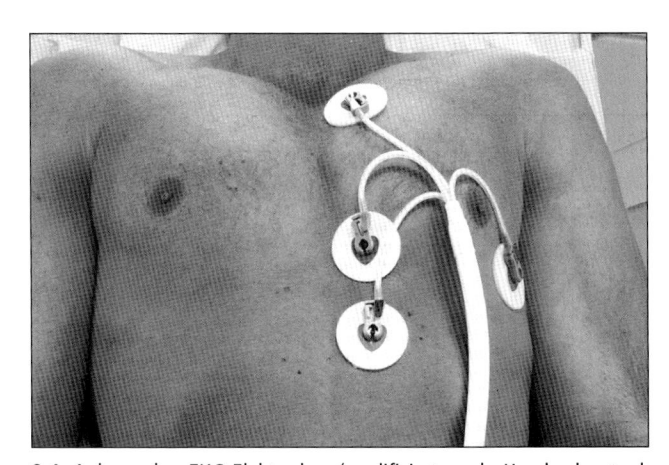

9.1 Anlage der EKG-Elektroden (modifiziert nach Hombach et al. 2005)

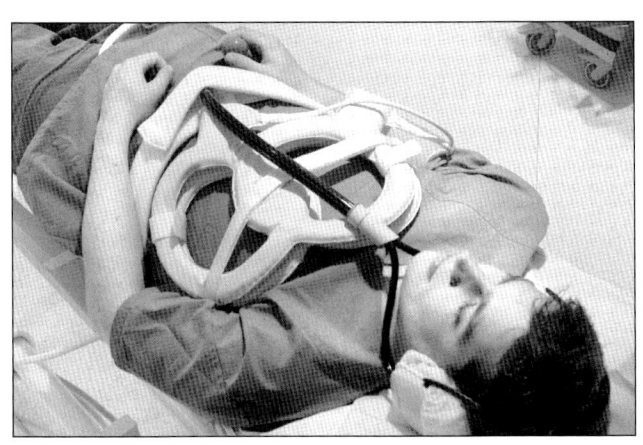

9.2 Für die Kardio-MRT vorbereiteter Patient (modifiziert nach Hombach et al. 2005)

→ **positiv und negativ chronotrope Medikamente:**
  – substanzspezifische Nebenwirkungen von Betablockern,
  – substanzspezifische Nebenwirkungen von Atropin.

- Die schriftliche **Einwilligung** des Patienten (bei Minderjährigen: von einem Erziehungsberechtigten) ist einzuholen.
- Es muss **überprüft** werden, dass der Patient keine metallischen Objekte in den Scan-Raum mitbringt, insbesondere keine ferromagnetischen Substanzen (herausnehmbaren Zahnersatz, Hörgeräte, Schmuck, Uhren, Ringe, Ketten, Piercing, Geldstücke) und magnetischen Bank- oder Kreditkarten.
- Empfehlenswert ist ein vollständiges **Umkleiden** des Patienten; spezielle Kleidung mit weiten Hosen und Kasacks verhindert einen Wärmestau. Auch an der Kleidung darf sich kein Metall befinden.
- Vor der MRT-Untersuchung sollte dem Patienten die **Entleeren der Blase** angeraten werden, da Unruhe des Patienten aufgrund von Harndrang zu einer Verschlechterung der Bildqualität führt.

Patientenlagerung im Scanraum

→ korrekte und bequeme Lagerung auf dem Untersuchungstisch (meist in Rückenlage),
→ Lagerungshilfen: Kissen, Kniekeile aus Schaumstoff.

Anlegen der Monitoring- und Untersuchungstools

→ EKG-Ableitung,
→ Atemkissen,
→ zusätzliches Monitoring,
→ Anlegen der Spulen,
→ Gehörschutz und Kommunikation (Abb. 9.1).

EKG-Ableitung

→ **Zweck:** Überwachung des Herzrhythmus und Triggerung der MR-Aufnahmen (Abb. 9.2).
→ Gründe für die **Notwendigkeit des Triggerns:**
  – Darstellung des Herzens zu verschiedenen Zeiten des Herzzyklus,
  – Unterdrückung von Artefakten durch die Herzbewegung,
  – Unterdrückung von Artefakten durch den Blutfluss.
→ **Trigger-Punkt:** R-Zacke des EKGs (Vektor-EKG).
→ Methoden der **Synchronisation**:
  – **prospektives Triggern** (Start der Datenaufnahme nach der R-Zacke = Triggerdelay bis 85 % der Systole und Diastole mit gap vor der nächsten Systole),
  – **retrospektives Triggern** (durchgehende Messung mit anschließender Rekonstruktion der Daten),
  – **Gating** (Vorgabe eines definierten Zeitfensters für die Datenaufnahme; prinzipiell wie prospektives Triggern; Abb. 9.6–9.8).
→ Benutzung **MR-tauglicher Elektroden** (metallfrei, keine Artefakte produzierend, selbstklebend).
→ **Platzierung** der Elektroden zur Erzielung einer höchst möglichen Signalqualität:
  – möglichst große Amplitude der R-Zacke,
  – möglichst kleine T-Welle,
  – störungsarme Wiedergabe der Grundlinie.
→ **Positionierung:**
  – weiß: linkes Sternoklavikulargelenk,
  – grün: linker unterer Sternalrand auf Xiphoidhöhe,
  – rot: Herzspitze–vordere Axillarlinie auf Höhe des Xiphoids,
  – schwarz = Erde: direkt unter grün.
→ Durch Ableitung als **Vektor-EKG**: Vermeidung des magnetohydrodynamischen Artefaktes zum Zeitpunkt der T-Welle mit Verwechslungsmöglichkeit mit der R-Zacke = Unterdrückung von P- und T-Welle durch die Vektordarstellung (Abb. 9.3–9.5).

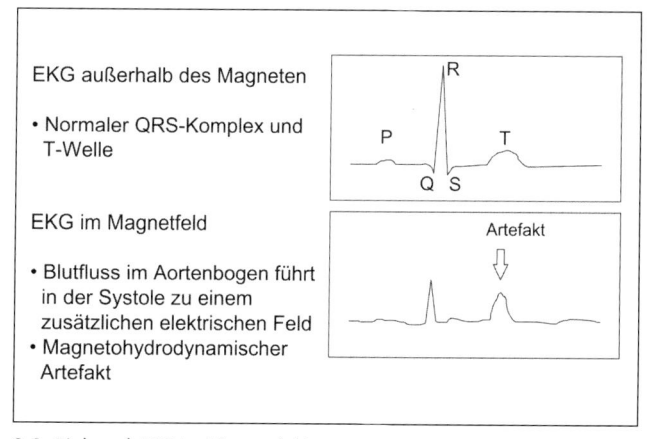

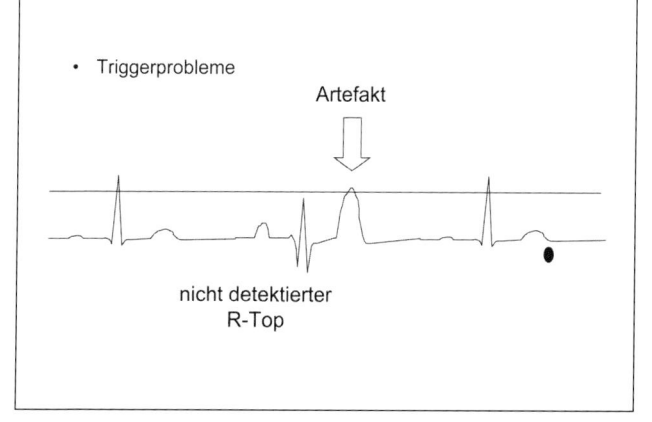

9.3 Einkanal-EKG im Magnetfeld

9.4 Einkanal-EKG im Magnetfeld

Atemkissen

- Das Atemkissen wird mit einem elastischen Gürtel über der unteren Thoraxapertur fixiert (Abb. 9.1).
- Es stellt einen Drucksensor zur Generierung einer kontinuierlichen Atemkurve während der In- und Exspiration dar.
- Der **Zweck** liegt in der Überwachung der Patientencompliance (Kontrolle der Atemanhalter).
- Für die Herztriggerung zur Unterdrückung von Atemartefakten (Atmungskompensation) wird die Methode heute aufgrund ihrer Störanfälligkeit nur noch selten benutzt.

Zusätzliches Monitoring (bei Kindern, Bewusstseinsgestörten, Stressuntersuchungen)

→ Pulsoximetrie,
→ Blutdruckmessung,
→ Temperaturmessung,
→ eventuell Narkosegeräte,
→ visuelle Überwachung mittels Videokamera,
→ Gegensprechanlage.

Anlegen der Spule(n)

- Verwendung finden Phased-Array-Herzspulen mit fünf Elementen, da sie ein sehr gutes SNR bei größtmöglichem FOV bieten.
- Die Spule wird direkt auf die Brust aufgelegt, das Herz soll sich mittig im Bereich der besten Bildqualität zwischen den einzelnen Spulenelementen befinden (Abb. 9.1).

Gehörschutz und Kommunikation

- Durch Gradientenschaltungen entstehen **hohe Lärmpegel** bis 100 dB(A); dies kann zur Unruhe des Patienten und zu einer Schädigung des Hörorgans führen.
- Spezielle **Kopfhörer** mit einem integrierten Mikrophon dienen dem Schallschutz und der Möglichkeit der Kommunikation.
- Zusätzlich erhält der Patient einen **Alarmball**.
- Die visuelle Überwachung des Patienten ist durch die Trennscheibe und ggf. durch spezielle Videosysteme möglich.

Zentrierung und Positionierung im Scanner

- Zunächst wird z.B. für Stressuntersuchungen die **Infusionspumpe** an den venösen Zugang angeschlossen.
- Dann wird der Patient bis zur Positionierung des **Markierungsstrahls** in der Untersuchungsregion in den Scanner eingeschoben.
- Die endgültige Positionierung der Untersuchungsregion im **Isozentrum des Magneten** erfolgt automatisch durch den Scanner.
- Bei **Klaustrophobieneigung** können Benzodiazepine zur Beruhigung gegeben werden. Eine weitere Möglichkeit ist der Einsatz einer speziellen Brille mit Prismengläsern, durch die der Blick des Patienten in die Richtung der Magnetöffnung gelenkt wird = Gefühl der räumlichen Weite.

Bewegungskompensation des Herzens (EKG-Triggerung)

→ prospektives Triggern,
→ retrospektives Triggern,
→ Gating (Abb. 9.9).

Prospektive Triggermethode

- Aufnahme der Daten mit Start nach der R-Zacke (= definiertes Triggerdelay) von etwa 80 % des RR-Intervalls = überwiegend Aufnahme der Systole.

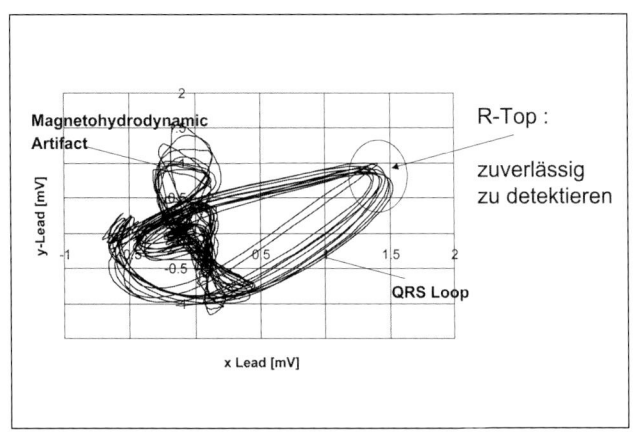

9.5 Diagramm des Vektor-EKGs

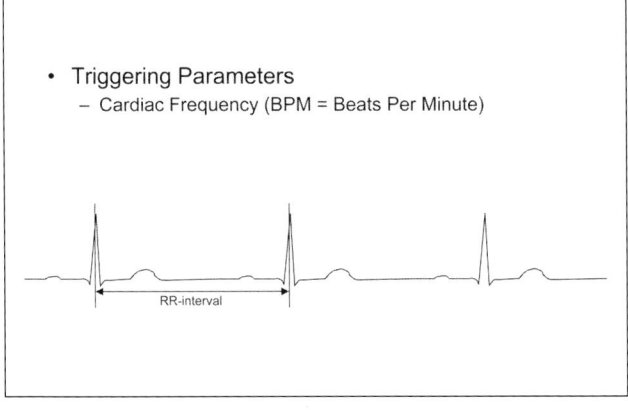

9.6 Triggerung I

- Aufnahmegeschwindigkeit: 20–120 ms/Bild.
- Zwei Arten der getriggerten Aufnahmen:
  → **Einphasenaufnahme:** Aufnahme eines Einzelbildes zu einem definierten Zeitpunkt nach Triggerdelay: meist 500 ms in der Diastole = beste Ruhephase des Herzens (Einsatz: Anatomie mit TSE, MR-Koronarangiographie),
  → **Mehrphasenaufnahme:** 20–32 Herzphasen in Systole und Diastole mit Triggerdelay shortest (= kürzestmöglicher Abstand zur R-Zacke): Direktaufnahme von Schlag zu Schlag identischer Schichten mit einer Phase zu 20–32 verschiedenen Zeitpunkten innerhalb des RR-Intervalls (Abb. 9.10).
- **Anwendung:** Dreischicht-First-Pass-Untersuchung.

Retrospektive Triggermethode

- Kontinuierliche Aufnahme der k-Raum-Linien über das gesamte RR-Intervall.
- Simultane Speicherung der zugehörigen Herzphasen = Triggerintervalle.
- Auswertung der Daten: Sortierung der k-Raum-Linien nach den einzelnen Triggerintervallen und Zusammensetzung der entsprechenden Herzphasen in der richtigen zeitlichen Reihenfolge.
- **Anwendung:** Cine-Funktionsuntersuchung, Volumetrie, Vitalitätsmessung mittel Late Enhancement (LE).

Gating

- Gating ist die Vorgabe eines definierten Zeitfensters bei kontinuierlicher die Datenaufnahme (gleichbedeutend mit der Einphasenaufnahme des prospektiven Triggern, aber auch für Mehrphasenaufnahmen benutzt).

Bewegungskompensation der Atmung

→ Atemstop (Atemanhalter, Breath-Holding),
→ Atemsensormessung (ROPE oder PEAR),
→ prospektiver Atemnavigator,
→ Real-Time-Atemnavigator,
→ retrospektiver Atemnavigator.

Atemstop (Synonyme: Atemanhalter, Breath-Holding)

- Zur Vermeidung von Atembewegungen **hält** der Patient auf Kommando von außen am Ende der Exspiration den **Atem an**.
- Die maximal mögliche **Dauer** liegt zwischen acht und zwanzig, im Äußersten 30 s.
- Diese Methode ist nur für **schnelle Messsequenzen** wie die Cine-SSFP-Funktionsmessung, die Cine-SSFP-Volumenbestimmung, die First-Pass-SSFP-Messung, das Turbospinecho und die kontrastverstärkte MR-Angiographie geeignet.
- **Nachteile:**
  → schlechte Reproduzierbarkeit,
  → endexspiratorischer Zwerchfellshift durch Relaxation der an der Atmung beteiligten Muskelgruppen (Wandern der endexspiratorischen Atemgrundlinie).

Atemsensormessung

- **Grundlage:** In der Endexspiration ist die längste »Ruhephase« der Atmung vorhanden.
- Die inneren Zeilen des k-Raums sind weniger bewegungsempfindlich als die äußeren.
- Die Phasenkodierschritte werden nach dem gemessenen Bewegungszustand in geeigneter Weise sortiert, um die Periodizität der Bewegung aus den Messdaten zu entfernen (ROPE-Verfahren).

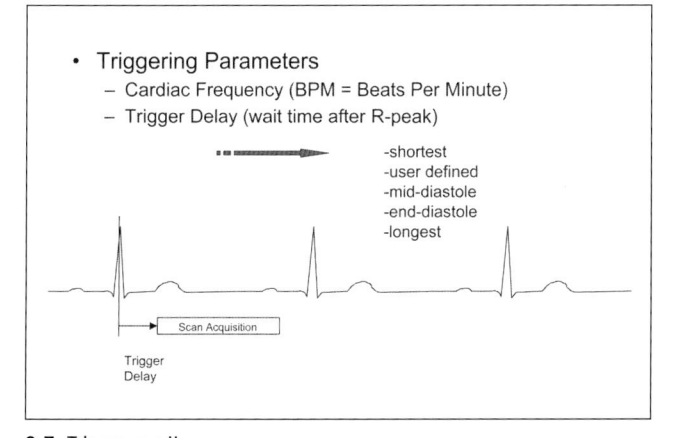

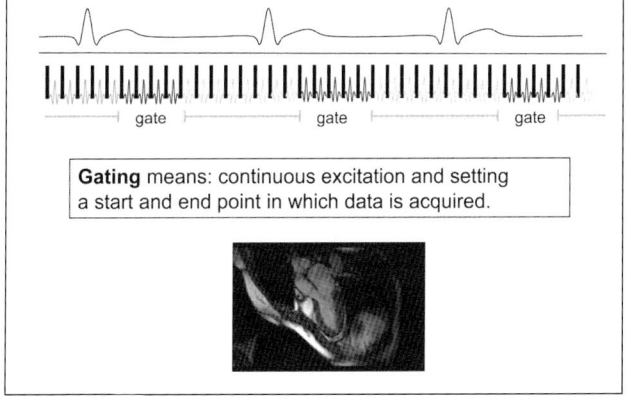

9.7 Triggerung II

9.8 Gating

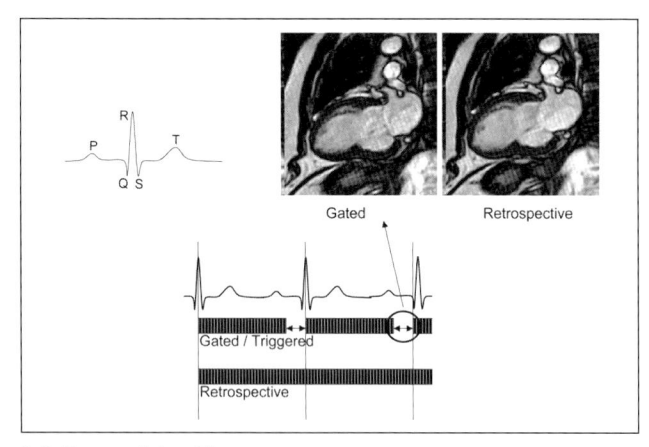

90 Vorbereitung des Patienten und Durchführung der MRT-Untersuchung

9.9 Retrospektives Triggern

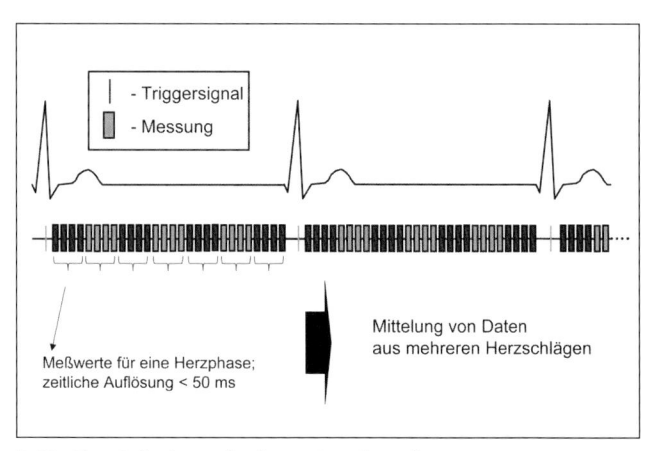

9.10 Cine-Aufnahmen (mehrere Herzphasen)

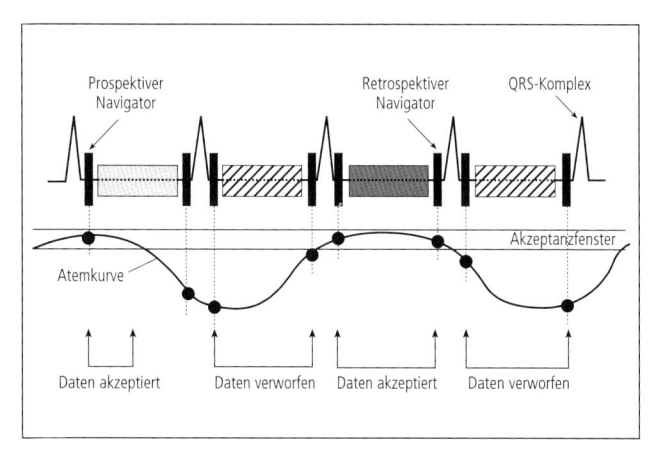

9.11 Schema der Funktion eines prospektiven (= leading) und retrospektiven (= trailing) Atemnavigators (modifiziert nach Higgins 2003)

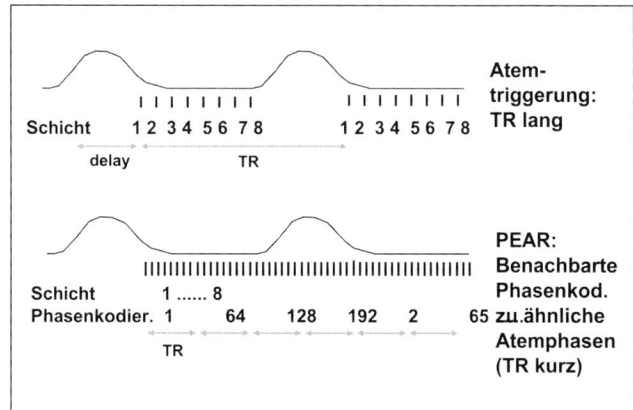

9.12 Atemartefaktunterdrückung

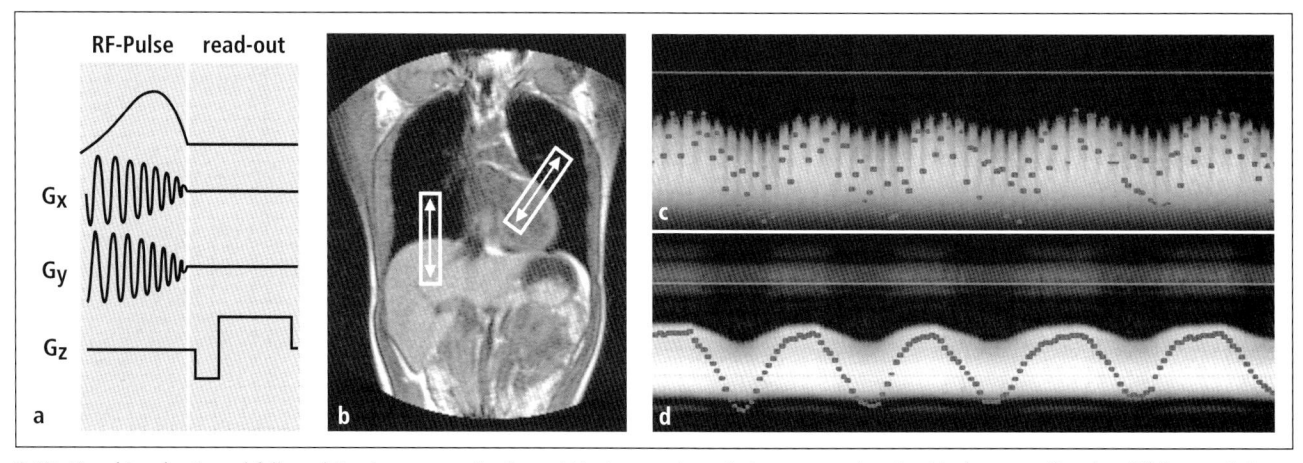

9.13 Korrektur der Zwerchfell- und Herzbewegung durch zwei Navigatorpulse mit den entsprechenden Navigatorprofilen (modifiziert nach Hombach et al. 2005)

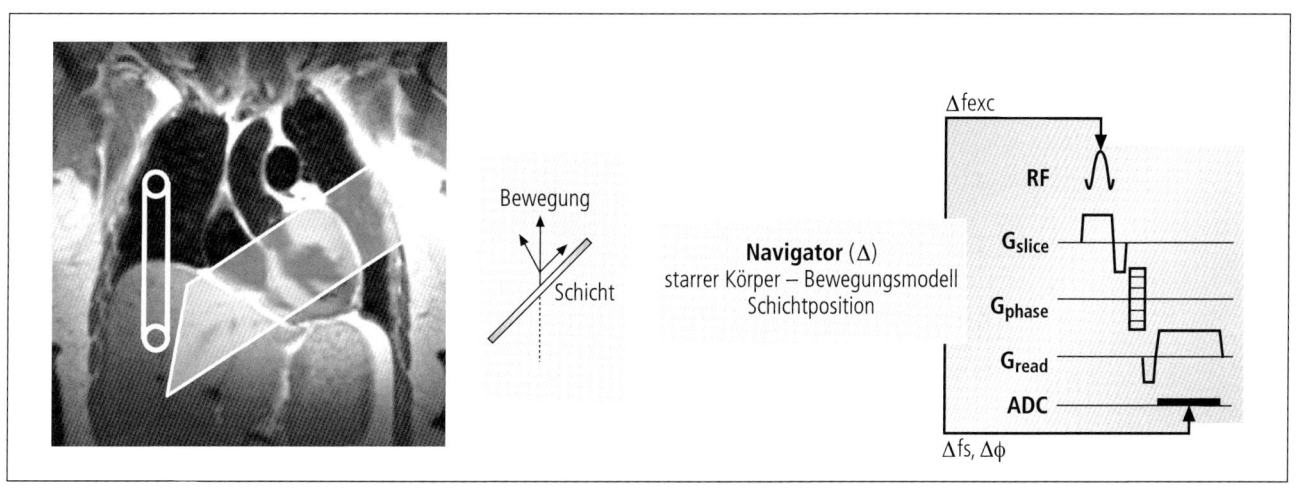

9.14 Prospektiver Atemnavigator zur Korrektur von translatorischer Bewegung (Slice-Tracking-Verfahren): Echtzeitkorrektur der senkrechten Bewegung durch Frequenzverschiebung des Anregungspulses und der parallelen Bewegung durch Frequenz- und Phasenverschiebung der Demodulationsfrequenz (modifiziert nach Hombach et al. 2005)

- Die bewegungsempfindlichen Daten werden in der k-Raum-Mitte sortiert und abgelegt (HOPE) oder die Daten der Atemposition werden symmetrisch um den Ursprung des k-Raums abgelegt (COPE).
- Mit diesen Verfahren wird das »Ghosting« weitgehend **verhindert**, das »Blurring« durch die Atembewegung bleibt aber **erhalten**.

Prospektiver Atemnavigator

- Bei dem **Navigator** wird zur Direktmessung der Atemposition des Zwerchfells ein zylinderförmiger Navigatorstrahl (= GRE-Puls) durch die Kuppe des rechten Zwerchfells abgegeben; alternativ kann die Abgabe zweier gekreuzter SE-Strahlen horizontal auf die Kuppe des Zwerchfells erfolgen (Abb. 9.11–9.14).
- Ein endexspiratorisches **Gating-Fenster** (meist 3–5 mm am Navigatorstrahl = 1 mm Auflösung) wird vorgegeben, nur Daten der Atemposition innerhalb diese Fensters werden zur Messung akzeptiert.
- Als **Präparation** wird die Bestimmung der endexspiratorischen Atemlage als Referenz bezeichnet.
- Die Aufnahme eines **Navigatorprofils** erfolgt über einige Atemzyklen zur Bestimmung der voraussichtlich optimalen Position des Akzeptanzfensters.
- Über eine **Kreuzkorrelation** werden alle nachfolgenden Atemlagen mit dem Referenzprofil verglichen und die Abweichung vom Gating-Fenster bestimmt.
- Bei Abweichungen außerhalb des Gating-Fensters werden die Bilddaten des Herzens verworfen.
- Bei Differenzen oder Bewegungen **innerhalb des Gating-Fensters** werden die Bilddaten des Herzens **akzeptiert**.

Weiterentwicklungen bzw. Modifikationen des (prospektiven) Atemnavigators:
→ Motion Adapted Gating (MAG),
→ Diminishing Variance Algorithm (DVA),
→ Phase Ordering with Automatic Window Selection (PAWS).

Motion Adapted Gating (MAG)
- Das **Prinzip** besteht darin, dass für die Messung der zentralen k-Raum-Daten ein restriktiveres Gating-Fenster verwandt wird als für die äußeren k-Raum-Linien.
- Das **k-Raum-gewichtete Fenster** lässt mit zunehmendem Abstand vom Zentrum des k-Raums wachsende Abstände von der in der Erstmessung bestimmten Referenzposition zu.
- Das MR-System entscheidet selbst über die Reihenfolge der akquirierten Profile.
- Mit **MAG** kann die **Gating-Effizienz drastisch gesteigert** und damit die Messzeit deutlich verkürzt werden.

Diminishing Variance Algorithm (DVA)
- DVA ist ein Verfahren, bei dem die Vormessung zur Bestimmung der Referenzposition bereits in die Messung integriert ist.
- Zunächst wird ein kompletter, »ungegateter« Datensatz aufgenommen und die zugehörigen Atempositionen werden protokolliert.
- Parallel zur Messung wird ein Histogramm zur Beschreibung der unterschiedlichen Häufigkeit der Atemzustände erstellt.
- Im weiteren Messverlauf (Nachmessung) erfolgt eine Verbesserung des bisherigen Datensatzes durch Neumessung desjenigen Profils mit dem größten Abstand seines Atemprofils vom bisher häufigsten Atemzustand.

- Dieses iterative Vorgehen wird bis zum Erreichen eines sinnvollen Abbruchkriteriums (maximale Messzeit, minimale Streuung der Atempositionen) fortgesetzt.
- Die DVA-Technik kann mit der oben genannten k-Raum-Wichtung kombiniert werden.
- Mit **DVA** kann die **Gating-Effizienz gesteigert** und insbesondere die Messzeit verkürzt werden.

Phase Ordering with Automatic Window Selection (PAWS)

- Das **Ziel** des PAWS ist die **Vermeidung** der endexspiratorischen **Zwerchfelldrift** (Shift).
- Bei PAWS wird die optimale Position des Gating-Fensters während der Messung automatisch bestimmt.
- Zunächst werden alle Profile ungeachtet der Atemposition akzeptiert und zwischengespeichert.
- Die zu messenden Profile werden so gewählt, dass für keine denkbare Fensterposition doppelte Profile auftreten.
- Die Messung wird beendet, sobald für eine beliebige Fensterposition ein kompletter Datensatz vorliegt.
- Hierzu wird der Bewegungsbereich des Navigators in Unterfenster zerlegt, von denen jeweils drei benachbarte ein mögliches finales Fenster darstellen.
- Diese Unterfenster werden dem k-Raum dergestalt zugeordnet, dass drei beliebige benachbarte Fenster zu disjunktiven Messungen gehören.
- Als **Effekt des PAWS** wird die nahezu optimale Positionierung des Gating-Fensters und damit die optimale Gating-Effizienz mit der minimal möglichen Messzeit erreicht.
- Zusätzlich **vermindert** diese Art der k-Raum-Auffüllung wie bei ROPE das Auftreten von »**Ghosting**«-Artefakten.

Real-Time-Atemnavigator

- Hierbei handelt es sich um einen Spezialfall eines prospektiven Navigators.
- Es erfolgt die Anpassung der gemessenen Schicht an die aktuelle Atemlage und somit der Ausgleich der gemessenen Abweichung von der Referenzlage, so genannte »Slice-Tracking-Methode«.

Retrospektiver Atemnavigator

- Die Messung des Navigatorechos erfolgt hierbei direkt vor der Bildakquisition.
- Jeder Phasenkodierschritt wird bis zum Fünffachen wiederholt (= 5-fach längere Messzeit).
- Es erfolgt fortlaufend die Zuordnung der jeweiligen Zwerchfellposition aus dem Navigatorecho zu der jeweiligen k-Raum-Linie.
- Nach Beendigung der Messung wird eine Analyse der Häufigkeitsverteilung der Zwerchfellposition durchgeführt.
- Die am häufigsten gemessene Zwerchfellposition entspricht der endexspiratorischen Lage.
- Zur Bildrekonstruktion erfolgt die Auswahl der k-Raum-Linien möglichst nahe der Endexspiration.

- **Nachteilig** sind die überlangen Messzeiten, weshalb meist prospektive Atemnavigatoren verwendet werden.

Durchführung der Messung

→ **Survey (Scout),**
→ **herzachsengerechte Schnitte:**
  – RAO-Äquivalent (rao-2ch),
  – zweiter Transversalschnitt (2.tra),
  – Kurzachsenschnitt (sa),
  – Vier-Kammer-Blick (4-ch),
  – Kurzachsenstapel (sa10sl),
  – Zwei-Kammer-Blick (2-ch),
  – Drei-Kammer-Blick (3-ch),
  – linksventrikulärer Ausflusstrakt (lvot),
  – rechtsventrikuläre Darstellung (rv):
    ◇ rechtsventrikulärer Zwei-Kammer-Blick (2-ch rechts),
    ◇ rechtsventrikulärer Ausflusstrakt (rvot),
  – Aortenklappenebene (Flussmessung),
  – Pulmonalklappenebene (Flussmessung),
  – Herzklappenbeurteilung (Abb. 9.15–9.17).

Durchführung des Scouts (Survey)

- Als erster Schritt der Herzbildgebung wird ein Übersichts-Scan = Survey = Scout erstellt (Abb. 9.15-1).
- Dieser wird in den drei Hauptschnittebenen sagittal, koronal und transversal geführt.
- Die **Messsequenz** und die **Parametereinstellung** sind wie folgt:

→ SSFP-Sequenz, ggf. mit Parallel Imaging (SENSE),
→ 25 transversale, 13 koronale und 15 sagittale, nicht angulierte Schichten,
→ Schichtdicke 8–10 mm, möglichst kein Gap,
→ FOV 430 mm,
→ in-plane Auflösung: $2{,}2 \times 3{,}2$ mm,
→ Einfaltungsrichtung: transversal und sagittal AP, koronal RL,
→ prospektive Triggerung (Diastole), mit Abstrichen bei der Abbildungsqualität des Herzens ggf. auch ungetriggert möglich,
→ Atemanhalter nicht unbedingt nötig (weniger wichtig als Triggerung).

| Survey (Scout): SSFP, 25 transversal, 13 koronal, 15 sagittal, 8–10 mm Schicht, FOV 430 mm, 2,2 x 3,2 mm |

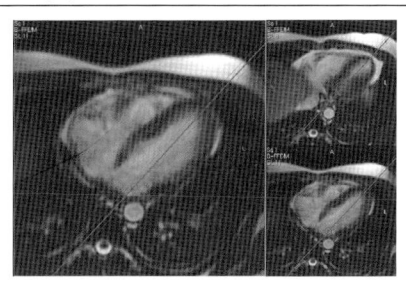

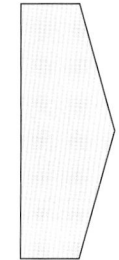

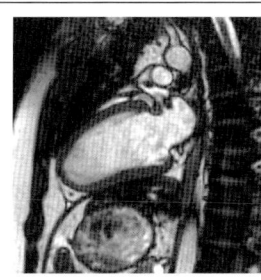

1: RAO-Äquivalent (rao 2-ch)
- transversal – Survey → Mitte-Mitralklappe → LV-Spitze
- Mehrphasen-Cine-SSFP
- definitive Messung

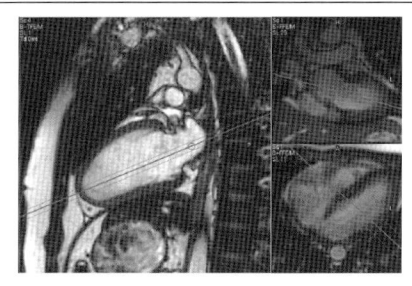

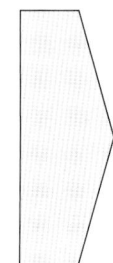

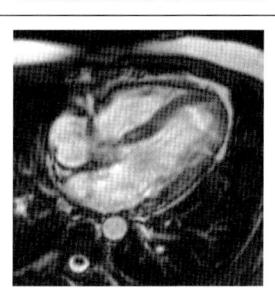

2: 2. Transversal-Herzachse (2. tra)
- 90°-RAO (= doppelt anguliert)
- Hilfsschnitt für sa

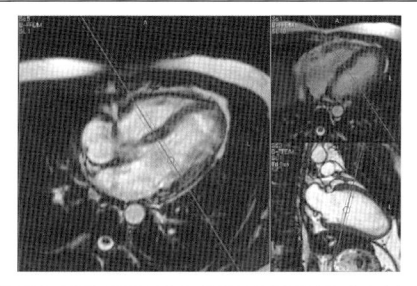

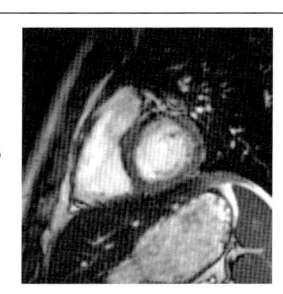

3: Kurze Achse (sa)
- 90° auf 2. tra (= dreifach anguliert)
- ca. 1 cm apikal parallel zur Klappenebene
- Hilfsschnitt für 4-ch

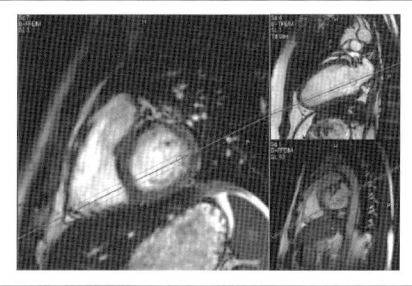

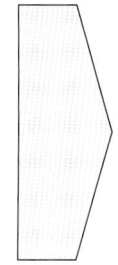

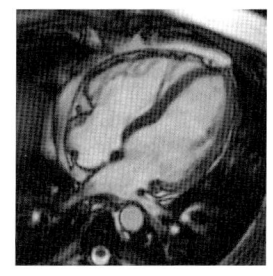

4: Vier-Kammer-Blick (4-ch)
- kurze Achse basal vor LV und RV → größte Längenausdehnung LV und RV
- Mehrphasen-Cine-SSFP
- definitive Messung

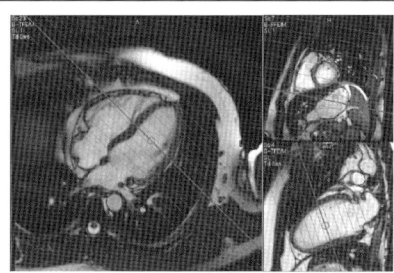

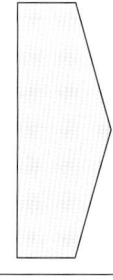

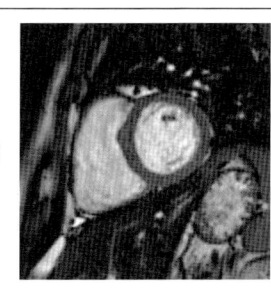

5: Kurzachsenstapel (sa 10 sl)
- 10–12 Schichten ohne Gap
- 1–3 Schichten/Atemanhalter
- 32-Phasen-Cine-SSFP
- definitive Messung

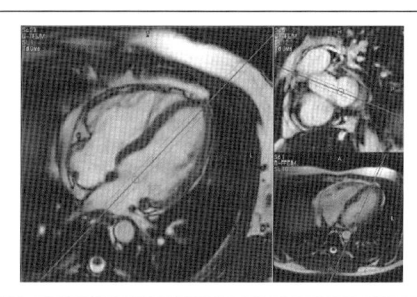

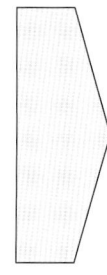

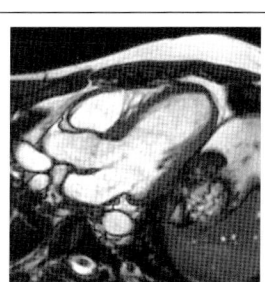

6: Drei-Kammer-Blick (3-ch)
- auf 4-ch → Schnittebene 90° durch Mitralklappen und LV-Spitze → in lvot gedreht
- 32-Phasen-Cine-SSFP
- definitive Messung
- Planung – Aortenfluss

9.15 Planung der Schichtebenen I (modifiziert nach Hombach et al. 2005)

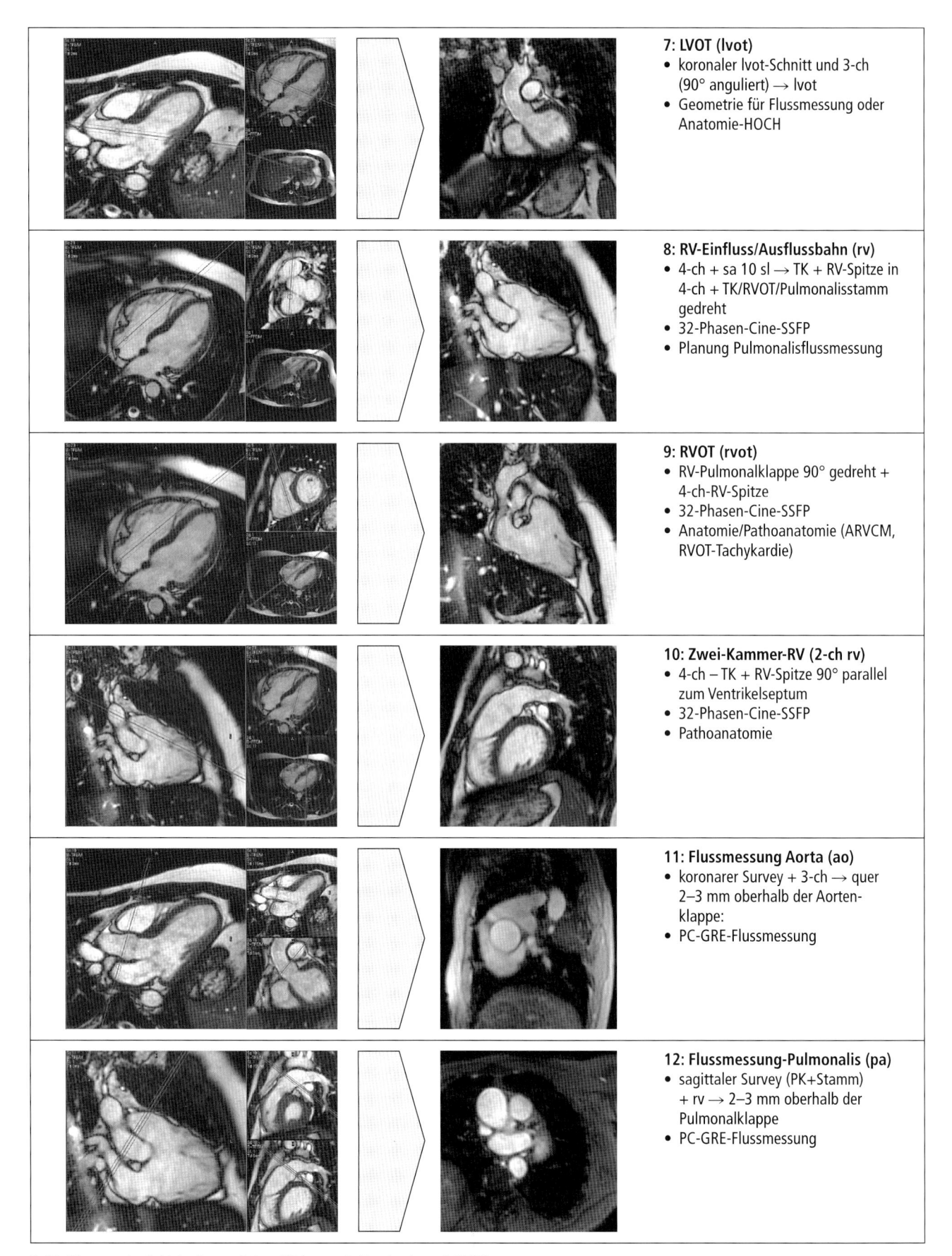

Vorbereitung des Patienten und Durchführung der MRT-Untersuchung

7: LVOT (lvot)
- koronaler lvot-Schnitt und 3-ch (90° anguliert) → lvot
- Geometrie für Flussmessung oder Anatomie-HOCH

8: RV-Einfluss/Ausflussbahn (rv)
- 4-ch + sa 10 sl → TK + RV-Spitze in 4-ch + TK/RVOT/Pulmonalisstamm gedreht
- 32-Phasen-Cine-SSFP
- Planung Pulmonalisflussmessung

9: RVOT (rvot)
- RV-Pulmonalklappe 90° gedreht + 4-ch-RV-Spitze
- 32-Phasen-Cine-SSFP
- Anatomie/Pathoanatomie (ARVCM, RVOT-Tachykardie)

10: Zwei-Kammer-RV (2-ch rv)
- 4-ch – TK + RV-Spitze 90° parallel zum Ventrikelseptum
- 32-Phasen-Cine-SSFP
- Pathoanatomie

11: Flussmessung Aorta (ao)
- koronarer Survey + 3-ch → quer 2–3 mm oberhalb der Aortenklappe:
- PC-GRE-Flussmessung

12: Flussmessung-Pulmonalis (pa)
- sagittaler Survey (PK+Stamm) + rv → 2–3 mm oberhalb der Pulmonalklappe
- PC-GRE-Flussmessung

9.16 Planung der Schichtebenen II (modifiziert nach Hombach et al. 2005)

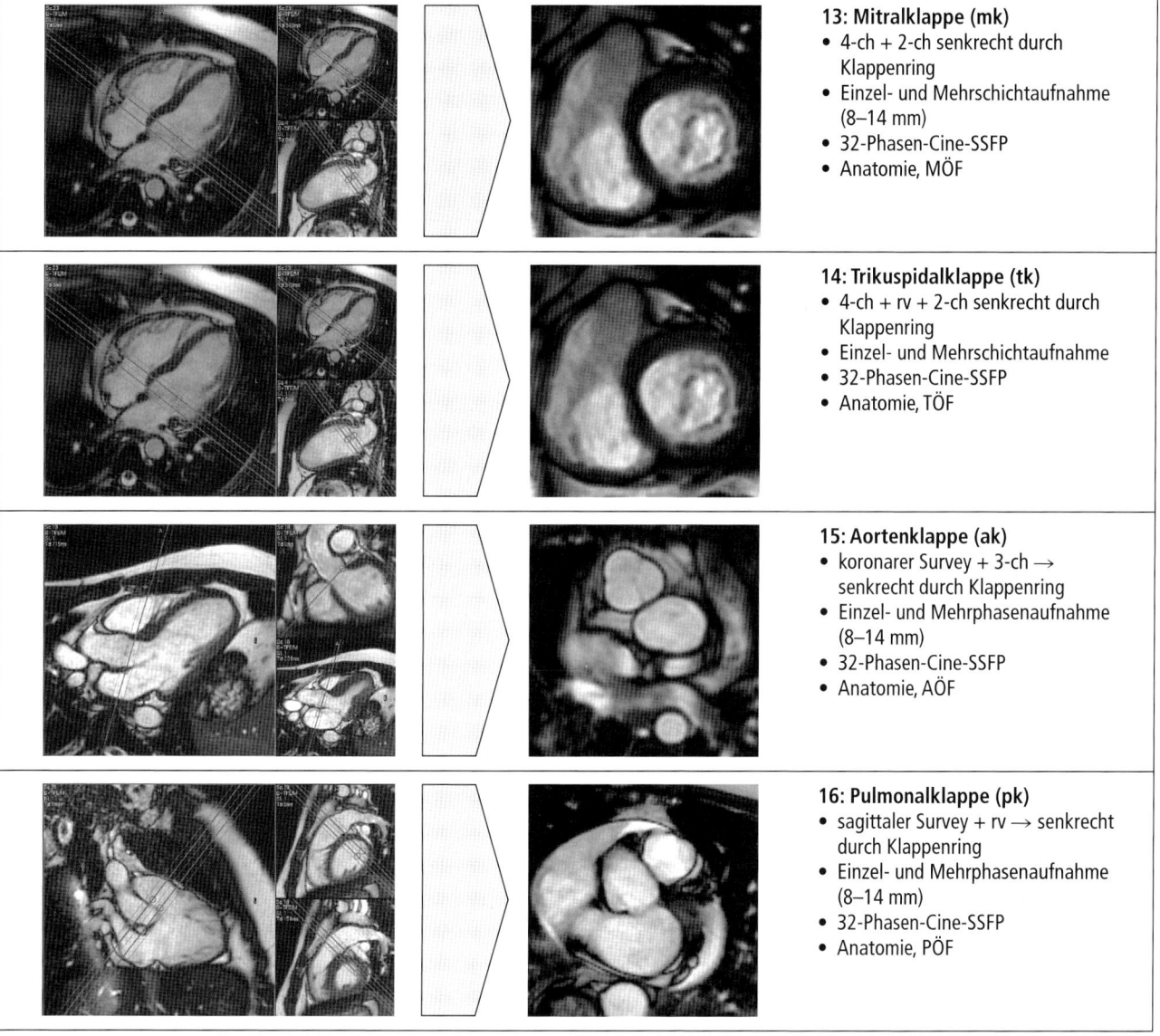

Vorbereitung des Patienten und Durchführung der MRT-Untersuchung

13: Mitralklappe (mk)
- 4-ch + 2-ch senkrecht durch Klappenring
- Einzel- und Mehrschichtaufnahme (8–14 mm)
- 32-Phasen-Cine-SSFP
- Anatomie, MÖF

14: Trikuspidalklappe (tk)
- 4-ch + rv + 2-ch senkrecht durch Klappenring
- Einzel- und Mehrschichtaufnahme
- 32-Phasen-Cine-SSFP
- Anatomie, TÖF

15: Aortenklappe (ak)
- koronarer Survey + 3-ch → senkrecht durch Klappenring
- Einzel- und Mehrphasenaufnahme (8–14 mm)
- 32-Phasen-Cine-SSFP
- Anatomie, AÖF

16: Pulmonalklappe (pk)
- sagittaler Survey + rv → senkrecht durch Klappenring
- Einzel- und Mehrphasenaufnahme (8–14 mm)
- 32-Phasen-Cine-SSFP
- Anatomie, PÖF

9.17 Planung der Schichtebenen III (modifiziert nach Hombach et al. 2005)

Herzachsengerechte Schnitte

RAO-Äquivalent (rao-2ch)

- Mit diesem Schnitt wird die maximale Längenausdehnung des linken Ventrikels erfasst (Abb. 9.15-2).
- Die Planung erfolgt auf dem transversalen Survey durch die Mitte der Mitralklappe und die Spitze mit dem linken Vorhofohr und ohne die rechtsventrikulären Anteile.
- Die eingesetzte **Messsequenz** und die **Parametereinstellung** sind wie folgt:

→ SSFP-Sequenz, ggf. mit Parallel Imaging (SENSE),
→ Einzelschichtaufnahme,
→ FOV 330–400 mm, in-plane Auflösung 1,6 × 1,6 mm,
→ Mehrphasen-Cine-Aufnahme, 32 Herzphasen, zeitliche Auflösung 55 ms,
→ Schichtdicke 6–8 mm,
→ Einfaltungsrichtung AP bei sagittal oder RL bei koronal,
→ retrospektive Triggerung,
→ Breath-Holding in Endexpiration.

Zweiter Transversalschnitt (2.tra)

- Es handelt sich um eine doppelt angulierte Einzelschichtaufnahme, die auf dem RAO-Äquivalent durch die Herzspitze und die Mitte der Mitralklappe geplant wird (Abb. 9.15-3).
- Die **Einstellungsparameter** sind:

- → SSFP-Sequenz, ggf. mit Parallel Imaging (SENSE),
- → Einzelschichtaufnahme,
- → Einzelphase,
- → prospektive Triggerung (Diastole),
- → Breath-Holding in Endexpiration.

Kurzachsenschnitt (sa)

- Hierfür wird eine dreifach angulierte Schichtaufnahme mit Akquisition in der Systole und der Diastole durchgeführt (Abb. 9.15-4).
- Die Planung erfolgt senkrecht auf dem zweiten Transversalschnitt ca. 1 cm basal und parallel zur Klappenebene mit einem geringen Anschnitt des LVOT.
- Die **Einstellungsparameter** sind:

- → SSFP-Sequenz, ggf. mit Parallel Imaging (SENSE),
- → Einzelschichtaufnahme,
- → Einzelphase,
- → prospektive Triggerung (Diastole),
- → Breath-Holding in Endexpiration.

Vier-Kammer-Blick (4-ch)

- Der Vier-Kammer-Blick dient der Darstellung beider Vorhöfe, beider Kammern und der AV-Klappen.
- Die Planung erfolgt auf der kurzen Achse mit der Wahl der Schnittebene in größtmöglicher Längs- und Querausdehnung der rechten und linken Herzkammern ohne den LVOT (Abb. 9.15-5).
- Die **Messsequenz** und die **Parametereinstellung** sind wie folgt:

- → SSFP-Sequenz, ggf. mit Parallel Imaging (SENSE),
- → Einzelschichtaufnahme,
- → FOV 330–400 mm, in-plane Auflösung 1,6 × 1,6 mm,
- → Mehrphasen-Cine-Aufnahme, 32 Herzphasen, zeitliche Auflösung 55 ms,
- → Schichtdicke 6–8 mm,
- → Einfaltungsrichtung AP bei transversaler oder FH bei koronaler Orientierung,
- → retrospektive Triggerung,
- → Breath-Holding in Endexpiration.

Kurzachsenstapel (sa10sl)

- Die Planung erfolgt in der Diastole auf dem Zwei- und dem Vier-Kammer-Blick senkrecht zur Herzlängsachse (Abb. 9.15-6).
- Die **Messsequenz** und die **Parametereinstellung** sind wie folgt:

- → SSFP-Sequenz, ggf. mit Parallel Imaging (SENSE),
- → 3D-Mehrschichtstapel,
- → FOV 330–400 mm, in-plane Auflösung 1,7 × 1,9 mm,
- → Mehrphasen-Cine-Aufnahme, 32 Herzphasen, zeitliche Auflösung 120 ms (durch Phaseninterpolation von bis zu 50 % kann die Messzeit verringert werden),
- → Schichtdicke 8–10 mm,
- → Einfaltungsrichtung AP bei transversaler oder FH bei koronaler Orientierung,
- → retrospektive Triggerung,
- → Breath-Holding in Endexpiration, Messdauer 4–5 s/Schicht.

Zwei-Kammer-Blick (2-ch)

- Die Planung erfolgt auf dem Vier-Kammer-Blick durch die Mitralkappe und die linksventrikuläre Spitze (= entspricht weitgehend dem RAO-Äquivalent).
- **Messsequenzen** wie bei dem RAO-Äquivalent.

Drei-Kammer-Blick (3-ch)

- Die Planung erfolgt aus dem Vier-Kammer-Blick mit einer dem Zwei-Kammer-Blick entsprechenden Schnittebene durch die Mitralklappe und die Herzspitze mit Drehung durch den LVOT in den basalen Kurzachsenschnitten (Abb. 9.15-7).
- Die Darstellung umfasst den linken Vorhof, den linken Ventrikel und den LVOT mit der Aortenwurzel.
- Die **Messsequenz** und die **Parametereinstellung** sind wie folgt:

- → SSFP-Sequenz,
- → Einzelschichtaufnahme,
- → FOV 330–400 mm, in-plane Auflösung 1,6 × 1,6 mm,
- → Mehrphasen-Cine-Aufnahme, 32 Herzphasen, zeitliche Auflösung 55 ms,
- → Schichtdicke 6–8 mm,
- → Einfaltungsrichtung AP bei transversaler oder FH bei koronaler Orientierung,
- → retrospektive Triggerung,
- → Breath-Holding in Endexpiration.

Linksventrikulärer Ausflusstrakt (lvot)

- Die Planung erfolgt aus dem koronalen Schnitt und dem Drei-Kammer-Blick durch eine 90°-Rotation auf der Längsachse (Abb. 9.16-8).
- **Messsequenzen** wie bei dem Drei-Kammer-Blick.

Rechtsventrikuläre Darstellung (rv)

- Die rechtsventrikuläre Darstellung ermöglicht die Beurteilung der Pulmonal- und der Trikuspidalklappe und stellt die Grundlage für die Planung der Pulmonalisflussmessung dar.
- Die Planung erfolgt auf dem Vier-Kammer-Blick und dem Kurzachsenstapel mit einer Schnittebene durch die Trikuspi-

dalklappe und die RV-Spitze mit einer Drehung in den basalen Kurzachsenschnitten durch die Mitte der Trikuspidalklappe, den RVOT und den Pulmonalishauptstamm (Abb. 9.16-9).
- Die **Messsequenzen** und die **Parametereinstellung** sind wie folgt:

  → SSFP-Sequenz,
  → Einzelschichtaufnahme,
  → FOV 330–400 mm, in-plane Auflösung 1,6 × 1,6 mm,
  → Mehrphasen-Cine-Aufnahme, 32 Herzphasen, zeitliche Auflösung 55 ms,
  → Schichtdicke 6–8 mm,
  → Einfaltungsrichtung AP bei transversaler oder FH bei koronaler Orientierung,
  → retrospektive Triggerung,
  → Breath-Holding in Endexpiration.

Rechtsventrikulärer Zwei-Kammer-Blick (2-ch rechts)
- Die Planung erfolgt aus dem Vier-Kammer-Blick mit einem Schnitt durch die Trikuspidalklappe und die rechtsventrikuläre Spitze weitgehend parallel dem Ventrikelseptum (Abb. 9.16-11).
- **Messsequenzen** wie bei dem Drei-Kammer-Blick.

Rechtsventrikulärer Ausflusstrakt (rvot)
- Die Planung erfolgt auf dem rechten Ventrikel durch die Pulmonalklappe mit einer 90°-Drehung und der Korrektur auf dem Vier-Kammer-Blick durch die rechtsventrikuläre Herzspitze (Abb. 9.16-10).
- **Messsequenzen** wie bei dem Drei-Kammer-Blick.

Aortenklappenebene (Flussmessung)
- Die Planung erfolgt auf einer koronalen Survey-Schicht und im Drei-Kammer-Blick mit der Schnittebene wenige Millimeter oberhalb der Aortenklappe (Abb. 9.16-12).
- Diese Schnittführung ermöglicht die Darstellung der Anatomie durch Cine-SSSP und die Durchführung von PC-Flussmessungen.
- Die **Messsequenz** und die **Einstellungen** zur PC-Flussmessung sind:

  → Gradientenecho in Phasenkontrasttechnik,
  → through-plane Technik,
  → Flussgeschwindigkeit 150 cm/s,
  → kein Atemanhalten notwendig.

Pulmonalklappenebene (Flussmessung)
- Die Planung erfolgt auf einen sagittalen Survey und auf den rechten Ventrikel (Abb. 9.16-13).
- Die **Messsequenzen** und die **Einstellungen** zur PC-Flussmessung sind:

  → Gradientenecho in Phasenkontrasttechnik,
  → through-plane Technik,
  → Flussgeschwindigkeit 100 cm/s,
  → kein Atemanhalten notwendig.

Herzklappenbeurteilung (Aorta, Pulmonalis, Mitralis, Trikuspidalis)
- Für die Beurteilung der Struktur und Funktion der Herzklappen werden Schnitte mit dickeren Schichten in den Klappenebenen benötigt (Abb. 9.17-14–17).
- Entsprechend der »through-plane« Bewegung müssen Schichtdicke und -anzahl je nach Fragestellung der diastolischen und systolischen Position angepasst werden.
- Bei den Aorten- und Pulmonalklappen sind die Bewegungen besonders ausgeprägt, weshalb meist mehrere Schichten gemessen werden müssen.
- Gelegentlich ist trotz sorgfältiger Planung eine Wiederholung der Messung unumgänglich.
- Die **Messsequenz** und die **Parametereinstellung** sind wie folgt:

  → SSFP-Sequenz,
  → Einzel- oder Mehrschichtaufnahme,
  → Schichtdicke 8–14 mm,
  → Mehrphasen-Cine-Aufnahme,
  → retrospektive Triggerung,
  → Breath-Holding.

Nachbereitung des Patienten

- Nach Beendigung der Messung wird der Patient unter Beachtung der Kabelverbindungen aus dem Scanner gefahren.
- Nach Entfernen der Kabelverbindungen sollte der Patient langsam und falls nötig mithilfe vom Untersuchungstisch aufstehen (aufgrund des langen Liegens können akute Kreislaufprobleme auftreten).
- Bei sedierten Patienten kann eine Überwachung und ein Transport unter Aufsicht notwendig werden.
- Auf eine eventuelle Fahruntüchtigkeit muss der Patient schon vorher hingewiesen worden sein.

Auswertung der Daten und Speicherung

- Zunächst erfolgt aus den Roddaten eine orientierende visuelle Beurteilung der Befunde.
- Danach erfolgt eine gezielte Nachbearbeitung der Bilder mit ggf. quantitativen Auswertungen der interessierenden Parameter.

- Letztere geschieht meist separat an zusätzlichen Arbeitsplätzen.
- Alle wesentlichen Bild- und Funktionsdaten werden auf Harddisc gespeichert.

Befunderstellung

- Den Abschluss einer MRT-Untersuchung bildet ein detaillierter Bericht mit folgenden wesentlichen Bestandteilen:

→ **Patientendaten**,
→ **klinische Angaben:** Symptomatik und Indikation zur Untersuchung,
→ **Untersuchungstechnik:**
  - Messsequenzen und verwendete Herzspule,
  - Flussmessung und Ort derselben (wenn durchgeführt),
  - Perfusionsuntersuchung (falls durchgeführt): Stress? Spätaufnahme?

→ **Befund:**
  - qualitative Beschreibung der globalen und regionalen Funktion von Herz und Herzklappen,
  - quantitative Funktionsparameter (Volumina, EF, HZV) für rechten und linken Ventrikel getrennt,
  - quantitative Berechnungen von Klappenfehlern: Stenosegrad (Klappenöffnungsfläche), Insuffizienzgrad (Regurgitationsfraktion),
  - Kontrastmittelperfusionsergebnisse: Myokardischämie in Ruhe und/oder unter Adenosin- bzw. Dobutamin-Stressbelastung (subendokardial, transmural), Late Enhancement als Vitalitätsparameter,
  - Beschreibung einer abnormen Anatomie der Herz- und Gefäßstrukturen,

→ **Diagnose**,
→ **Vorschlag für eine weitere Diagnostik und/oder Therapie.**

10 Darstellung der Anatomie/Pathoanatomie und Gewebecharakterisierung

Bedeutung der MR-Bildgebung für die Gewebedarstellung

- Durch die hohe räumliche und zeitliche Auflösung ist die MRI ideal für die detaillierte Darstellung der Gewebe und gleichzeitig auch der Funktion des Herzens geeignet.
- Ein weiterer großer Vorteil liegt darin, dass in Abhängigkeit vom FOV auch die Nachbarstrukturen pathologischer Veränderungen und deren Beziehung zu den kardialen Strukturen und zur Funktion(sbeeinträchtigung) des Herzens abgebildet werden können.
- Für die MRI-Gewebedarstellung werden sowohl die Standardschnittebenen als auch speziell an die Pathologie angepasste 2D- und 3D-Darstellungen benutzt.

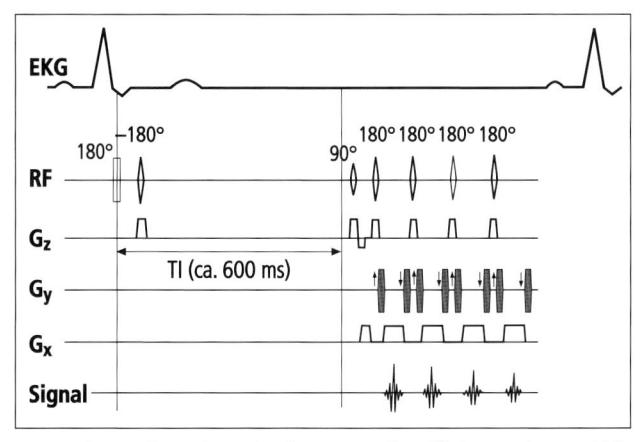

10.1 Schema der Turbo-Spinechosequenz (modifiziert nach McRobbie 2003)

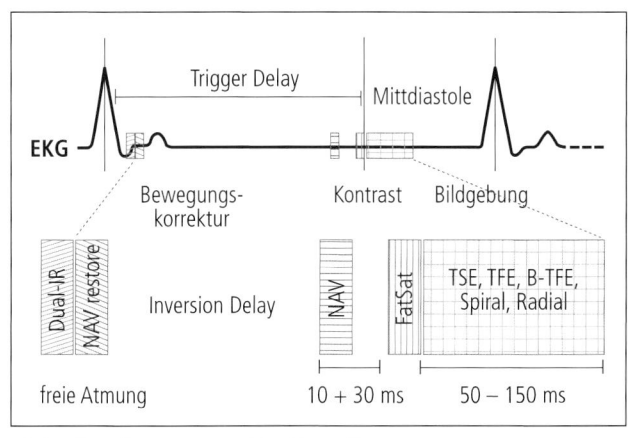

10.2 MR-Pulssequenz zur Wanddarstellung

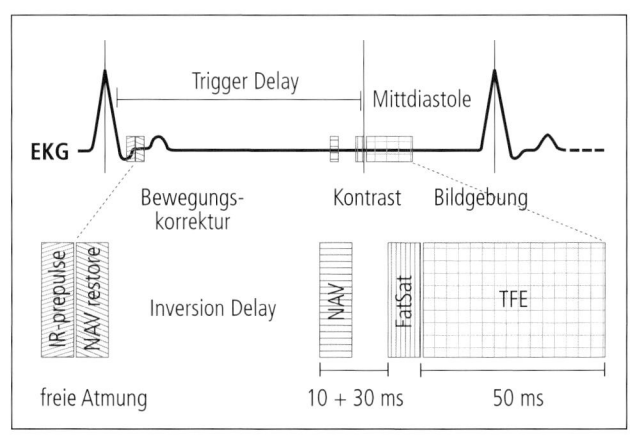

10.3 MR-Pulssequenz zur Thrombusdarstellung

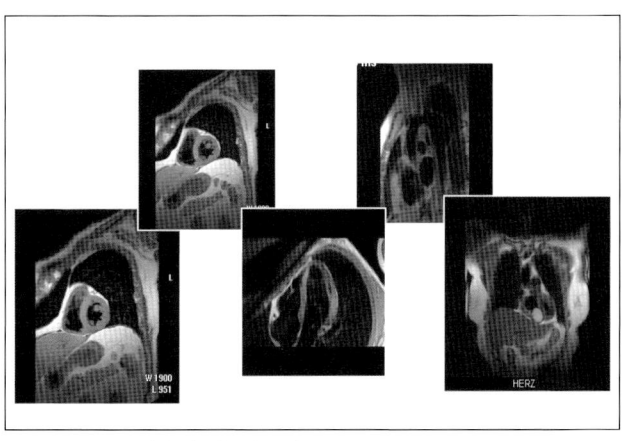

10.4 Anatomie (Black-Blood-TSE)

Messsequenz und Parametereinstellung

- Die geeignete Sequenz für diese Fragestellung ist die **Black-Blood-Turbospinechosequenz** (= DIR-TSE = Double Inversion Recovery-TSE; Abb. 10.1–10.4):
  → Black-Blood-Turbospinechosequenz, gelegentlich auch Black-Blood-Turbogradientenechosequenz,
  → Black-Blood-Vorpuls (Doppel-Inversions-180°-Puls) zur Unterdrückung des Blutes:
    – erster 180°-nicht-schichtselektiver Vorpuls (ganzer Thorax): Inversion der Magnetisierung im gesamten Thoraxbereich;
    – zweiter 180°-schichtselektiver Vorpuls: Zurückdrehung der Magnetisierung in der Messschicht mit Gewebe und Blut;
    – das in die Messschicht einfließende Blut beginnt zu relaxieren; zum Zeitpunkt des Nulldurchgangs des Blutsignals erfolgt die Anregung (TSE) des Gewebes in der Messschicht: Blut gibt kein Signal, das umgebende Gewebe ein maximales Signal ab.
  → TI-Intervall etwa 600 ms = $-\ln \frac{1}{2} \cdot T1$,
  → Einzelschichtaufnahme, ggf. 3D-Schichtstapel (1. und 2. Schicht durch die interessierende Struktur, weitere angepasste Schnittebenen),
  → FOV 330–400 mm, in-plane Auflösung 1,6 × 1,6 mm,
  → Schichtdicke 4–6 mm,
  → Einfaltungsrichtung AP bei transversaler oder FH bei koronaler Orientierung,
  → prospektive Triggerung mid-diastolisch ca. 500–600 ms (je nach Herzfrequenz),
  → Breath-Holding in Endexpiration, Messdauer 4–5 s/Schicht,
  → Wichtungen/Kontrast bei DIR-TSE:
    – T1-Wichtung (T1w): TR 500–600 ms, TE 15–25 ms,
    – T2-Wichtung (T2w): TR 1 600–2 500, TE 90–120 ms,
    – Protonendichte-Wichtung (PDw): TR 1 600–2 500, TE 20–30 ms.

Anwendung der DIR-TSE-Sequenz

→ Darstellung von Myokard und Perikard sowie den großen Gefäßen,
→ Darstellung von kardialen und parakardialen Raumforderungen,
→ Darstellung von angeborenen Herzfehlern,
→ Darstellung von Aortenerkrankungen (Aneurysma, Dissektionen),
→ MR-Koronarangiographie = Black-Blood-Koronarangiographie,
→ Darstellung von Gefäßwänden (Aorta, Karotis, Koronararterien) = Gefäßwandimaging.

11 Links- und rechtsventrikuläre Funktionsuntersuchung und -volumetrie sowie myokardiales Tagging

Schnittebenen zur Funktionsmessung

- Im Prinzip können die Funktionsuntersuchungen (globale und regionale Pumpfunktion) in jeder beliebigen **Schnittebene** durchgeführt werden.
- Die empfohlene **Messsequenz** (Cine-SSSP) hierfür lautet (Abb. 11.1–11.5):

    → SSFP-Sequenz, ggf. mit Parallel Imaging (SENSE),
    → Einzelschichtaufnahme,
    → FOV 330–400 mm, in-plane Auflösung 1,6 × 1,6 mm,
    → Mehrphasen-Cine-Aufnahme, 32 Herzphasen, zeitliche Auflösung 55 ms,
    → Schichtdicke 6–8 mm,
    → Einfaltungsrichtung AP bei sagittal oder RL bei koronal,
    → segmentierte k-Raum-Auffüllung,
    → retrospektive Triggerung,
    → Breath-Holding in Endexpiration.

- Für die **Volumetrie** wird der **Kurzachsenstapel** für die entsprechenden Berechnungen benutzt (Volumetrie, Berechnung von EF, HZV und Muskelmasse).

- Die empfohlene **Messsequenz** (Cine-SSSP) hierfür lautet:

    → SSFP-Sequenz, ggf. mit Parallel Imaging (SENSE),
    → 2D-Mehrschichtstapel,
    → FOV 330–400 mm, in-plane Auflösung 1,7 × 1,9 mm,
    → Mehrphasen-Cine-Aufnahme, 32 Herzphasen, zeitliche Auflösung 120 ms (durch Phaseninterpolation von bis zu 50 % kann die Messzeit verringert werden),
    → Schichtdicke 8–10 mm,
    → Einfaltungsrichtung AP bei transversaler oder FH bei koronaler Orientierung,
    → segmentierte k-Raum-Auffüllung,
    → retrospektive Triggerung,
    → Atemanhalten in Endexpiration, Messdauer 4–5 s/ Schicht.

Anwendungsgebiete

→ visuelle (qualitative) Beurteilung der globalen und regionalen rechts- und linksventrikulären Pumpfunktion sowie der atrialen Transportfunktion,
→ visuelle (qualitative) Beurteilung der Herzklappenfunktion,

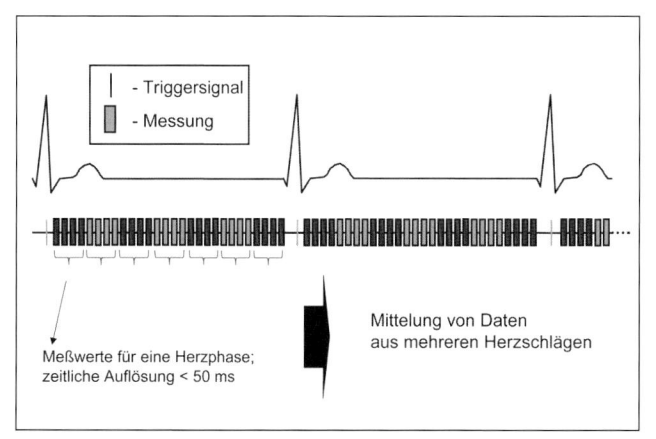

11.1 Cine-Aufnahmen (mehrere Herzphasen)

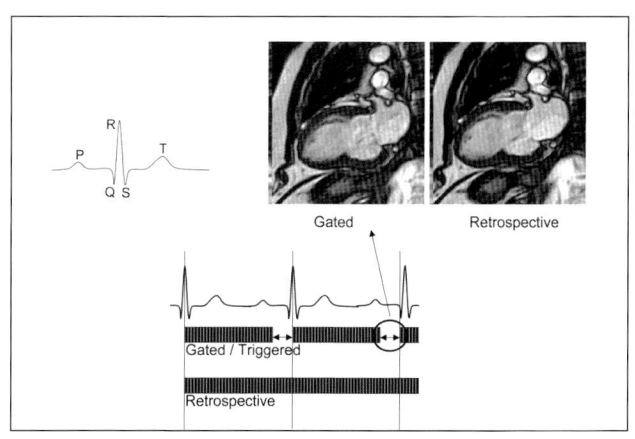

11.2 Retrospektive Triggerung einer bTFE

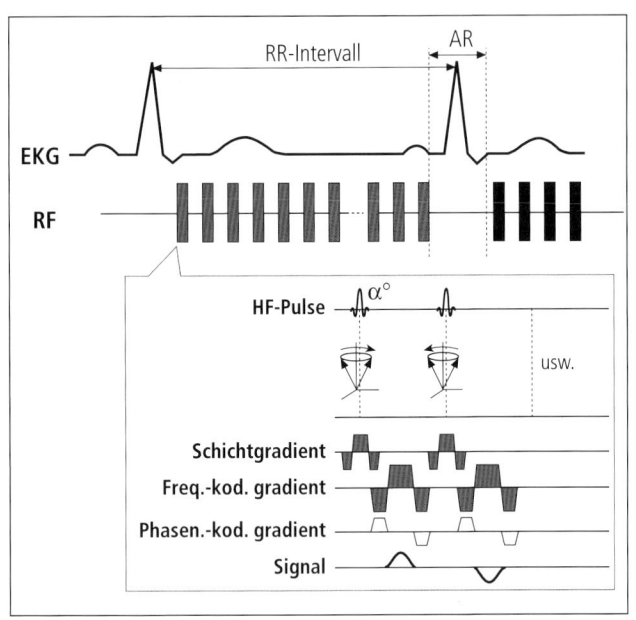

11.3 Schema einer Cine-SSFP-Sequenz (cine bFFE) (modifiziert nach McRobbie 2003)

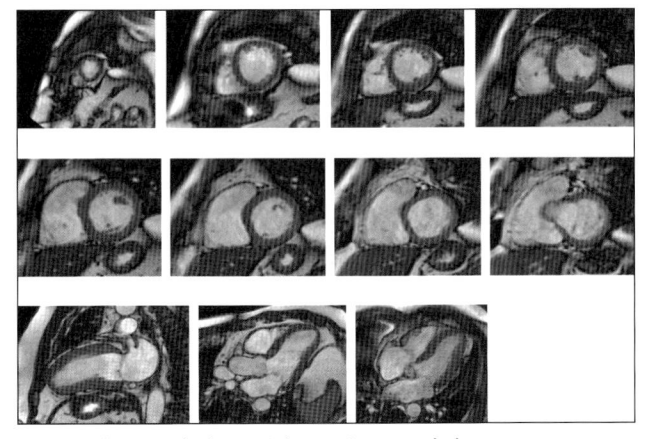

11.4 Funktionsaufnahme mit bTFE mit Atemanhalter

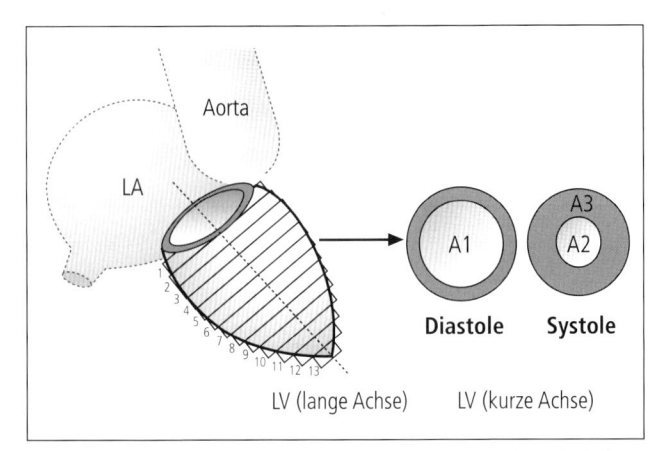

11.5 Schema der linksventrikulären Volumetrie nach der Scheibchen-Summationsmethode (modifiziert nach Hombach et al. 2005)

→ Berechnung der links- und rechtsventrikulären enddiastolischen und endsystolischen Volumina (in Kurzachsen-Volumetrie): Berechnung von SV und EF getrennt für den linken und rechten Ventrikel und HZV (letzeres über SV und die Herzfrequenz),
→ Berechnung der links- und rechtsventrikulären Muskelmasse,
→ visuelle (qualitative) Beurteilung der diastolischen Funktion (besonders des linken Ventrikels),
→ semiquantitative (Darstellung der Einflussprofile aus den Pulmonalvenen und über dem Mitralostium) und quantitative (Flächenänderung des linksventrikulären Querschnitts in der Systole und Diastole) Beurteilung der diastolischen linksventrikulären Funktion.

Visuelle (qualitative) Beurteilung

→ Beurteilung der Vorhof- und Kammerbewegungen im Cine-Loop während der Systole und Diastole,
→ Beurteilung von regionalen und globalen Pumpfunktionsstörungen (Hypokinesie, Akinesie, Dyskinesie),
→ Beurteilung von regionalen Wandausdünnungen (Zustand nach Herzinfarkt) und verminderter oder fehlender Dickenzunahme der Kammermuskulatur in der Systole,
→ Beurteilung der Klappenmorphologie und -bewegung in der Systole und Diastole inklusive der Bewegung des Blutstroms (z. B. Signalauslöschung bei Turbulenzen an stenosierten Klappen oder bei Kappeninsuffizienzen),
→ qualitative Beurteilung des diastolischen Einstroms in die Ventrikel, besonders den linken Ventrikel:
  – normal: direkt auf die Ventrikelspitze ausgerichteter, rascher Bluteinstrom,
  – dilatierter Ventrikel: Einstrom in Richtung der freien Wand mit einer kreisförmigen Bewegung in Richtung des Septums und des Ausflusstraktes,
  – Compliancestörung: verlangsamter Einstrom.

Volumetrische Berechnungen

- Zunächst werden die enddiastolischen und die endsystolischen Konturen von linkem und rechtem Ventrikel in alle 10–12 kontinuierlich aufgezeichneten Scheiben inklusive der Papillarmuskeln im Kurzachsenschnitt eingezeichnet.
- Die Volumina werden (automatisch mittels Computerprogramm) nach der Scheibchen-Summationsmethode berechnet: Die Summe aller Produkte aus der Querschnittsfläche jeder Scheibe wird mit der Distanz zwischen den Zentren der einzelnen Scheiben multipliziert (Abb. 11.5).
- Die Berechnung der Muskelmasse erfolgt aus der Berechnung der enddiastolischen epikardialen und endokardialen Volumina: Die Differenz aus beiden entspricht dem Muskelvolumen; die Muskelmasse errechnet sich aus dem Differenzvolumen multipliziert mit der spezifischen Muskelmasse (1,05 g/cm³).

Abgeleitete (berechnete) Herzfunktionsparameter:

→ Schlagvolumen (SV):

SV (ml) = EDV – ESV

→ Ejektionsfraktion (EF):

EF (%) = SV / EDV × 100

→ Herzminutenvolumen (HZV):

HZV (l/min) = SV × Herzfrequenz

→ Bezug der Parameter auf die Körperoberfläche (BSA) als Index (EDVI, ESVI, SVI und CI) über die Formel nach Dubois und Dubois:

BSA (m²) = Gewicht (kg) × 0,425 × Größe (cm) × 0,725 × 0,007184

→ isovolumetrische Relaxationszeit (IVRT),
→ Dauer der A-Welle,
→ Dauer der pulmonalvenösen reversen Welle (PVr).

- Anhand der Einstromprofile können folgende **pathophysiologischen Zustände** der diastolischen Funktion unterschieden werden:
  → Normalverhalten,
  → Relaxationsstörung,
  → Pseudo-Normalverhalten,
  → Restriktion.

- Die quantitative Beurteilung der diastolischen LV-Funktion erfolgt durch die Messung des Querschnittsverhaltens der endokardialen Konturen über die gesamte Systole und Diastole mit der Messung möglicher Phasenverschiebungen aufgrund einer diastolischen Relaxationsstörung (noch experimentell).

Semiquantitative-quantitative Beurteilung der diastolischen LV- und RF-Funktion

- Die diastolische Funktion kann vergleichbar der dopplerechokardiographischen Analyse des diastolischen Mitralklappeneinstroms mit dem **Cine-PC-Mapping** analysiert werden.
- Hierzu dienen die diastolischen Einstromprofile aus den Pulmonalvenen und über die Mitralklappe für den linken Ventrikel bzw. das Cava-Einstrom- und das Trikuspidalklappeneinstromprofil für den rechten Ventrikel (Abb. 11.6).
- Wichtige Parameter sind:
  → E/A-Flussgeschwindigkeitsverhältnis,
  → Akzelerations- (AT) und Dezelerationszeit (DT) der E-Welle,

Funktionsbeurteilung des Herzens mittels myokardialem Tagging

- Mit myokardialem Tagging lassen sich **feinste regionale Kontraktionsabläufe** und -abnormitäten **visualisieren**.
- Das Tagging beruht auf einer Cine-GE-Sequenz, bei der unmittelbar vor dem Gradientenpuls ein spezieller selektiver Anregungspuls appliziert wird, der die Magnetisierung in der Bildschicht räumlich moduliert (**SPAMM = Spa**tial **M**odulation of **M**agnetization).
- Dieser als **Tagging** bezeichnete Vorpuls kann als **Linie** oder als **Netz** über den gesamten Bildausschnitt appliziert werden.

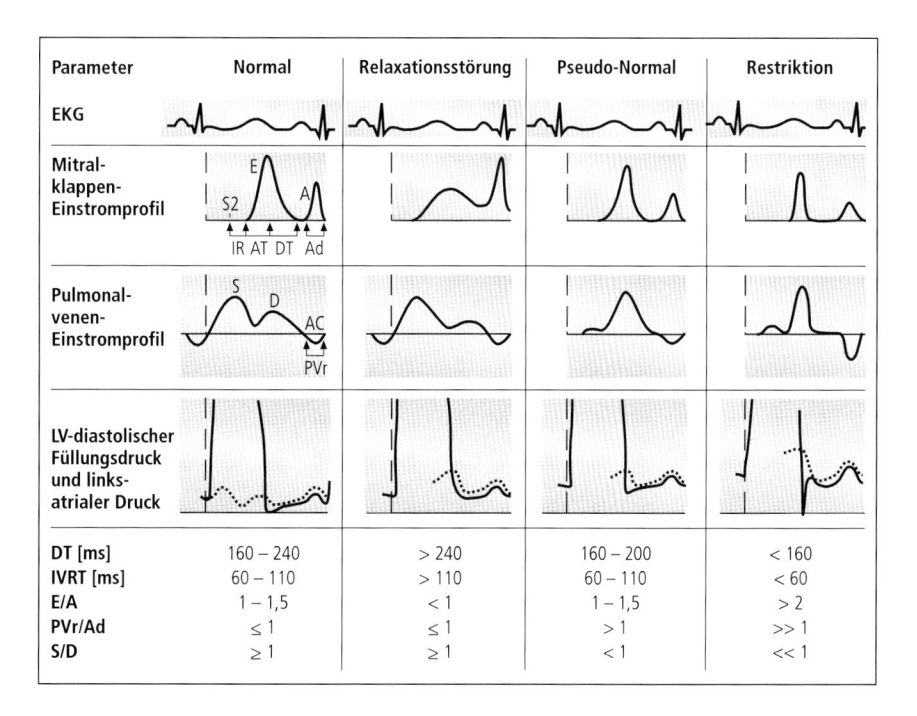

Parameter	Normal	Relaxationsstörung	Pseudo-Normal	Restriktion
DT [ms]	160 – 240	> 240	160 – 200	< 160
IVRT [ms]	60 – 110	> 110	60 – 110	< 60
E/A	1 – 1,5	< 1	1 – 1,5	> 2
PVr/Ad	≤ 1	≤ 1	> 1	>> 1
S/D	≥ 1	≥ 1	< 1	<< 1

11.6 Schema des Mitral- und Pulmonalvenen-Einstromprofils und des diastolischen Druckverlaufs beim Normalen und bei verschiedenen Formen einer diastolischen Funktionsstörung. IR = IVRT: isovolumetrische Relaxationszeit; AT: Akzelerationszeit; DT: Dezelerationszeit; Ad: Dauer der transmitralen A-Welle; PVr: Dauer der pulmonalvenösen reversen Welle (modifiziert nach Hombach et al. 2005)

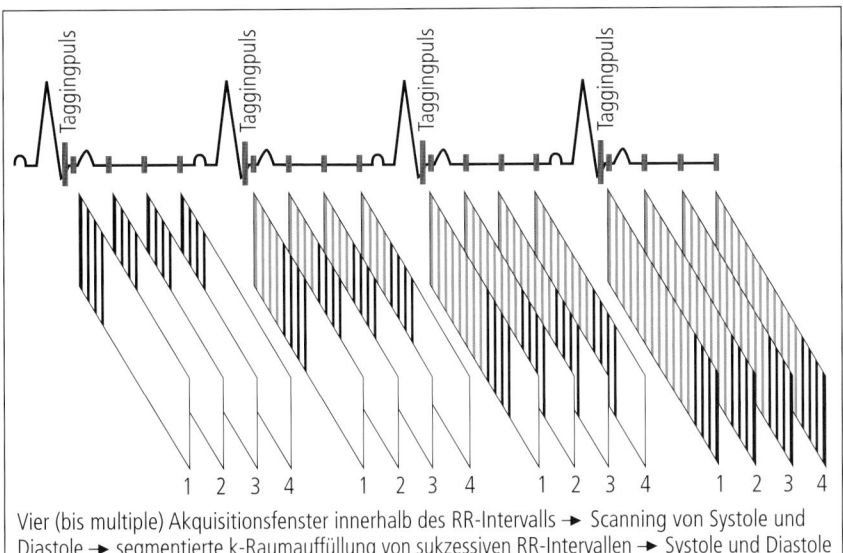

11.7 Schema einer Cine-Tagging-Sequenz (modifiziert nach Manning 2002)

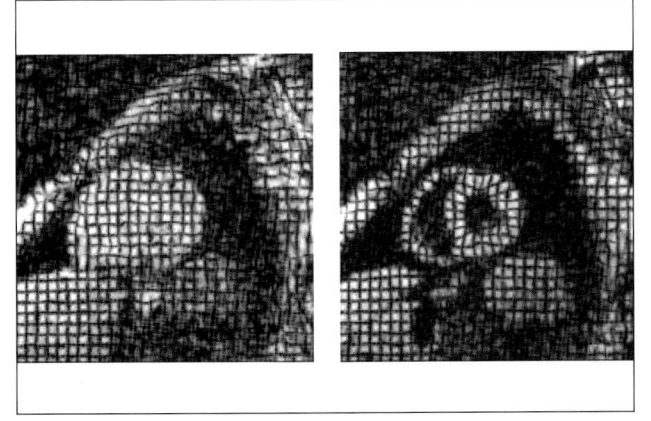

Vier (bis multiple) Akquisitionsfenster innerhalb des RR-Intervalls → Scanning von Systole und Diastole → segmentierte k-Raumauffüllung von sukzessiven RR-Intervallen → Systole und Diastole im Tagging-Netz

11.8 Basisnaher Kurzachsenschnitt durch den rechten und linken Ventrikel: Tagging-Netz in Diastole (links) und Systole (rechts)

- Das **Tagging-Bild** wird unmittelbar nach der R-Zacke als Trigger generiert; in der anschließenden systolischen und diastolischen Bewegung des Herzens bewegt und **deformiert** es sich entsprechend der Bewegung des Myokards (Abb. 11.7, 11.8).
- Mittels Tagging und atemangehaltener, segmentierter Cine-GE-Sequenzen konnten lokale **Verschiebungen** von **bis zu 0,1 mm** nachgewiesen werden.
- Bei verminderten oder fehlenden Bewegungen resultieren nur minimale bis fehlende Torsionen der Linien bzw. des Netzwerks, bei abnormen regionalen Bewegungen ergeben sich lokale Distorsionen der Linien bzw. des Netzes.
- Eine **qualitative Beurteilung** und Beschreibung von regionalen Kontraktions- oder Relaxationsstörungen mittels Tagging ist **klinisch gut möglich**; **quantitative Auswertungen** (dreidimensionale Bewegungen der Kreuzungspunkte des Gitters) sind jedoch **sehr aufwändig** und für die klinische Routine (noch) nicht verfügbar.

Koronare Herzkrankheit: Ischämiediagnostik

MR-Methoden zur Ischämiediagnostik

→ Stress-MRI: regionale Kontraktionsanalyse unter Dobutamin provozierter Ischämie (vergleichbar dem Stressecho),
→ First-Pass-Perfusion: myokardiale Perfusionsanalyse unter Adenosin oder Dipyridamol induzierter Ischämie (Abb. 12.1).

Stressarten

→ **pharmakologisch**: Betaadrenozeptoragonisten wie z.B. Dobutamin,
→ **pharmakologisch**: Vasodilatatoren wie z.B. Dipyridamol oder Adenosin,
→ **Fahrradergometrie** (mit amagnetischem Ergometer).

Substanzeffekte und Monitoring von Patienten unter pharmakologischem Stress

Dobutamin

Wirkung

- Der myokardiale Sauerstoffverbrauch nimmt durch eine Steigerung von HF und Kontraktilität zu, d.h., es kommt zu einer Steigerung der Myokarddurchblutung (zu erreichende **Ziel-HF** = 220 − Alter × 0,85).

Tab. 12.1 Übersicht über Stresspharmaka und deren Wirkung sowie die CMRI-Zielgröße

Substanz	Dosis	HWZ	Vorbereitung	Wirkung	CMR-Zielgröße	Antidot
Dobutamin verschiedener Hersteller, 5 mg/ml, 10 mg/ml, Trockensubstanz	(5), 10, 20, 30, 40 µg/kgKG über je 3 min + max. 1mg Atropin	2 min	keine Betablocker und Nitrate 24 h vor Untersuchung	• Herzfrequenz ↑ • Kontraktilität ↑ • Sauerstoffverbrauch ↑ • Perfusionsdruck distal von Stenosen ↓	• Wandbewegungsstörung • Perfusionsdefekte (bei 20 µg)	Esmolol oder Metroprolol i.v.
Adenosin Adenoscan® 30mg/10ml, Adenosin item™ 5mg/ml	140 µg/kgKG über 6 min	4–10 s	keine Xanthine (Kaffee, Tee, Schokolade, koffeinhaltige Getränke, Theophyllin) und Nitrate 24 h vor Untersuchung	• Vasodilatation (v.a. subepikardiale Gefäße) • koronarer Steal	Perfusionsdefekte	• Infusionsstop • Wirkung selbstlimitierend • (Theophyllin oder Aminophyllin i.v.)
Dipyridamol i.v., in Deutschland z.Zt. nicht erhältlich	0,56 mg/kgKG über 4 min + max. 0,28 mg/kgKG	30 min		Phosphodiesterasehemmer, Wirkung wie Adenosin durch Wiederaufnahmehemmung und extrazellulären Anstieg	• Perfusionsdefekte • (Wandbewegungsstörung)	Theophyllin oder Aminophyllin i.v.

Nebenwirkungen

- Angina pectoris,
- SVES und VES,
- Dyspnoe,
- Nausea,
- Tremor,
- Ohrensausen,
- Nasenbluten.

Abbruchkriterien

- Ischämie (WBS in mehr als einem Segment),
- Blutdruckabfall > 20 mmHg initial oder > 40 mmHg zur Vormessung,
- Hypertonie > 240/120 mmHg,
- schwerste systemische, nicht tolerierbare Nebenwirkungen.

Antidot

- Esmolol 500 µg/kg Körpergewicht über 2–3 min i.v.,
- Metoprolol 5 mg langsam i.v.

Dipyridamol

Wirkung

- Dipyridamol führt durch eine Vasodilatation und Flusszunahme vor allem in den epikardialen großen Koronararterien zu einer Steigerung der Myokarddurchblutung mit ggf. einem lokalen Steal-Phänomen und damit einer regionalen Ischämie.

Nebenwirkungen

- Angina pectoris,
- Kopfschmerzen,
- Gesichtsrötung,
- Schwindelgefühl,
- selten schwer wiegende Herzrhythmusstörungen.

Abbruchkriterien

- Blutdruckanstieg > 240/120 mmHg,
- schwerste systemische, nicht tolerierbare Nebenwirkungen.

Antidot

- Aminophyllin oder Theophyllin 125–250 mg langsam i.v.

Adenosin

Wirkung

- Adenosin bewirkt ebenso wie Dipyridamol eine Steigerung der Myokarddurchblutung über eine Vasodilatation und Flusszunahme vor allem in den epikardialen großen Koronararterien mit ggf. folgendem lokalen Steal-Phänomen und damit einer regionalen Ischämie.

Nebenwirkungen

- Angina pectoris,
- Kopfschmerzen,
- Gesichtsrötung,
- Schwindelgefühl,

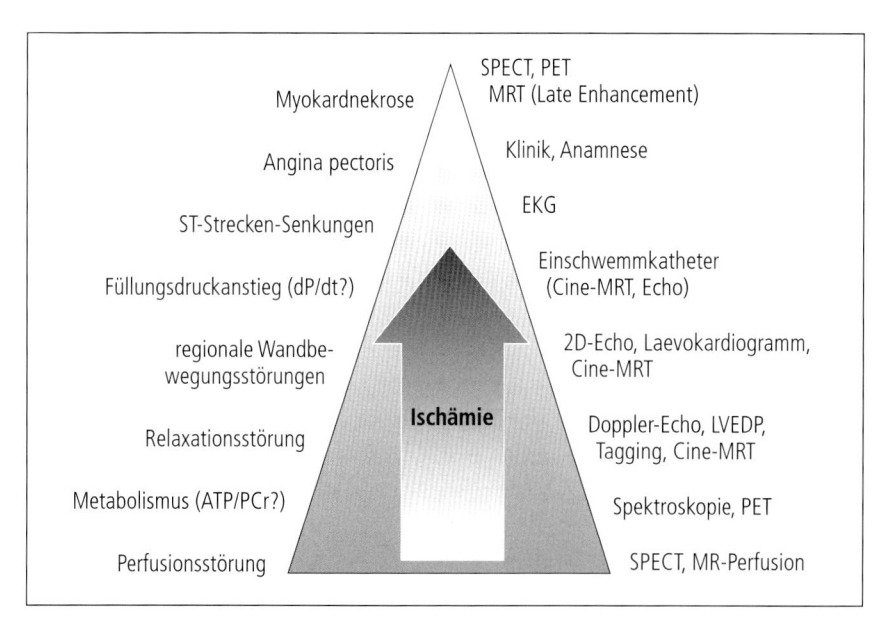

12.1 Ischämiekaskade: von der Perfusionsstörung zur Myokardnekrose

Tab. 12.2 Ernste Nebenwirkungen bei 36 617 Stessechokardiographien in Deutschland mit verschiedenen Belastungsmethoden (nach Beckmann 1998). Die Fahrradergometrie hatte die geringste Nebenwirkungsrate (p < 0,05).

	Fahrrad n = 23 721	Dobutamin n = 9 354	Arbutamin n = 2 297	Dipyridamol n = 1 245
alle schweren Nebenwirkungen	1,00 %	5,70 %	10,00 %	2,10 %
ventrikuläre Tachykardie	0,10 %	0,70 %	0,80 %	0,00 %
Kammerflimmern	0,01 %	0,02 %	0,04 %	0,00 %
SVT, Vorhofflimmern, Bradykardie < 40/min	0,60 %	4,20 %	6,00 %	0,90 %
instabiles AP, Myokardinfarkt, Lungenödem, Bronchospasmus, bedrohlicher RR-Abfall	0,20 %	0,90 %	2,70 %	1,20 %

- → kurzfristiger AV-Block II. Grades,
- → Bronchospasmus,
- → selten schwer wiegende Herzrhythmusstörungen.

Abbruchkriterien

- → progrediente Angina oder Atemnot,
- → anhaltender AV-Block II. Grades.

Antidot

- → keines,
- → spontaner Wirkverlust 2–3 min nach Beendigung der Infusion.

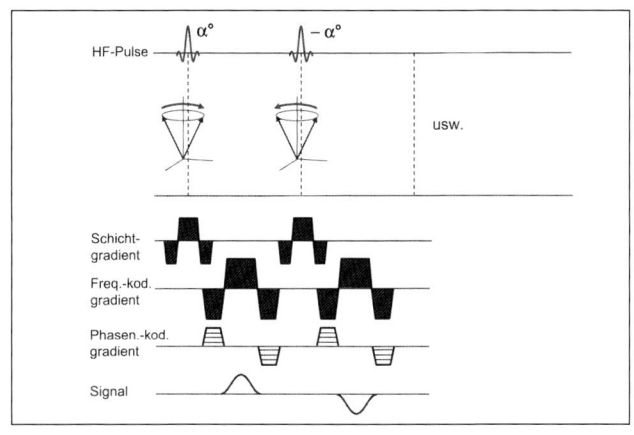

12.2 Schema einer Cine-SSFP-Sequenz (cine bFFE) (modifiziert nach McRobbie 2003)

Stress-MRT

MR-Protokoll zur Dobutamin-Stress-MRT-Untersuchung

Messprotokoll ohne Kontrastmittel
- → Scout/Survey,
- → Ruheuntersuchung des Herzens in SSFP-Cine-Technik in kompletten Kurzachsenschnitten und Langachsenschnitten (4-ch, 2-ch, 3-ch, rv, 2-ch re, rvot), Speicherung der Geometrie von 3–5 Kurzachsenschnitten sowie 2-ch, 3-ch und 4-ch (Abb. 12.2, 12.3),
- → PC-Flussmessung im PA-Hauptstamm,
- → Beginn der Dobutamininfusion (Abb. 12.2),
- → PC-Flussmessung in der Aorta ascendens (bei Messdauer < 2 min, sonst vor Start der Infusion),
- → 3–5 Kurzachsenschnitte sowie 2-ch, 3-ch und 4-ch unter 10 µg/kg Körpergewicht/min Dobutamininfusion,
- → 3–5 Kurzachsenschnitte sowie 2-ch, 3-ch und 4-ch unter 20 µg/kg Körpergewicht/min Dobutamininfusion,
- → 3–5 Kurzachsenschnitte sowie 2-ch, 3-ch und 4-ch unter 30 µg/kg Körpergewicht/min Dobutamininfusion,
- → 3–5 Kurzachsenschnitte sowie 2-ch, 3-ch und 4-ch unter 40 µg/kg Körpergewicht/min Dobutamininfusion,
- → bei unzureichendem Frequenzanstieg ggf. 3–5 Kurzachsenschnitte sowie 2-ch, 3-ch und 4-ch unter 40 µg/kg Körpergewicht/min Dobutamininfusion nach fraktionierter Atropingabe.

Messprotokoll mit Perfusion und Late Enhancement
- → Scout/Survey,
- → Ruheuntersuchung des Herzens in SSFP-Cine-Technik in kompletten Kurzachsenschnitten und Langachsenschnitten (4-ch, 2-ch, 3-ch, rv, 2-ch re, rvot), Speicherung der Geometrie von 3–5 Kurzachsenschnitten sowie 2-ch, 3-ch und 4-ch,
- → First-Pass-Perfusionsuntersuchung (3 Schichten, kurze Achse, 0,1 mmol/kg Körpergewicht Gd-DTPA) in Ruhe,
- → getrennte PC-Flussmessung in PA-Hauptstamm und Aorta ascendens,
- → Beginn der Dobutamininfusion,
- → 3–5 Kurzachsenschnitte sowie 2-ch, 3-ch und 4-ch unter 10 µg/kg Körpergewicht/min Dobutamininfusion,
- → 3–5 Kurzachsenschnitte sowie 2-ch, 3-ch und 4-ch unter 20 µg/kg Körpergewicht/min Dobutamininfusion,

→ Perfusionsuntersuchung (3 Schichten, kurze Achse, 0,1 mmol/kg Körpergewicht Gd-DTPA), danach Dobutaminsteigerung,
→ 3–5 Kurzachsenschnitte sowie 2-ch, 3-ch und 4-ch unter 30 µg/kg Körpergewicht/min Dobutamininfusion,
→ 3–5 Kurzachsenschnitte sowie 2-ch, 3-ch und 4-ch unter 40 µg/kg Körpergewicht/min Dobutamininfusion,
→ bei unzureichendem Frequenzanstieg ggf. 3–5 Kurzachsenschnitte sowie 2-ch, 3-ch und 4-ch unter 40 µg/kg Körpergewicht/min Dobutamininfusion nach fraktionierter Atropingabe,
→ Late Enhancement in der kurzen Achse als 3D-Volumen und im Falle von Narbennachweis 2D-Schichten im Zwei-, Drei- und/oder Vier-Kammer-Blick je nach Infarktlokalisation.

Auswertung des Dobutamin-Stress-MRTs

Qualitative Beschreibung der regionalen Kontraktion
- **Schnitte:** Im Vier- und Zwei-Kammer-Blick können neu aufgetretene, regionale Kontraktionsstörung als Hypokinesie, Akinesie oder Dyskinesie diagnostiziert werden (Abb. 12.5 und 12.6).

Semiquantitative Auswertung nach dem 17-Segment-Modell
→ Auswertung im **17-Segment-Modell**: im Vier-, Zwei- und Drei-Kammer-Schnitt sowie der kurzen Achse inklusive der Spitze als 17. Segment (Abb. 12.4–12.6),
→ Beurteilung der **Bildqualität** als gut, akzeptabel oder schlecht,
→ Klassifikation der Wandbewegung:
  – normokinetisch = 1,
  – hypokinetisch = 2,
  – akinetisch = 3,
  – dyskinetisch = 4,

→ **Wall Motion Score (WMS):**

WMS = Punktsumme/Segmentzahl
WMS 1 = Normalverhältnisse

Je ausgeprägter die Wandbewegungsstörung ist, desto höher ist die Punktzahl für den WMS.
→ Tagging-Verfahren: Hierbei erfolgt die quantitative Bestimmung der Bewegung von Referenzpunkten des Tagging-Gitters (Kreuzungspunkte) in der Zeit und untereinander als koordiniert oder unkoordiniert (s. o.).

Diagnostische Treffsicherheit der Stress-MRT-Untersuchung

- Die diagnostische Treffsicherheit ist deutlich besser als die der Stressechokardiographie (vor allem durch die **bessere Bildqualität: gut bis sehr gut beim Stressecho ca. 50%, bei der Stress-MRT ca. 80%**). Die Sensitivität der Stress-MRT im Vergleich zum Stressecho beträgt 86% versus 73%, die Spezifität 86% versus 70%, die Accuracy 86% versus 73% (Nagel et al. 1999).
- Für die Primärdiagnostik der KHK wurden in sechs Studien für das Stress-MRT eine Sensitivität von 83–91% und eine Spezifität von 80–86% unter mittel- bis hochdosiertem Dobutamin (20–40 µg/kg Körpergewicht) nachgewiesen.
- Relativ zuverlässige Ergebnisse ergeben sich auch für die Dreigefäß-KHK.

First-Pass-Perfusion

MR-Protokoll zur First-Pass-Untersuchung

Messsequenz zur First-Pass-Perfusionsuntersuchung
→ Sequenz: Balanced FFE (SSFP), alternativ eine Spoiled T1-TSE (Abb. 12.7–12.10),

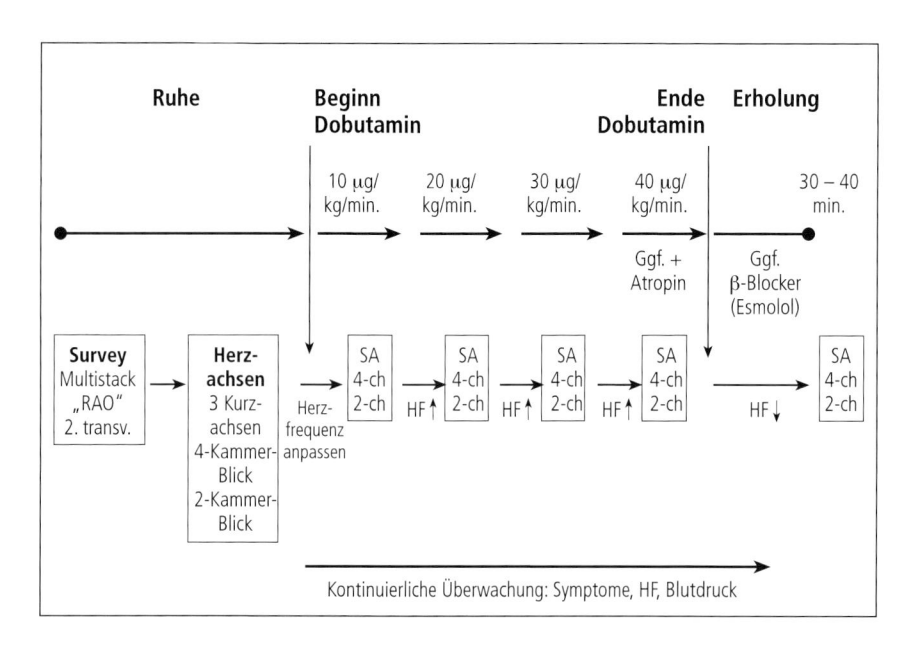

12.3 Schema: Dobutaminstress

→ Vorpuls: Saturation-Recovery-Vorpuls (schichtselektiv, Prepulse Delay 120 ms; Abb. 12.9),
→ SENSE-Faktor 2,
→ Matrix 115 × 128 (256 × 256),
→ FOV 360–400, 80–90 % RFOV,
→ Trigger: prospektiver systolischer Trigger mit TD shortest,
→ Schichtdicke 10 mm,
→ 3 Schichten/Herzzyklus (max. HF 95–100/min) absteigend gemessen,
→ je nach Herzfrequenz 60–80 Dynamiken (= Herzzyklen = ca. 50–60 s Messdauer),
→ Atemkompensation: endexspiratorischer Atemanhalter,
→ Atemkommando: Exspiration → Start der Messung → Kontrastmittelbolus i.v. → zweiter Atemanhalter endexspiratorisch (möglichst lange) → Aufnahme der 60–80 Dynamiken,

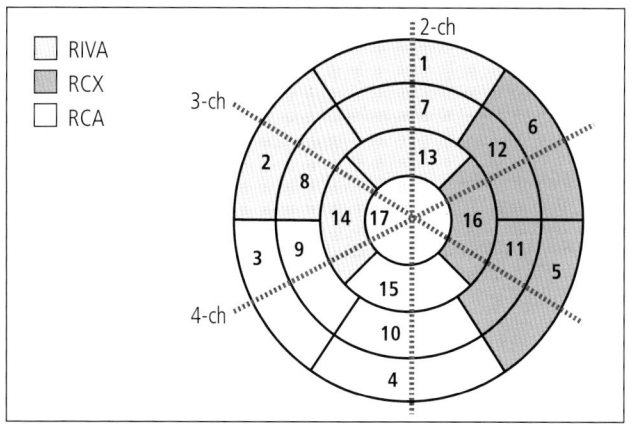

12.4 17-Segment-Modell mit Repräsentation der Koronarversorgungsgebiete (modifiziert nach Hombach et al. 2005)

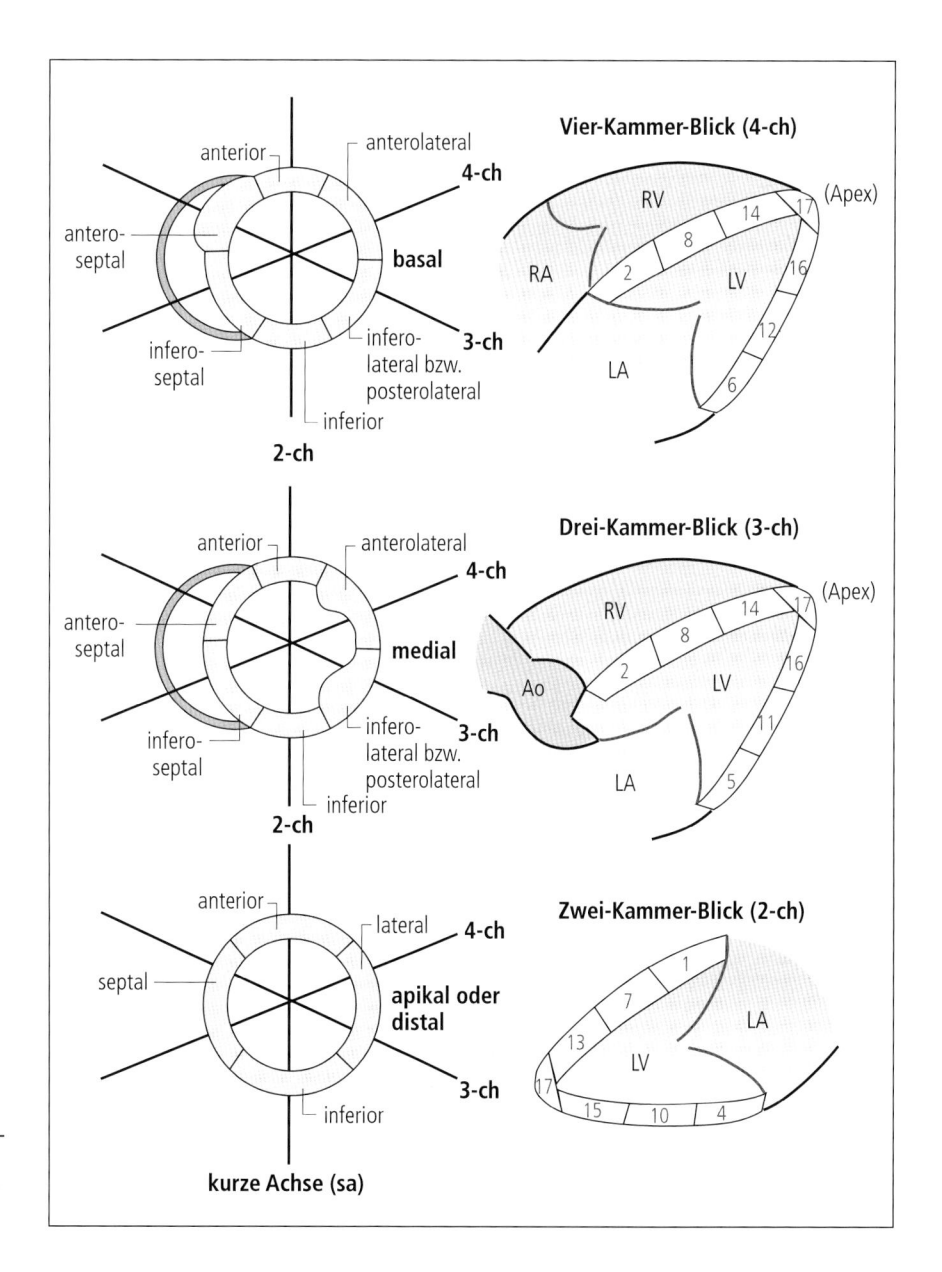

12.5 Planung der Schnittebenen mit Repräsentation aller Segmente in der kurzen und langen Achse (modifiziert nach Hombach et al. 2005)

- → Kontrastmittel: 0,03–0,05 mmol/kg Körpergewicht (semiquantitative Messung), 0,1 mmol/kg Körpergewicht bei qualitativer Auswertung, Injektionsgeschwindigkeit 9 ml/s.

Messprotokoll mit First-Pass-Perfusion und Late Enhancement
- → Scout/Survey,
- → Ruheuntersuchung des Herzens in SSFP-Cine-Technik in kompletten Kurzachsenschnitten und Langachsenschnitten (4-ch, 2-ch, 3-ch, rv, 2-ch re, rvot), Speicherung der Geometrie von 3–5 Kurzachsenschnitten sowie 2-ch, 3-ch und 4-ch,
- → getrennte PC-Flussmessung in PA-Hauptstamm und Aorta ascendens,
- → Test der Perfusionsuntersuchung mit 2–3 Dynamiken (3 Schichten, kurze Achse),
- → Start der Adenosininfusion über 3 min (bzw. bis Symptombeginn und Herzfrequenzanstieg, max. 5 min; Abb. 12.11),
- → Belastungsperfusionsuntersuchung (3 Schichten, kurze Achse),
- → nach Normalisierung der HF: ggf. MRCA, Wiederholung von Flussmessungen oder spezielle Cine-Aufnahmen (ein Intervall von 10–15 min sollte eingehalten werden),
- → Ruheperfusionsuntersuchung (3 Schichten, kurze Achse),
- → Late Enhancement in der kurzen Achse als 3D-Volumen und im Falle von Narbennachweis 2D-Schichten im Zwei-, Drei- und/oder Vier-Kammer-Blick je nach Infarktlokalisation.

Auswertung der First-Pass-Perfusion

Qualitativ-visuelle Auswertung und Befundung regionaler Perfusionsdefizite
- Die drei Myokardschichten werden unter Adenosin oder Dipyridamol-Stress in der oberen Reihe dargestellt, darunter in der gleichen Reihenfolge die drei Myokardschichten unter Ruhebedingungen.
- Die Cine-Sequenz von 60–80 Dynamiken wird abgespielt und die kontrastmittelbedingte Aufhellung des Myokards beim First Pass des Kontrastmittels verfolgt.

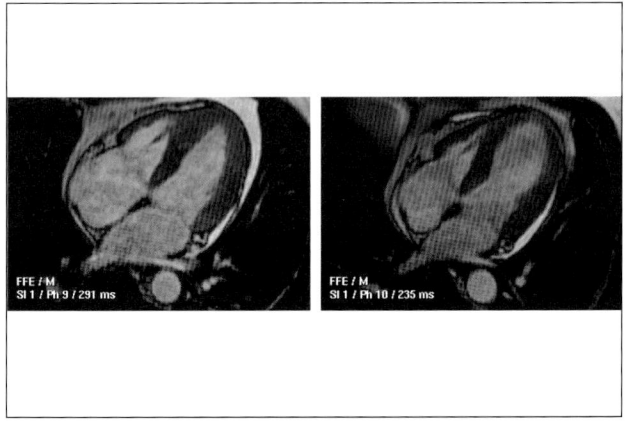

12.6 Linker Ventrikel im Vierkammerblick: normale Kontraktion der linksventrikulären Spitze in Ruhe (links) und Akinesie der Spitze und des apikalen Septums unter Ischämie (rechts)

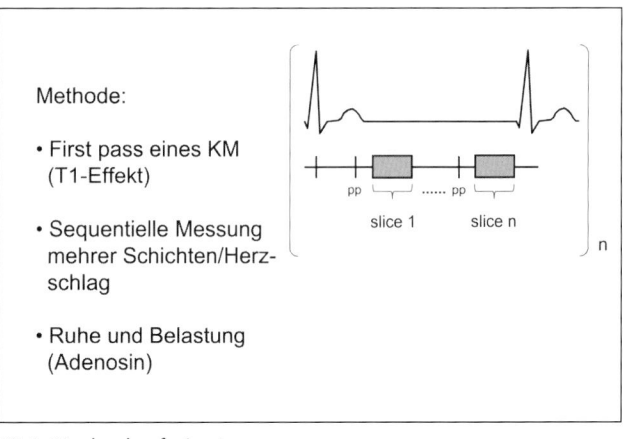

12.7 Myokardperfusion I

Methode:
- First pass eines KM (T1-Effekt)
- Sequentielle Messung mehrer Schichten/Herzschlag
- Ruhe und Belastung (Adenosin)

Sequenzen:
- T1-TFE (FLASH,....)
- BTFE (TrueFISP,....)   } + 90° prepulse
- TFE-EPI

- Auflösung : < 3 x 3 x 8 mm
- Aufnahmezeit pro Schicht: 70 - 100 ms

Kombination mit SENSE

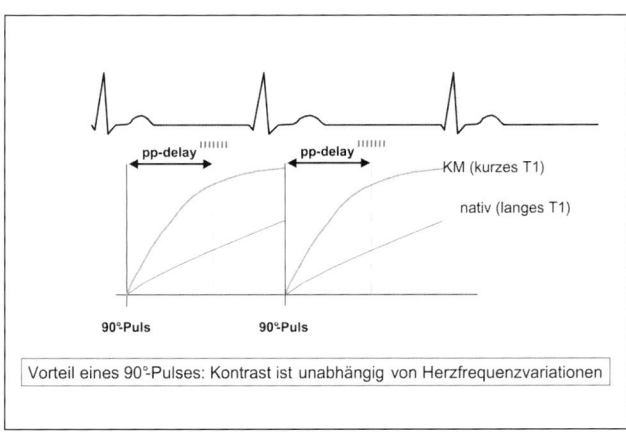

12.8 Myokardperfusion II

Vorteil eines 90°-Pulses: Kontrast ist unabhängig von Herzfrequenzvariationen

12.9 Kontrast nach dem 90°-Vorpuls

- Ein eventuelles Ruhe-Perfusionsdefizit (Myokardnarbe) kann identifiziert werden.
- Ein Perfusionsdefizit unter Adenosinstress kann als regional-subendokardial, regional-transmural oder zirkulär-subendokardial lokalisiert und quantifiziert und dem jeweiligen Perfusionsareal der Koronararterien zugeordnet werden (Abb. 12.12).
- **Cave:** Ein subendokardiales Perfusionsdefizit im Ventrikelseptum entsteht häufig durch Suszeptibilitätsartefakte.

Semiqualitative Berechnung der SI-Anstiegssteilheit
→ Einteilung der drei Myokardscheiben in 6–8 gleiche Segmente,
→ Berechnung bzw. Aufzeichnung der Signalintensitätskurve (SI-Kurve) mithilfe eines entsprechenden Computerprogramms im Kavum des linken Ventrikels und den 6–8 Myokardsegmenten (häufig nach Vorgabe der ROI automatisch aufgezeichnet),
→ Berechnung der Anstiegssteilheit der SI-Kurve im linken Ventrikel und den Segmenten anhand von 3–5 Punkten und Berechnung der Anstiegsgeschwindigkeit (»Slope«),
→ Berechnung des **myokardialen Perfusionsreserve-Index (MPRI)** aus dem Slope (Abb. 12.13):

MPRI = Slope-Segm$_{Ad}$/Slope-KavumLV$_{Ad}$: Slope-Segm$_{Ruhe}$/Slope-KavumLV$_{Ruhe}$

Normalwert für den MPRI = 1, d.h. gleiche Perfusion unter Dilatation in Relation zur Ruhe,
Wert für den MPRI < 1, d.h. sichere Minderperfusion für das betreffende Segment,
Cut-off-Wert: MPRI ≥ 1,1 für normale Perfusionsreserve.

Semiquantitative Bestimmung des PRI mittels Computerprogramm
- Zunächst wird die Ausgleichskurve zur glatten Anpassung der Datenpunkte an die SI-Kurve durch die Berechnung der Gamma-Variate-Funktion ermittelt.

- Formel der Gamma-Variate-Funktion:

$$g(t) = A \times (t - t_{foot})^a \times \exp(-\frac{t - t_{foot}}{\tau}) \text{ für } t > t_{foot}$$

- Die optimalen Parameter A (Amplitude), a (Exponent) und τ (Zeitkonstante) werden nach dem Levenberg-Marquardt-Verfahren für nicht lineare Optimierung bestimmt.
- Manche Computer enthalten die Software dieses Verfahrens; die Gamma-Variate-Funktion muss dann vom Anwender definiert werden.
- Als Anfangswerte kann man für die drei Gamma-Variate-Parameter A, a und τ folgende Werte wählen:
  → A ≈ Amplitudenwert etwa der maximalen Signalveränderung vom Ausgangswert,
  → a = 1–3,
  → τ ≈ Dauer des First Pass.

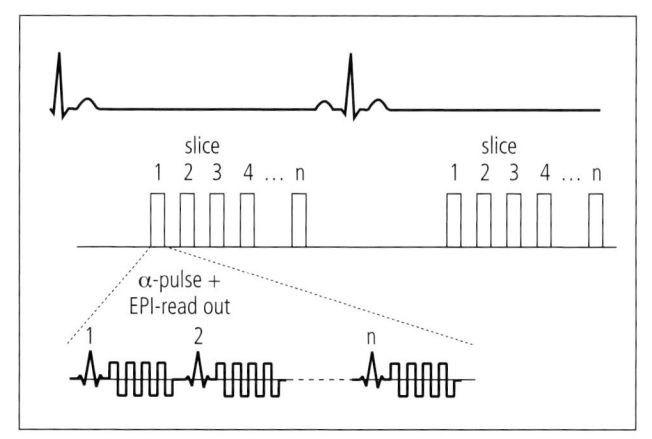

12.10 Eine mögliche Perfusionsmesssequenz: TFE-EPI

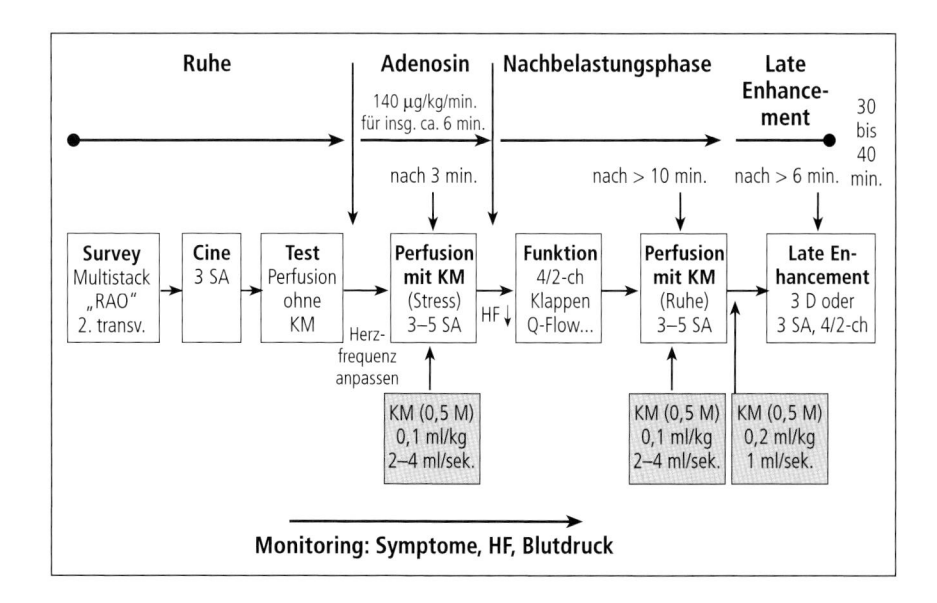

12.11 Schema: Adenosinstress

Koronare Herzkrankheit: Ischämiediagnostik

- Die mittlere Durchlaufzeit = **Mean Transit Time (MTT)** ergibt sich nach der Formel:

$$MTT = (a + 1) \times \tau$$

Quantitative Bestimmung der Perfusionreserve mit dem Fermi-Modell
- Bei kleinen Kontrastmittelmengen und T1w-GRE-Sequenzen mit TR um 2 ms ist die gemessene SI ungefähr proportional der Kontrastmittelkonzentration.
- Die SI-Kurve für eine Geweberegion entspricht bei hämodynamischer Stabilität der Antwort eines linearen, zeitvarianten Systems.
- Die Gewebekurve kann dann als Faltungsintegral der arteriellen Inputfunktion $i_{art}(t)$ mit der Impulsantwort $R(t)$ dargestellt werden nach der Formel:

$$G(t) = \int_0^t R(s-t) \times i_{art}(s) \times ds$$

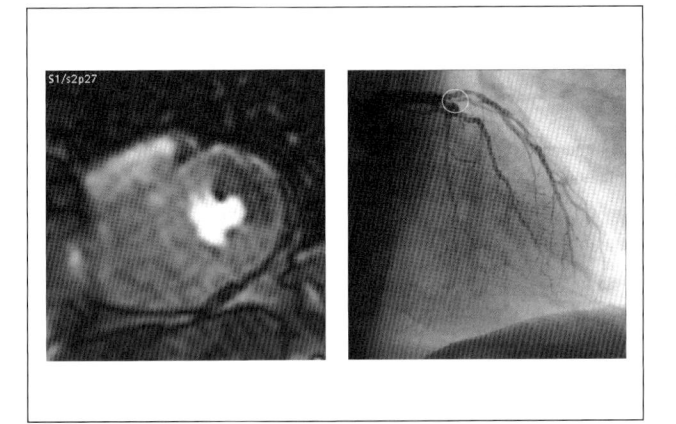

- Die Gewebeimpulsantwort zum Zeitpunkt t als R(t)/R(0) gibt die Kontrastmittelmenge in der Geweberegion zu diesem Zeitpunkt nach »Impulsinjektion« an.
- Wegen der peripheren Kontrastmittelinjektion muss eine a-posteriori-Bestimmung der Impulsantwort aus den gemessenen SI-Kurven erfolgen.
- Diese kann z. B. mit der Entfaltung (»Deconvolution«) der SI-Kurve für eine Geweberegion mit der gemessenen arteriellen Inputfunktion geschehen.
- Als arterielle Inputfunktion wird praktischerweise die SI-Kurve in der Mitte des linken Ventrikels benutzt.
- Zur modellgestützten Quantifizierung und Erstellung einer geeigneten arteriellen Inputfunktion müssen einige Voraussetzungen erfüllt sein:
  → zeitliche Auflösung der Bildsequenz: ein Bild pro Herzschlag,
  → Injektion eines möglichst kompakten Kontrastmittelbolus,
  → niedrige Dosierung des Kontrastmittels: ca. 0,03 mmol/kg Körpergewicht.

- Unter bestimmten Annahmen kann als empirisches Modell die **Fermi-Funktion** (nach Jerosch-Herold) angewandt werden; die Formel lautet:

$$R(T) = \frac{A}{1 + \exp\dfrac{-(t-w)}{\tau}}$$

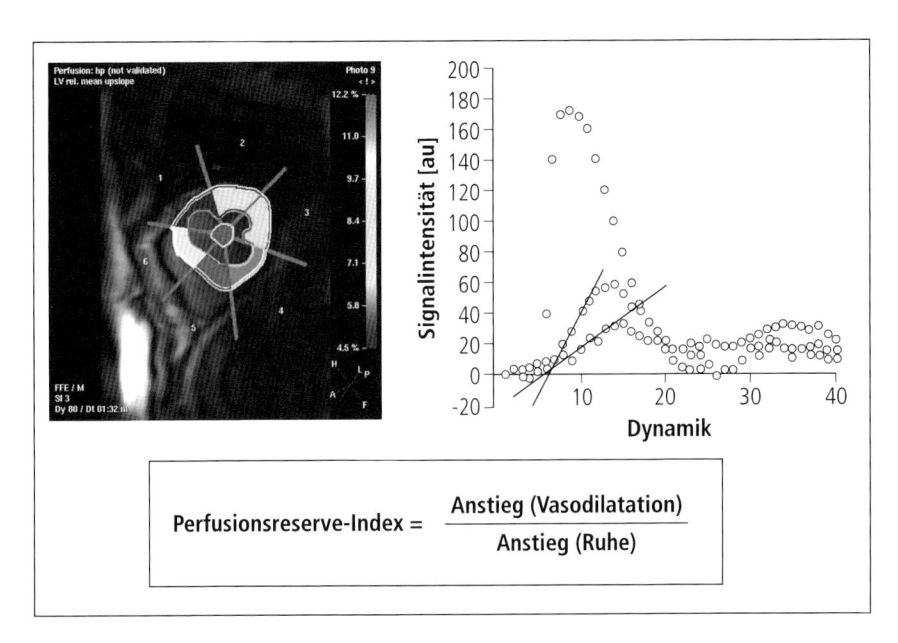

12.12 Myokardperfusion III: Koronarangiogramm (rechts) mit 90% Marginalstenose eines Intermediarastes (Kreis) als Ursache des Perfusionsdefekts (links)

$$\text{Perfusionsreserve-Index} = \frac{\text{Anstieg (Vasodilatation)}}{\text{Anstieg (Ruhe)}}$$

12.13 Schema der Bestimmung des Perfusionsreserve-Index

- Hierbei entsprechen A, w und τ Modellparametern.
- Diese »constraint Deconvolution« mittels der Fermi-Funktion wurde erfolgreich im Tierexperiment und bei Patientenstudien validiert.
- Die **Perfusionsreserve (PR)** errechnet sich dann folgendermaßen:

$$PR = \frac{\text{Amplitude der Fermi-Funktion}_{\text{Adenosin}}}{\text{Amplitude der Fermi-Funktion}_{\text{Ruhe}}}$$

Diagnostische Treffsicherheit der First-Pass-Perfusions-MRT-Untersuchung

→ **visuelle Analyse einer Dreischicht-Adenosin/Ruhe-Perfusion** mit SSFP-Sequenz:
  – eigene Studie an 42 Patienten mit Verdacht auf KHK: Sensitivität: 92 %, Spezifität 83 %, Accuracy 85 %,
  – eigene Studie an 141 Patienten mit bekannter KHK und Verdacht auf Rezidivstenose oder Progression der KHK: Sensitivität 91 %, Spezifität 94 %, Accuracy 92 %.

→ **semiquantitative Analyse der SI-Steilheit** und der **Perfusionsreserve** mit **Hybrid-TGE/EPI-Sequenz** in einer Studie an 84 Patienten mit Verdacht auf KHK (Nagel et al. 2003):
  – **visuelle Analyse:** Sensitivität 74 %, Spezifität 58 %, Accuracy 66 % für drei Schichten,
  – **visuelle Analyse:** Sensitivität 70 %, Spezifität 78 %, Accuracy 74 % für fünf Schichten,
  – **semiquantitative Analyse:** Sensitivität 86 %, Spezifität 87 % für drei Schichten,
  – **semiquantitative Analyse:** Sensitivität 84 %, Spezifität 70 % für fünf Schichten.

- Größere Studien mit einer computergesteuerten Analyse mittels **Fermi-Funktion** (nach Jerosch-Herold) existieren nicht, da diesem Verfahren wegen des Aufwandes keine klinische Bedeutung zukommt.

Koronare Herzkrankheit: Vitalitätsdiagnostik

MR-Methoden bzw. Parameter der Vitalitätsdiagnostik

- enddiastolische regionale Wanddicke des Myokards,
- Verhalten der systolischen Wanddicke,
- Nachweis einer pharmakologisch aktivierbaren Kontraktionsreserve,
- Late-Enhancement-Verhalten nach Gabe von MR-Kontrastmitteln.

Myokardinfarkt: Myokardstruktur und extrazelluläre MR-Kontrastmittel

- Nach Verschluss einer Koronararterie resultiert je nach Zeit (3–6 Stunden) und Kollateralsituation eine Myokardnekrose kleineren oder größeren Ausmaßes.
- Falls die Koronararterie nicht rechtzeitig wieder eröffnet und das Myokard reperfundiert wird (mindestens innerhalb von 3–6 Stunden), resultiert ein definitiver, meist transmuraler Infarkt mit Entwicklung einer Infarktnarbe (= verdünntes Myokard mit regionaler Hypo- bis Akinesie).
- Nach Koronargefäßrekanalisation (PCI) kann in einigen Fällen ein »No-reflow«-Phänomen auftreten (trotz eröffnetem Koronargefäß kein rascher Abstrom des Kontrastmittels bei Gabe in die rekanalisierte Koronararterie), welches durch Verlegung der Mikrozirkulation (Kapillarschädigung, Mikrothromben, Zelldebris) zu Stande kommt.
- In einem akut infarzierten Myokardareal tritt fast immer ein umschriebenes Perfusionsdefizit in der First-Pass-Analyse in der MRI auf.
- Des Weiteren reichert sich in einem akut infarzierten Myokardareal mit Zellschädigung bzw. -untergang extrazelluläres MR-Kontrastmittel (z.B. Gd-DTPA) in der Spätphase an (Phänomen des »Late Enhancement« = LE).
- In einer Zone von Late Enhancement in einem akut infarzierten Areal kann eine zentrale dunkle (= kontrastmittelfreie) Zone auftreten, die Ausdruck des »No-reflow«-Phänomens ist und im MR als mikrovaskuläre Obstruktion (MO) bezeichnet wird.
- Auch in einer chronischen Infarktnarbe mit bindegewebigem Ersatz reichert sich extrazelluläres MR-Kontrastmittel (z.B. Gd-DTPA) in dem vergrößerten Interstitium an.

Merke: Für die Analyse der **Myokardvitalität** in der **MRI** werden als **Parameter** die **regionale Kontraktion** (Normokinesie, Hypokinesie, Akinesie), ein vorhandenes oder fehlendes **Perfusiondefizit** und ein vorhandenes oder fehlendes **Late Enhancement** benutzt.

Enddiastolische und endsystolische Wanddicke und pharmakologisch erschließbare regionale Kontraktionsreserve

Zeichen der Vitalität des betreffenden Myokardabschnitts

- Verbesserung der (regionalen) Kontraktilität unter Niedrigdosis-Dobutaminstimulation (5–10–20 µg/kg Körpergewicht/min),
- enddiastolische Wanddicke in den Cine-Aufnahmen > 5,5 mm,
- systolisch regionale Wanddickenzunahme > 2 mm.

Zeichen irreversibel geschädigten Myokards

- fehlende Stimulierbarkeit der (regionalen) Kontraktilität durch Dobutamin (5–10–20 µg/kg Körpergewicht/min),
- enddiastolische Wanddicke in den Cine-Aufnahmen < 5,5 mm,
- systolisch regionale Wanddickenzunahme < 2 mm.

Pathophysiologie des Late-Enhancement-Phänomens

Zusammenfassung der Daten aus Tierversuchen

- »Hyper-Enhancement« bedeutet exklusiv eine Myozytennekrose im akuten und chronischen Myokardinfarkt und somit avitales Gewebe.

- Regionen innerhalb der »Area at Risk«, aber außerhalb der »Area of Infarction« zeigen kein Hyper-Enhancement.
- Regionen mit schwerer reversibler Ischämie zeigen ebenfalls kein Hyper-Enhancement.
- Größere frische Myokardinfarkte zeigen Regionen von Hypo-Enhancement umgeben von größeren Regionen mit Hyper-Enhancement; dies ist gleichbedeutend mit einer mikrovaskulären Obstruktion (MO).

Zusammenfassung der Daten aus Untersuchungen am Menschen

- Der akute und der chronische Infarkt zeigen ein Hyper-Enhancement.
- Bei einer chronischen KHK mit einer regionalen Dysfunktion bedeutet wenig Hyper-Enhancement die höchste Erholungswahrscheinlichkeit des Myokards und ausgedehntes Hyper-Enhancement mit einer hohen Transmuralität die geringste Erholungswahrscheinlichkeit des Myokards.
- Late Enhancement korreliert mit einem fehlenden Vitalitätsnachweis in der PET.
- Transmurale Infarkte werden mittels Late Enhancement wie in der SPECT dargestellt; die SPECT kann jedoch aufgrund der deutlich schlechteren Ortsauflösung als bei der MRT etwa die Hälfte der nicht transmuralen Infarkte nicht nachweisen.

MR-Messprotokolle zur Vitalitätsdiagnostik mit MR-Kontrastmittel

Messsequenz zur Darstellung des Late-Enhancement-Phänomens

→ Sequenz: gespoilte T1-gewichtete Turbogradientenechosequenz (TGE; Abb. 13.1, 13.2),
→ Abgabe eines schichtselektiven 180°-Vorpulses zur Myokardunterdrückung,
→ Abgabe des HF-Messpulses zum Zeitpunkt des Nulldurchgangs des Myokards,
→ TI-Zeit oder Prepulse Delay bis zur Messung etwa 200–220 ms bei HF > 70/min (ca. 250 ms bei HF < 70/min, ca. 270–280 ms bei HF < 50/min),
→ Bestimmung des optimalen Prepulse Delays (TI) mittels »Look-Locker«-Sequenz (Scannen des Vorpulsintervalls mittels TFE-EPI-Sequenz mit 12 ms Akquisitionszeit und Bestimmung des Zeitpunkts des minimalen SI des Myokards; Abb. 13.3–13.5),
→ zu diesem Zeitpunkt maximaler Kontrast zwischen Myokard, Blut und Myokardnarbe,
→ Schichtdicke ≤ 6 mm, 3D-Volumen in kurzer Achse (sa), 2D-Volumen in langer Achse (la),
→ TR und TE shortest, Flip-Winkel 15°, T1-Wichtung,
→ Trigger: middiastolisch,
→ Messzeitpunkt: > 6 –10–20 min,
→ Atemkompensation: endexspiratorischer Atemanhalter.

Protokoll mit Dobutamin, Perfusion und Late Enhancement

→ Scout/Survey,
→ Ruheuntersuchung des Herzens in SSFP-Cine-Technik in kompletten Kurzachsenschnitten und Langachsenschnitten (4-ch, 2-ch, 3-ch, rv, 2-ch re, rvot), Speicherung der Geometrie von 3–5 Kurzachsenschnitten sowie 2-ch, 3-ch und 4-ch,
→ First-Pass-Perfusionsuntersuchung (3 Schichten, kurze Achse, 0,1 mmol/kg Körpergewicht Gd-DTPA) in Ruhe (Abb. 13.6),
→ getrennte PC-Flussmessung in PA-Hauptstamm und Aorta ascendens,
→ Beginn der Dobutamininfusion,
→ 3–5 Kurzachsenschnitte sowie 2-ch, 3-ch und 4-ch unter 5 µg/kg Körpergewicht/min Dobutamininfusion,

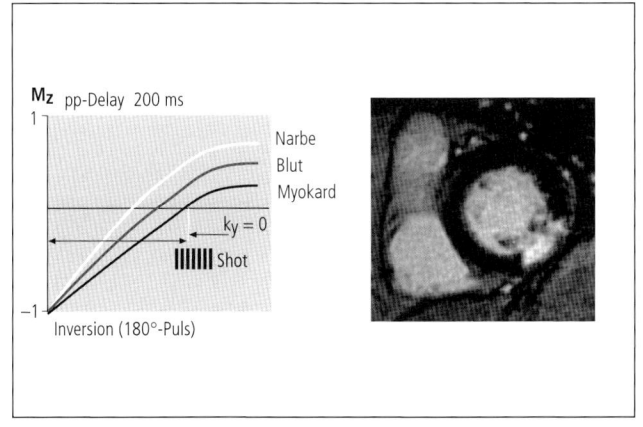

13.1 Vorpuls zur Darstellung des Delayed Enhancement (Scar Imaging) (modifiziert nach Hombach et al. 2005)

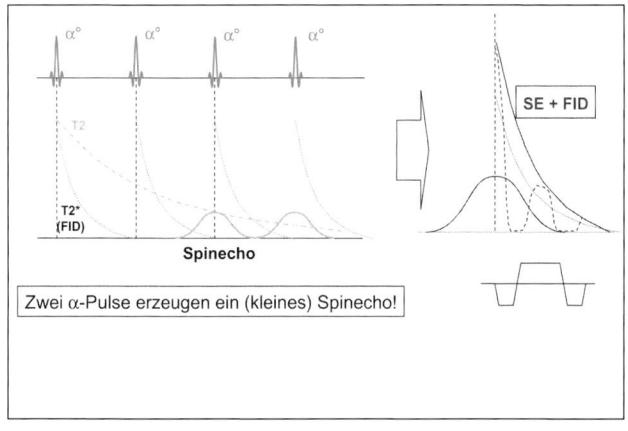

13.2 Spinecho in GRE-Sequenzen mit TR<T2 (links) und Spoiling-Puls (rechts)

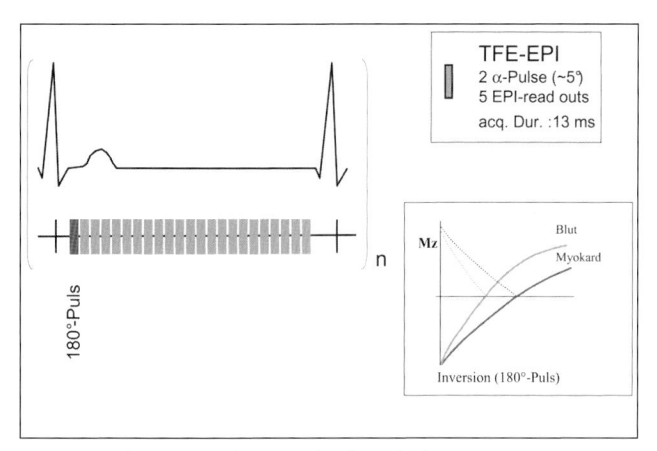

13.3 Inversion Prepared TFE-EPI (Look-Locker)

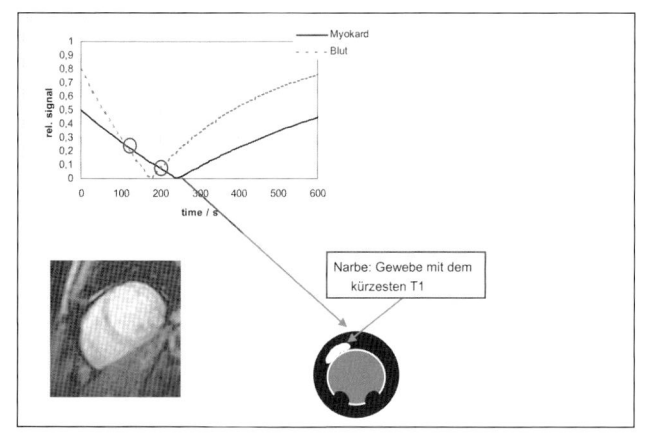

13.4 Schema zum Nullen des Myokards (Myokard schwarz): höchster Kontrast zwischen Narbe und Myokard durch Wahl des geeigneten TI-Intervalls

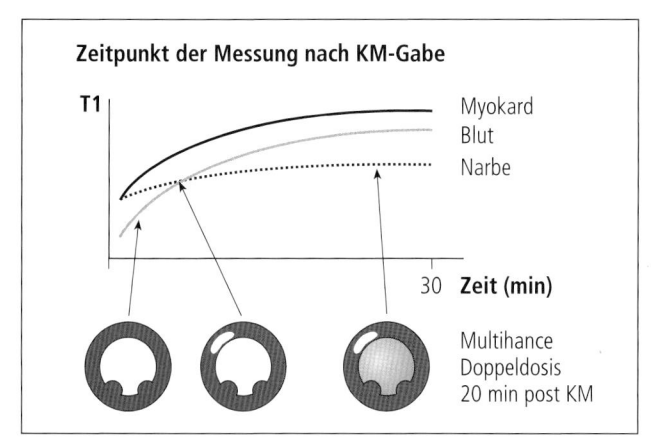

13.5 Kontrastunterschiede über die T1-Zeit zwischen Narbe und Myokard in Abhängigkeit von der Zeit nach Kontrastmittelgabe

→ 3–5 Kurzachsenschnitte sowie 2-ch, 3-ch und 4-ch unter 10 µg/kg Körpergewicht/min Dobutamininfusion,
→ 3–5 Kurzachsenschnitte sowie 2-ch, 3-ch und 4-ch unter 20 µg/kg Körpergewicht/min Dobutamininfusion,
→ Perfusionsuntersuchung (3 Schichten, kurze Achse, 0,1 mmol/kg Körpergewicht Gd-DTPA),
→ ca. 6 min Zeit für weitere Scans,
→ Late Enhancement in der kurzen Achse als 3D-Volumen und im Zwei-, Drei- und Vier-Kammer-Blick je nach Infarktlokalisation.

Protokoll nur mit Late Enhancement

→ Scout/Survey,
→ Ruheuntersuchung des Herzens in SSFP-Cine-Technik in kompletten Kurzachsenschnitten und Langachsenschnitten (4-ch, 2-ch, 3-ch, rv, 2-ch re, rvot), Speicherung der Geometrie von 3–5 Kurzachsenschnitten sowie 2-ch, 3-ch und 4-ch,
→ First-Pass-Perfusionsuntersuchung (3 Schichten, kurze Achse, 0,1 mmol/kg Körpergewicht Gd-DTPA) in Ruhe,
→ getrennte PC-Flussmessung in PA-Hauptstamm und Aorta ascendens,
→ Perfusionsuntersuchung (3 Schichten, kurze Achse, 0,1 mmol/kg Körpergewicht Gd-DTPA),
→ ca. 6 min Zeit für weitere Scans,
→ Late Enhancement in der kurzen Achse als 3D-Volumen und im Zwei-, Drei- und Vier-Kammer-Blick je nach Infarktlokalisation.

Protokoll bei akutem Herzinfarkt

→ Scout/Survey,
→ Ruheuntersuchung des Herzens in SSFP-Cine-Technik in kompletten Kurzachsenschnitten und Langachsenschnitten (4-ch, 2-ch, 3-ch, rv, 2-ch re, rvot), Speicherung der Geometrie von 3–5 Kurzachsenschnitten sowie 2-ch, 3-ch und 4-ch,
→ T2-gewichtete TSE mit Fettsättigung im Zwei- und Vier-Kammer-Blick, bei Seitenwandinfarkt zusätzlich im Drei-Kammer-Blick,
→ Ruheperfusionsuntersuchung (3 Schichten, kurze Achse), danach Gabe des restlichen Kontrastmittels für die Gesamtdosis von 0,2 mmol/kg Körpergewicht,
→ getrennte PC-Flussmessung in PA-Hauptstamm und Aorta ascendens,
→ Late Enhancement in der kurzen Achse als 3D-Volumen und im Zwei-, Drei- und Vier-Kammer-Blick je nach Infarktlokalisation.

Protokoll bei chronischem Herzinfarkt

→ Scout/Survey,
→ Ruheuntersuchung des Herzens in SSFP-Cine-Technik in kompletten Kurzachsenschnitten und Langachsenschnitten

Koronare Herzkrankheit: Vitalitätsdiagnostik **117**

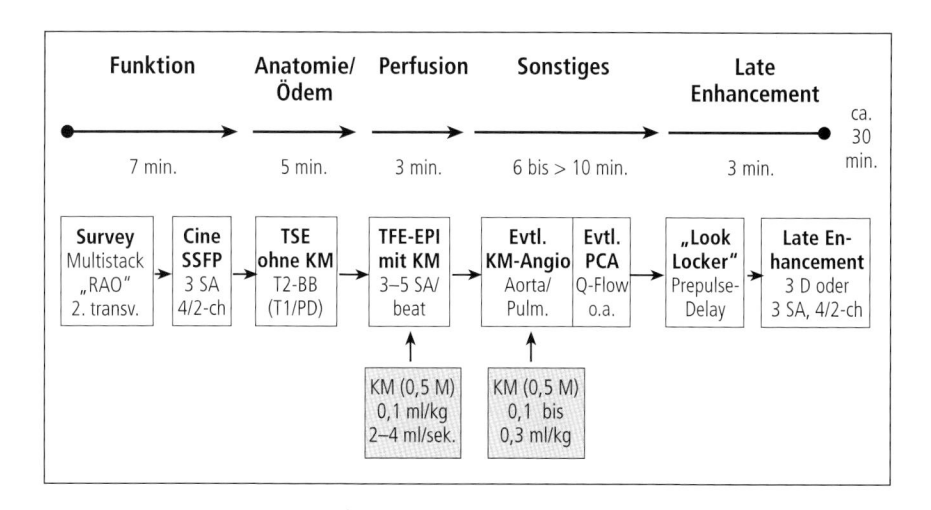

```
Funktion    Anatomie/   Perfusion   Sonstiges       Late
            Ödem                                    Enhancement
                                                                    ca.
                                                                    30
  7 min.      5 min.      3 min.    6 bis > 10 min.   3 min.        min.

Survey   Cine   TSE       TFE-EPI   Evtl.    Evtl.   „Look     Late En-
Multistack SSFP  ohne KM  mit KM    KM-Angio PCA     Locker"   hancement
„RAO"    3 SA   T2-BB     3–5 SA/   Aorta/   Q-Flow  Prepulse- 3 D oder
2. transv. 4/2-ch (T1/PD) beat      Pulm.    o.a.    Delay     3 SA, 4/2-ch

                          KM (0,5 M)  KM (0,5 M)
                          0,1 ml/kg   0,1 bis
                          2–4 ml/sek. 0,3 ml/kg
```

13.6 Protokoll Vitalität

(4-ch, 2-ch, 3-ch, rv, 2-ch re, rvot), Speicherung der Geometrie von 3–5 Kurzachsenschnitten sowie 2-ch, 3-ch und 4-ch,
→ getrennte PC-Flussmessung in PA-Hauptstamm und Aorta ascendens,
→ Test der Perfusionsuntersuchung (3 Schichten, kurze Achse, 2–3 Dynamiken ohne Atemanhalter),
→ Adenosininfusion über 3 min,
→ Belastungsperfusionsuntersuchung (3 Schichten, kurze Achse),
→ nach Normalisierung der HF: ggf. MRCA, Wiederholung von Flussmessungen oder spezielle Cine-Aufnahmen (ein Intervall von 10–15 min sollte eingehalten werden),
→ Ruheperfusionsuntersuchung (3 Schichten, kurze Achse),
→ ca. 6 min Zeit für weitere Scans,
→ Late Enhancement in der kurzen Achse als 3D-Volumen und im Zwei-, Drei- und Vier-Kammer-Blick je nach Infarktlokalisation.

Auswertung der Late-Enhancement-Untersuchung

→ Analyse der **globalen und regionalen Pumpfunktion** im Vier-, Drei- und Zwei-Kammer-Blick sowie in der kurzen Achse im Cine-SSFP-Loop:
  – normale globale und regionale Kontraktion (= Normokinesie),
  – regionale Hypokinesie, Akinesie oder Dyskinesie.
→ Analyse der **Ruheperfusion** im First Pass nach Bolusgabe eines extrazellulären MR-Kontrastmittels im Kurzachsenschnitt in drei Schichten:
  – normale Perfusion (alle Myokardschichten gleichmäßig unter der Passage des MR-Kontrastmittels aufhellend),
  – Perfusiondefizit (regional intramural oder transmural dunkles Areal).
→ Analyse des **Myokards nach Spätaufnahme** (10–20 min) nach Gabe eines extrazellulären MR-Kontrastmittels im Kurzachsenschnitt in drei Schichten:
  – keine MR-Kontrastmittelanreicherung (fehlendes Late Enhancement = LE),

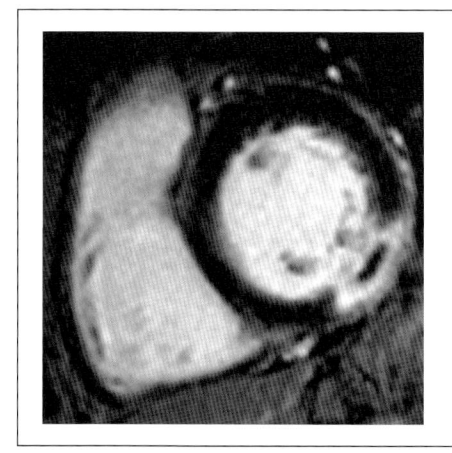

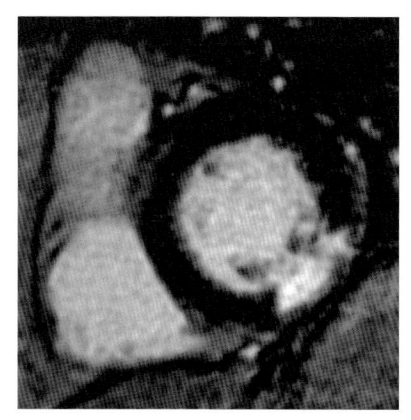

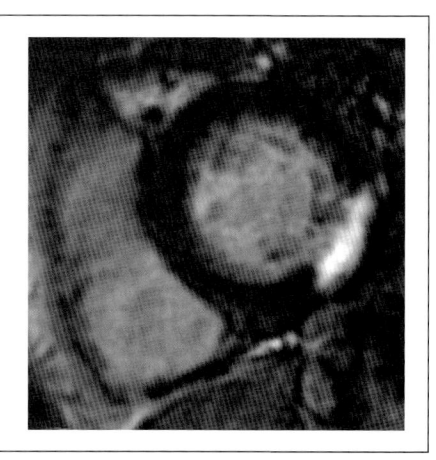

13.7 Kontrastmittelverstärkte Spätaufnahmen von einer Patientin mit einem akuten Posterolateralinfarkt bei Verschluss des R. circumflexus nach 3 Tagen (links), 2 Monaten (Mitte) und 6 Monaten (rechts) nach Infarkt (modifiziert nach Hombach et al. 2005)

- regionale Kontrastmittelanreicherung subendokardial oder transmural (positives Late Enhancement = LE),
- dunkles »Loch« im Zentrum einer Region mit Late Enhancement bei akutem Myokardinfarkt: mikrovaskuläre Obstruktion (MO), d. h. irreversibel geschädigtes Myokard (Abb. 13.7).

Zusammenfassende Bewertung der Myokardvitalität:
Eine regionale **Hypo-** oder **Akinesie** zusammen mit einer Hypoperfusion (Perfusionsdefekt) und einem **positiven LE** bedeuten:
→ beim akuten Myokardinfarkt (AMI) irreversibel geschädigtes (= nicht vitales) Myokardgewebe,
→ beim chronischen Infarkt ist dieser Befund gleichbedeutend mit einer Narbe.

Eine regionale **Kontraktionsstörung mit oder ohne Hypoperfusion** und **ohne LE** bedeutet vitales, erholungsfähiges Myokard beim AMI (= »**Stunned Myocardium**«); das Gleiche gilt für ein **chronisch** durch hochgradige Stenose oder teilkollateralisierten Verschluss einer Koronararterie in der **Kontraktion gestörtes Myokard** (= »**Hibernating Myocardium**«).
Das **Ausmaß** des LE bestimmt die **Erholungsfähigkeit** des Myokards:
→ 75%iges bis transmurales LE: avitales Myokard,
→ subendokardiales LE 25–75% Wanddicke: vital, wenn unter Dobutamin inotrope kontraktile Reserve nachweisbar,
→ subendokardiales LE < 25 % Wanddicke: weitgehend vitales Myokard mit großer Erholungsfähigkeit,
→ fehlendes LE: komplett vitales Myokardgewebe.

In einer eigenen Studie an 110 Patienten mit AMI und Akutrekanalisation (PCI) wurden folgende wesentliche Befunde erhoben (Hombach 2005):
→ Die Infarktgröße kann volumetrisch bestimmt bis zu 30 % der Muskelmasse des linken Ventrikels (LVMM) betragen (0,7–32 %).
→ Eine RV-Beteiligung liegt bei ca. 16 %, eine Papillarmuskelbeteiligung bei 26 %, eine Perikarditis (LE) bei 40 % und ein kleiner Perikarderguss bei 66 % der Patienten vor.
→ Bei Nachweis einer MO (0,2–11,4 % der LVMM) liegt meist ein größerer Infarkt mit schlechterer LV-Funktion (EF) akut und im weiteren Verlauf vor.
→ Im Follow-up steigt die EF im Mittel um 6 % an, LVEDV und LVESV ändern sich nicht signifikant.
→ Eine MO im AMI ist neben einer eingeschränkten linksventrikulären EF ein eigenständiger Indikator für eine schlechtere Prognose im weiteren Verlauf.
→ Die Infarktgröße schrumpft um etwa 30 % im Follow-up, die MO verschwindet ganz.
→ Patienten mit kardialem Tod im Follow-up haben gegenüber den Überlebenden signifikant häufiger einen Diabetes mellitus, zerebrovaskuläre Ereignisse, multiple Infarkte, eine niedrigere EF und ein höheres LVESV, größere MO-Volumina und eine häufigere Papillarmuskelbeteiligung.

14 Koronare Herzkrankheit: MR-Koronarangiographie (MRCA)

Technische Anforderungen und Probleme

- Das **schmale Kaliber** (2–4 mm Durchmesser) und die **Geometrie** der **Koronararterien** (dreidimensional-gekrümmter Verlauf) bedingen die Notwendigkeit einer hohen zeitlichen und räumlichen Auflösung und einer genügend großen Volumendarstellung des gesamten Koronarbaums.

- Die **Kontrastunterschiede** zwischen dem **Koronarblut** und dem **umgebenden Gewebe** (epikardiales Fett, Myokard) erfordern eine Kontrastverstärkung.

- Die **Herz- bzw. Koronargefäßbewegung** (intrinsisch ≈ 2 cm [LCA] bis 6 cm [RCA], durch Atmung bedingt ≈ 2 cm) machen eine effektive Unterdrückung der Herz- bzw. Koronargefäß- und der Atmungsbewegung unerlässlich (Abb. 14.1–14.3).

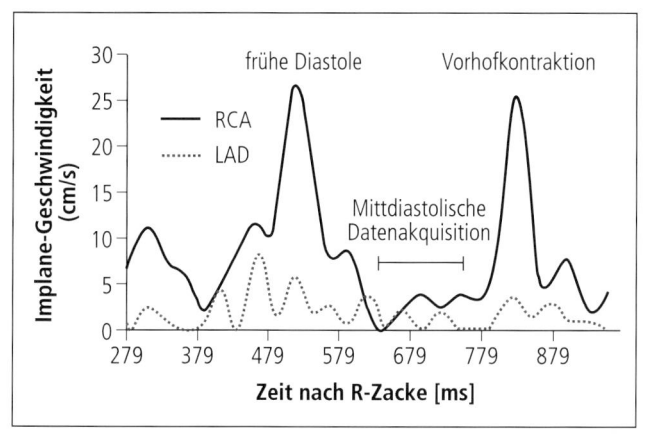

14.1 Bewegungsunterdrückung des Herzens I

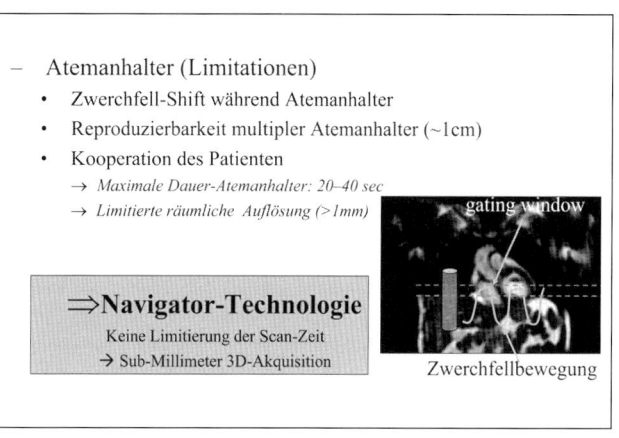

14.2 Bewegungsunterdrückung des Herzens II

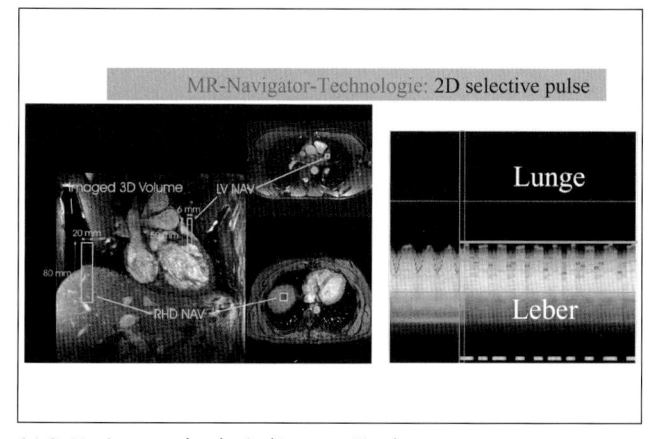

14.3 Navigatortechnologie (Atmung, Herz)

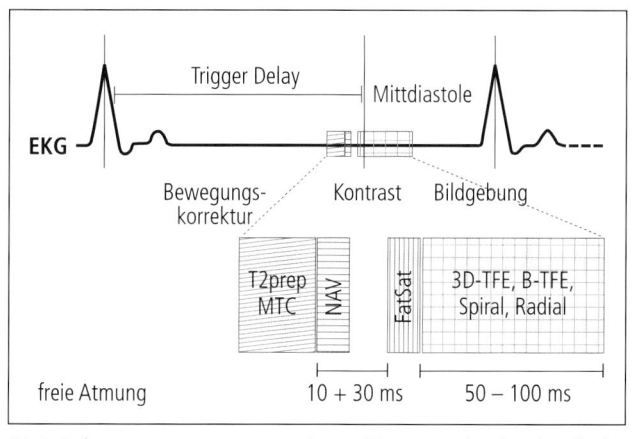

14.4 Pulssequenz zur Koronarangiographie mit Bright-Blood-Technik

Bewegungskompensation bei der MRCA

→ Herzbewegung: Triggern (Gating) auf Enddiastole im RR-Intervall,
→ Atembewegung: endexspiratorischer Atemstillstand oder Atemnavigator.

Methoden der MR-Koronarangiographie

→ Bright-Blood-Koronarangiographie,
→ kontrastverstärkte MR-Koronarangiographie,
→ Black-Blood-MR-Koronarangiographie,
→ intravasales Thrombusimaging.

Messprotokolle der MR-Koronarangiographie

Messprotokoll der »Bright-Blood-Koronarangiographie« = Bright-Blood-MRCA

→ zunächst axialer Suchschnitt zum Auffinden der Abgänge der Koronararterien,
→ danach 3D-Volumen mit nachfolgender 3-Punktplanung auf den Längsverlauf der Koronararterie,
→ Schichtdicke 2–3 mm mit 20 3D-Slices à 1,5 mm, rekonstruiert auf 3 mm,
→ Trigger: middiastolisch mit Delay ≈ 500 ms und einem Akquisitionsfenster von 50–100 ms (Bestimmung im 4-ch-Blick zum Zeitpunkt des diastolischen Stillstandes des Herzens; Abb. 14.4),
→ Atemkorrektur mit Atemnavigator,
→ Abgabe von Vorpulsen zur Kontrastverstärkung (zur Unterdrückung von Fett- und Myokardgewebe):
  – Fettsättigung: SPIR (Spectral Inversion Recovery) oder FatSat,
  – Thoraxfett: ggf. durch einen REST-Puls präthorakal,
  – Herzmuskel: T2-prep-Puls oder Magnetisierungstransferkontrast (MTC).
→ T2-prep bewirkt eine Signalabschwächung des Myokards (dunkel) gegenüber dem Blut in den Koronargefäßen durch ein schnelleres Abklingen des Myokard-T2 bei einem 50-ms-Revertierungspuls (= geringere Magnetisierung < 40 %) gegenüber der Blutmagnetisierung von noch ≈ 90 % (= helles Blutsignal in den Koronargefäßen bei folgendem, eigentlichem Anregungspuls).
→ Der MTC-Puls bewirkt eine Signalabschwächung des Myokards:
  – Protonen aus freien Molekülen oder aus ungebundenen Wassermolekülen können ihre Spinenergie an Protonen abgeben, die an Makromoleküle (z. B. im Myokard) gebunden sind.
  – Die an Makromoleküle gebundenen Protonen haben eine sehr kurze T2-Zeit und ein sehr breites Resonanzspektrum und werden mit den gewöhnlichen Anregungspulsen und der bekannten Larmor-Frequenz nicht erregt.
  – Bei Abgabe eines außerhalb der Resonanzfrequenz liegenden Hochpower-Pulses von meist 1–2 kHz wird die Magnetisierung der gebundenen Protonen gesättigt.
  – Bei Austausch der Magnetisierung der gebundenen mit den freien Protonen wird das Signal des stationären Gewebes (Myokard) deutlich reduziert (= Myokard dunkel), während das Signal des fließenden Blutes kaum den MTC-Effekt zeigt, d. h., ein normales helles Signal zeigt.
→ Reihenfolge der Pulssequenz: T2-prep oder MTC (50 ms), danach Navigatorpuls (10 ms) plus Fettsättigungspuls (30 ms) und unmittelbar danach eigentlicher Anregungpuls (3D-GRE oder Balanced FFE, 70 ms) mit ggf. Parallel Imaging (SENSE oder SMASH) und schneller k-Raum-Füllung (Spiral- oder Radialfüllung),
→ TR = minimal, TE = minimal,
→ Auslese und Auswertung der Koronarangiogramme ggf. mittels »Soap-Bubble-Technik«,
→ Scandauer: 10–15 min,
→ alternative Pulssequenz statt GRE oder bFFE: EPI (2–4 Anregungspulse und 5–9 Echos für die Datenakquisition); der Rest wie oben.

Messprotokoll der kontrastverstärkten MRCA = CE-MRCA

→ zunächst axialer Suchschnitt zum Auffinden der Abgänge der Koronararterien,
→ danach 3D-Volumen mit nachfolgender 3-Punktplanung auf den Längsverlauf der Koronararterie,
→ Schichtdicke 2–3 mm mit 20 3D-Slices à 1,5 mm, rekonstruiert auf 3 mm,
→ Trigger: middiastolisch mit Delay ≈ 500 ms und einem Akquisitionsfenster von 50–100 ms (Bestimmung im 4-ch-Blick zum Zeitpunkt des diastolischen Stillstandes des Herzens),

- → Atemkorrektur: entweder mit endexspiratorischem Atemanhalter oder mit Atemnavigator (ersterer selten angewandt),
- → Abgabe von Vorpulsen zur Kontrastverstärkung (zur Unterdrückung von Fett- und Myokardgewebe):
  - 90°-Sättigungspuls oder 180°-Inversion-Recovery-Vorpuls mit T1-Wichtung zur Muskelunterdrückung (Myokard dunkel),
  - Fettsättigung: SPIR (Spectral Inversion Recovery) oder FatSat,
  - Navigator-Puls,
- → Reihenfolge der Pulssequenz: 90°- bzw. 180°-IR-Vorpuls (120 ms), danach ggf. Navigatorpuls (10 ms) plus Fettsättigungspuls (30 ms) und unmittelbar danach eigentlicher Anregungpuls (3D-T1-gewichtete gespoilte GE-Sequenz, 70 ms) mit ggf. Parallel Imaging (SENSE oder SMASH) und schneller k-Raum-Füllung (Spiral- oder Radialfüllung),
- → TR = minimal, TE = minimal,
- → Aufnahme während Durchgang des Maximums des Kontrastmittel-Bolus (z.B. Gd-DTPA) in den Koronararterien nach peripher-intravenöser Gabe,
- → Auslese und Auswertung der Koronarangiogramme ggf. mittels »Soap-Bubble-Technik«,
- → Scandauer: 10–15 min.

Messprotokoll der »Black-Blood-Koronarangiographie« = DIR-MRCA

- → zunächst axialer Suchschnitt zum Auffinden der Abgänge der Koronararterien,
- → danach 3D-Volumen mit 3-Punktplanung auf den Längsverlauf der Koronararterie,
- → Schichtdicke 2–3 mm mit 20 3D-Slices à 1,5 mm, rekonstruiert auf 3 mm,
- → In-plane Auflösung:
  - Atemstop-Technik: 0,75 × 0,85 mm,
  - Navigatortechnik: 0,39 × 0,39 mm,
- → Trigger: middiastolisch mit Delay ≈ 500 ms und einem Akquisitionsfenster von 50–100 ms (Bestimmung im 4-ch-Blick zum Zeitpunkt des diastolischen Stillstandes des Herzens; Abb. 14.5),
- → Atemkorrektur: entweder mit endexspiratorischem Atemanhalter über 12–18 Herzzyklen (Ausnahme) oder mit Atemnavigator,
- → Abgabe von Vorpulsen zur Kontrastverstärkung (zur Unterdrückung von Blut und Fettgewebe):
  - 180°-Doppel-Inversion-Recovery-Vorpuls (= Black-Blood-Puls) zur Blutsignalunterdrückung (Blut in den Koronargefäßen dunkel),
  - Fettsättigung: SPIR (Spectral Inversion Recovery) oder FatSat,
  - Navigator-Puls,
- → Reihenfolge der Pulssequenz: DIR-Vorpuls mit etwa 500 ms TI-Delay, danach Navigatorpuls (10 ms) plus Fettsättigungspuls (30 ms) und unmittelbar danach eigentlicher Anregungpuls (TSE, TGE, Balanced FFE, 70 ms) mit ggf. Parallel Imaging (SENSE oder SMASH) und schneller k-Raum-Füllung (Spiral- oder Radialfüllung),
- → Sequenzparameter:
  - T1-Wichtung: TR = 500–600 ms, TE = 15–25 ms,
  - T2-Wichtung: TR = 1 600–2 500 ms, TE = 90–120 ms,
- → Auslese und Auswertung der Koronarangiogramme ggf. mittels »Soap-Bubble-Technik«,
- → Scandauer: 20–30 min,
- → **bevorzugtes Anwendungsgebiet**: Darstellung von Bypass-Grafts (Clips) oder von Koronarstents, Darstellung der Koronargefäßwände.

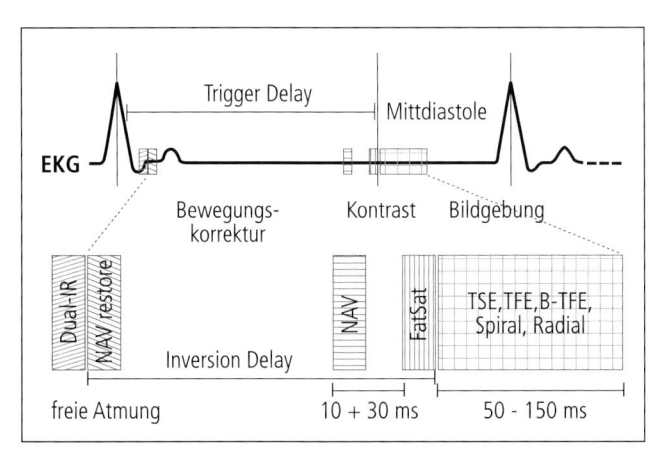

14.5 Pulssequenz zur Koronargefäßwanddarstellung

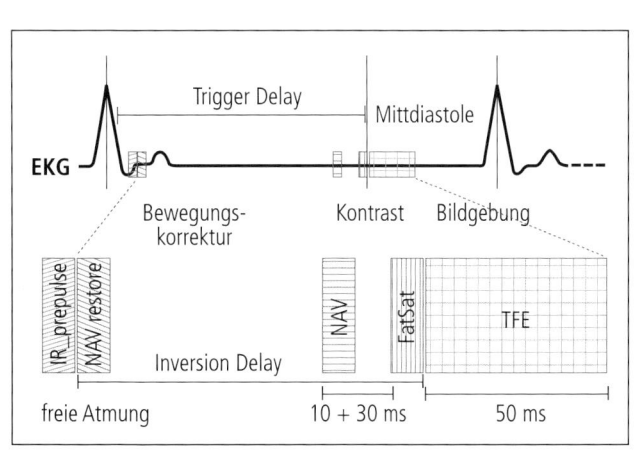

14.6 Pulssequenz zur Darstellung von Koronargefäßthromben

Messprotokoll des intravasalen Thrombusimaging (z. B. mit EP-2104 R)

→ zunächst axialer Suchschnitt zum Auffinden der Abgänge der Koronararterien,
→ danach 3D-Volumen mit nachfolgender 3-Punktplanung auf den Längsverlauf der Koronararterie,
→ Schichtdicke 2–3 mm mit 20 3D-Slices à 1,5 mm, rekonstruiert auf 3 mm,
→ Trigger: middiastolisch mit Delay ≈ 500 ms und einem Akquisitionsfenster von 50–100 ms (Bestimmung im 4-ch-Blick zum Zeitpunkt des diastolischen Stillstandes des Herzens; Abb. 14.6),
→ Atemkorrektur: entweder mit endexspiratorischem Atemanhalter oder mit Atemnavigator,
→ Abgabe von Vorpulsen zur Kontrastverstärkung (zur Unterdrückung von Fett- und Myokardgewebe):
  – 90°-Sättigungspuls oder 180°-Inversion-Recovery-Vorpuls mit T1-Wichtung zur Muskelunterdrückung (Myokard dunkel) und TI-Delay von 500–600 ms,
  – Navigator-Puls,
  – Fettsättigung: SPIR (Spectral Inversion Recovery) oder FatSat,
→ Reihenfolge der Pulssequenz: 90°- bzw. 180°-IR-Vorpuls (120 ms), danach ggf. Navigatorpuls (10 ms) plus Fettsättigungspuls (30 ms) und unmittelbar danach eigentlicher Anregungspuls (3D-T1-gewichtete gespoilte GE-Sequenz, 70 ms) mit ggf. Parallel Imaging (SENSE oder SMASH) und schneller k-Raum-Füllung (Spiral- oder Radialfüllung),
→ TR = minimal, TE = minimal,
→ Aufnahme 30 min, 1h und ggf. 6 h nach peripher-intravenöser Gabe des thrombusspezifischen Kontrastmittels (Firma EPIX: EP-2104 R),
→ Auslese und Auswertung der Koronarangiogramme ggf. mittels »Soap-Bubble-Technik«,
→ Scandauer: 20–30 min.

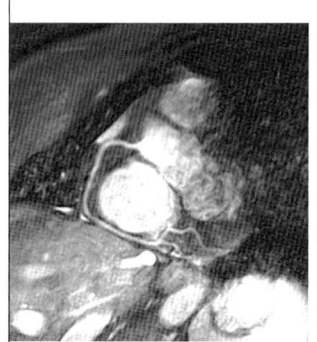

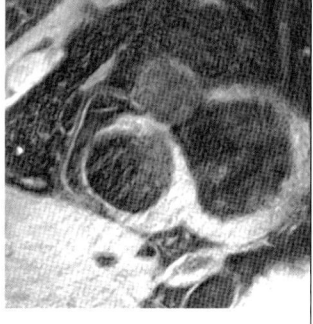

14.7 MR-Angiographie der rechten Koronararterie: links Lumen, rechts Wand der Koronararterie

Ergebnisse der MRCA mittels Bright-Blood-MRCA

- Eine internationale Multicenterstudie in acht Zentren an insgesamt 109 Patienten hat die folgenden Ergebnisse erbracht (Kim et al. 2001):
  → 636 von insgesamt 759 proximalen Koronarsegmenten (84 %) waren auswertbar.
  → 78 von 94 klinisch relevanten Stenosen (≥ 50 %-Diameterstenose) in den proximalen Segmenten wurden in der MRI richtig diagnostiziert.
  → Die Accuracy im Gesamtkollektiv lag bei 72 % (95 %ige CI = 63–71 %).
  → Die detaillierten Zahlen für die MRCA-Diagnose jeder Form der KHK sowie einer LCA-Hauptstammbeteiligung bzw. einer Dreigefäßerkrankung sind in der Tabelle 14.1 aufgelistet.

- Die MRCA ist zur Zeit nur für die Frage einer LCA-Hauptstammbeteiligung bzw. einer Dreigefäß-KHK als Diagnostikmethode aussagekräftig, für die klinische Routinediagnostik ist sie mit den derzeit verfügbaren Hard- und Softwarekomponenten nicht zuverlässig genug (Abb. 14.7; Ähnliches gilt auch für die diagnostische Treffsicherheit der Multi-Slice-CT-Technik).
- Der intravitale Nachweis von Thromben mit einem thrombusspezifischen MR-Kontrastmittel ist bisher nur im Tierexperiment (Kaninchen-Aorta) gelungen, dürfte aber prinzipiell auch in den Koronararterien des Menschen anwendbar sein.

Weiterentwicklung und Verbesserung der MRCA

- Möglichkeiten der Weiterentwicklung liegen in der Anwendung und Austestung der **Balanced-FFE**-Sequenz (SSFP), die bisher nur in begrenztem Umfang angewandt worden ist.
- Mithilfe von **intravaskulären Kontrastmitteln**, die über eine Stunde im Gefäßsystem verbleiben, sollten bessere Ergebnisse der MRCA zu erzielen sein; bisher wurden allerdings nur kleine Studien hierzu durchgeführt.

Tab. 14.1 Vorhersagegenauigkeit der kontrastmittelverstärkten MR-Koronarangiographie (Kim et al. 2001)

Parameter	jede Form von KHK	LCA-Hauptstamm/ 3GE
Sensititvität	93 %	100 %
Spezifität	42 %	85 %
positiver Vorhersagewert (PPV)	70 %	54 %
negativer Vorhersagewert (NPV)	81 %	100 %

- Bei der Anwendung der **Hochfeldtechnik** (3 T-Scanner) zeigen erste Ergebnisse an kleinen Personengruppen tendenziell bessere MRCA-Ergebnisse.
- **Verbesserte Bewegungskompensations-Techniken:**

Anwendung der »Soap-Bubble-Technik« mit folgenden Schritten:
→ Die 3D-Koronararterienanatomie wird wie an der Oberfläche einer Seifenblase modelliert (daher der Name »Soap-Bubble-Technik«).
→ Alle wesentlichen Koronararterien-Segmente werden durch Punkte (Pi) gekennzeichnet: für die LCA etwa 20–60 Punkte, für die RCA 10–20 Punkte. Diese werden durch den Untersucher festgelegt.
→ Mithilfe eines 3D-Delaunay-Dreiecks-Algorithmus beschreiben die Punkte P1 – Pn die manipulierte gekrümmte konvexe Schale (mit den darin enthaltenen Koronararterien).
→ Mittels Parallelprojektion in Richtung des Normalvektors N wird jeder Pixelwert in D´ auf eine Ebene normal zu N projiziert.
→ Ein Volumen mit der Dicke ds (= »Hautdicke« oder »Schalendicke«) kann dann für D´ definiert werden.
→ Danach erfolgt nach der MIP-Methode eine Rekonstruktion des definierten Subvolumens parallel zum Normalvektor N.
→ Das **Ergebnis** diese Pozesses ist eine **planare Rekonstruktion der 3D-Verteilung** (3D-Anatomie) **der Koronararterien.**

15 Erworbene Herzklappenfehler

MR-Untersuchungstechniken

→ Darstellung der Anatomie bzw. der Pathoanatomie mittels DIR-TSE-Sequenzen,
→ Darstellung der Bewegungsfunktion mittels Cine-SSFP-Sequenzen,
→ Messung der Schlag- und Flussvolumina über die Klappen mittels Phasenkontrast-Flussmapping,
→ Quantifizierung des Schweregrades eines Herzklappenfehlers.

Phasenkontrast-Flussmapping

Grundlage

- Der Phasenshift in fließendem Blut entlang einer speziellen Achse ist proportional der Geschwindigkeit in dieser Richtung.
- Die Subtraktion der Phasenbilder aus dem positiven und dem negativen Velocity Encoding ergibt ein Phasenbild, dessen Pixelwert direkt proportional der Geschwindigkeit ist.

Klinische Phasenkontrastmessung

- Die Phasenkontrastmessung wird mittels EKG-getriggerter Cine-Gradientenechotechnik in Atemstopp mit retrospektiven Triggern durchgeführt = Cine-Imaging = segmentierte PC-GRE mit 16–32 Phasen pro Herzzyklus (und möglichst View Sharing: 2 × 16 = 32 Phasen).
- Die Richtung des Segmentes wird senkrecht zur Flussrichtung gewählt.
- Es erfolgt die Durchführung von zwei Akquisitionen als Paar für jede der 32 Phasen.
- Das Flussbild entspricht dem Phasenbild oberhalb der Magnitude.

Besonderheiten bzw. Probleme der Cine-PCE-GRE

- Eine Phasendispersion durch unterschiedliche Flussgeschwindigkeiten innerhalb eines Pixels wird durch eine geschwindigkeitskompensierte Messsequenz (GMN, MAST, FEER) vermieden; hierbei erfolgt eine Rückführung der Blutflussspins und des stationären Gewebes in Phase mit einer Verstärkung der Signalintensität des Blutes.
- Die zeitliche Auflösung der Flusswellenform wird durch die View-Sharing-Methode verbessert, bei der Daten aus der vorübergehenden und der folgenden Herzphase zum Bildaufbau mitbenutzt werden.
- Die Messung von komplexen Flussphänomenen bzw. der Geschwindigkeit bei Turbulenz wird mithilfe einer kurzen TE-Zeit durchgeführt:

$v > 2$ m/s = TE < 14 ms,
$v > 6$ m/s = TE < 3,6 ms.

- Bewegungsartefakte besonders bei Subtraktion werden durch den Einsatz von SENSE vermieden, wodurch die Messzeit verkürzt wird.

Real-Time-Q-Flow (RT-PC-Flussmessung)

Single-Shot-EPI + SENSE mit z. B. FOV 300 × 300, Matrix 112 × 112, SENSE-Faktor 4, Half-Fourier Acquisition 0,6, Single-Shot-EPI mit TR 19 ms, TEF 4,9 s, Flipwinkel 40°, Venc 250 m/s, Slice-Dicke 8 mm.

Methoden der Quantifizierung von Stenosen und Insuffizienzen an Herzklappen

Berechnung des Druckgradienten an einer Klappe

$\Delta p = 4v^2$
mit v = maximale Flussgeschwindigkeit in m/s

Berechnung der Aortenklappenöffnungsfläche (AÖF)

Mithilfe der modifizierten Gorlin-Formel
- Es erfolgt die MR-Messung von SV, maximaler Flussgeschwindigkeit und der Systolendauer.

$$AÖF = SV / (v_{max} \times tsys)$$

- Hierbei bedeuten SV das linksventrikuläre Schlagvolumen in ml/s, v_{max} die maximale Flussgeschwindigkeit über der Aorta in cm/s und tsys die Systolendauer in ms.

Mittels Kontinuitätsgleichung
(Dopplerechokardiographie, MR-Phasenkontrastmessung)

$$AÖF = A_{LVOT} (v_{LVOT} / v_{AoK})$$

- Hierbei bedeuten AÖF die Aortenklappenöffnungsfläche, A_{LVOT} die Querschnittsfläche des linksventrikulären Ausflusstraktes, v_{LVOT} die Flussgeschwindigkeit im LV-Ausflusstrakt und v_{AoK} die maximale Flussgeschwindigkeit auf der Höhe der Aortenklappe.

Mittels direkter Planimetrie der Aortenöffnungsfläche
(2D-TTE oder TEE, MR-Planimetrie)

Berechnung der Mitralklappenöffnungsfäche (MÖF)

Über die Druckabfall-Halbwertszeit

$$t_{1/2} = V_{max} / \sqrt{2}$$

- Hierbei bedeuten $t_{1/2}$ die Druckabfallhalbwertszeit und V_{max} die Maximalgeschwindigkeit.
- Die Mitralklappenöffnungsfläche (MÖF) kann dann nach folgender Formel berechnet werden:

$$MÖF = 200 / t_{1/2}$$

Über die Gorlin-Formel

$$MÖF = v_{eff} / 37{,}9 \times \sqrt{\Delta P_{mean}}$$

- Hierbei bedeuten v_{eff} den effektiven diastolischen Fluss und ΔP_{mean} den mittleren Druckgradienten an der Mitralklappe.

Quantifizierung der Aortenklappeninsuffizienz

- Der Grad der Aortenklappeninsuffizienz lässt sich aus der systolischen und der diastolischen Flusskurve über der Aortenklappe berechnen:

$$RF(\%) = Q_b / Q_f \times 100$$

$$RF(\%) = 1 - (SV / Q_f) \times 100$$

- Hierbei bezeichnen RF die Regurgitationsfraktion, Q_b den Rückwärtsfluss und Q_f den Vorwärtsfluss.

Quantifizierung der Mitralklappeninsuffizienz

- Der Grad der Mitralklappeninsuffizienz errechnet sich aus der Differenz aus RV- und LV-Schlagvolumen (SV, ohne begleitende AI oder TI):

$$RF(\%) = (LV\text{-}SV - RV\text{-}SV) \times 100$$

- Aus der Differenz aus diastolischem Einstromvolumen über die Mitralklappe (MK-EV) und dem (effektiven) aortalen Auswurfvolumen (SV-Ao) lässt sich ebenfalls die Regurgitationsfraktion berechnen:

$$RF(\%) = (MK\text{-}EV - SV\text{-}Ao) \times 100$$

Quantifizierung der Pulmonalklappeninsuffizienz

- Die Quantifizierung errechnet sich wie bei der Aorteninsuffizienz aus der Pulmonalisflusskurve in der Systole und Diastole.
- Die Schweregrade nach Regurgitationsfraktion lassen sich ebenso wie bei der Aortenklappeninsuffizienz ermitteln.

Quantifizierung der Trikuspidalklappeninsuffizienz

- Wie bei der Mitralklappeninsuffizienz berechnet sich der Grad der Trikuspidalklappeninsuffizienz aus der Differenz des RV- und LV-Schlagvolumens (bei reiner TI) oder aus der Differenz aus dem diastolischen TK-Einstromvolumen und dem pulmonalen Auswurfvolumen.

Messprotokolle

→ Planung der Schichtebene:
  – Aortenklappe: koronarer Survey und Drei-Kammer-Blick,
  – Pulmonalklappe: sagittaler Survey und rechter Ventrikel (2-ch),
  – Mitralklappe: Vier-Kammer-Blick und Zwei-Kammer-Blick senkrecht durch den Klappenring,
  – Trikuspidalklappe: Vier-Kammer-Blick, RV und Zwei-Kammer-Blick senkrecht durch den Klappenring,
→ **Sequenz:** EKG-getriggerte Cine-GRE-Sequenz mit 32 Phasen (View Sharing 2 × 16),
→ **Schichtrichtung:** »through-plane«, auch »in-plane« Einstellung möglich,
→ **Grundeinstellung:** Venc-Aorta: 150 cm/s; Venc-Pulmonalarterie: 100 cm/s.

Aortenklappenstenose (AoS)

Ätiologie

→ rheumatisch bedingt,
→ degenerativ: altersbedingt durch Fibrosierung und sekundäre Verkalkung,
→ angeboren: subvalvuläre, valvuläre und supravalvuläre Stenose (bei valvulärem Typ häufig uni- oder bikuspide Aortenklappe).

Schweregrad

→ Grad I: AÖF = 1,6–2,5 cm^2, mittlerer ΔP < 40 mmHg,
→ Grad II: AÖF = 0,8–1,5 cm^2, mittlerer ΔP 40–80 mmHg,
→ Grad III: AÖF = 0,4–0,7 cm^2, mittlerer ΔP 80–120 mmHg,
→ Grad IV:
  – AÖF < 0,4 cm^2, mittlerer ΔP > 120 mmHg bei LV-Normalfunktion oder
  – AÖF < 0,7 cm^2 und EF ↓ bei LV- Dekompensation oder ΔP ↓ bei Belastung.

MRT-Befunde

→ LA ggf. vergrößert, RV ggf. vergrößert, LV muskelstark und eher klein, nur bei Dekompensation LVEDV und LVESV erhöht, HZV normal oder erniedrigt, LV-Hypertrophie mit erhöhter LVMM,
→ deformierte Klappen, Flow Void in die Aorta in der Cine-SSFP, Messung der Flussgeschwindigkeit und Bestimmung der AÖF (Planimetrie [Abb. 15.1], Gorlin-Formel, Kontinuitätsgleichung),
→ First-Pass-Perfusion unter Adenosin und in Ruhe: Nachweis oder Ausschluss einer signifikanten Koronarstenose (noch experimentell).

Merke: In ca. 15 % der Fälle liegt bei einer Aortenstenose eine begleitende KHK vor!

Patientenmanagement

→ **leichte** AoS: Echo-Kontrolle (ggf. MRT) einmal alle 3–5 Jahre,
→ **asymptomatisch schwere** AoS: Echo-Kontrolle (ggf. MRT) einmal pro Jahr,
→ **symptomatisch schwere** AoS: Echo-Kontrolle (ggf. MRT) einmal halbjährlich.

Indikation zum Klappenersatz

→ absolute Indikation bei Erwachsenen: bei mittel- bis hochgradiger AoS und Angina pectoris, Synkopen oder Linksherzdekompensationszeichen,
→ Indikation bei Jugendlichen: bei AÖF < 0,7 cm^2.

Aortenklappeninsuffizienz (AI)

Ätiologie

→ erworben: rheumatisch, bakterielle Endokarditis, Trauma, Morbus Reiter, Morbus Bechterew, Aortenaneurysma (Marfan-Syndrom, Dissektion, Riesenzellarteriitis), idiopathische Aortenektasie,
→ angeboren: uni- oder bikuspide Aortenklappe, Aortenklappenprolaps.

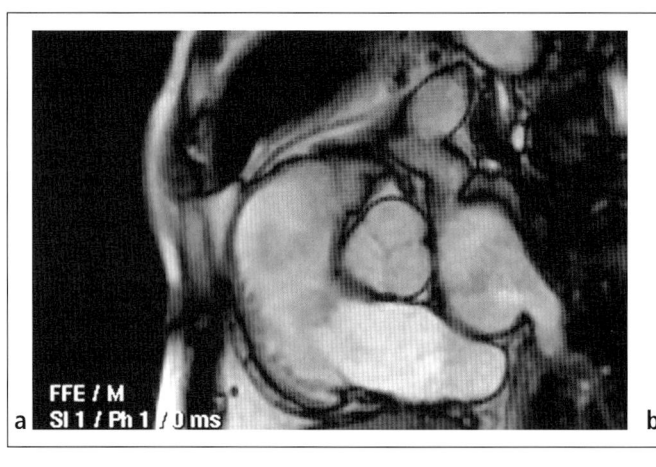

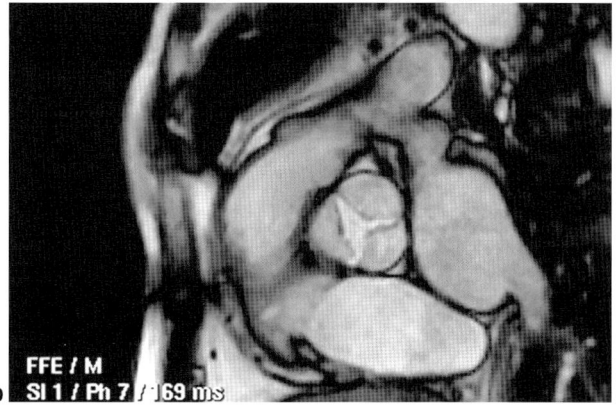

15.1 Cine-SSFP-Gradientenecho-Bild einer Aortenklappenstenose bei einem Patienten mit technisch nicht verwertbarem echokardiographischem und Doppler-echokardiographischem Befund (Querschnittsbild direkt auf Höhe der Aortenklappe): (a) in Diastole mit den geschlossenen drei Segelklappen, (b) mit unvollständiger Öffnungsbewegung aller drei Aortenklappensegel und besonders eingeengtem Klappenspalt zwischen koronarem und linkskoronarem Segel; die Klappenöffnungsfläche betrug 1,60cm^2 (modifiziert nach Hombach et al. 2005)

Schweregrad
(gemäß Regurgitationsfraktion RF)

→ Grad I: < 20 %,
→ Grad II: 20–40 %,
→ Grad III: 40–60 %,
→ Grad IV: > 60 %.

MRT-Befunde

→ LA und LV vergrößert mit verstärkten Kontraktionen und erhöhtem LVEDV und LVESV, HZV normal oder erniedrigt, LV-Hypertrophie mit erhöhter LVMM,
→ Erweiterung der Aortenwurzel und ggf. der Aorta ascendens, Nachweis einer Dissektion oder eines Aneurysmas, ggf. deformierte Klappen und/oder Aortensegelprolaps, Flow Void in den LV (= Reflux) in der Cine-SSFP, Messung des Flussvolumens an der Aortenklappe und Bestimmung der RF (Abb. 15.2).

Patientenmanagement

→ **neu entdeckte** AI: Echo-Kontrolle (ggf. MRT) alle 2–3 Monate,
→ **asymptomatische** und **milde** AI mit normaler LVF: klinische Kontrolle einmal pro Jahr und Echo-Kontrolle (ggf. MRT) einmal alle drei Jahre,
→ **symptomatische schwere** AI mit EDD > 60 mm: Echo-Kontrolle (ggf. MRT) halbjährlich bis einmal pro Jahr.

Indikation zum Klappenersatz

→ absolute Indikation: bei akuter AI (Klappenabriss, Dissektion, bakterielle Endokarditis, Trauma),
→ morphologisch und symptomadaptierte Indikation: NYHA III und IV und LVEDD > 75 mm und LVESD > 55 mm und/oder LVEF 25–49 %.

Mitralklappenstenose (MS)

Ätiologie

→ rheumatisch bedingt,
→ selten bei Karzinoid,
→ DD: Cor triatriatum.

Schweregrad

→ Grad I: MÖF > 3,0 cm², mittlerer ΔP < 5 mmHg,
→ Grad II: MÖF = 2,0–3,0 cm², mittlerer ΔP 5–10 mmHg,
→ Grad III: MÖF = 1,0–2,0 cm², mittlerer ΔP 10–15 mmHg,
→ Grad IV: MÖF < 1,0 cm², mittlerer ΔP > 15 mmHg.

MRT-Befunde

→ LA vergrößert, RV vergrößert, LVEDV und LVESV eher niedrig-normal, HZV niedrig-normal oder erniedrigt,
→ deformierte Klappen, Flow Void in den LV in der Cine-SSFP, ggf. Thromben im Vorhofohr,
→ Bestimmung der MÖF (Planimetrie, Druckabfallhalbwertszeit in der Flussanalyse, Gorlin-Formel; Abb. 15.3).

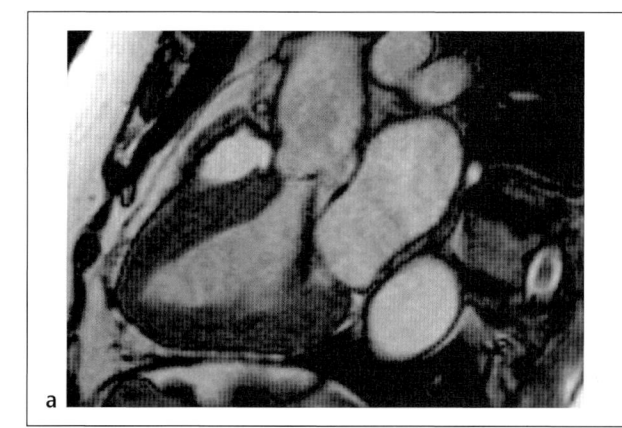

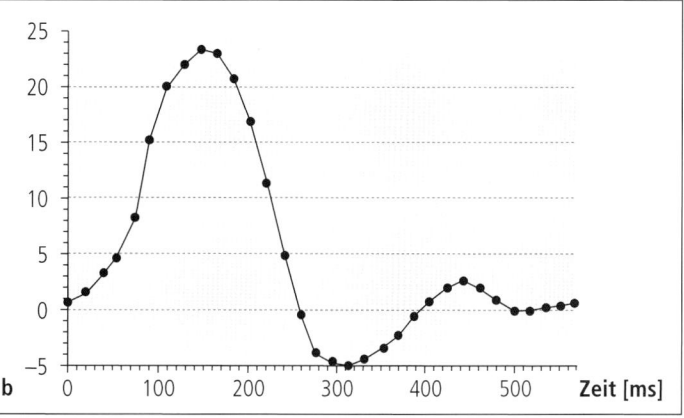

15.2 Aortenklappeninsuffizienz im Drei-Kammer-Blick mit Cine-SSFP-Gradientenecho-Messsequenz mit deutlichem diastolischem Reflux (a): dazugehörige Flusskurve (Zeit-Volumen-Kurve) in Systole und Diastole (b) mit Darstellung des negativen Rückflusses durch die insuffiziente Klappe. Die Fläche unter der Refluxkurve entspricht im Verhältnis zur Fläche des positiven (systolischen) Flusses der Regurgitationsfraktion in Prozent (im vorliegenden Fall 20 %) (modifiziert nach Hombach et al. 2005)

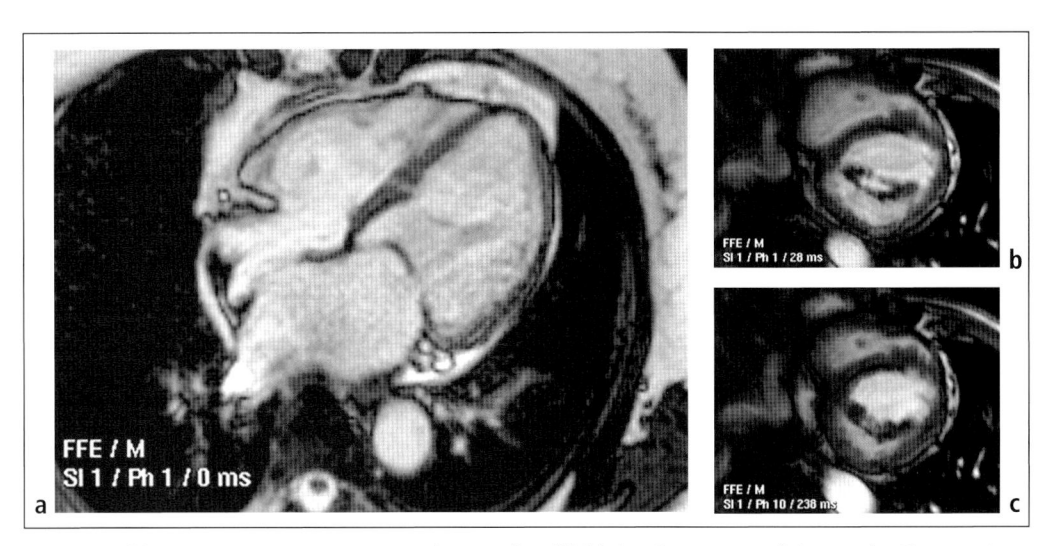

15.3 Mitralklappenstenose im Cine-SSFP-Gradientenecho-Bild (a): im Vier-Kammer-Blick zentraler Einstrom-Jet vom linken Vorhof in den linken Ventrikel über die stenosierte Mitralklappe (zusätzlich ist das typische „Doming" des anterioren Mitralsegels zu erkennen). Zusätzliche Darstellung der Mitralklappe mit Schnittführung in der Klappenebene in der Diastole (b) und in der Systole (c). Beachte die verdickten und sklerosierten Klappenränder und die deutlich eingeschränkte Mitralklappenöffnung (modifiziert nach Hombach et al. 2005)

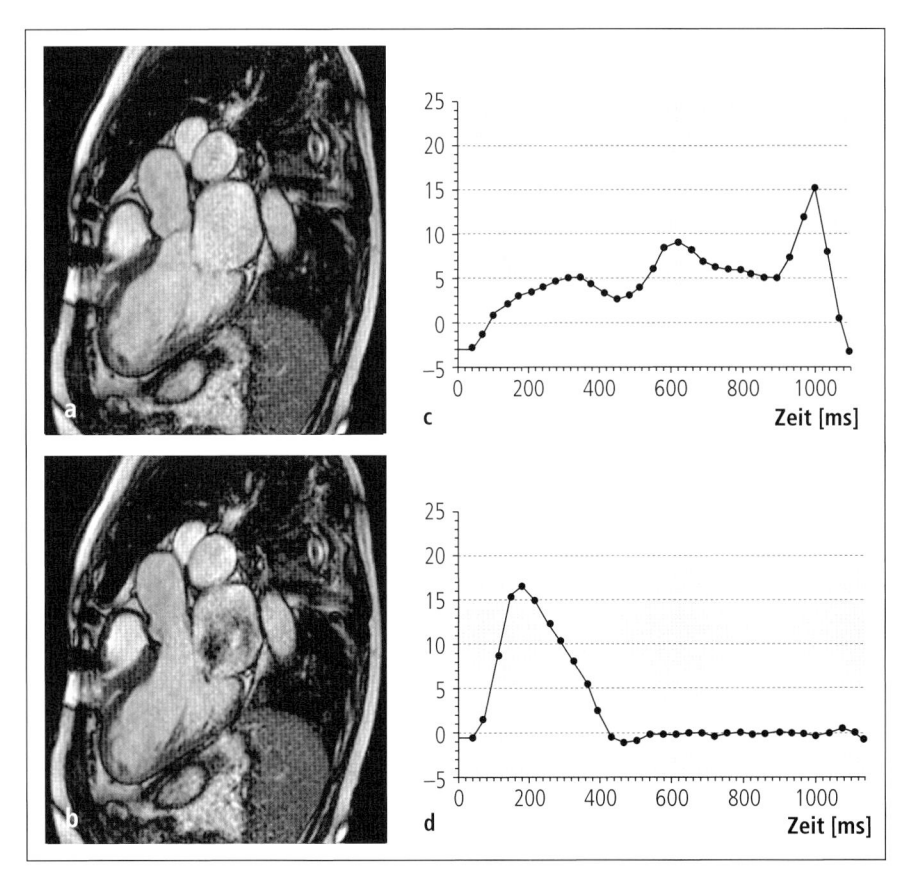

15.4 Darstellung einer relevanten Mitralklappeninsuffizienz im Cine-SSFP-Gradientenecho-Bild in der Diastole (a) und der Systole (b); man beachte den Regurgitations-Jet über der Mitralklappe in der Systole. Messung der Fluss-Volumen-Kurve über der Mitralklappe über einen ganzen Herzzyklus (c) und vergleichende Messung der Fluss-Volumen-Kurve über der Aortenklappe (d). Aus der Differenz des Mitraleinstromvolumens und des Aortenausstromvolumens lässt sich die Regurgitationsfraktion der Mitralklappe berechnen (im vorliegenden Fall 35%) (modifiziert nach Hombach et al. 2005)

Patientenmanagement

→ **leichte** MS: Echo-Kontrolle (ggf. MRT) einmal alle drei Jahre,
→ **schwere** MS: einmal pro Halbjahr oder Jahr Echo-Kontrolle (ggf. MRT).

Indikation zum Klappenersatz

→ symptomatisch mit NYHA III oder IV und MÖF $\leq$ 1,5 cm^2,
→ Valvulotomie bzw. Valvuloplastie bei morphologisch unveränderten Klappen (Valvuloplastie oder Valvulotomie schon bei NYHA II),
→ Mitralklappenersatz mit Prothese: bei deformierten (verkalkten) Mitralsegeln.

Mitralklappeninsuffizienz (MI)

Ätiologie

→ rheumatisch bedingt,
→ Sehnenfadenruptur (bakterielle Endokarditis, Trauma, Degeneration),
→ Mitralklappenprolapssyndrom und bei HOCM,
→ Papillarmuskelruptur (Herzinfarkt, Myokarditis),
→ Papillarmuskeldysfunktion (Herzinfarkt, Myokarditis, Kardiomyopathie),
→ relativ bei Linksherzinsuffizienz (arterielle Hypertonie, Aortenfehler, Kardiomyopathie, KHK = meist Dreigefäßerkrankung ohne/mit Infarkt),
→ Mitralringverkalkung mit Übergriff auf die Klappen (degenerative Herzerkrankung).

Schweregrad
(gemäß Regurgitationsfraktion RF)

→ Grad I: 20 %,
→ Grad II: 20–40 %,
→ Grad III: 40–60 %,
→ Grad IV: > 60 %.

MRT-Befunde

→ LA und LV vergrößert, LVEDV und LVESV vergrößert, Quantifizierung der RF, LVMM vergrößert (LV-Hypertrophie), Pulmonalarterie erweitert, RV ggf. vergrößert (Abb. 15.4),
→ Mitralklappen morphologisch verändert, Flow Void in den LA = Reflux, ggf. Mitralklappenprolaps zu erkennen.

Patientenmanagement

→ **leichte** MI: Echo-Kontrolle (ggf. MRT) einmal pro Jahr,
→ **schwere** MI: Echo-Kontrolle (ggf. MRT) zweimal pro Jahr.

Indikation zum Klappenersatz

→ absolute Indikation bei akuter MI bei AMI oder bakterieller Endokarditis,
→ schwere chronische (symptomatische/asymptomatische) MI: LVEF 50–60 % und LVESD 50–55 mm.

> **Merke:** Bei Mitralklappenprolaps oder anderen Formen der MI ohne schwere Deformation der Mitralklappensegel wird der Versuch der chirurgischen Rekonstruktion unternommen.

Trikuspidalklappenfehler

Ätiologie

→ **konsekutiv** bzw. begleitend bei kombinierten Mitral- oder Aortenfehlern,
→ **Trikuspidalklappenstenose (TS):** rheumatisch, Morbus Löffler, RA-Myxom, Karzinoidsyndrom, Morbus Fabry, Morbus Whipple, Z.n. prothetischem Trikuspidalklappenersatz,
→ **Trikuspidalklappeninsuffizienz (TI):** bakterielle Endokarditis, TK-Prolaps, Karzinoidsyndrom, Endomyokardfibrose, akut bei massiver Lungenembolie, traumatisch, Morbus Ebstein.

Schweregrad

→ Trikuspidalstenose:
  – hämodynamisch nicht relevant: TÖF > 2–6 cm^2 und mittlerer ΔP < 5 mmHg,
  – hämodynamisch relevant: TÖF < 2,0 cm^2 und mittlerer ΔP > 5 mmHg,
→ TI wie bei MI entsprechend der RF.

MRT-Befunde

→ RA-Volumen erhöht bei TS, RA- und RV-Volumen erhöht bei TI, Flow Void in RV bei TS bzw. in RA bei TI,
→ Quantifizierung der TÖF wie bei MÖF bzw. der RF wie bei MI.

Patientenmanagement

→ **leichte asymptomatische** TS oder TI: Echo-Kontrolle (ggf. MRT) einmal pro Jahr,
→ **schwere symptomatische** TS oder TI: Echo-Kontrolle (ggf. MRT) zweimal pro Jahr.

Indikation zum Klappenersatz

- Indikation zum Klappenersatz ist selten gegeben. Bei TI wird meist eine Ringraffung durchgeführt.

Pulmonalklappenfehler

Ätiologie

- Eine Pulmonalklappenstenose tritt praktisch nur bei angeborenen Herzfehlern auf, eine Pulmonalklappeninsuffizienz nach Fallot-OP.

Schweregrad der Pulmonalklappenstenose (PS)

- → Grad I: PÖF (cm²/m² KOF) = 1,0–2,0 cm², ΔP < 25 mmHg,
- → Grad II: PÖF (cm²/m² KOF) = 0,5–1,0 cm², ΔP 25–49 mmHg,
- → Grad III: PÖF (cm²/m² KOF) = 0,25–0,5 cm², ΔP 50–79 mmHg,
- → Grad IV: PÖF (cm²/m² KOF) = < 0,25 cm², ΔP > 80 mmHg.

Schweregrad der Pulmonalklappeninsuffizienz (PI)

- Die Einteilung erfolgt wie bei der Aortenklappeninsuffizienz nach der RF.

MRT-Befunde

- → Pulmonalarterie erweitert, Flow Void in der Pulmonalarterie bei PS bzw. in RV bei PI, RV-Vergrößerung bei Pulmonalklappeninsuffizienz, RVESV prognostisch bedeutsam nach Fallot-OP,
- → Quantifizierung der PÖF bei PS bzw. der RF bei PI.

Patientenmanagement

- → **asymptomatische** PS oder PI: Echo-Kontrolle (ggf. MRT) einmal alle zwei Jahre bis jährlich,
- → **schwere (symptomatische)** PS: klinische und Echo-Kontrolle (ggf. MRT) zweimal pro Jahr.

Indikation zum Klappenersatz

Bei einer schweren, symptomatischen Pulmonalklappenstenose wird bei unveränderter Klappenmorphologie eine Valvuloplastie bzw. bei morphologisch veränderten Klappensegeln ein Klappenersatz durchgeführt.

16 Angeborene Herzfehler

Anatomische Charakteristika der einzelnen Herzanteile

→ rechter Vorhof:
- Die IVC mündet immer in den RA.
- Das Herzohr ist dreiecksförmig mit einem großen Ostium.
- Es besteht ein Limbus fossae ovalis.
- Das Herzohr und die IVC gehören immer zusammen zum RA.

→ rechter Ventrikel:
- Es besteht ein sichtbares Moderatorband (= Trabecula septomarginalis vom Septum zur RV-Spitze).
- Der rechte Ventrikel hat ein deutlich gröberes Trabekelwerk als der linke.
- Der Trikuspidalklappenansatz liegt mehr apikalwärts als der Mitralklappenansatz (normal: < 8 mm/m² KOF; bei der Ebstein-Anomalie: > 8 mm/m² KOF).
- Es befindet sich ringförmig Myokard zwischen der Trikuspidal- und der Pulmonalklappe.

→ linker Vorhof:
- Das Herzohr ist röhrenförmig mit einer engen Verbindung zum LA.

→ linker Ventrikel:
- Die Trabekularisierung ist wesentlich feiner als im RV.
- Die Mitralklappe liegt weiter weg vom Apex als die Trikuspidalklappe.
- Es besteht eine bindegewebige Verbindung zwischen der Mitral- und der Aortenklappe.
- Merke: Bei Herzfehlern nehmen die Ventrikel immer »ihre« zugehörige AV-Klappe mit.

→ Aorta:
- Charakteristisch sind sowohl die Abgänge der supraaortalen Äste (Truncus, Karotis, Subklavia) als auch diejenigen der Koronararterien.

→ Pulmonalarterie:
- Typisch ist die Pulmonalarterienbifurkation (Truncus mit rechter und linker Pulmonalarterie).

Sequentielle segmentale Analyse angeborener Herzfehler

→ Analyse systematisch dem Blutfluss folgend mit segmentaler Abfolge der kardialen Strukturen,
→ Definition von Pathologien:
- Septierungsdefekte,
- Klappenanomalien (-atresien, -obstruktionen, -insuffizienzen),
- Hypoplasien von Herzhöhlen und Gefäßen,

→ atrialer und viszeraler Situs,
→ Mündung der Hohlvenen, Lebervenen, Koronarsinus, Lungenvenen,
→ Konkordanz oder Diskordanz der atrio-ventrikulären Verbindungen,
→ AV-Klappen-Morphologie mit ggf. Überreiten der Einflusstrakte (»Criss-Cross«-Morphologie),
→ Insertionen der Chordae, Klappensegelanomalien, Papillarmuskelmorphologie,
→ Ventrikelsitus und -morphologie mit Herzposition,
→ Relation der Kammern zueinander (D-Loop, L-Loop),
→ Insertion der AV-Klappen, Trabekularisierung, Infundibulumausbildung,
→ ventrikulo-arterielle Verbindungen (Konkordanz, Diskordanz),
→ Stellung der großen Arterien zueinander:
- Überreiten über einem großen VSD,
- D-Transposition,
- L-Transposition,
- Side-by-Side-Position,
- subarterieller Konus,

→ Anomalien des Aortenbogens inklusive der Gefäßabgänge,
→ Anomalien der zentralen Pulmonalarterienportion,
→ Vorhandensein eines offenen Ductus arteriosus Botalli,
→ abschließende vollständige Diagnose.

Kardiale Lageanomalien

Herzposition im Thorax

→ Linkslage = Lävopositio,
→ Mittellage = Mesopositio,
→ Rechtslage = Dextropositio (mit Skoliose, Lungenhypoplasie, Zwerchfellanomalien).

Ausrichtung der baso-apikalen Achse der Herzspitze

→ Lävokardie: links-anterior-inferior gerichteter Apex = normal,
→ Mesokardie: sagittal-anterior-posterior-inferior gerichteter Apex (oft zwei Apices),
→ Dextrokardie: rechts gerichteter Apex.

Viszerale Lage – kardialer Situs

→ Situs solitus: morphologisch RA rechts-anterior-inferior des morphologischen LA = normale Lage,
→ Situs inversus: Lage spiegelbildlich umgekehrt wie bei dem Situs solitus (LA versus RA),
→ Situs ambiguus (undefinierbar):
  – **Rechtsisomerie**:
    ◇ rechtsatrialer Situs,
    ◇ bilaterale »rechte« Hauptbronchien (kurz, großer Trachealwinkel),
    ◇ beide Pulmonalisäste vor dem Oberlappenbronchus (»RPA bilateral«),
    ◇ Asplenie, mittige Leber, zwei Leberlappen, Gallenblase ohne Gallengangatresie, Malrotation des Darms,
    ◇ häufig assoziierte Herzfehler:
      ▷ Atrium commune,
      ▷ kompletter AV-Kanal,
      ▷ hypoplastischer LV bei DORV mit oder ohne Ventrikelinversion,
      ▷ Pulmonalklappenstenose bzw. -atresie mit ductusabhängiger Lungenperfusion,
      ▷ bilaterale SVC mit biatrialer Mündung und PV-Fehleinmündungen (suprakardial),
  – **Linksisomerie**:
    ◇ linksatrialer Situs mit fehlender Anbindung der IVC an einen der morphologisch linken Vorhöfe,
    ◇ Azygos-Kontinuation mit Drainage des retroperitonealen Becken- und Beinvenenblutes in die SVC,
    ◇ bilaterale »linke« Hauptbronchien (lang, kleiner Trachealwinkel),
    ◇ beide Pulmonalisäste **hinter** dem Oberlappenbronchus (»LPA bilateral«),
    ◇ Polysplenie auf einer Seite der Wirbelsäule, Viszera selten normal,
    ◇ häufig assoziierte Herzfehler:
      ▷ Atrium commune,
      ▷ bilaterale PV-Einmündungen getrennt in die jeweiligen Vorhöfe (LA oder RA),
      ▷ getrennte Lebervenenmündungen in die jeweiligen Vorhöfe,
      ▷ partieller AV-Kanal,
      ▷ weniger häufig unbalancierte Ventrikel,
      ▷ weniger häufig Pulmonalisstenosen oder -atresien.

Merke: Rechts- und Linksisomerie kommen kombiniert mit der Dextrokardie vor.

Für die MR-Diagnostik relevante angeborene Herzfehler:
→ Vorhofseptumdefekt (ASD),
→ Ventrikelseptumdefekt (VSD),
→ totale Lungenvenenfehleinmündung (TAPVR),
→ systemvenöse Anomalien,
→ AV-Kanal-Defekte,
→ Fallot-Tetralogie,
→ Pulmonalatresie mit VSD,
→ Trikuspidalatresie mit ASD,
→ Transposition der großen Arterien (TGA),
→ Aortenisthmusstenose (ISTA),
→ Aortenbogenanomalien.

Vorhofseptumdefekt (ASD)

Pathoanatomie

→ Lokalisation: ASD II: 65 %, ASD I: 30 % der Fälle (Abb. 16.1),
→ Sinus-venosus-Defekt < 5 % der Fälle.

CMRI-Befunde

→ **Cine-GRE oder DIR-TSE:** Morphologie und funktionelle Größe (Defektgröße, Shuntgröße), Pulmonalarteriengröße und -pulsationen,
→ **PC-Mapping:** Flussmessung in Aorta und Pulmonalis = Li-Re-Shuntgröße.

Ventrikelseptumdefekt (VSD)

Pathoanatomie

→ Lokalisation: infundibulär, membranös, sinu-septal (75–80 % der Fälle),
→ muskulär, Kombination (Rest von 5–15 % der Fälle; Abb. 16.2).

Angeborene Herzfehler **133**

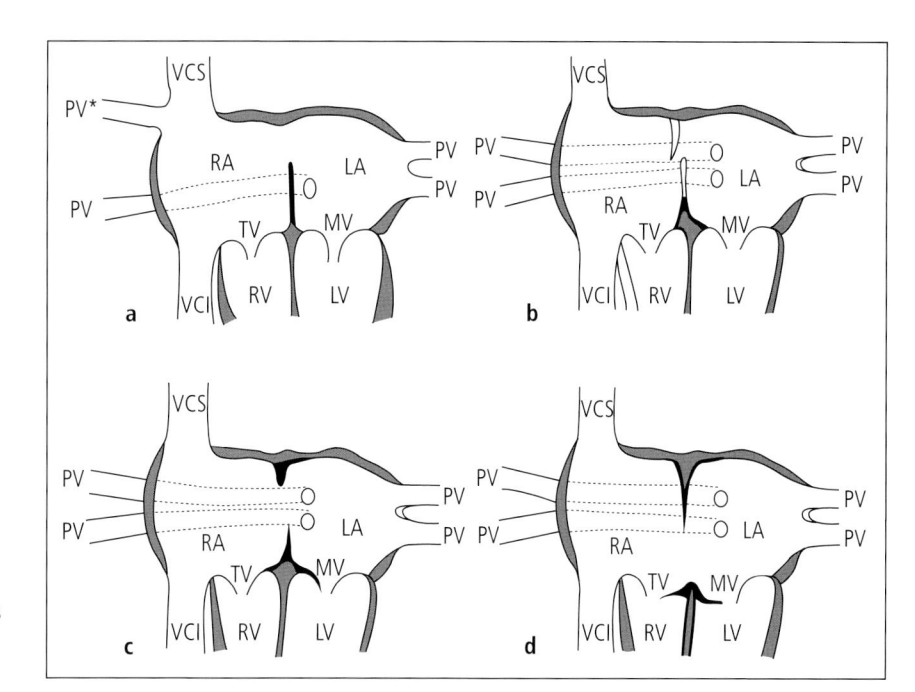

16.1 Übersicht über die Formen der Vorhofseptumdefekte:
(a) Sinus-venosus-Defekt, (b) persistierendes Foramen orale (PFO), (c) Ostium-secundum-Defekt, (d) Ostium-primum-Defekt

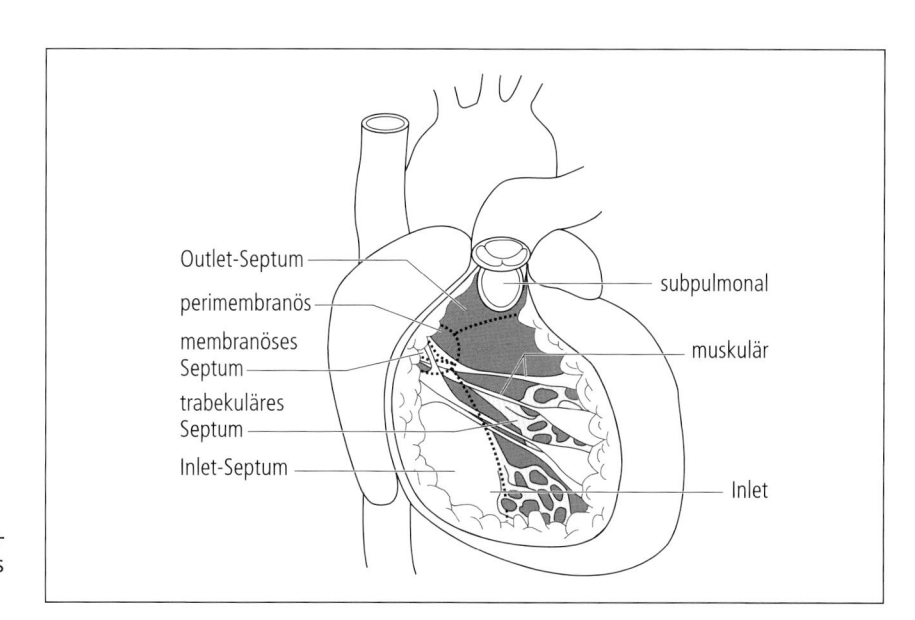

16.2 Lokalisation von Ventrikelseptumdefekten (Blick durch den rechten Ventrikel auf das Septum) (modifiziert nach Hombach 2001)

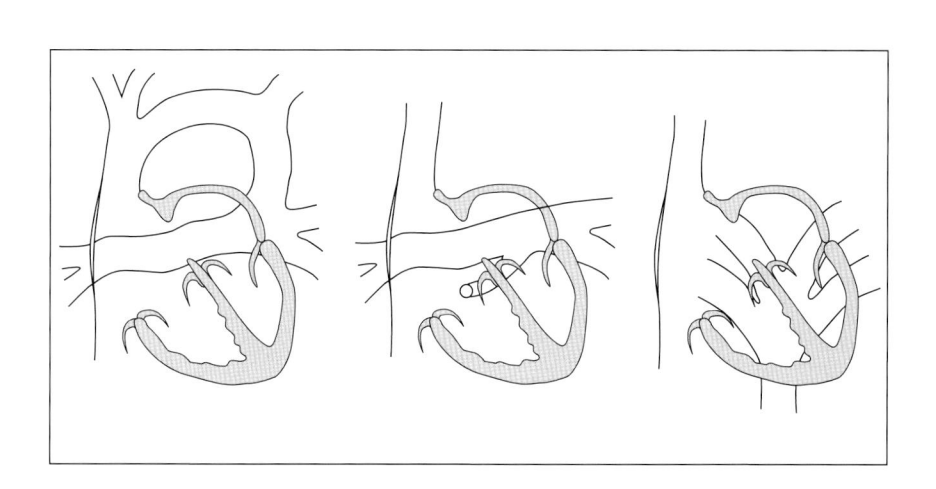

16.3 Schema einer totalen anomalen Lungenvenenfehleinmündung (TAPVR) (modifiziert nach Hombach 2001)

CMRI-Befunde

- **Cine-GRE oder DIR-TSE:** Darstellung des Defektes, Flussturbulenzen (Signal Void), RV-Funktion, Pulmonalarteriengröße und -pulsationen,
- **PC-Angio und Mapping:** Flussmessung in Aorta und Pulmonalis = Li-Re-Shuntgröße.

Totale Lungenvenenfehleinmündung (TAPVR)

Pathoanatomie

- Lokalisation: suprakardial, kardial, infrakardial (Abb. 16.3),
- kleiner LA und LV, PFO oder ASD mit Re-Li-Shunt.

CMRI-Befunde

- **Inflow-MRA:** Darstellung der abnorm verlaufenden PV mit Einmündung,
- **Cine-GRE oder DIR-TSE:** Anatomie der Gefäße,
- **3D-kontrastverstärkte MRA (CE-MRA):** Darstellung des PV-Verlaufs mit abnormer Einmündung,
- **PC-Angio und Mapping:** Flussmessung in Aorta und Pulmonalis = Re-Li-Shuntgröße.

Systemvenöse Anomalien

Pathoanatomie

- links persistierende obere Hohlvene: Mündung in den Koronarsinus,
- links persistierende obere Hohlvene: Mündung in den LA (sehr selten, Re-Li-Shunt),
- rechte obere Hohlvene: Mündung in den LA (selten, Re-Li-Shunt),
- unterbrochene untere Hohlvene: Drainage des venösen Blutes über die V. azygos in die rechte obere Hohlvene,
- bilaterale untere Hohlvene.

CMRI-Befunde

- **Inflow-MRA:** Darstellung von Fluss und abnorm verlaufenden Gefäßen,
- **Cine-GRE oder DIR-TSE:** Darstellung der abnormen Gefäße (Anatomie),
- **kontrastverstärkte MRA (CE-MRA):** Darstellung der abnormen Gefäße.

AV-Kanal-Defekte

Pathoanatomie

- partiell: kleiner bis fehlender VSD, ggf. Spalt in einem Mitralsegel,
- komplett: ASD und VSD und ggf. Spalt in einem Mitralsegel (Abb. 16.4),
- Li-Re-Shunt mit Lungengefäßbettüberflutung.

CMRI-Befunde

- **Cine-GRE oder DIR-TSE:** Anatomie der AV-Klappenregion (orthogonal zum Ventrikelseptum),
- **PC-Angio und Mapping:** Flussmessung in Aorta und Pulmonalis = Li-Re-Shuntgröße.

Fallot-Tetralogie

Pathoanatomie

- infundibuläre ggf. plus valvuläre Pulmonalstenose,
- RV-Hypertrophie,
- Ventrikelseptumdefekt (VSD),
- über dem VSD »reitende« Aorta,
- bei Fallot-Pentalogie zusätzlich ASD,
- häufige Kombination mit links persistierender oberer Hohlvene (SVC) und/oder Stenose(n) der distalen Pulmonalarterie,

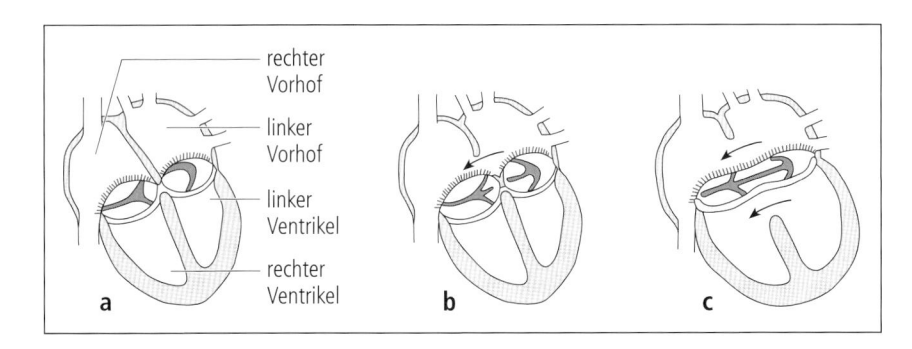

16.4 Schema der Endokardkissendefekte (atrioventrikulärer Septumdefekt = AVSD): **(a)** regelrechte Anatomie, **(b)** partieller AVSD, **(c)** kompletter AVSD

→ Unterscheidung:
  – weißer Fallot (geringfügige RVOT/Pulmonalstenosierung mit Li-Re-Shunt)
  – zyanotischer Fallot (hochgradige RVOT/Pulmonalstenosierung mit Re-Li-Shunt; Abb. 16.5).

CMRI-Befunde

→ **Cine-GRE oder DIR-TSE:** Pathoanatomie von RVOT, VSD, Pulmonalstenose und ggf. vorliegenden Atemwegsstenosen,
→ **3D-kontrastverstärkte MRA:** Anatomie der Pulmonalgefäße, zusätzlich Darstellung des Aortenbogens über den VSD und Darstellung von evtl. vorliegenden Venenanomalien über die Rezirkulation,
→ **PC-Angio und Mapping:** Flussmessung in Aorta und Pulmonalis = Re-Li-Shuntgröße.

Pulmonalatresie mit VSD

Pathoanatomie

→ Verschluss der Pulmonalklappe (Abb. 16.6),
→ Ventrikelseptumdefekt (VSD),
→ Lungendurchblutung über:
  – Ductus arteriosus Botalli (70 %),
  – aorto-pulmonale Kollateralen (30 %).

CMRI-Befunde

→ **Cine-GRE oder DIR-TSE:** Pathoanatomie von RVOT, VSD, Pulmonalatresie,
→ **3D-kontrastverstärkte MRA:** Anatomie von RV und Pulmonalklappe, zusätzlich Darstellung des Aortenbogens über den VSD und des Lungenkreislaufs über den Ductus arteriosus Botalli bzw. aorto-pulmonale Kollateralen,
→ **PC-Angio und Mapping:** Flussmessung in Aorta und Pulmonalis = Re-Li-Shuntgröße.

Trikuspidalatresie mit ASD

Pathoanatomie

→ Verschluss der Trikuspidalklappe,
→ Vorhofseptumdefekt (ASD) oder offenes Foramen ovale (PFO),
→ Ventrikelseptumdefekt als »Auslass-Foramen« bei rudimentärem RV und RVOT,
→ gelegentlich komplette Transposition der großen Gefäße (TGA),
→ Lungendurchblutung:
  – bei normalem Ursprung der großen Gefäße: über PFO bzw. ASD in den LV und RV und dann in die Pulmonalarterie,
  – bei TGA: über PFO oder ASD in den LV und dann direkt in die Pulmonalarterie sowie über den VSD in die RV-Ausflusskammer und in die Aorta.

CMRI-Befunde

→ **Cine-GRE oder DIR-TSE:** Pathoanatomie von RV und LV sowie des RVOT, ASD und der Trikuspidalatresie,
→ **3D-kontrastverstärkte MRA:** Anatomie von RA, Trikuspidalklappe und RV sowie den RVOT, LV und LVOT mit Aorta, Darstellung des venösen Flusses bei normalem Abgang der großen Gefäße bzw. bei zusätzlicher TGA (s. o.),
→ **PC-Angio und Mapping:** Flussmessung in Aorta und Pulmonalis = Re-Li-Shuntgröße.

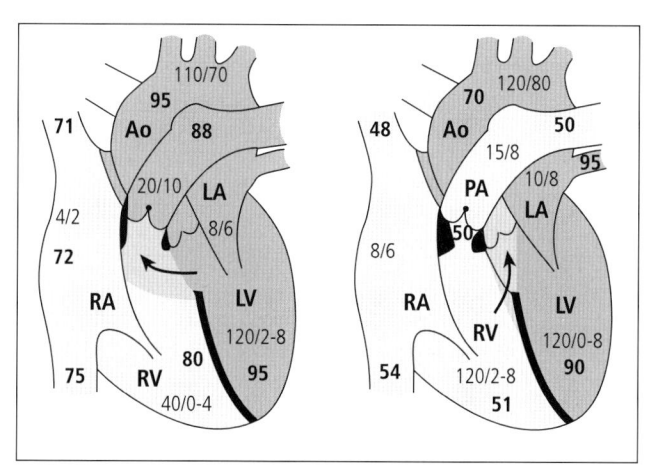

16.5 Schema „weißer Fallot" (links), Schema „zyanotischer Fallot" (rechts) (modifiziert nach Gerok et al. 2000)

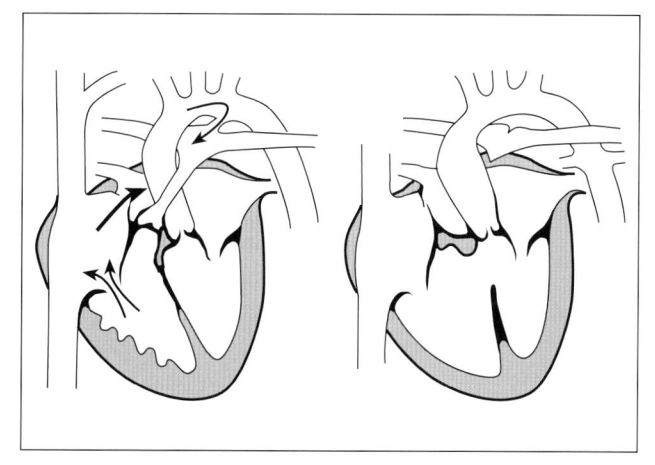

16.6 Schema der Pulmonalatresie mit Trikuspidalklappeninsuffizienz (links) und der Pulmonalatresie mit Ventrikelseptumdefekt (rechts) (modifiziert nach Schumacher 1980)

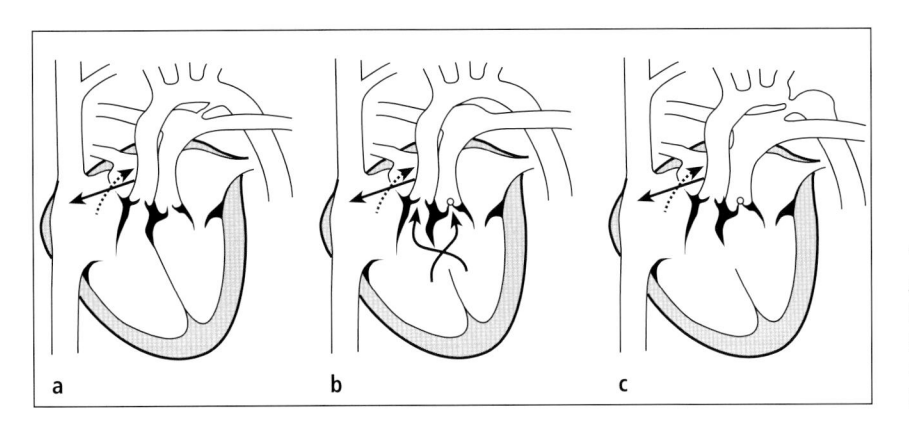

16.7 Schema der Transposition der großen Arterien (TGA): **(a)** mit PFO/ASD und PDA, **(b)** mit pulmonaler Ausflussbahnobstruktion und VSD ohne PDA und **(c)** mit großem VSD und großem PDA (modifiziert nach Schumacher 1980)

Transposition der großen Arterien (TGA)

Pathoanatomie

→ TGA simplex:
  – Aorta aus RV mit subaortalem Konus (keine Kontinuität von Aorten-und Trikuspidalklappe),
  – Pulmonalarterie aus LV ohne Infundibulum (kontinuierliche Verbindung von Pulmonal- und Mitralklappe),
  – persistierender offener Ductus Botalli (PDA),
  – persistierendes Foramen ovale (PFO),
  – kleiner (irrelevanter) VSD (selten),
→ TGA komplex:
  – TGA mit großem VSD und LVOT-Obstruktion (Abb. 16.7).

CMRI-Befunde

→ **Cine-GRE oder DIR-TSE:** Pathoanatomie von LV und RV sowie den angeschlossenen Gefäßen Aorta und Pulmonalis sowie des VSD,
→ **3D-kontrastverstärkte MRA:** Anatomie von RV und LV sowie von Aorta und Pulmonalarterie, zusätzlich Darstellung des Aortenbogens über den VSD und eines offenen Ductus arteriosus Botalli,
→ **PC-Angio und Mapping:** Flussmessung in Aorta und Pulmonalis = Re-Li-Shuntgröße.

Aortenisthmusstenose (ISTA)

Pathoanatomie

→ **präduktaler (infantiler) Typ:**
  – Versorgung der unteren Körperhälfte über PA-Ductus-Aorta descendens, d. h. vorwiegend mit venösem Blut (wenn nicht über einen ASD oder VSD arterielles Blut in die PA fließt),
  – häufig kombiniert mit einer Hypoplasie des präduktalen transversalen Aortenbogens (Abb. 16.8 b),

→ **postduktaler Typ** (Erwachsenen-Typ):
  – ggf. Einbeziehung des Abgangs der A. subclavia in die Stenose,
  – Kollateralversorgung der unteren Köperhälfte über die Interkostalarterien, die Aa. thoracicae internae (= Aa. mammariae) und die Mediastinalgefäße (Abb. 16.8 a).

CMRI-Befunde

→ **Cine-GRE und DIR-TSE:** Pathoanatomie von Aorta und Subklavia sowie Quantifizierung der Stenose,
→ **3D-kontrastverstärkte MRA:** Anatomie des Aortenbogens mit Aorta descendens, Darstellung der Morphologie der Stenose und der Kollateralzirkulation,
→ **PC-Angio und Mapping:** Flussmessung im Truncus pulmonalis und in der Aorta ascendens vor Abgang des Truncus brachiocephalicus = Messung des Flussvolumens über die Kollateralen, zusätzlich Flussgeschwindigkeit über der ISTA mit Quantifizierung des Stenosegrades.

16.8 (a) ISTA postdukal, **(b)** ISTA prädukal; **(c)** doppelter Aortenbogen, links deszendierende Aorta; **(d)** normale Anatomie; **(e)** normale Aorta links und anomale rechte A. subclavia; **(f)** rechter Aortenbogen, spiegelbildliche Äste und links deszendierende Aorta; **(g)** doppelter Aortenbogen und rechts deszendierende Aorta; **(h)** rechter Aortenbogen und anomale linke A. subclavia; **(i)** rechter Aortenbogen und anomale linke A. subclavia; **(j)** linker Aortenbogen, normal abgehende Äste und rechts deszendierende Aorta; **(k)** linker Aortenbogen, anomale rechte A. subclavia und rechts deszendierende Aorta; **(l)** rechter Aortenbogen, retroösophagealer Ductus und anomale linke A. subclavia; **(m)** doppelter Aortenbogen und rechts deszendierende Aorta; **(n)** doppelter Aortenbogen und links deszendierende Aorta (modifiziert nach Jefferson 1980)

Angeborene Herzfehler **137**

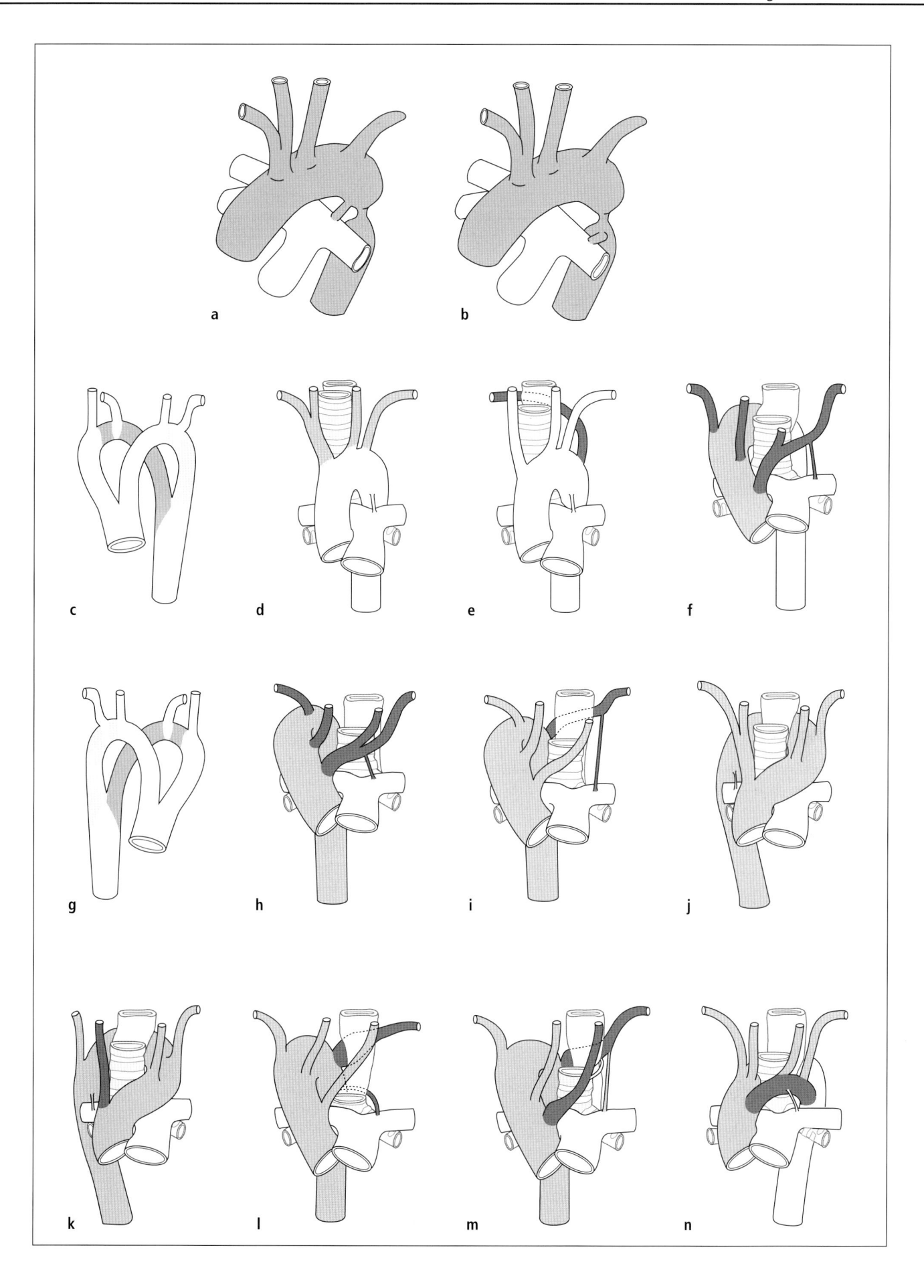

a

b

c

d

e

f

g

h

i

j

k

l

m

n

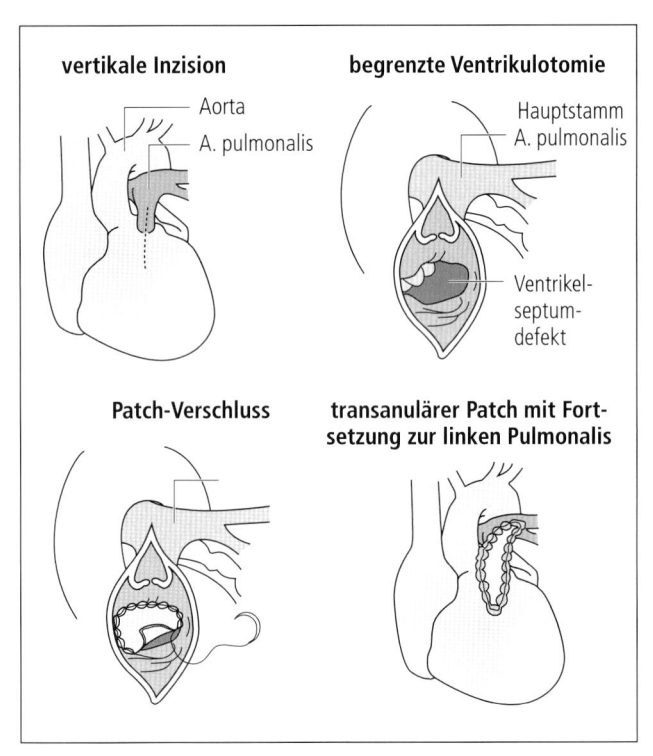

16.9 Fallot-Tetralogie: Operatives Vorgehen I (modifiziert nach Alexander et al. 1999)

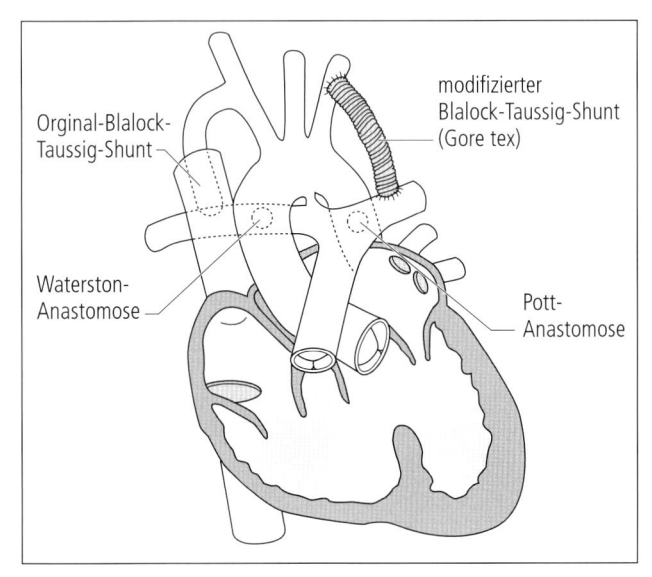

16.10 Fallot-Tetralogie: Operatives Vorgehen II (modifiziert nach Alexander et al. 1999)

Aortenbogenanomalien

Pathoanatomie

→ **linker Aortenbogen:**
 – ACC links aus (rechtem) Truncus brachiocephalicus,
 – A. vertebralis links aus dem Aortenbogen,
 – A. subclavia rechts retroösophageal = A. lusoria (Ösophaguskompression),
 – linker Aortenbogen mit rechts deszendierender Aorta (Ösophaguskompression),
→ **rechter Aortenbogen:**
 – Ringbildung bei retroösophagealem Kommerell-Divertikel,
 – A. subclavia links retroösophageal ohne Kommerell-Divertikel,
 – rechter Aortenbogen mit links deszendierender Aorta (Ösophaguskompression),
 – retroösophagealer Verlauf des linken Truncus brachiocephalicus,
→ **doppelter Aortenbogen:**
 – Ringbildung um Trachea und Ösophagus,
 – alternativ beide Aortenbögen offen oder ein Bogen offen und der andere hypoplastisch oder verschlossen (Abb. 16.8).

CMRI-Befunde

→ **Cine-GRE und DIR-TSE:** Pathoanatomie der gesamten Aorta (Aszendens, Bogen und Deszendens) mit supraaortalen Ästen und deren Abgang und Verlauf,
→ **3D-kontrastverstärkte MRA:** Anatomie von Aortenbogen und Deszendens, Darstellung der Morphologie und Flussrichtung in der Aorta und den supraaortalen Ästen.

Für die MR-Diagnostik relevante operierte angeborene Herzfehler:
→ operativ korrigierter Morbus Fallot,
→ operativ korrigierte Pulmonalatresie mit VSD,
→ operativ korrigierte Trikuspidalatresie mit ASD,
→ operativ korrigierte Transposition der großen Arterien (TGA),
→ Kreislauftrennung nach Fontan,
→ Palliativoperationen,
→ operativ korrigierte Aortenisthmusstenose (ISTA).

Operativ korrigierter Morbus Fallot

Operation

- Die Korrekturoperation bei der Fallot-Tetralogie besteht aus der Infundibulektomie in Kombination mit der Myokardexstirpation, dem VSD-Verschluss mit einem Patch, der RVOT-Erweiterung mit einem Patch und der Kommissurotomie der Pulmonalklappe (Abb. 16.9, palliativ 16.10).

Langzeitfolgen und Langzeitprobleme

→ zentrale und periphere PA-Stenosen,
→ Re- oder Reststenose der Pulmonalklappe,
→ Pulmonalklappeninsuffizienz,
→ Rest-VSD,
→ rechtsventrikuläre Dysfunktion (Dilatation, Hypertrophie, Trikuspidalklappeninsuffizienz, diastolische Dysfunktion).

CMRI-Befunde

→ **Cine-SSFP:** RVOT-Stenose, Pulmonalarterienstenose, RV-Volumetrie und RVMM,
→ **Cine-TGE:** Rest-VSD, AV-Klappeninsuffizienz, Aortenklappeninsuffizienz,
→ **DIR-TSE:** RVOT-Wandbeschaffenheit, Ventrikelseptum-Patch-Beschaffenheit,
→ **PC-Angiographie-Mapping:** Pulmonalklappeninsuffizienz (qualitativ und quantitativ), Aortenklappensinsuffizienz (qualitativ und quantitativ), Trikuspidalklappeninsuffizienz (quantitativ).

Operativ korrigierte Pulmonalatresie mit VSD

Operation

- Bei der Pulmonalatresie mit VSD wird ein klappentragender Conduit vom RV auf die PA-Bifurkation implantiert (ggf. vorher Unifokalisierung beider Pulmonalarterien) und der VSD mit einem Patch verschlossen.

Langzeitfolgen und Langzeitprobleme

→ Stenosierung des Conduits (Verkalkung, Neointima-Proliferation),
→ Rest-VSD,
→ rechtsventrikuläre Dysfunktion.

CMRI-Befunde

→ **Cine-SSFP:** Conduit-Stenose (qualitativ), RV-Volumetrie, Trikuspidalklappeninsuffizienz (qualitativ über »Signal Void« und quantitativ),
→ **Cine-TGE:** Rest-VSD, AV-Klappeninsuffizienz (Trikuspidalklappe),
→ **DIR-TSE:** RVOT-Wandbeschaffenheit, Ventrikelseptum-Patch-Beschaffenheit,
→ **PC-Angiographie-Mapping:** Conduit-Stenose, Trikuspidalklappeninsuffizienz (quantitativ).

Operativ korrigierte Trikuspidalatresie mit ASD

Operation

- Bei der **Fontan-Operation** wird eine End-zu-End-Anastomose der SVC mit der proximal durchtrennten rechten PA als so genannter Glenn-Shunt angelegt; zusätzlich wird ein klappentragender Homograft zwischen RA und PA und eine Bioklappe zwischen IVC und RA eingesetzt sowie der ASD verschlossen.
- Bei der **modifizierten Fontan-Operation** erfolgt die direkte Anastomosierung von RA mit dem PA-Hauptstamm und der Patchverschluss des ASD (Abb. 16.11).

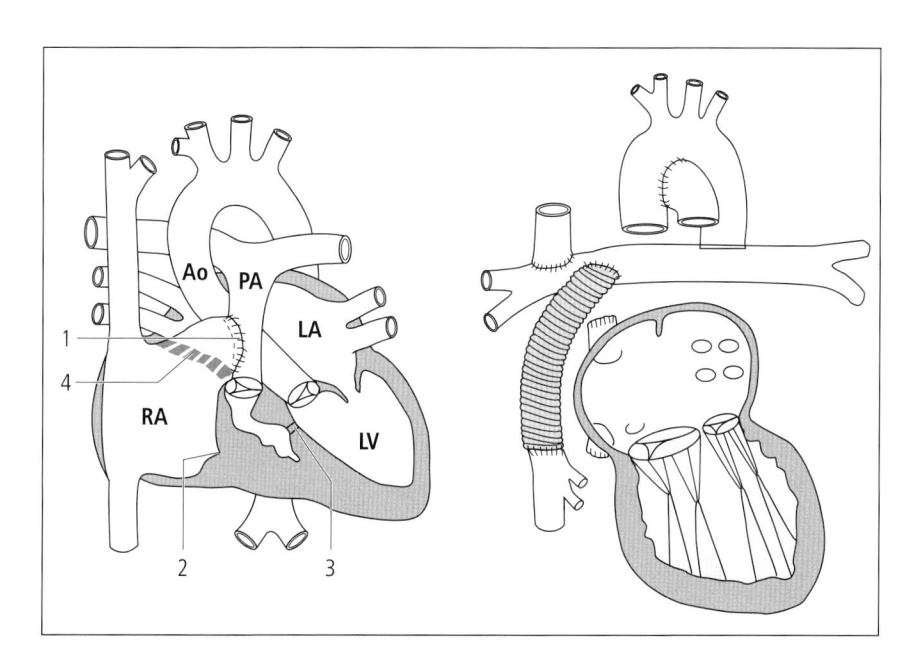

16.11 Modifizierte Fontan-Operation bei Trikuspidalklappen- oder Pulmonalklappenatresie mit Vorhofseptumdefekt (ASD) (links); Palliativoperation (rechts): Totale kavo-pulmonale Anastomose. Direktanastomose RA → PA (1) und Patchverschluss des ASD (4) oder VSD (3). Trikuspidalatresie (2) (modifiziert nach Braunwald 2001)

- Die **Palliativ-OP** besteht in einer totalen cavo-pulmonalen Anastomose: Es wird eine bidirektionale Verbindung von SVC an RPA geschaffen und das IVC-Blut über einen »Patch«-Tunnel (»Baffle«) zur RPA durchgeleitet (ggf. temporäre Fenestration des »Baffle« = »Überlaufventil bei höherem Durchflusswiderstand in der Lunge in Form eines Re-Li-Shunts zur Verminderung des Risikos eines postoperativen »Low-Output-Syndroms«).

Langzeitfolgen und Langzeitprobleme

→ Stenosierung des Homografts (Verkalkung, Neointima-Proliferation),
→ atriale Herzrhythmusstörungen (AV-Knotentachykardien),
→ Degeneration der Bioklappe.

CMRI-Befunde

→ **Cine-SSFP:** Conduit-Stenose (qualitativ), LV- und RA-Volumetrie,
→ **Cine-TGE:** Rest-ASD, AV-Klappeninsuffizienz (Mitralklappe),
→ **DIR-TSE:** Vorhofseptum-Patch-Beschaffenheit,
→ **PC-Angiographie-Mapping:** Conduit-Stenose, pulmonaler Fluss, Rest-Shunt bei fenestriertem »Baffle«.

Operativ korrigierte Transposition der großen Arterien (TGA)

Operation

- Bei der **Vorhofumkehr nach Mustard/Senning** wird ein Flickentunnel (»Baffle«) innerhalb des Vorhofs zur Umleitung

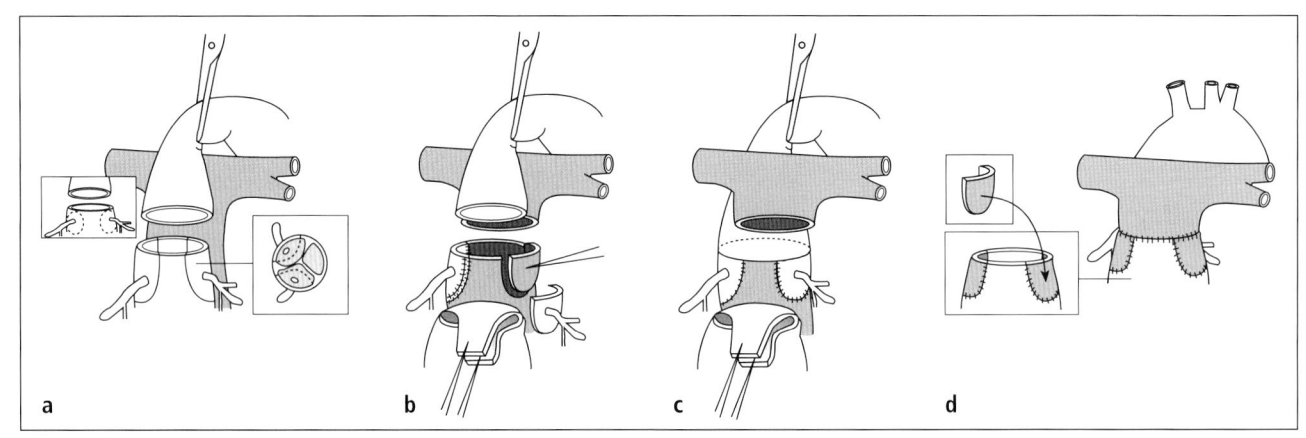

16.12 Komplette Transposition der Gefäße: arterielle Switch-Operation: **(a)** Durchtrennung der Aorta und Exzision der Koronarabgänge; **(b)** Durchtrennung der Pulmonalis und Einnähen der Koronargefäßlappen; **(c)** Anastomose der Aorta mit dem Pulmonalisstumpf; **(d)** Patch-Rekonstruktion der Pulmonalis, Anastomosierung auf Aortenstumpf (modifiziert nach Alexander et al. 1999)

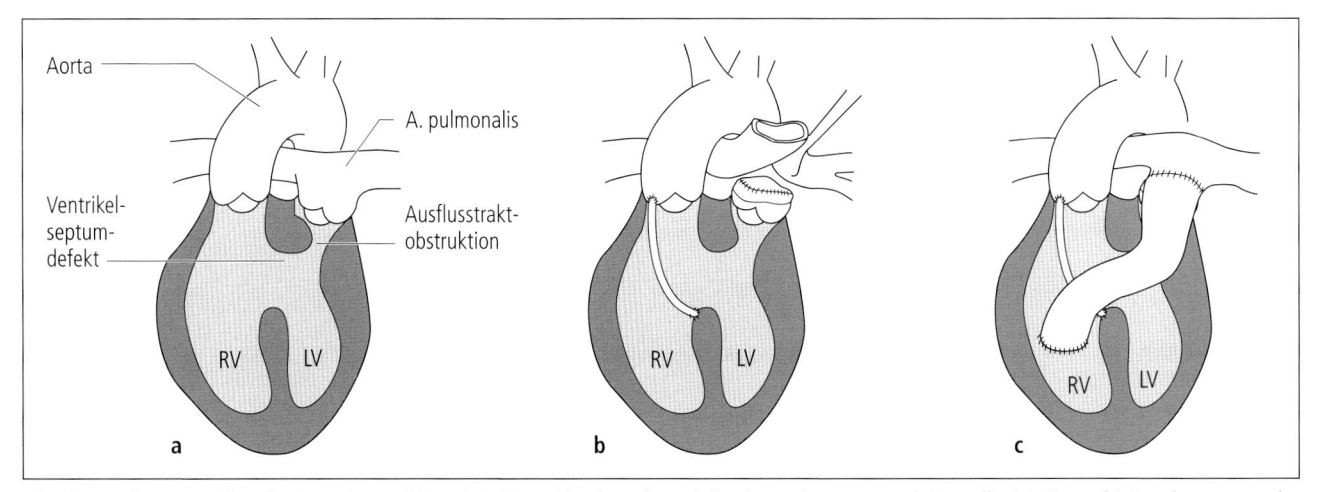

16.13 Korrekturoperation der kompletten TGA mit VSD und hochgradiger Subpulmonalstenose nach Rastelli: **(a)** Situs, **(b)** Durchtrennung der Pulmonalis, **(c)** Patchverschluss des VSD

des systemvenösen Blutes in Richtung der Mitralklappe und des pulmonalvenösen Blutes in Richtung der Trikuspidalklappe angelegt und der Verschluss des PFO/Ductus Botalli/VSD durchgeführt (Abb. 16.14, 16.15).
- Die **arterielle Switch-Operation** besteht aus der Durchtrennung der Arterien oberhalb der Klappen, der Abtrennung einer Gefäßmanschette der Aorta mit den Koronararterien, der Anastomosierung der Pulmonalarterie anterior des RV, der posterioren Anastomosierung der Aorta über der Pulmonalarterienbifurkation und dem Verschluss des PFO bzw. des Ductus Botalli bzw. des VSD (Abb. 16.12).
- Die **Korrekturoperation nach Rastelli** bei TGA mit VSD und hochgradiger Subpulmonalstenose besteht in der Durchtrennung der PA oberhalb der Klappe mit dem Nahtverschluss des PA-Stumpfes, dem Verschluss des VSD mit Patch und einer Conduit-Anlage zwischen RV und PA (Abb. 16.13).

Langzeitfolgen und Langzeitprobleme

→ nach Vorhofumkehr nach Mustard/Senning: Stenosen des Baffle (häufig an den Hohlvenen, selten am pulmonalvenösen Abstrom),
→ nach arterieller Switch-Operation: supravalvuläre Pulmonalisstenosen (in 10–15 % der Fälle).

CMRI-Befunde

→ bei Vorhofumkehr nach Mustard/Senning:
 – **3D-Cine-GRE** (flusssensititv): veno-venöse Zuflusswege und Stenosen,
 – **Cine-SSFP:** RV-Volumetrie und RV-Dynamik,
 – **3D-CE-MRA:** Stenosen des Baffle und ggf. aller Abflusswege bei veno-venösen Kollateralen,
→ bei arterieller Switch-Operation:
 – **Cine-SSFP:** RV-Volumetrie und RV-Dynamik,
 – **DIR-TSE:** Anatomie des Operationssitus,
 – **3D-CE-MRA:** supravalvuläre Pulmonalisstenosen,
 – **PC-Angiographie-Mapping:** supravalvuläre Pulmonalisstenosen.

Kreislauftrennung nach Fontan

Operation

- Bei der **Original-Fontan-Operation** wird die SVC End-zu-End mit der rechten PA verbunden (so genannter Glenn-Shunt).
- Bei der **Conduit-Operation** wird ein klappentragender Conduit vom RA zu der PA und eine Bioprothese von der IVC zum RA eingesetzt sowie der ASD-Verschluss durchgeführt.
- Die Operation nach **De Leval/Jonas** besteht in einer totalen cavo-pulmonalen Anastomose (TCPC): Verbindung der SVC bidirektional an RPA und Durchleiten des IVC-Blutes über einen Patch-Tunnel (»Baffle«) zur RPA, ggf. temporäre Fensterung des Baffle.

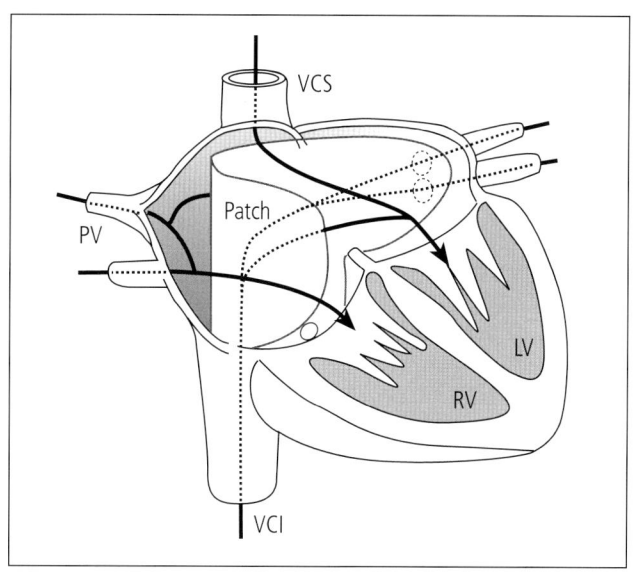

16.14 Vorhofumkehroperation nach Mustard bei TGA (modifiziert nach Hombach 2001)

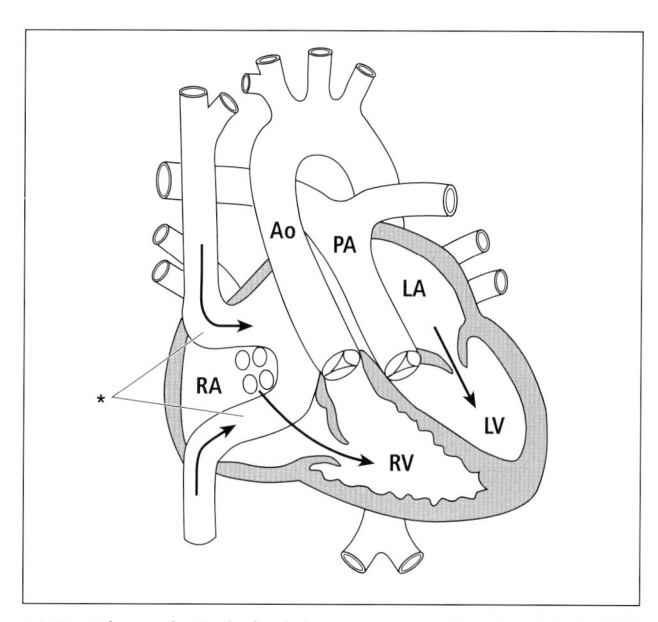

16.15 Schema der Vorhofumkehr nach Mustard/Senning bei der TGA mittels „baffle"* (*Vorhof-„baffle": pulmonalvenöses Blut → rechter Ventrikel → Aorta → systemvenöses Blut → linker Vorhof → LV → PA) (modifiziert nach Braunwald et al. 2001)

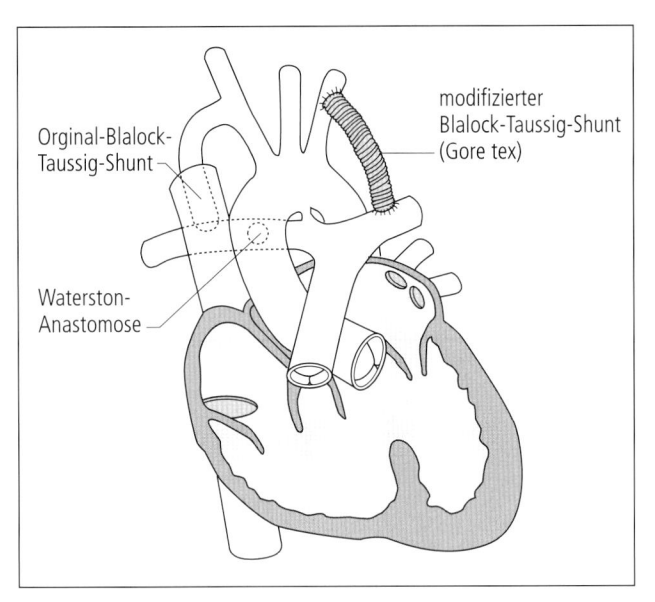

16.16 Schema der verschiedenen Shunt-Operationen (Palliativoperationen) zur Verbesserung der Lungendurchblutung

Langzeitfolgen und Langzeitprobleme

- → Stenosen der unteren und oberen Anastomosen,
- → Dysfunktion des Systemventrikels,
- → Verhalten der Lungenperfusion (seitengetrennt),
- → Auftreten von Lecks im Bereich des Vorhoftunnels.

CMRI-Befunde

- → **Cine-SSFP:** Volumetrie, Funktion und Muskelmasse des Systemventrikels,
- → **3D-CE-MRA:** Analyse des pulmonalen und des systemischen Kreislaufs, Darstellung der TCPC mit MR-Kontrastmittel-Injektion von oben und von unten jeweils i.v.,
- → **DIR-TSE:** Conduit-Wandbeschaffenheit, intrakardiale Thromben,
- → **PC-Angiographie-Mapping:** Lungenperfusion rechts versus links, Flussraten in SVC und IVC, HZV-Bestimmung.

Palliativoperationen

Operation

- Bei **Single Ventricle ohne Pulmonalstenose** wird ein Pulmonalarterienbändchen zur Drosselung der Lungendurchblutung eingesetzt.
- Bei **Pulmonalstenose oder -atresie** gibt es verschiedene Möglichkeiten chirurgischer Shunt-Verbindungen (Abb. 16.16):
  - → **Waterstone-Cooley-Anastomose:** Aorta-ascendens-Rückwand zu RPA-Vorderwand,
  - → **Pott-Anastomose:** Aorta descendens zur LPA (mögliche Komplikationen: Lungenüberflutung, Verziehung oder Stenose der Pulmonalarterie),
  - → **Blalock-Taussig-Anastomose:** A. subclavia zur PA,
  - → **modifizierte Blalock-Taussig-Anastomose:** Goretex-Röhrchen von der A. subclavia links zur PA (bei linksseitigem Aortenbogen) bzw. von der rechten A. subclavia zur PA (bei rechtsseitigem Aortenbogen).

Langzeitfolgen und Langzeitprobleme

- → zusätzliche Subaortenstenose bei Single Ventricle: nachteilig für eine spätere Fontan-OP,
- → Dislokation des Pulmonalarterienbändchens mit Obstruktion von PA-Ästen,
- → Stenosierung bzw. Verschluss der Anastomosen bei Pulmonalstenose bzw. -atresie.

CMRI-Befunde

- → **Cine-GRE und Cine-SSFP bzw. Multiphasen-Inflow-MRA:** Darstellung des PA-Bändchens in situ und ggf. einer Subaortenstenose,
- → **3D-CE-MRA:** Darstellung der Anastomosen bei Pulmonalstenose bzw. -atresie und deren evtl. Alterationen,
- → **PC-Angiographie/Mapping:** Durchgängigkeit der Shunts (Anastomosen).

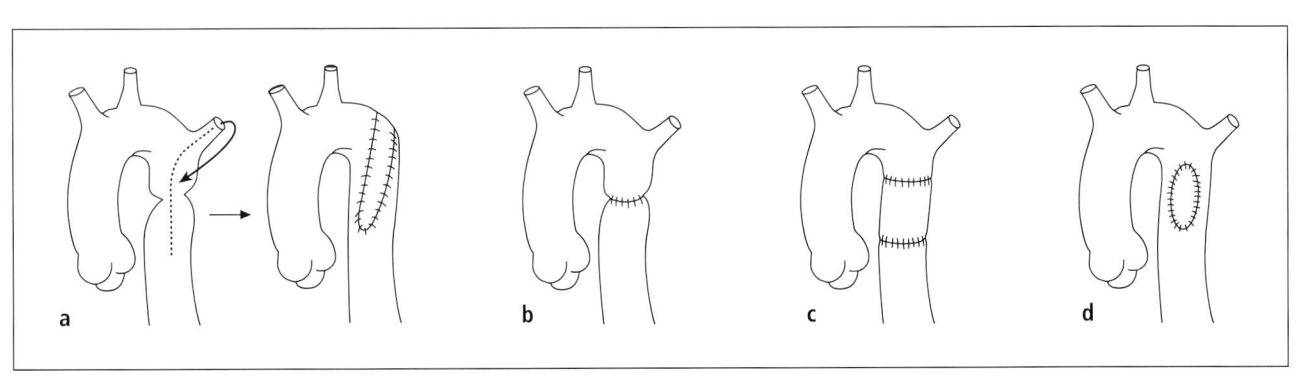

16.17 Operationsverfahren bei Aortenisthmusstenose (modifiziert nach Alexander et al. 1999): **(a)** Subclavian-Flap-OP (nach Waldhausen), **(b)** Resektion und End-zu-End-Anastomose, **(c)** Resektion und Protheseninterponat, **(d)** Erweiterung mittels Patch-Plastik

Operativ korrigierte Aortenisthmusstenose (ISTA)

Operation (Verfahren)

- Resektion mit End-zu-End-Anastomosierung,
- Längsinzision und Quernaht (= Voßschulte-Plastik) = obsolet,
- Patch-Plastik ohne oder mit Resektion des stenosierten Anteils,
- Subklavia-Flap-Plastik (bei Neugeborenen),
- Protheseninterponat (sehr selten notwendig; Abb. 16.17).

Langzeitfolgen und Langzeitprobleme

- Rezidiv- oder Reststenose,
- Patchaneurysma.

CMRI-Befunde

- **Cine-GRE und Cine-SSFP:** Darstellung des Blutflusses in der Aorta und dem ISTA-Bereich,
- **3D-CE-MRA:** Darstellung der gesamten thorakalen Aorta mit der (Patho)-Anatomie der operierten ISTA.

Kardiomyopathien, Myokarditis und Perikarditis

Einteilung der Kardiomyopathien

Übersicht über die Kardiomyopathien:
→ **primäre Kardiomyopathien (idiopathisch, genetisch):**
  - dilatative Kardiomyopathie,
  - hypertrophe Kardiomyopathie (obstruktiv oder nicht obstruktiv),
  - arrhythmogene rechtsventrikuläre Kardiomyopathie (Dysplasie),
  - restriktive Kardiomyopathie,
  - nicht klassifizierbare Kardiomyopathie,
→ **sekundäre Kardiomyopathien:**
  - entzündliche Kardiomyopathie:
    ◇ infektiöse Kardiomyopathie (Viren, Rickettsien, Spirochäten, Pilze),
    ◇ nicht infektiöse Kardiomyopathie (Kollagenosen, Granulomatosen, Kawasaki-Syndrom),
  - metabolische Kardiomyopathie:
    ◇ ernährungsbedingte Kardiomyopathie (Thiaminmangel, Pellagra, Skorbut, Selenmangel),
    ◇ endokrine Kardiomyopathie (Akromegalie, Thyreotoxikose, Myxödem, Cushing-Syndrom, Urämie, Phäochromozytom),
  - Kardiomyopathie durch Stoffwechsel-/Elektrolytstörungen (Gicht, Oxalose, Porphyrie, Kaliummangel),
  - medikamentös-toxische Kardiomyopathie (Antidepressiva, Chemotherapeutika, Umwelttoxine, Kokain-Missbrauch),
  - hämatologische Kardiomyopathie (Anämie, Hyperplasie),
  - erworbene Kardiomyopathie (postpartal).

Dilatative Kardiomyopathie

Ätiologie
- Diese Form der Kardiomyopathie wird in 10–20 % der Fälle durch Viruspersistenz, in 30–35 % durch chronische Inflammation und der Rest idiopathisch verursacht (Abb. 17.1, 17.2).

MRI-Befunde
→ LV- und ggf. RV-Vergrößerung, häufig mit LA-Vergrößerung,
→ LVEDV und LVESV vergrößert,
→ LV-Muskeldicke normal bis verdünnt, LV-Muskelmasse normal bis vermindert.

MRI-Funktion
→ generalisierte Hypokinesie, LVEF vermindert, systolische Wandverdickung mehr oder weniger homogen,
→ relative Mitralklappeninsuffizienz (Abb. 17.3).

Merke: Unterscheidung der nicht ischämischen von der ischämischen Kardiomyopathie:
→ **nicht ischämisch:** ED- und ES-Wanddicke uniform, Trabekelzahl normal,
→ **ischämisch:** regionale Wandverdünnungen/Aneurysma, verminderte Trabekelzahl.

	Dilatativ	Hypertrophisch	Restriktiv
Enddiastolisches Volumen	↑	n	n/↓
Auswurfrate	↓	↑/n	↓
Muskelmasse	↑/n	↑	↑/n
Füllungsdruck	↑/n	n/↑	↑

17.1 Klinische Erscheinungsformen der Kardiomyopathien (modifiziert nach Gerok et al. 2000)

MRI-Therapiekontrolle
> LV- und RV-Volumina und -Funktion unter Medikation, ggf. auch nach Herztransplantation.

Hypertrophe (obstruktive) Kardiomyopathie (HCM, HOCM)

Ätiologie
- Die hypertrophe Kardiomyopathie tritt familiär gehäuft auf (50 % autosomal-dominant vererbt).

MRI-Befunde
> LV-Muskelhypertrophie, bei HOCM septal betont,
> septale Fibrose oder Nekrose (Abb. 17.4),
> Mitralklappe bei schwerer HOCM zum Ausflusstrakt nach anterior verzogen (SAM).

MRI-Funktion
> Ausflussbahnobstruktion bei HOCM,
> Mitralklappeninsuffizienz durch SAM bei HOCM,
> diastolische Dysfunktion bei HCM und HOCM,
> verminderte Durchblutungsreserve bei HOCM.

MRI-Therapiekontrolle
> nach chirurgischer Ablation oder interventioneller septaler Alkoholablation (TASH): MI, Septumdicke, Septumnekrose.

Arrhthmogene rechtsventrikuläre Kardiomyopathie (ARVCM)

Ätiologie
- Die Genese ist unbekannt. Die Erkrankung tritt familiär gehäuft auf.

MRI-Befunde
> rechtsventrikuläre und rechtsatriale Dilatation (RVEDDV und RVESV erhöht),
> RV-Wanddicke systolisch und diastolisch vermindert,
> veränderte Endokardtextur (»Tellerstapelphänomen«),
> regionale RV-Wandexkavationen oder Mikroaneurysmen (Abb. 17.5),
> Fetteinlagerung in die RV-Wand (erhöhte SI in T1-gewichteten Aufnahmen),
> selten geringe Mitbeteiligung des linken Ventrikels.

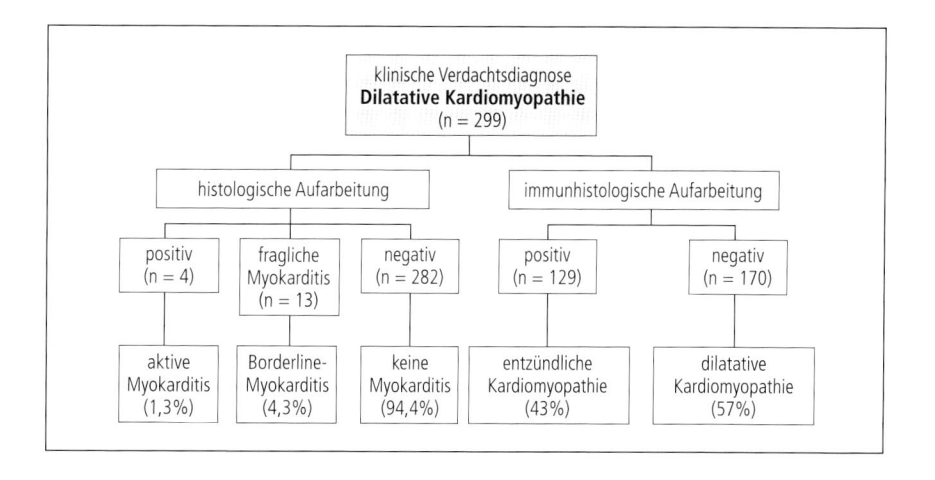

17.2 Ätiologie der dilatativen Kardiomyopathie (modifiziert nach Gerok et al. 2000)

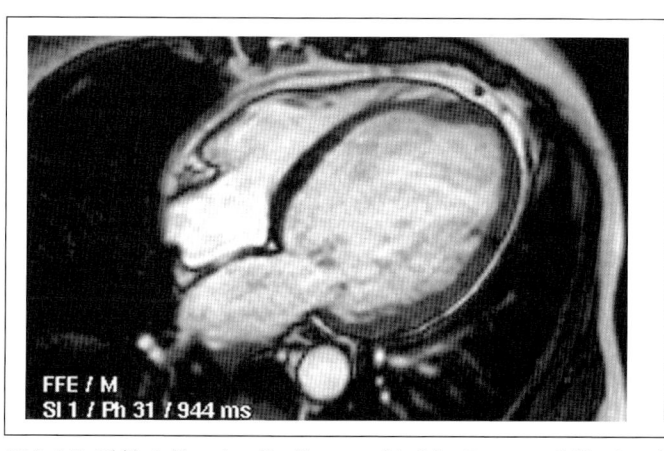

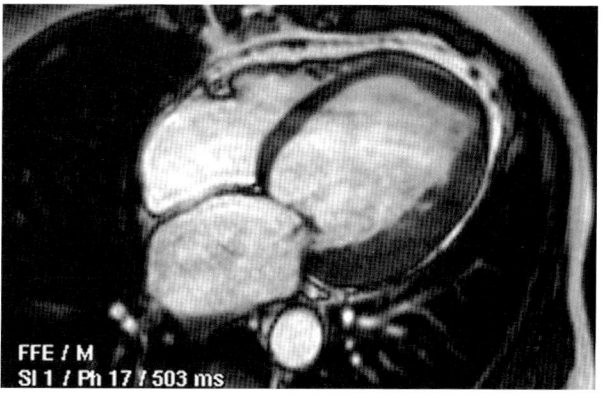

17.3 MR-Bild bei dilatativer Kardiomyopathie (Vier-Kammer-Blick): Diastole (links), Systole (rechts) (modifiziert nach Hombach et al. 2005)

Tab. 17.1 Kriterien für die klinische Diagnose einer ARVCM (McKenna et al. 1994)

Kriterium	Major	Minor
globale/regionale Dysfunktion, strukturelle Abnormitäten	• schwere RV-Dilatation und • reduzierte RV-EF ohne (mit minimaler) LV-Beteiligung, • lokalisierte RV-Aneurysmen, • schwere segmentale RV-Dilatation	• milde globale RV-Dilatation oder • leicht reduzierte RV-EF, • milde segmentale RV-Dilatation, • regionale RV-Hypokinesie
Gewebecharakteristik der Ventrikelwände	fibro-fettige Myokarddegeneration bei Endomyokardbiopsie	–
Abnormitäten der Repolarisation	–	• invertierte T-Wellen in V_2 und V_3 bei > 12 Jahre alten Patienten, • fehlender RSB
Abnormitäten der Depolarisation und AV-Leitung	• Epsilon-Welle des QRS in V_1–V_3 oder • lokalisierte QRS-Verbreiterung < 110 ms in V_1–V_3	Spätpotenziale im signalgemittelten EKG
Arrhythmien	–	• LSB-artige Kammertachykardie (nicht anhaltend/anhaltend), • häufige ventrikuläre Extrasystolen (< 1 000/24 h)
Familienanamnese	familäre Erkrankung gesichert durch Autopsie oder Chirurgie	• plötzliche Herztodesfälle in der Familie (< 35 Jahre alt) durch vermutete ARVCM, • Familienanamnese aufgrund der genannten Kriterien

MRI-Funktion
→ generalisierte Kontraktionsstörung des rechten Ventrikels,
→ EF vermindert,
→ gelegentlich Trikuspidalklappeninsuffizienz.

MRI-Therapiekontrolle
→ RV-Funktion im Verlauf.

Restriktive (infiltrative) Kardiomyopathie

- Restriktive (infiltrative) Kardiomyopathien sind bedingt durch Fibrose oder Ablagerung spezifischer Substanzen im Myokard mit der Folge einer primär diastolischen Dysfunktion ohne/mit Zeichen der Herzinsuffizienz. MRT-relevante Formen sind:
  → kardiale Amyloidose,
  → kardiale Sarkoidose,
  → kardiale Hämochromatose (Abb. 17.6).

Kardiale Amyloidose

Ätiologie
- Eine primäre Leichtkettenamyloidose kann bei Plasmozytom oder Morbus Waldenström auftreten. Zu einer sekundären Amyloidose kann es bei rheumatoider Arthritis, Morbus Crohn, Osteomyelitis oder Mukoviszidose kommen.

MRI-Befunde
→ verdickte Vorhof- und Ventrikelmuskulatur,
→ T1- und T2-Wichtung plus Fettsättigung: Myokard hypointens (dunkel),
→ T1-Wichtung nach MR-Kontrastmittelgabe (Gd-DTPA): Myokard hyperintens (hell; Abb. 17.7) = **generalisiertes Late Enhancement, ggf. mit Nachweis kleiner heller Knötchen.**

MRI-Funktion
→ Normokinesie oder generalisierte Hypokinesie,
→ diastolische Dysfunktion.

MRI-Therapiekontrolle
→ LV-RV-Muskeldicke und -funktion.

Kardiale Sarkoidose

Ätiologie
- Die Genese der kardialen Sarkoidose ist unbekannt. Eine kardiale Beteiligung kann durch Autopsie in 25 % der Fälle nachgewiesen werden; klinisch manifestiert sie sich allerdings nur in 5 % der Fälle.

MRI-Befunde
→ Wanddicke des Myokards meist normal,
→ T1-Wichtung plus Fettsättigung: Myokard hypointens (dunkel),
→ T2-Wichtung plus Fettsättigung: Myokard hyperintens (hell),

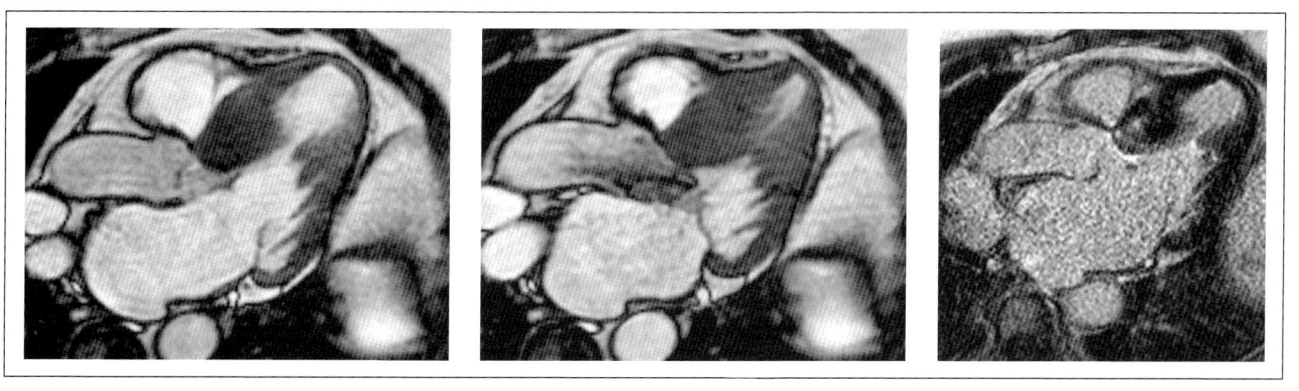

Kardiomyopathien, Myokarditis und Perikarditis **147**

17.4 MR-Bild einer hypertroph-obstruktiven Kardiomyopathie (Vier-Kammer-Blick): Diastole (links), Systole (Mitte), LE-Bild (rechts) (modifiziert nach Hombach et al. 2005)

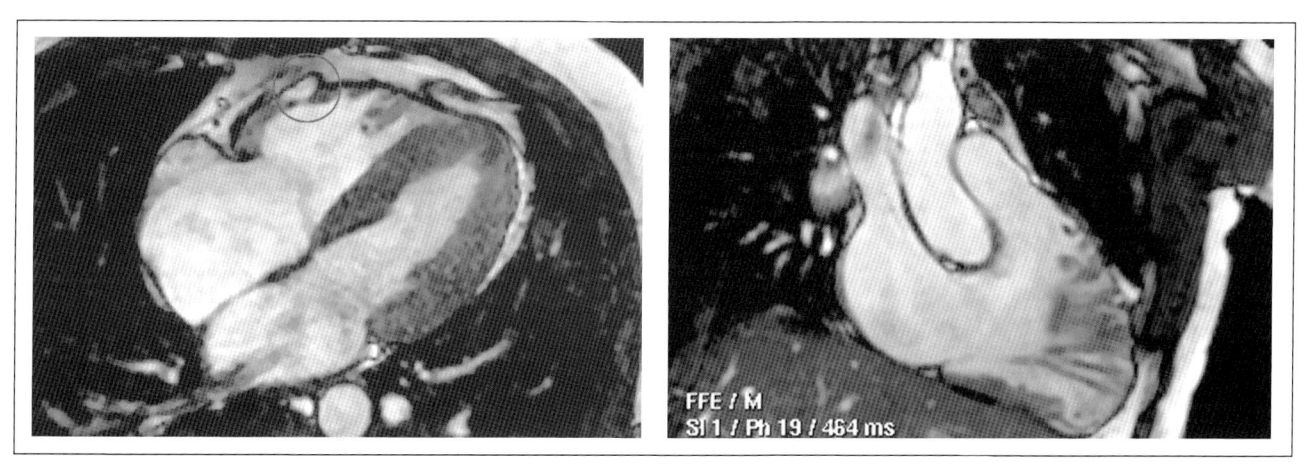

17.5 MR-Bild einer arrhythmogenen rechtsventrikulären Kardiomyopathie: Aneurysma lateral RV (links), abnorme Trabekularisierung = „Tellerstapelphänomen" (rechts) (modifiziert nach Hombach et al. 2005)

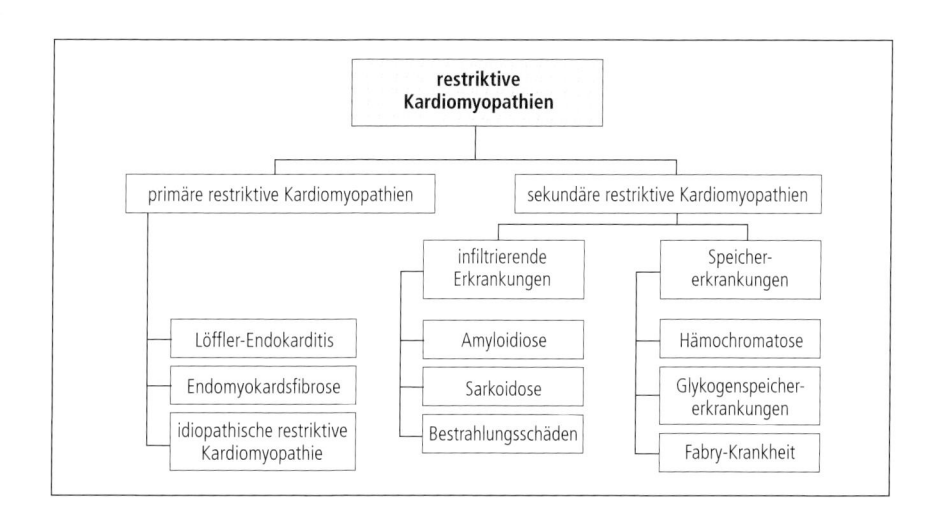

17.6 Ätiologie der restriktiven Kardiomyopathie (modifiziert nach Gerok et al. 2000)

```
                    restriktive Kardiomyopathien
                    /                          \
     primäre restriktive Kardiomyopathien    sekundäre restriktive Kardiomyopathien
              |                                /                    \
              |                    infiltrierende              Speicher-
              |                    Erkrankungen                erkrankungen
     Löffler-Endokarditis          Amyloidose                  Hämochromatose
     Endomyokardsfibrose           Sarkoidose                  Glykogenspeicher-
                                                               erkrankungen
     idiopathische restriktive     Bestrahlungsschäden         Fabry-Krankheit
     Kardiomyopathie
```

→ T1-Wichtung nach MR-Kontrastmittelgabe (Gd-DTPA): Myokard hyperintens (hell).

MRI-Funktion
→ Normokinesie oder generalisierte Hypokinesie,
→ diastolische Dysfunktion.

MRI-Therapiekontrolle
→ RV- und LV-Funktion, AV-Klappenfunktion.

Kardiale Hämochromatose

Ätiologie
- Bei der primären (idiopathischen) Form der kardialen Hämochromatose handelt es sich um eine autosomal rezessive Eisenspeicherkrankheit. Die sekundäre Form tritt bei Störungen der Hämoglobinsynthese (gesteigerter Erythrozytenumsatz) oder nach massiven Bluttransfusionen auf.

MRI-Befunde
→ T1-Wichtung plus Fettsättigung: Myokard hypointens (dunkel),
→ T2-Wichtung plus Fettsättigung: Myokard hypointens (dunkel),
→ T1-Wichtung nach MR-Kontrastmittelgabe (Gd-DTPA): Myokard hypointens (dunkel).

Merke: Bei der primären Hämochromatose sind Eisenablagerungen in Herz, Leber und Pankreas nachzuweisen, nicht jedoch in der Milz. Bei der sekundären Hämochromatose ist auch die Milz von der Eisenablagerung betroffen (Abb. 17.8).

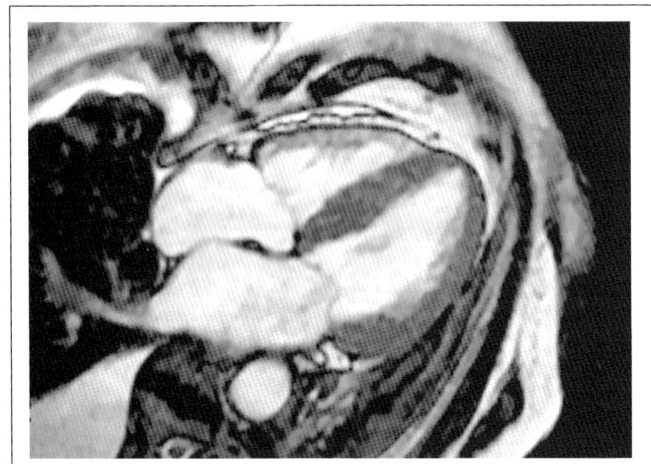

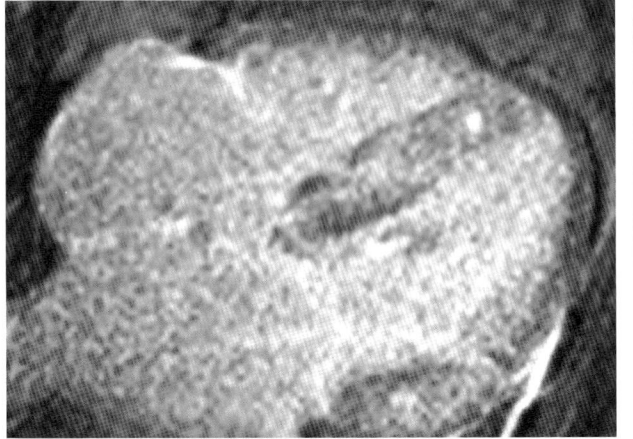

17.7 MR-Bild einer kardialen Amyloidose (Vier-Kammer-Blick): helleres Myokard (links), LE: diffuse Amyloid-Anreicherung und Granulom im Septum (rechts) (modifiziert nach Hombach et al. 2005)

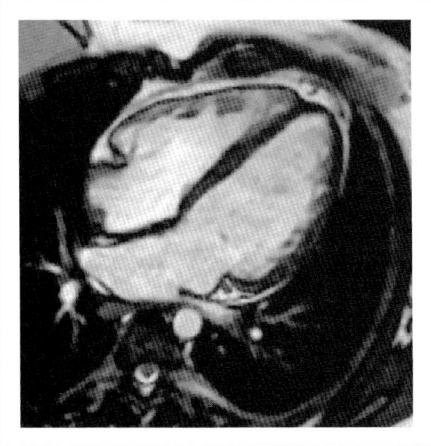

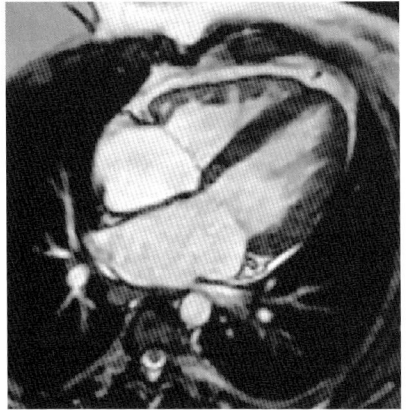

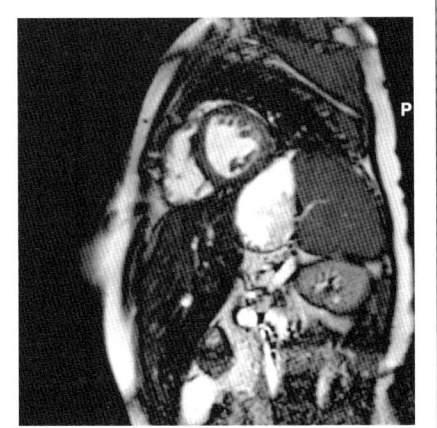

17.8 MR-Bild einer kardialen Hämochromatose: Diastole (4-ch) dunkles Myokard (links); Systole (4-ch, Mitte); Herz und Leber sind dunkel (sa), Milz ist heller (rechts) (modifiziert nach Hombach et al. 2005)

MRI-Funktion
→ Normokinesie oder generalisierte Hypokinesie,
→ diastolische Dysfunktion.

MRI-Therapiekontrolle
→ RV- und LV-Funktion, AV-Klappenfunktion.

Mnemotechnik: Für die Amyloidose, die Sarkoidose und die Hämochromatose mit T1w, T2w und CE-MRA (LE) gilt: **hypo-, hypo-, hyper-; hypo-, hyper-, hyper- und hypo-, hypo-, hypointens.**

Myokarditis

Definition
- Bei der Myokarditis handelt es sich um einen sich herdförmig oder diffus im Herzmuskel ausbreitenden akut oder chronisch rezidivierend verlaufenden Entzündungsprozess (Abb. 17.9, 17.10).

Ätiologie
- Ausgelöst wird die Myokarditis durch bakterielle oder virale Erreger, Pilze, Kollagenosen, toxische, physikalische oder chemische Agentien oder durch bisher nicht verstandene, unbekannte Ursachen.

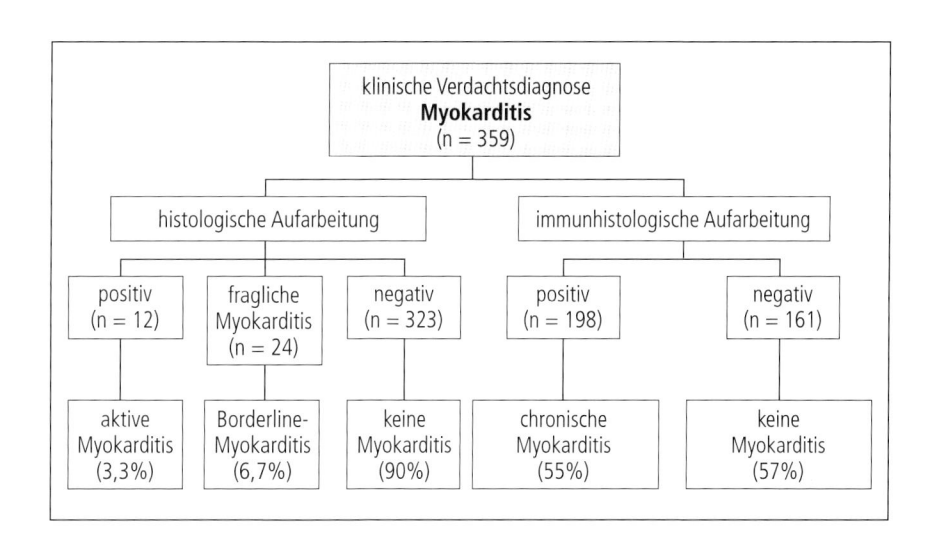

17.9 Vergleich der histologischen und immunhistochemischen Analyse der Myokardbiopsien bei Patienten mit klinischem Verdacht einer Myokarditis (n = 359) (modifiziert nach Gerok et al. 2000)

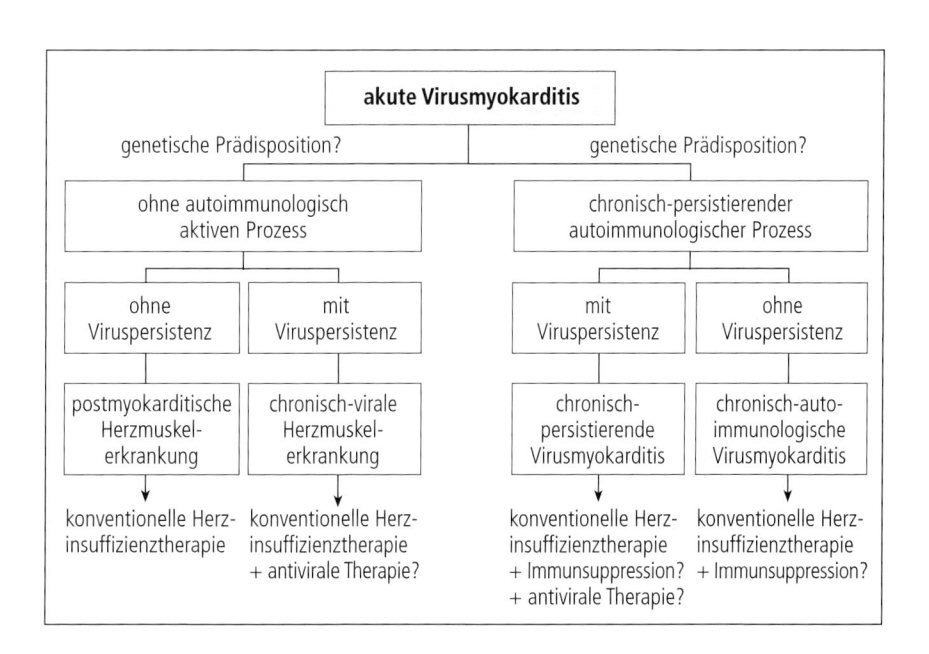

17.10 Grundlage für die Indikation einer spezifischen Therapie ist die Einteilung der Patienten mit dem klinischen Befund einer Myokarditis oder DCM nach histologischen, immunhistochemischen und molekularbiologischen Kriterien (modifiziert nach Gerok et al. 2000)

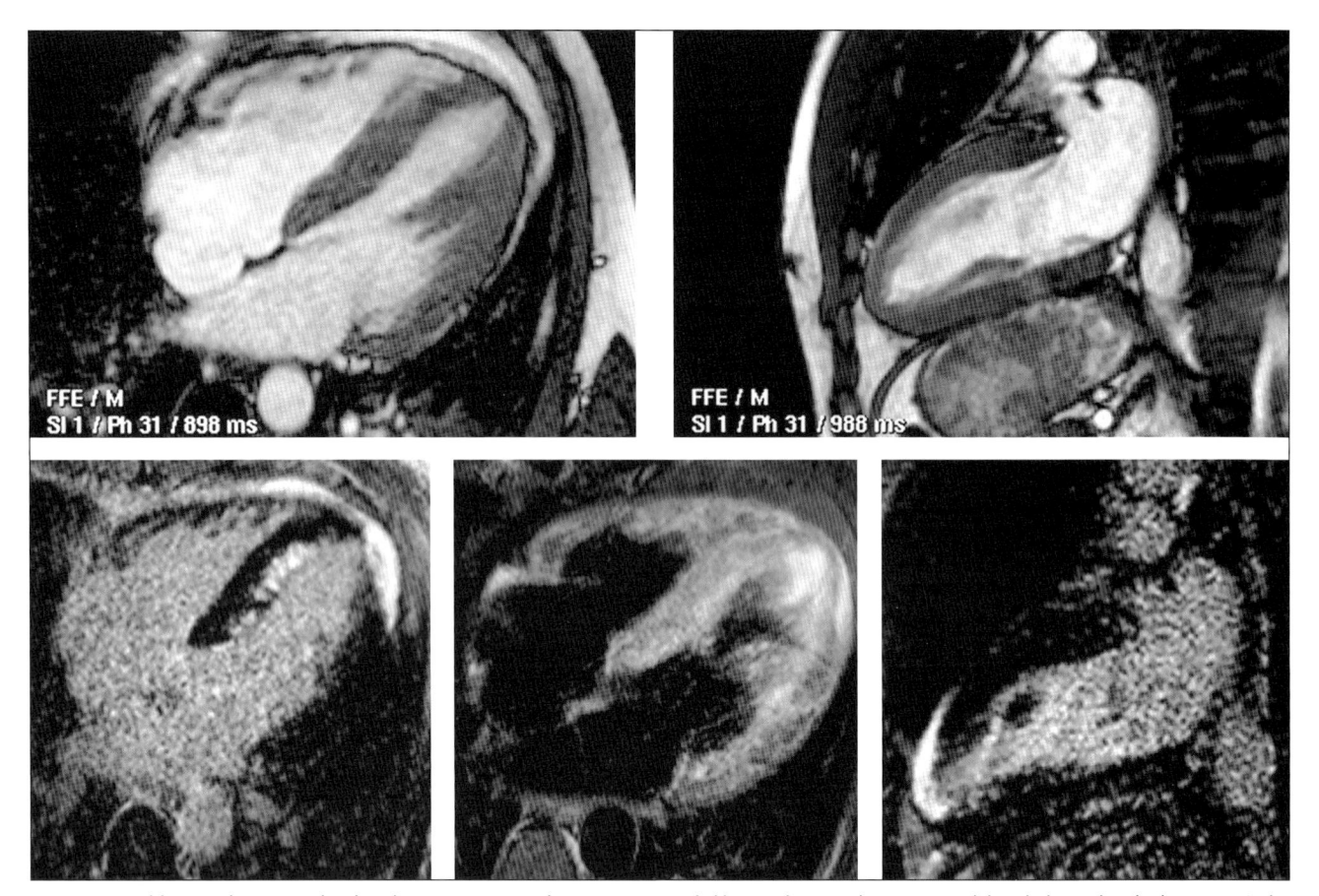

17.11 MR-Bild einer akuten Myokarditis (Vier-Kammer- und Zwei-Kammer-Blick): Hypokinesie der LV-Spitze (oben links und rechts); LE: atypische Kardiomyopathie-Anreicherung (unten links); Wandödem in der Black-Blood-Aufnahme (unten Mitte); LE: Kardiomyopathie in der LV-Vorderwandspitze (unten rechts) (modifiziert nach Hombach et al. 2005)

MRI-Befunde
- → T1-Wichtung mit Fettsättigung: Myokard hypointens (dunkel),
- → T2-Wichtung mit Fettsättigung: im Akutstadium erhöhte SI im Myokard (hell) durch ein interstitielles Ödem,
- → T1w-CE-MRA (Gd-DTPA): im fortgeschrittenen Stadium fokales bis disseminiertes LE im Myokard (helle Myokardbezirke an Orten der Kontrastmittel-Anreicherung; Abb. 17.11).

MRI-Funktion
- → systolische Dysfunktion bei generalisierter Hypokinesie, seltener diastolische Dysfunktion,
- → relative Mitralklappeninsuffizienz bei Mitralringdilatation.

MRI-Therapiekontrolle
- → RV- und LV-Funktion, AV-Klappenfunktion.

Lyme-Krankheit

Ätiologie
- Die Lyme-Krankheit wird durch eine Infektion mit Borrelia burgdorferi hervorgerufen.

MRI-Befunde
- → Verdickung der Ventrikelwände (bevorzugt die anterolaterale Wand und das apikale Septum),
- → Perikarderguss (nicht obligat),
- → T1-Wichtung mit Fettsättigung: Myokard hypointens (dunkel),
- → T2-Wichtung mit Fettsättigung: erhöhte SI durch ein interstitielles Ödem,
- → T1w-CE-MRA (Gd-DTPA): fokales LE im Myokard (helle Myokardbezirke an Orten der Kontrastmittel-Anreicherung).

MRI-Funktion
→ globale und regionale Hypokinesie.

MRI-Therapiekontrolle
→ Myokarddicke und LV-Funktion.

Chagas-Krankheit

Ätiologie
- Die Chagas-Krankheit wird durch eine Infektion mit Trypanosoma cruzi ausgelöst.

MRI-Befunde
→ LV-Dysfunktion, seltener RV-Dysfunktion.

MRI-Funktion
→ T1- und T2-Wichtung mit Fettsättigung: Normalbefund,
→ T1w-CE-MRA (Gd-DTPA): fokales LE mit unsystematischer Verteilung unabhängig von den Territorien der Koronarperfusion und selten endokardial (50 % midventrikulär und meist subepikardial).

MRI-Therapiekontrolle
→ LV- und RV-Funktion,
→ LE-Befunde nach Therapie.

Perikarditis

Ätiologie
- Eine Perikarditis kann bakteriell oder viral verursacht sein oder postoperativ oder nach Myokardinfarkt auftreten.

MRI-Befunde
→ homogene Perikardverdickung ≥ 4 mm Durchmesser (ein Durchmesser von 1–3 mm ist normal),
→ T1w-CE-MRA (Gd-DTPA): generalisiertes LE als Ausdruck der Entzündung (helles Perikard).

MRI-Funktion
→ in der Regel normal.

MRI-Therapiekontrolle
→ LE-Befunde spontan oder nach Therapie.

Perikarditis constrictiva

Ätiologie
- Zu dieser speziellen Form der Perikarditis kann es nach durchlebter Perikarditis, TBC-Erkrankung, Herzoperationen oder Bestrahlung kommen sowie bei Neoplasma, Trauma oder lang praktizierter Hämodialyse.

MRI-Befunde
→ Perikardverdickung mit lokal unterschiedlichen Dicken, ggf. Signalauslöschung wegen Verkalkung(en),
→ RVEDV nomal bis vermindert, RV elongiert, Septum sigmoid verzogen,
→ T1w-CE-MRA (Gd-DTPA): kein LE.

MRI-Funktion
→ behinderte RV-Füllung mit Dilatation von RA, SVC, IVC und Lebervenen.

MRI-Therapiekontrolle
→ RA-RV-Morphologie und -Größe sowie RV-Funktion.

Perikarderguss

Ätiologie
- Zu einem Perikarderguss kann es postinfektiös, bei einer kardialen Stauung oder bei Tumoren kommen.

MRI-Befunde
→ Flüssigkeitsansammlung (zu 70 % posterolateral zum LV),
→ bei kleinen Ergussvolumina lokalisiert (Nachweis besser als mit Echokardiogramm),
→ T1-Wichtung und T2-Wichtung:
  – **Transsudat:** T1w: hypointens (dunkel), T2w: hyperintens (hell),
  – **Exsudat:** T1w: iso- bis hyperintens (grau-hell), T2w: hyperintens (hell),
  – **hämorrhagisch:** T1w: hyperintens (hell), T2w: iso- bis hyperintens (grau-hell),
  – **chylös:** T1w: stark hyperintens (sehr hell), T2w: stark hyperintens (sehr hell).

MRI-Funktion
→ bei hämodynamisch relevantem Erguss: diastolischer Kollaps von RA und RV,
→ bei Perikardtamponade: diastolischer Kollaps von RA und RV, RVOT im Durchmesser < 7 mm, inspiratorisch Zunahme des RV-Durchmessers durch Linksverlagerung des Septums, inspiratorisch Abnahme des frühdiastolischen MK-Einstroms um mehr als 25 % und Zunahme des TK-Einstroms um mehr als 40 %,
→ bei hämodynamisch nicht relevantem Erguss: RA- und RV-Volumina normal, RV- und LV-Funktion sowie septale Bewegung unauffällig.

MRI-Therapiekontrolle
→ Ergussgröße sowie Rechtsherzfunktion inklusive Septumbewegung,
→ eine Übersicht der Perikarderkrankungen gibt die Tabelle 17.2.

Tab. 17.2 Übersicht über Ätiologie, Häufigkeit und Pathogenese der Perikarditis

Ätiologie	Häufigkeit	Pathogenese
idiopathisch	> 50 % aller Perikarditiden	sterile, seröse oder fibrinöse, manchmal hämorrhagische Entzündung mit fraglich viraler, meist autoimmuner und postinfektiöser sekundärer Immunpathogenese
infektiös – durch *Viren*: Coxsackie A9, B1-4, Echo Typ 8, Mumps, EBV, CMV, Varicella rubeola, HIV	30–50 %	durch Vermehrung der Erreger und ggf. Bildung von Toxinen im Perikardgewebe verursachte seröse, fibrinöse, z.T. hämorrhagische (Bakterien, Viren, Pilze) oder purulente Entzündung (Bakterien)
– durch *Bakterien*: Lues, Pneumo-, Meningo-, Gonokokken	5–10 %	
– Hämophilus, Treponema pallidum, Borrelien, Chlamydien,	3–20 %	
bei Lues-Tuberkulose	selten	
– durch *Pilze*: Candida, Histoplasma	selten	
– durch *Parasiten*: Entamoeba histolytica, Echinococcus, Toxoplasma	selten	
bei Kollagenkrankheiten		kardiale Organmanifestation im Rahmen der Grundkrankheit häufig klinisch nicht genügend beachtet
– Lupus erythematodes disseminatus	30 %	
– rheumatische Arthritis (KP)	30 %	
– Spondylitis ankylopoetica	1 %	
– Sklerodermie	50 %	
– Dermatomyositis	selten	
– Panarteriitis nodosa	selten	
– Morbus Reiter	ca. 2 %	
als Immunprozess (Typ 2 oder autoreaktiv)		pfropft sich als Zweiterkrankung auf einen viralen, bakteriellen oder operativen Vorgang auf
– rheumatisches Fieber	20–50 %	– meist auf die akute Phase beschränkt
– Postkardiotomiesyndrom	ca. 20 %	– beginnt ca. 10–14 Tage postoperativ
– Postmyokardinfarktsyndrom	1–5 %	– ist von der Perikarditis epistenocardica abzugrenzen
– autoreaktive (chronische) Perikarditis		– siehe oben, häufigste Perikarditisform; Diagnose oft per exclusionem
Perikarditis und Perikarderguss bei Erkrankungen benachbarter Organe		bei Pleuritis und Pneumonie als infektiöse (Viren, Bakterien) oder als para- und postinfektiös steril auftretende Entzündung
– Myokordinfarkt (F. epistenocardico)	30 %	– 1–5 Tage nach akutem transmuralem Infarkt
– Myokarditis	30 %	– als Begleitmyoepikarditis serös
– Aortenaneurysma	selten	– bei Aortenaneurysma blutiger Erguss
– Lungeninfarkt	selten	
– Pneumonie	selten	
– Ösophaguserkrankungen	selten	
bei Stoffwechselerkrankungen		
– Niereninsuffizienz, Urämie	häufig	– virale, toxische und/oder autoimmunologische fibrinöse Entzündung bei Niereninsuffizienz
– Myxödem	30 %	– seröser, cholesterinreicher Erguss bei Myxödem
– Addison-Krise	selten	
– diabetische Ketoazidose	selten	

Tab 17.2 (Fortsetzung)

Ätiologie	Häufigkeit	Pathogenese
– Cholesterinperikarditis	sehr selten	– membranöses Leck, d. h. Transsudation von Cholesterin nach Perikardverletzung, die eine sterile, serofibrinöse Entzündung verursacht
– Schwangerschaft	selten	
bei Traumen infolge		
– direkter Einwirkung		
penetrierende Thoraxverletzung	selten	
Ösophagusperforation, Fremdkörpereinwirkung		
– indirekter Einwirkung		
nicht penetrierende Thoraxtraumen		
Bestrahlung (mediastinales Stehfeld)	selten	– vor Einführung der Pendelkonvergenzbestrahlung häufiger
Perikarderguss bei Tumoren		
– primäre Herztumoren	selten	
– sekundäre metastatische Tumoren	häufig	– seröse oder fibrinöse, häufig hämorrhagische Begleitperikarditis durch die Infiltration maligner Zellen
Bronchialkarzinom	40 %	
Brustkrebs	22 %	
Magen- und Kolonkarzinom	3 %	
andere Karzinome	6 %	
Leukosen und Lymphome	15 %	
Melanome	3 %	
Sarkome	4 %	
andere Tumoren	7 %	

18 Kardiale Raumforderungen

Einteilung der Herztumoren

Übersicht über die Herztumoren:
- → **benigne Tumoren:**
  - Myxom,
  - Lipom,
  - papilläres Fibroelastom,
  - Rhabdomyom,
  - Fibrom,
  - Phäochromozytom,
  - Hämangiom,
- → **maligne Tumoren:**
  - Angiosarkom,
  - Rhabdomyosarkom,
  - Fibromyosarkom,
  - Osteomyosarkom,
  - Leiomyosarkom,
  - malignes fibröses Histiozytom,
  - malignes Lymphom,
- → **sekundäre maligne Herztumoren:**
  - per continuitatem aus der Umgebung,
  - Metastasen,
  - transvenöse Extension aus der Umgebung.

Benigne Tumoren

Myxom

Bevorzugte Lokalisation
- Das Myxom tritt in 75 % der Fälle im LA-Vorhofseptum, in 20 % der Fälle im RA auf.

MR-Morphologie
- Es hat eine sphärische Form, ist mobil-sessil und grau-hell, bei Fibrose, Blutung oder Kalzifikation aber dunkel.

Lipom

Bevorzugte Lokalisation
- Das Lipom findet sich meist im RA und im interatrialen Septum.

MR-Morphologie
- Gelegentlich weist es eine Septierung auf; die Farbe ist hell bis grau, bei Fettsuppression dunkel.

Papilläres Fibroelastom

Bevorzugte Lokalisation
- In 90 % der Fälle kommt das papilläre Fibroelastom pedikulär an den Herzklappen vor.

MR-Morphologie
- Es ist dünn und bewegt sich mit den Klappen; es weist eine graue bis dunkle Farbe auf.

Rhabdomyom

Bevorzugte Lokalisation
- Das Rhabdomyom tritt meist intramural im linken oder rechten Ventrikel auf. Bei Kindern ist es mit 40 % einer der häufigsten benignen Tumoren.

MR-Morphologie
- Die Form ist kugelig bis länglich. Die Farbe ist hell bis grau wie die des Myokards; bei Kontrastmittelgabe imponiert es hell (= Hyper-Enhancement = HE).

Fibrom

Bevorzugte Lokalisation
- Das Fibrom findet sich in den Myokardwänden, bevorzugt anterior im Ventrikel und am Septum.

MR-Morphologie
- Es hat eine dunkel-graue Farbe. Bei Kontrastmittelgabe kommt es nicht zum Hyper-Enhancement.

Phäochromozytom

Bevorzugte Lokalisation
- Das Phäochromozytom befällt die Paraganglien in der LA-Hinterwand, das Dach des RA, das Vorhofseptum und den Koronararteriensulkus.

MR-Morphologie
- Es hat eine knötchen- bis strangförmige Form. Die Färbung reicht von dunkel über grau bis hell; es zeigt sich ein starkes, gelegentlich (durch Nekrose bedingt) heterogenes Hyper-Enhancement.

Hämangiom

Bevorzugte Lokalisation
- Das Hämangiom tritt meist im Endokard oder Myokard, nur sehr selten im Perikard auf.

MR-Morphologie
- Es handelt sich um eine meist isolierte Raumforderung mit grau-heller Farbe und starkem Hyper-Enhancement (aufgrund der Hypervaskularisierung).

Mnemotechnik: Myller **lie**pt **Pap**rika und **Rhab**arber und **fie**bert dem **phä**nomenalen **Häm**burger entgegen.

Maligne Tumoren

Angiosarkom

Bevorzugte Lokalisation
- Das Angiosarkom findet sich am häufigsten im RA (Wand-Kavum), daneben auch im Vorhofseptum.

MR-Morphologie
- Es ist ein unregelmäßiger, solider Tumor, der ins Myokard und Perikard infiltrieren und einen hämorrhagischen Perikarderguss hervorrufen kann. Im MR zeigt sich in T1w das typische »Mosaikmuster« (Knoten plus Einblutungen) und ein deutliches Hyper-Enhancement.

Rhabdomyosarkom

Bevorzugte Lokalisation
- Das Rhabdomyosarkom hat keine bevorzugte Lokalisation, sondern kann überall im Herzen auftreten. Es handelt sich um den häufigsten malignen Tumor im Kindesalter.

MR-Morphologie
- Der Tumor ist unregelmäßig begrenzt und grau-hell (durch die Nekrose). Bei Kontrastmittel-Gabe zeigt sich ein fleckiges Hyper-Enhancement (»patchy HE«).

Fibro-, Osteo-, Leiomyosarkom

Bevorzugte Lokalisation
- Auch diese Tumorarten können überall im Herzen vorkommen.

MR-Morphologie
- Die Tumoren haben eine grau-helle Farbe. Es kommt häufig zu Infiltrationen im Myokard und Perikard, zu Perikarderguss und zu Nekrosen im Tumorgewebe. Unter Kontrastmittel-Gabe tritt ein mäßiges bis deutliches Hyper-Enhancement auf.

Malignes fibröses Histiozytom

Bevorzugte Lokalisation
- Das maligne fibröse Histiozytom kommt vorwiegend an der posterioren Wand des LA vor.

MR-Morphologie
- Es handelt sich um einen grau-hellen Tumor, der ins Vorhofmyokard oder Perikard infiltrieren und einen hämorrhagischen Perikarderguss hervorrufen kann. Bei Kontrastmittel-Gabe zeigt sich ein mäßiges bis starkes Hyper-Enhancement.

Malignes Lymphom

Bevorzugte Lokalisation
- Das maligne Lymphom findet sich meist im RA, seltener im RV oder in den anderen Herzkammern.

MR-Morphologie
- Der grau-helle Tumor hat eine variable Morphologie; häufig führt er zum hämorrhagischen Perikarderguss. Das Hyper-Enhancement ist homogen bis heterogen (bei Nekrose).

Sekundäre maligne Herztumoren

- Diese entstehen:
  - → per continuitatem aus der Umgebung: aus der Lunge oder dem Mediastinum,
  - → aus Metastasen: malignes Melanom, Leukämie, Lymphome,
  - → über transvenöse Extension aus der Umgebung: Nierenkarzinom, Nebennierenkarzinom, Thymuskarzinom, Bronchialkarzinom.

Nicht neoplastische kardiale Raumforderungen

> **Man unterscheidet:**
> - → intrakardialer Thrombus,
> - → lipomatöse atriale Septumhypertrophie,
> - → Vorhofseptumaneurysma,
> - → Libmann-Sacks-Endokarditis,
> - → Karzinoidsyndrom.

Intrakardialer Thrombus

Bevorzugte Lokalisation
- Ein Thrombus findet sich vorwiegend im LA und im LA-Vorhofohr, außerdem bei LV-Aneurysma und schwerer LV-Dysfunktion.

MR-Morphologie
- Der Tumor hat eine flache bis kugelige Form. Die Darstellung im MR ist abhängig vom Alter des Thrombus:
  - → frischer Thrombus im SE: T1w und T2w: hell,
  - → alter Thrombus im SE: T1w und T2w: dunkel,
  - → bei Methämoglobin (älterer Thrombus) im GRE: T1w: dunkel, T2w: hell.

Lipomatöse atriale Septumhypertrophie

Bevorzugte Lokalisation
- Eine lipomatöse atriale Septumhypertrophie befällt das interatriale Septum mit Kontinuität zum epikardialen Fett, die Fossa ovalis bleibt dabei ausgespart.

MR-Morphologie
- Es handelt sich um eine flache Auftreibung des Vorhofseptums. T1w ist hell, nach Fettsättigung durch Nullen des Fettsignals ist es dunkel.

Vorhofseptumaneurysma

Lokalisation
- Ein Vorhofseptumaneurysma führt zu einer Protrusion des interatrialen Septums in den linken und rechten Vorhof ohne oder mit Thromben.

MR-Morphologie
- Im Aneurysma kommt es zu einem langsamen Fluss (»slow flow«), der mit GRE oder DIR-TSE vermieden werden kann.

Libmann-Sack-Endokarditis

Bevorzugte Lokalisation
- Die Libmann-Sack-Endokarditis befällt die Herzklappen, insbesondere die Mitral- und die Aortenklappe.

MR-Morphologie
- Die kleinen, verrukösen Verdickungen oder Vegetationen mit einem Durchmesser von bis zu 10 mm sind im SE meist nicht sichtbar, bei GRE zeigen sich die Klappen und die Vegetationen dunkel und das Blut hell.

Karzinoidsyndrom

Bevorzugte Lokalisation
- Das Karzinoidsyndrom manifestiert sich im rechten Herzen und im muralen Endokard.

MR-Morphologie
- Es führt zu einer Verdickung des Endokards und der Trikuspidalklappe, zu einer Dilatation von RA und RV bei Trikuspidalklappeninsuffizienz und zu einer vermehrten Trabekularisierung des RV.

19 Lungengefäßsystem

MRI des Lungengefäßsystems

- Die sehr kurze Durchlaufzeit des Kontrastmittels von der Pulmonalarterie zu den Pulmonalvenen von meist < 2 s macht die MR-Darstellung des Lungengefäßsystems schwierig.

Ziel der MRI des Lungengefäßsystems

- → Darstellung der Anatomie und des Gefäßbaums mittels CE-MRA,
- → Quantifizierung von Stenosen in PA oder PVv mittels PC-Mapping.

Messprotokoll (Arterien und Venen)

- → **Messsequenz:** 3D-T1-gewichtete, gespoilte GRE-Sequenz,
- → **Messbeginn:** 5–8 s nach Start der Kontrastmittelgabe,
- → **fraktionelle Datenakquisition:** fünf 3D-Datensätze zu Beginn und fünf 3D-Datensätze vor Ende à < 3 s mit < 20 s Dauer pro Datenstapel,
- → **koronaler Slab** mit leichter Kippung entlang der Wirbelsäule, 110 mm mit 40 Partitionen à 2,75 mm (alternativ 2 Slabs für rechte und linke Lunge getrennt mit 2 × Kontrastmittel-Bolus mit jeweils 0,1–0,2 mmol/kg Körpergewicht),
- → FOV 360 × 360, Matrix 140 × 256, Phased-Array-Oberflächenspule,
- → partielle k-Raum-Austastung,
- → TR = 1,6 ms, TE = 0,6 ms, Flip-Winkel 15°,
- → **Kontrastmittelmenge:** 0,3–0,4 mmol/kg Körpergewicht Gd-DTPA mit 20 ml total und 4 ml/Slab = 4 × 5 = 20 ml und einer Injektionszeit von 5 s,
- → **Trigger:** endexspiratorischer Atemanhalter,
- → **Postprocessing:** MIP mit ggf. Subvolumen-MIP (1–2 cm Volumen), multiplanare Reformatierung (MPR) und/oder Volume Rendering, Hintergrundsubtraktion mit dem Bild vor Kontrastmittelapplikation.

Pulmonalvenendarstellung

- → dynamische Perfusionsstudie,
- → Einbolus-Subtraktionsangiographie,
- → Zweibolus-Korrelationsangiographie.

Dynamische Perfusionsstudie

- → fraktionierte Datenakquisition von 3–5 Datensätzen à 3,9 s,
- → Darstellung nacheinander von PA und PVv bis LA/LV-Phase,
- → Nachteil: Einbußen an Messvolumen, Ortsauflösung und SNR.

Einbolus-Subtraktionsangiographie

- → Subtraktion der arteriellen Phase vom Vollbild des arteriovenösen Angiogramms (höchstes Venensignal) = Angiogramm der PV,
- → Benutzung einer 3D-T1w-Turbo-GRE-Sequenz,
- → Aufnahme von acht sukzessiven 3D-Datensätzen à 2,9 s, jede mit 2,9 s innerhalb eines Atemanhalters,
- → Wahl eines koronalen 80-mm-Slab, Ortsauflösung 1,4 × 1,9 × 3,3 mm,
- → Kontrastmittelapplikation: niedrige Dosis und hohe Infusionsrate.

Zweibolus-Korrelationsangiographie

- → Akquisition von vier konsekutiven Datensätzen à 6,28 s in einem 120-mm-Slab,
- → Ortsauflösung: 1,9 × 1,4 × 2,0 mm,
- → Infusion von zwei Gd-DTPA-Boli: der erste Bolus unmittelbar vor Aufnahme des ersten und der zweite Bolus unmittelbar vor Aufnahme des dritten Datensatzes,
- → es ergeben sich zwei überwiegend pulmonal-arterielle und zwei pulmonal-venöse Datensätze; diese sind maximal antikorreliert in der Zeit,

- → wird eine Korrelationsanalyse zwischen diesen Datensätzen durchgeführt, kann eine weitere Trennung des arteriellen und des venösen Signals erreicht werden,
- → das **Resultat** ist ein Korrelationsangiogramm der Pulmonalarterien und -venen.

Mehrfach-Akquisitionen (fraktionierte Angiographie)

- Bei Gefäßanomalien kann eine fraktionierte Angiographie eingesetzt werden. Hierbei erfolgt die Akquisition von einem bis mehreren Datensätzen innerhalb von 15–20 s, unterbrochen von 5–10 s Atmung, danach erneute Akquisition weiterer Datensätze.

Cine-Phasenkontrast-Angiographie oder -Mapping

- Durch dieses Verfahren ist eine Quantifizierung von Pulmonalarterien- oder Pulmonalvenenstenosen möglich.

Für MRI relevante Krankheitsbilder des Lungengefäßsystems

- → primäre pulmonale Hypertonie,
- → sekundäre pulmonale Hypertonie,
- → Missbildungen der Lunge,
- → vaskuläre Fehlbildungen der Lunge.

Primäre pulmonale Hypertonie

Ätiologie
- Die Genese der primären pulmonalen Hypertonie ist unbekannt.

MRI-Befunde
- → Rarefizierung der peripheren Pulmonalarterien auf Segmentebene,
- → Dilatation des Pulmonalarterienhauptstamms und der rechten und linken Pulmonalarterie (Durchmesser größer als derjenige der Aorta descendens),
- → verlangsamter Fluss in der Pulmonalarterie mit praktisch Normalisierung nach Lungentransplantation,
- → rechtsventrikuläre Muskelhypertrophie und in Spätstadien Dilatation mit rechtsatrialer Dilatation,
- → Trikuspidalklappeninsuffizienz in mittleren bis späten Stadien der rechtsventrikulären Dilatation,
- → Dilatation der Vena cava inferior (> 20 mm) und des Koronarsinus.

Sekundäre pulmonale Hypertonie

Ätiologie
- Kollagenosen, portale Hypertension, HIV-Infektion, Appetitzügler, kongenitale systemisch-pulmonale Shunts und PV-Obstruktion nach PV-Ostium-Ablation wegen Vorhofflimmerns können mögliche Ursachen für eine sekundäre pulmonale Hypertonie sein.

MRI-Befunde
- Die MRI-Befunde gleichen im Prinzip der primären pulmonalen Hypertonie; die Ausprägung der Befunde ist je nach Stadium und Schweregrad der Erkrankung unterschiedlich stark. Bei Lungenarterienembolie ist ein Direktnachweis der embolisierten Thromben möglich.

Missbildungen der Lunge

Ätiologie
- Die Ätiologie von Lungen-Missbildungen ist unbekannt; sie treten kongenital auf.

MRI-Befunde
- → **intralobäre Lungensquestration:** Die Sequester sind zusammen mit dem benachbarten Lungengewebe von lobärer Pleura umgeben. Sie werden arteriell aus Ästen der Aorta versorgt, die venöse Drainage erfolgt über die Lungenvenen.
- → **extralobäre Lungensequestration:** Die Sequester sind gegenüber dem gesunden Lungengewebe mit einer eigenen Pleura abgegrenzt. Sie werden ebenfalls arteriell aus Ästen der Aorta versorgt, die venöse Drainage läuft aber über die Azygosvenen und die V. cava.
- → **Lungenagenesie:** Ein Lungenflügel mit allen dazugehörigen Strukturen (Parenchym, Bronchus, Gefäße) fehlt.
- → **Lungenaplasie:** Das Lungenparenchym fehlt bei rudimentär angelegtem, blind endendem Hauptbronchus.
- → **Lungenhypoplasie:** Ein regulär entwickelter Hauptbronchus endet in einem fehlerhaften zystisch-gelappten Lungenparenchym.

Vaskuläre Fehlbildungen der Lunge

Ätiologie
- Auch bei vaskulären Fehlbildungen der Lunge ist die Genese unbekannt. Das Auftreten ist ebenfalls kongenital.

MRI-Befunde
→ **kongenitale arteriovenöse Aneurysmen:** Es liegen solitäre oder multiple Rundherde mit Pulsationen vor. (Klinik: Re-Li-Shunt → Zyanose und Trommelschlegelfinger, paradoxe Embolien, ggf. Kombination mit hereditärer Teleangiektasie = Osler-Rendu-Weber-Syndrom.)
→ **Scimitar-Syndrom:** Es handelt sich um eine Hypoplasie der rechten Lunge kombiniert mit einer Dextroposition des Herzens, Lungenparenchymveränderungen und einer abnormen Gefäßversorgung: Die rechte Lunge wird teils aus der PA, teils aus aortalen Ästen versorgt, die venöse Drainage erfolgt über eine oder mehrere atypische PVv in die IVC oder in eine Lebervene.
→ **Pulmonalarterienhypoplasie oder -atresie:** Hierbei liegt eine extreme Stenosierung oder ein Verschluss einer Pulmonalarterie unmittelbar nach dem Abgang aus dem Pulmonaltrunkus vor. Das distale Pulmonalgefäßsystem ist intakt und wird über Kollateralen aus den Bronchialarterienästen versorgt.

20 Aorten- und Arterienerkrankungen

Messsequenzen und Fragestellung

→ **Anatomie** von Aorta und Arterien inklusive Gefäßwand: DIR-TSE (Black-Blood-TSE),
→ **Flussanalyse**: PC-Angiographie und -Mapping,
→ **Entzündung in der Gefäßwand**: T1w-gespoilte Turbo-GRE-Sequenz (LE),
→ **Angiographie** der Aorta und Arterien: 3D-kontrastverstärkte MRA.

Messprotokoll für die CE-MRA

→ T1-gewichtete, gespoilte 3D-Gradientenechosequenz,
→ Flipwinkel: 20–40° (30–60°), TR 2–4 ms (kurz), TE < 2,5 ms,
→ Messung kleiner Schichtdicken quer zum Gefäß und Addition zum Messvolumen,
→ starke Sättigung des stationären Gewebes und des Blutes in der Messschicht durch die Gradientenechosequenz,
→ MR-Kontrastmittelgabe als Bolus: bei Passage des gemessenen Gefäßabschnitts erfolgt eine starke T1-Verkürzung = maximales T1w-Signal (= stärkste Herabsetzung der Blutsättigung),
→ Bildgebungsvolumen langstreckig entlang der Gefäßachse orientiert: großes FOV-3D sagittal/koronal,
→ Messung der kontrastgebenden zentralen k-Linien ($k_y = 0$) zu Beginn der Sequenz bei Kontrastmittelankunft (= Zentrum des Kontrastmittelbolus): dadurch Aufnahme des Arteriensignals und Unterdrückung des Venensignals,
→ Aufnahmezeit: exakt bei Durchlauf des Maximums des Kontrastmittelbolus,
→ alternativ schnellere Auffüllung des k-Raums durch:
  – Keyhole-Technik,
  – elliptisch-zentrische Auffüllung des k-Raums,
→ Injektionszeit des Kontrastmittels und Länge der Messsequenz: minimal $^2/_3$ der Messzeit,
→ Kontrastmittelmenge: 0,2 mmol/kg Körpergewicht pro Minute,
→ **typische Untersuchungs-/Messdaten für die CE-MRA**:
  – TR unter 6 ms, TE unter 2,5 ms, Flipwinkel 30–60°,
  – FOV 320 × 400 mm, Matrix 256 × 192 (256),
  – Schichtdicke: 1,5–3 mm mit 24 sukzessiven Schichten,
  – partielle k-Raum-Abtastung: 48 sukzessive Schichten in 20–30 s,
  – bei Anwendung von SENSE: Aufnahme von 60 Schichten à 0,9 × 0,9 × 1 mm in 12 s,
  – Schnittebene: 3D-Volumen frei wählbar,
  – Kontrastmittel: Gd-DTPA oder Gd-BOPTA:
    ◇ 0,2 mmol/kg Köpergewicht/min,
    ◇ Gesamtmenge: 20–40 ml,
    ◇ Injektionsgeschwindigkeit: 1,5–3,0 ml/s,
    ◇ injizierte Boluslänge: 60–80 % der Akquisitionszeit,
  – Kontrastmitteldetektion:
    ◇ Testbolus mit Messung der Kreislaufzeit und Start durch den Anwender,
    ◇ automatische Erkennung der Ankunft des Bolus und Start der Messung (Bolus-TRAK, CARE-Bolus, SMART).

MR-relevante Krankheitsbilder

→ Aneurysma dissecans,
→ intramurale Hämatome,
→ Aneurysma verum,
→ Bauchaortenaneurysma,
→ inflammatorisches Bauchaortenaneurysma,
→ Nierenarterienstenose(n),
→ Mesenterialarterienstenose(n),
→ Leriche-Syndrom.

Aneurysma dissecans

Ätiologie
- Ein Aneurysma dissecans kann als Folge einer Atherosklerose oder einer arteriellen Hypertonie entstehen.

Typen
→ **thorakal** (nach De Bakey; Abb. 20.1):
   - **Typ I:** Aszendens bis linke A. subclavia,
   - **Typ II:** nur Aszendens,
   - **Typ III:** ab linker A. subclavia zur Deszendens (Letalität Typ I 1–2 %/h, 80 % nach 2 Wochen);
→ **thorakoabdominal** (nach Crawford; Abb. 20.2):
   - **Typ I:** Deszendens thorakal bis suprarenal abdominal,
   - **Typ II:** Deszendens thorakal bis zur Bifurkation abdominal,
   - **Typ III:** knapp oberhalb des Zwerchfells beginnend bis zur Bifurkation abdominal,
   - **Typ IV:** nur abdominal unterhalb des Zwerchfells bis zur Bifurkation.

MRI-Technik und -befunde
→ **Black-Blood-TSE:** Aortenwanddestruktion: wahres Lumen dunkel, falsches Lumen hell, ggf. Leck paraaortal mit erhöhter SI, drohende Ruptur bei hoher SI im Perikard(erguss),

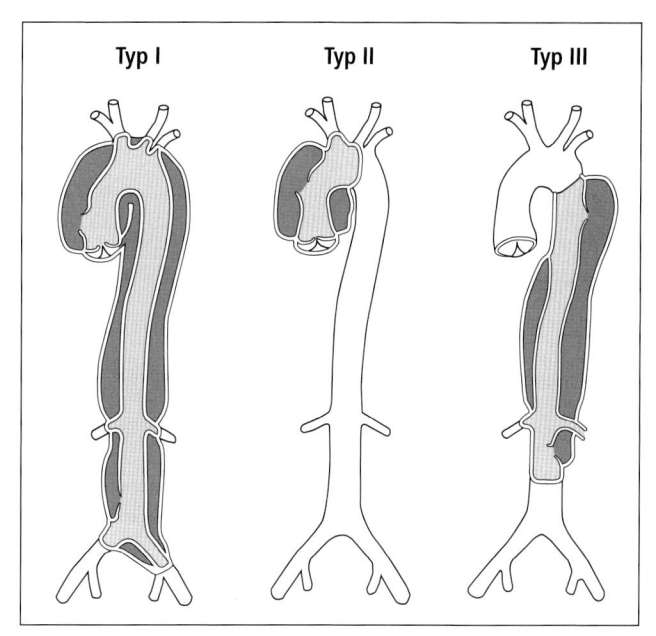

20.1 Schema der Typen von dissezierenden Aortenaneurysmen nach De Bakey: Typ I von der Aortenklappe bis zu den Iliacalarterien (links), Typ II nur im Aszendensbereich bis zum Truncus (Mitte) und Typ III in der deszendierenden thorakalen Aorta distal des Abgangs der linken A. subclavia bis in den Beckenbereich (rechts); Stanford A = Typ I + II, Stanford B = Typ III

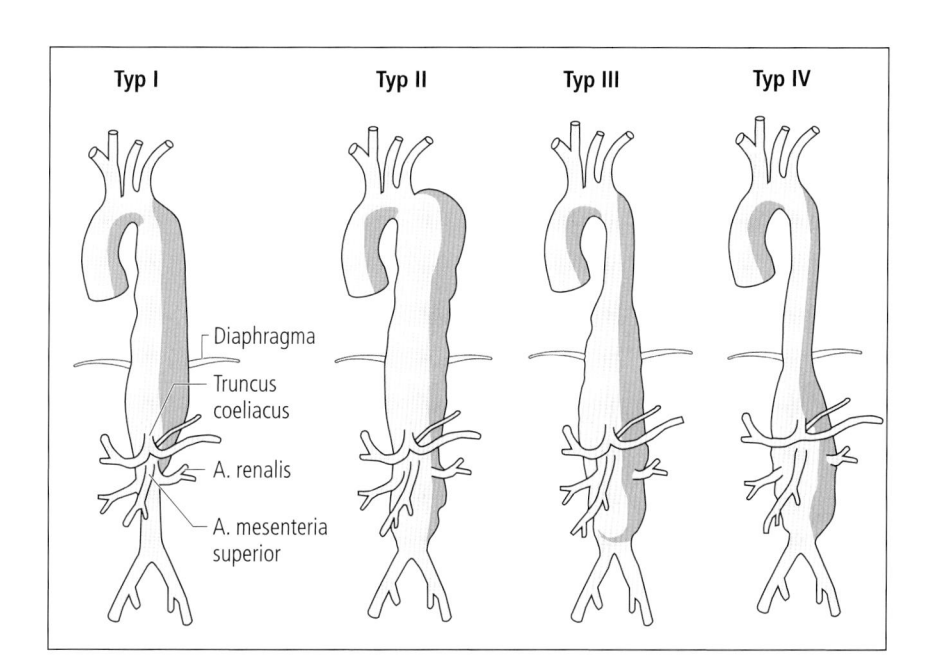

20.2 Schema der vier Typen von (dissezierenden) thorako-abdominalen Aortenaneurysmen nach Crawford

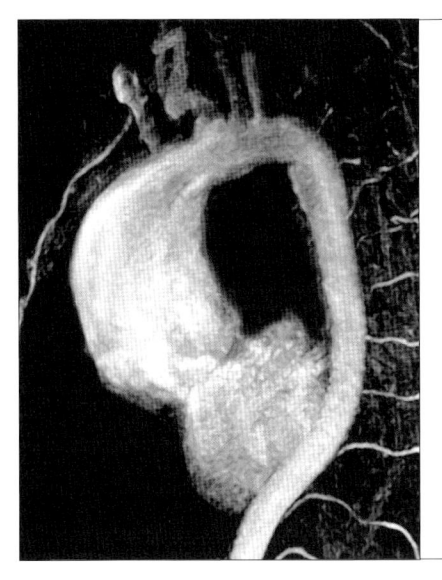

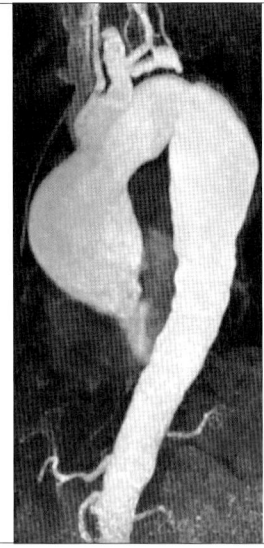

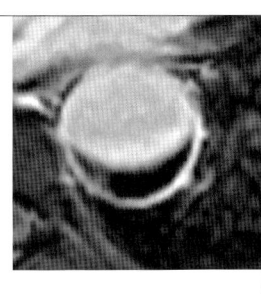

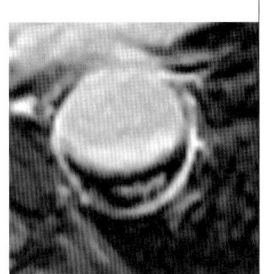

20.3 MR-Bild eines Aortenaneurysmas (Marfan-Syndrom) (links); MR-Bild einer Aortitis mit Aneurysma (Mitte) und LE: Kontrastmittelanreicherung in der Aortenwand (rechts oben) mit Thrombus im Lumen (rechts unten) (modifiziert nach Hombach et al. 2005)

→ **3D-CE-MRA:** Darstellung des falschen und des wahren Lumens sowie des Entrys und ggf. des Reentrys, Typ der Dissektion, Beteiligung von Seitenästen (Abgang innerhalb oder außerhalb der Dissektionsmembran: supraaortale Arterien, rechter Truncus, Karotiden, Subklavia),
→ **Cine-SSFP:** Darstellung einer begleitenden Aortenklappeninsuffizienz, Ruptur an der Aortenbasis oder der Aortenklappe.

Follow-up mit MRI
- Ideale Methode zur Nachsorge und Überwachung von Patienten mit konservativer oder operativer Behandlung: Durchmesser der Aorta, Ausschluss einer Restdissektion, Verdickung der Prothese, Leck an der Prothese mit Hämatom.

Intramurale Hämatome

Ätiologie
- Ein intramurales Hämatom hat die gleichen Ursachen wie eine Aortendissektion.

Typen
- Es handelt sich um eine Vorstufe der Aortendissektion. Eine spezielle Typen-Einteilung gibt es nicht.

MRI-Technik und -befunde
→ **Black-Blood-TSE:** Aortenwand mit Hämatomausbreitung und -lokalisation, Verteilung exzentrisch oder zirkumferenziell, SI: grau bis hell.

Follow-up mit MRI
- Progression bis zur Dissektion und/oder Ruptur (in 1/3 der Fälle).

Aneurysma verum

Ätiologie
- Ursächlich für ein Aneurysma verum kann eine Mediadegeneration, ein Marfan-Syndrom oder eine Atherosklerose sein.

Typen
- Man unterscheidet die fusiforme von der sakkulären Form und dem Aneurysma spurium (= »Aneurysma falsum«).

MRI-Technik und -befunde
→ **Black-Blood-TSE:** Aortenwanddicke, Aortendurchmesser, ggf. Leck paraaortal mit Hämatom oder Thrombus,
→ **3D-CE-MRA:** Darstellung des gesamten Aortenbogens mit Ausdehnung und Grad des Aneurysmas, ggf. begleitende Aortitis (LE der Aortenwand; Abb. 20.3),
→ **Cine-SSFP:** Darstellung einer begleitenden Aortenklappeninsuffizienz.

Follow-up mit MRI
- Im Rahmen der konservativen Therapie: Durchmesserkontrolle, Kontrolle des Grades der Aorteninsuffizienz; postoperativ: Prothesenfunktion, ggf. Leck an der Prothese mit Hämatom.

Bauchaortenaneurysma

Ätiologie
- Ein Bauchaortenaneurysma kann als Folgeerkrankung einer Atherosklerose oder einer arteriellen Hypertonie entstehen.

Typen
- Man unterscheidet das Aneurysma verum von dem inflammatorischen Aneurysma.

MRI-Technik und -befunde
- → **Black-Blood-TSE:** Aortenwanddicke, Aortendurchmesser, ggf. Leck paraaortal mit Hämatom oder Thrombus,
- → **3D-CE-MRA:** Darstellung des gesamten Aneurysmabereichs mit Ausdehnung und Grad des Aneurysmas, Darstellung des Aneurysmahalses und zusätzlicher Gefäßstenosen.

Follow-up mit MRI
- Verlaufskontrolle bei konservativer Therapie (Durchmesser, Ausdehnung), Kontrolle von Stent-Grafts oder Protheseninterponat.

Inflammatorisches Bauchaortenaneurysma

Ätiologie
- Hierbei handelt es sich um eine chronische Inflammation aus weitgehend unbekannter Ursache.

MRI-Technik und -befunde
- → **Black-Blood-TSE:** Aortenwanddicke, Aortendurchmesser, Größe und Ausdehnung der Fibrose, Beziehung zum dorsalen parietalen Peritoneum, Miteinbeziehung der Nierenarterien, Befall anderer Bauchorgane, Planung der OP,
- → **3D-CE-MRA:** Darstellung des gesamten Aneurysmabereichs mit Ausdehnung und Grad des Aneurysmas, Planung der OP.

Follow-up mit MRI
- Verlaufskontrolle nach Operation.

Nierenarterienstenose(n)

Ätiologie
- Eine Nierenarterienstenose ist häufig atherosklerotisch oder durch eine arterielle Hypertonie bedingt.

Typen
- Es wird eine atherosklerotische und eine fibromuskuläre Form unterschieden.

MRI-Technik und -befunde
- → **PC-Flussmessung und besonders 3D-CE-MRA:** Darstellung der Lokalisation und der Länge der Stenose,
- → der Schweregrad ist indirekt ablesbar an den signifikanten Unterschieden der Parenchymanfärbung, der Dicke des Nierenkortex und der verminderten Gd-Kontrastmittel-Ausscheidung.

Merke: Die Quantifizierung des Stenosegrades mittels MRI ist unsicher, sie erfolgt ggf. besser mit transkutanem Doppler.

Follow-up mit MRI
- Langzeitverlauf nach PTA oder operativer Beseitigung (Plastik).

Mesenterialarterienstenose(n)

Ätiologie
- Mesenterialarterienstenosen sind ebenfalls entweder atherosklerotisch oder durch eine arterielle Hypertonie bedingt.

MRI-Technik und -befunde
- → **PC-Flussmessung:** Messung des Mesenterialflusses in Ruhe und postprandial: normalerweise relativ rascher Anstieg der Flussgeschwindigkeit postprandial, bei Mesenterialischämie verzögerter oder fehlender Anstieg der postprandialen Flussgeschwindigkeit,
- → **3D-CE-MRA:** Darstellung von Zahl und Lokalisation der Stenose(n) bzw. eines Verschlusses einer oder mehrerer der drei Mesenterialgefäße.

Merke: Bei Befall von zwei der drei Mesenterialgefäße ist die Diagnose einer Mesenterialischämie gesichert.
Die Quantifizierung des Stenosegrades mittels MRI ist unsicher.

Follow-up mit MRI
- Langzeitverlauf nach PTA oder operativer Beseitigung (Plastik).

Leriche-Syndrom

Ätiologie
- → **bei chronischem Verschluss:** Die Genese ist meist arteriosklerotisch; selten kommt es im Zusammenhang mit einer Takayasu-Arteriitis oder einer kongenital hypo- oder dysplastischen Erkrankung zum Leriche-Syndrom.
- → **bei akutem Verschluss der infrarenalen Aorta:** Ursächlich können hierfür Traumen, thromboembolische Erkrankungen, eine Aneurysmathrombose oder eine In-situ-Thrombose einer präexistenten, ulzerierten Plaque sein.

MRI-Technik und -befunde
- → **PC-Flussmessung:** Messung des Flusses in den Kollateralgefäßen möglich,
- → **3D-CE-MRA:** Methode der Wahl zur Darstellung des fast ausschließlich infrarenal gelegenen Verschlusses der Aorta sowie der mit befallenen Seitenäste und der Kollateralgefäße,
- → **Kollateralversorgung** (Abb. 20.4):
  - A. subclavia → A. thoracica interna → A. epigastrica superior → A. epigastrica inferior → A. iliaca externa (»Winslow pathway«),
  - Aorta abdominalis → A. lumbalis → A. iliolumbalis → A. iliaca interna → A. iliaca externa,
  - Aorta abdominalis → A. intercostalis posterior → A. lumbalis → A. circumflexa ilii → A. iliaca externa,
  - Aorta abdominalis → A. mesenterica superior → Riolan-Anastomose → A. mesenterica inferior → A. rectalis superior und inferior → A. pudenda inferior → A. iliaca interna → A. iliaca externa,
  - Aorta abdominalis → A. testicularis (ovarica) → A. scrotalis anterior → A. iliaca externa,
  - A. sacralis media → A. sacralis lateralis → A. iliaca interna → A. iliaca externa.

Merke: Bei einem ein- oder doppelseitigen Verschluss der Beckenarterien (A. iliaca communis) kommt es zu einer vergleichbaren Symptomatik und Kollateralversorgung wie bei dem Leriche-Syndrom.
Die Unterscheidung zwischen einer hochgradigen Stenose und einem Verschluss der Aorta ist mit der CE-MRA unsicher.

Follow-up mit MRI
- Langzeitverlauf nach interventioneller (PTA und Stent) oder operativer Therapie.

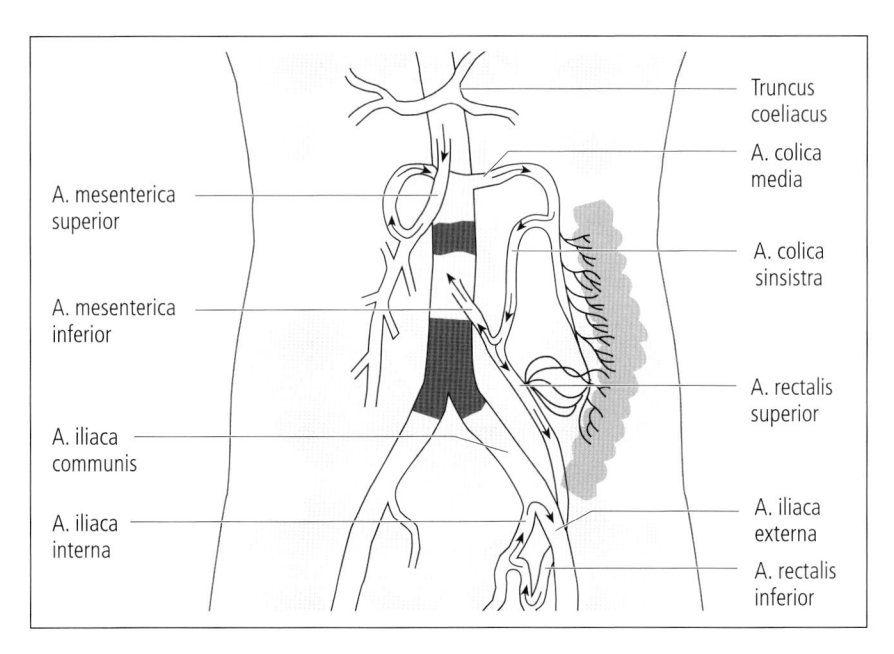

20.4 Kollateralzirkulation bei abdominellen Aortenverschlüssen, iliofemorales Steal-Syndrom (modifiziert nach Rieger und Schoop 1998)

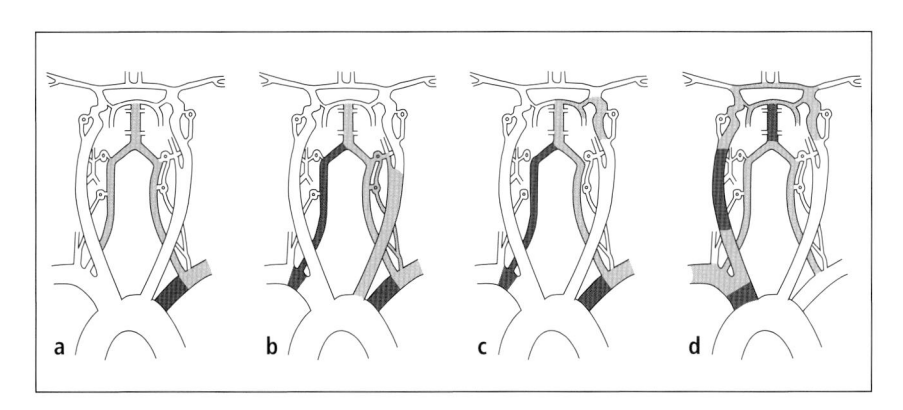

20.5 Formen des Subclavian-Steal-Syndroms (nach Neuerburg-Heusler und Hennerici 1995): Subclaviaverschluss links (**a**), Subclaviaverschluss rechts und links (**b** und **c**), Trunkusverschluss (**d**) (modifiziert nach Rieger und Schoop 1998)

Arterielle Verschlusskrankheit

→ hirnversorgende Arterien,
→ Schultergürtelarterien,
→ periphere arterielle Verschlusskrankheit (pAVK).

Hirnversorgende Arterien

Ätiologie
- Eine AVK der hirnversorgenden Arterien ist arteriosklerotisch verursacht.

Typen
→ anatomische Varianten der A. carotis und des Circulus Willisii,
→ Karotisstenose(n) oder -verschlüsse,
→ Stenosen oder Verschlüsse der intrakranialen Arterien,
→ Aneurysmen der Arterien der Hirnbasis,
→ arteriovenöse Missbildungen (arteriovenous malformations = AVM).

MRI-Technik und -befunde
→ **TOF-Angiographie:** prinzipiell Darstellung des extra- und intrakraniellen Gefäßsystems möglich inklusive von Stenosen oder Verschlüssen, aber Probleme mit In-plane-Sättigungsphänomenen (zu verhindern durch TONE- oder MOTSA-Techniken),
→ **PC-Angiographie-Flussmessung:** Messung des Flusses in den stenosierten Arterien und/oder Kollateralgefäßen möglich,
→ **3D-CE-MRA:** Methode der Wahl zur Darstellung des gesamten arteriellen Systems von Karotis und intrakraniellen Arterien: relativ zuverlässige Darstellung von Gefäßvarianten, Stenosen oder Verschlüssen, Aneurysmen oder AVM.

Follow-up mit MRI
- Langzeitverlauf nach interventionellen (PTA und Stent) oder operativen Eingriffen.

Schultergürtelarterien

Ätiologie
- Auch hierbei ist die Genese arteriosklerotisch.

Typen
→ Subklaviastenose oder -verschluss mit Subclavian-steal-Syndrom (Abb. 20.5),
→ Takayasu-Erkrankung mit Aneurysmen und Stenosen,
→ Neurokompressionssyndrom (Thoracic-outlet-Syndrom).

MRI-Technik und -befunde
→ **PC-Flussmessung:** Mapping des Kollateralkreislaufs bei Subclavian-steal-Syndrom möglich, ebenfalls Flussmapping vor und unter Provokationsmanövern (Armabduktion) bei Thoracic-outlet-Syndrom möglich,
→ **3D-CE-MRA:** Methode der Wahl zur Darstellung des gesamten arteriellen Systems (Aorta ascendens, Aa. subclaviae, Aa. carotides und Aa. vertebrales) inklusive des Kollateralkreislaufs bei Subclavian-steal-Syndrom.

Follow-up mit MRI
- Langzeitverlauf nach interventionellen (PTA und Stent) oder operativen Eingriffen.

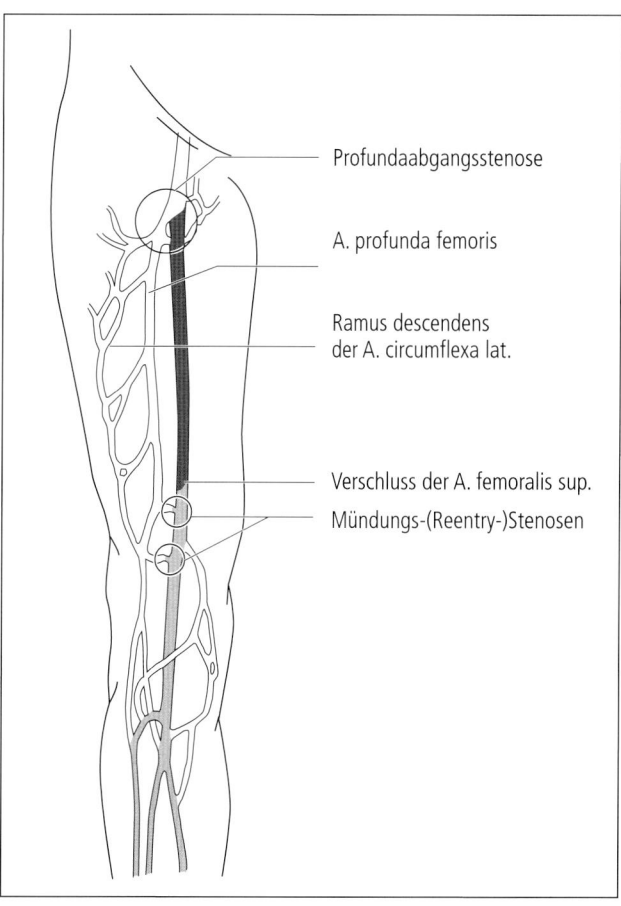

20.6 Kollateralversorgung bei Oberschenkelarterienverschluss (modifiziert nach Rieger und Schoop 1998)

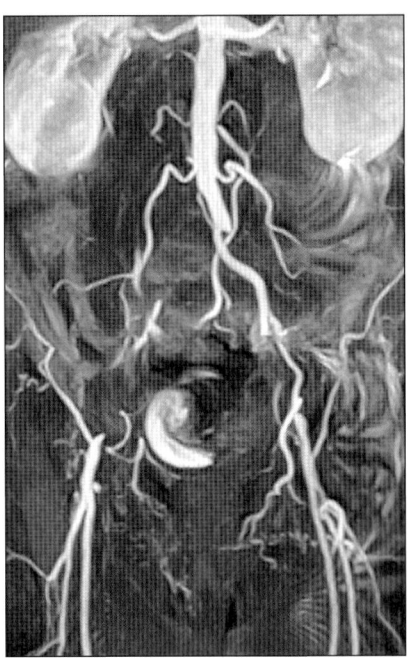

20.7 MR-Angiographie bei peripherer AVK mit komplettem Verschluss der rechten Beckenachse sowie linksseitigem Verschluss der A. iliaca und der A. femoralis communis (modifiziert nach Hombach et al. 2005)

Periphere AVK

Ätiologie
- Eine periphere AVK kann arteriosklerotische oder mechanische Ursachen haben.

Typen
→ Oberschenkel- und Unterschenkeltyp (Abb. 20.6, 20.7),
→ Popliteal-entrapment-Syndrom,
→ periphere Arteriosklerose von Füßen oder Händen,
→ periphere Aneurysmen,
→ diabetische Makro- und Mikroangiopathie.

MRI-Technik und -befunde
→ **3D-CE-MRA:** Methode der Wahl zur Darstellung des gesamten arteriellen Systems der Aorta abdominalis über die Beckenarterien bis zu den Fußarterien inklusive eines vorhandenen Kollateralkreislaufs,
→ **PC-Flussmessung:** Flussmapping vor und unter Provokationsmanövern (Plantarflexion des Fußes) bei Popliteal-entrapment-Syndrom.

Follow-up mit MRI
- Langzeitverlauf nach interventionellen (PTA und Stent) oder operativen Eingriffen.

Kollateralbefunde im Thorax bei kardiovaskulärer MR-Untersuchung

Bedeutung von Kollateralbefunden

- Zusatzbefunde im Thorax sind nach eigener Erfahrung bei knapp 5–10 % aller kardiovaskulären MR-Untersuchungen zu erwarten (= Zufallsbefunde).
- In Einzelfällen sind die Befunde primär diagnostisch verwertbar und können direkt in das weitere Patientenmanagement einbezogen werden.
- In den meisten Fällen sind zur Abklärung und Therapieplanung weitere diagnostische Schritte wie Nativ-Röntgen-Thorax, CT/MSCT, PET-CT und Bronchoskopie mit Biopsie oder CT-gesteuerte Biopsie notwendig.
- Deshalb müssen bei jeder MR-Untersuchung die Surveys und Black-Blood-TSE-Bilder mit großem FOV neben Herz und Gefäßen auch auf solche Kollateralbefunde hin aktiv durchgemustert und bewertet werden.

Diagnostische Wertigkeit von CT bzw. Multi-Slice-CT versus MRI

- Die **CT/MSCT** ist prinzipiell das diagnostische **Verfahren der Wahl** bei der Untersuchung thorakaler Erkrankungen (exklusive Herz und Gefäße), insbesondere bei Erkrankungen des Lungenparenchyms, weil es eine erheblich schnellere Bildgebung und eine höhere Ortsauflösung hat und praktisch allgemein verfügbar ist.
- Der **Vorteil der MRI** gegenüber der CT/MSCT besteht in der **höheren Weichteilauflösung** (Infiltrationen, Befall benachbarter Strukturen) und der **fehlenden Strahlenbelastung**.
- Für das **Staging von Bronchialkarzinomen** ist die CT/MSCT bzw. noch besser die PET-CT das Verfahren der Wahl; die MRI bietet dann Vorteile, wenn die Infiltration von Mediastinum, Thoraxwand oder Zwerchfell geklärt werden muss: Besonders wertvoll ist die MRI in der Abklärung der Lagebeziehung eines Pancoast-Tumors zum Spinalkanal und zum Plexus brachialis.
- Für das **Staging von malignen Lymphomen** ist die CT/MSCT das Verfahren der Wahl; nur bei Kontraindikationen zu Röntgen-Kontrastmitteln oder zur Differenzierung von Narbengewebe versus Lymphomrezidiv in der Nachsorge ist die MRI indiziert und überlegen.
- Die Diagnose von **Lungenmetastasen** ist trotz der hohen Sensitivität der MRI (Metastasengröße > 10–15 mm Durchmesser) eine Domäne der CT/MSCT.
- Bei **Schwangeren** ist die MRI in der Regel wegen der fehlenden Strahlenbelastung der CT/MSCT vorzuziehen, insbesondere wenn es um die Abklärung infiltrativer Prozesse geht; aufgrund der SI bei T1- und T2-Wichtung lassen sich Infiltrationen besser artdiagnostisch einordnen (Hämosiderose = hypointens bei T1w und T2w, Alveolarproteinose = hypointens bei T1w, Lipoidpneumonie = hyperintens bei T1w und T2w).

Systematik thorakaler Befunde nach der Topographie

→ mediastinale Raumforderungen (vorderes, mittleres, hinteres Mediastinum),
→ diffuse Mediastinalerkrankungen,
→ Erkrankungen der Pleura,
→ Erkrankungen der Thoraxwand,
→ Erkrankungen der Lunge,
→ Erkrankungen des Tracheobronchialbaums.

Mediastinale Raumforderungen

Vorderes Mediastinum

→ **Thyreoidea** (retrosternale Struma),
→ **Thymus** (Hyperplasie bei Myasthenie, Rebound, Tumoren wie Thymom oder Karzinom),
→ **Teratom** (extragonadale Keimzelltumoren):
  – Teratom (80 % der benignen Tumoren),
  – Seminom (30–40 % der insgesamt 20 % malignen Tumoren),
  – embryonales Karzinom,
→ »**Terrible**« **Lymphoma** = malignes Hodgkin-Lymphom,
→ **abdominale Morgagni-Hernie**.

> **Merke:** Die 4 T's im vorderen Mediastinum: **T**hymom, **T**hyreoidea, **T**eratom, **T**eribble Lymphoma.

Mittleres Mediastinum

→ **Lymphknotenerkrankungen:**
  – malignes Non-Hodgkin-Lymphom,
  – Lymphknotenmetastasen,
  – Castleman-Lymphom:
    ◇ lokalisierte, unizentrische angiofollikuläre Hyperplasie,
    ◇ multizentrische, generalisierte angiofollikuläre Hyperplasie,
  – Sarkoidose,
  – entzündliche Lymphadenopathien:
    ◇ Tuberkulose,
    ◇ Pilze (Kokzidiomykose, Histoplasmose),
    ◇ Bakterien,
    ◇ Viren,
→ **zentrales Bronchialkarzinom,**
→ **Aortenaneurysma:**
  – Aneurysma dissecans,
  – Aneurysma verum,
→ **Zysten:**
  – bronchogene Zyste,
  – Perikardzyste (in 80 % der Fälle am rechten Herzrand).

Hinteres Mediastinum

→ **Ösophaguserkrankungen:**
  – Ösophaguskarzinom,
  – Leiomyom des Ösophagus,
  – Ösophagusvarizen,
  – Ösophagusduplikatur (Zyste),
→ **neurogene Tumoren:**
  – Nervenscheiden (Neurofibrom, Schwannom, Neuroblastom),
  – Sympathikus-Ganglien (Ganglioneurom, Ganglioblastom),
→ **extramedulläre Hämatopoese:** bei hereditären Anämien (Sphärozytose, Thalassämie),
→ **Zysten:**
  – Ösophagusduplikatur,
  – neurenterische Zysten (neuro-enterale Verbindung),
  – Meningozele (Wirbelkörperdefekt, Direktkontakt),
  – Pankreas-Pseudozysten,
→ **Hernien:**
  – Hernie im Bochdalek-Dreieck,
  – Hiatushernie.

Diffuse Mediastinalerkrankungen

→ **mediastinale Lipomatose:**
  – idiopathisch (in 50 % der Fälle),
  – allgemeine Adipositas,
  – Morbus Cushing, lang dauernde Kortisontherapie,
→ **diffuse (akute) Mediastinitis:**
  – Ösophagusperforation,
  – zentrales Bronchialkarzinom (selten),
  – traumatisch (nach Bougierung oder Endoskopie),
→ **fibrosierende Mediastinitis (fokal oder diffus):**
  – idiopathisch (wie bei Morbus Ormond = retroperitoneale Fibrose),
  – postinfektiös (Tuberkulose, Lues, Histoplasmose),
  – nach Therapie (Radiatio, Methysergid-Behandlung).

Erkrankungen der Pleura

→ **Tumoren:**
  – benigne Tumoren:
    ◇ benigner fibröser Tumor (> 10 % aller Tumoren),
    ◇ Lipom,
    ◇ Fibrom,
    ◇ asbestinduzierte Rundatelektase (2–7 cm Durchmesser, posteriorer UL, Bild des »Kometenschweifs«),
  – maligne Tumoren:
    ◇ Pleuramesotheliom (asbestinduziert),
    ◇ Pleurakarzinose,
    ◇ Lymphombefall (Non-Hodgkin-Lymphom häufiger als Hodgkin-Lymphom),
→ **Erguss:**
  – Exsudat,
  – Transsudat,
  – hämorrhagischer Erguss,
  – Chylothorax,
→ **Fibrose** (Endzustand von Pleuraerkrankungen),
→ **asbestinduzierte Plaques.**

Erkrankungen der Thoraxwand

→ **primäre Tumoren:**
  – benigne Tumoren:
    ◇ Chondrom,
    ◇ fibröse Dysplasie,
    ◇ Morbus Paget,
    ◇ Atherom,
    ◇ Lipom,
    ◇ Fibrom,
    ◇ Hämangiom, Lymphangiom,
    ◇ Neurinom, Neurofibrom,

- maligne Tumoren:
    ◇ **p**rimitiver **n**euroektodermaler **T**umor (PNET),
    ◇ Plasmozytom,
    ◇ Fibrosarkom,
    ◇ malignes fibröses Histiozytom,
    ◇ Rhabdomyosarkom,
    ◇ Desmoidtumor,
→ **sekundäre Tumoren:**
  - **Infiltration:**
    ◇ Bronchialkarzinom,
    ◇ Mammakarzinom,
    ◇ malignes Lymphom,
  - **Metastasen** (ossäre):
    ◇ Bronchialkarzinom,
    ◇ Mammakarzinom,
    ◇ Nierenkarzinom,
    ◇ Schilddrüsenkarzinom.

Erkrankungen der Lunge bzw. des Lungenparenchyms

→ **Sequestration:**
  - **extralobär:** eigene Pleura visceralis, arterielle Versorgung über die Aorta, venöse Drainage über die Azygos- und Hemiazygosvenen sowie die V. cava inferior,
  - **intralobär:** gemeinsame Pleura mit dem umgebenden Lungengewebe, arterielle Versorgung über die Aorta, venöse Drainage über die Lungenvenen,
→ **bronchogene Zyste** (zentral, nahe der Trachealbifurkation),
→ **kongenitale zystische adenomatoide Malformation (CAM):**
  - Typ 1: eine oder mehrere Zysten (häufigster Typ),
  - Typ 2: mehrere kleine Zysten (seltener),
  - Typ 3: multiple mikroskopisch kleine Zysten (selten),
→ **Metastasen:**
  - Mammakarzinom,
  - Bronchialkarzinom,
  - Schilddrüsenkarzinom,
  - malignes Melanom,
  - Sarkome.

Erkrankungen des Tracheobronchialbaums

→ **umschriebene Prozesse der Trachea:**
  - Striktur,
  - Tumoren:
    ◇ benigne (Papillom, Papillomatose von Larynx und Trachea),
    ◇ maligne (primäre: Plattenepithelkarzinom, Karzinoid, adenozystisches Karzinom; sekundär: Infiltration von Bronchial-, Ösophagus-, Schilddrüsenkarzinom oder malignes Lymphom),
→ **diffuse Prozesse der Trachea:**
  - diffuse Dilatation (Tracheobronchomegalie),
  - diffuse Stenosierung und Wandverdickung:
    ◇ Amyloidose,
    ◇ Wegener-Granulomatose,
    ◇ Sarkoidose,
    ◇ Colitis ulcerosa,
    ◇ Polychondritis,
→ **Bronchialerkrankungen:**
  - Bronchuszysten/Bronchiektasen,
  - Bronchialkarzinom.

Kontrastmittelanreichernde thorakale Erkrankungen

→ Aneurysmen,
→ Ösophagusvarizen,
→ Struma,
→ Castleman-Lymphom (»Castleman-Disease«),
→ Paragangliom (extraadrenales Phäochromozytom),
→ ektopisches Nebenschilddrüsenadenom,
→ Karzinoidtumor.

- **Anmerkung:** Die speziellen MRI-Befunde thorakaler Kollateralbefunde sind in der Tabelle 21.1 stichwortartig dargestellt.

Tab. 21.1 MRT-Kollateralbefunde im Thorax

Region	Organ/Gewebe	Charakterisierung	T1-Gewichtung	T2-Gewichtung	CE-LE	MRT (Dx)
vorderes Mediastinum	Thyreoidea (= Struma)	Verbindung zu SD, Zysten, Verkalkungen, Knoten	iso- bis hypointens (wie Muskel dunkel)	hyperintens (hell)	(+)	++
	• Thymom • Thymushyperplasie (25 % bildgebend!) • malignes Thymom	• rundlich-glatte Raumforderung, Verkalkungen, Zysten • bei Myasthenie • Infiltration	hypo- bis isointens (dunkel-grau)	hyperintens (hell, inhomogen)	(+)	++
	Teratom (Keimzelltumor)	80 % der benignen Tumoren Fett + Zysten + Weichteilgewebe + Verkalkungen	Mischbild: hypo- bis hyperintens (dunkel bis hell)	iso- bis hyperintens (grau-hell)	++	+
	Seminom	30–40 % der malignen Tumoren homogenes Bild	hypointens (dunkel)	iso- bis hyperintens (grau-hell)	(+)	+
	Hodgkin-Lymphom	meist homogenes Bild	hypointens (dunkel)	iso- bis hyperintens	+	+
	NSD-Adenom	Adenom oder Hyperplasie: kleine Raumforderung mit wenigen Millimetern Durchmesser	hypointens (dunkel)	hyperintens (hell)	+++	++
	Morgagni-Hernie	homogene Raumforderung	hypointens (dunkel)	iso- bis hyperintens	–	(+)
mittleres Mediastinum	• malignes Lymphom • Non-Hodgkin-Lymphom	homogen, keine Zysten, Blutungen oder Verkalkungen	hypointens (dunkel)	iso- bis hyperintens (grau-hell, variabel)	++	++ Tx-Narbe +++
	Sarkoidose	bilateral-symmetrisch	hypointens (dunkel)	iso- bis hyperintens (grau-hell)	(+)	–
	entzündliche Lymphadenopathien	• Tbc: asymmetrisch-unilateral bis hilär-mediastinal, • Histoplasmose, • Kokzidiomykose, • bakteriell, • viral	hypo- bis isointens (dunkel-grau)	iso- bis hyperintens (grau-hell)	• Rand: CE, • zentral: Nekrose	+/–
	Aortenaneurysma	charakteristische Erweiterung des Aortenrohrs ohne/ mit Dissektionsmembran	hypo- bis isointens	iso- bis hyperintens	CE-MRA!	+++
	zentrales Bronchialkarzinom	unregelmäßig begrenzte Raumforderung, ggf. zentrale Einschmelzung	hypointens (dunkel)	hyperintens (hell)	++	+
	Zysten (bronchogen, Perikard)	rund-ovalär glatt, homogen	hypointens (dunkel)	hyperintens (hell)	–	++

Tab. 21.1 (Fortsetzung)

Region	Organ/Gewebe	Charakterisierung	T1-Gewichtung	T2-Gewichtung	CE-LE	MRT (Dx)

hinteres Mediastinum	Ösophaguskarzinom	• Infiltration (früh):
		  – Mediastinum,
		  – Lymphknoten,
		  – Leber, Nebennieren, Lunge,
		• Wandverdickung: diffus plus prästenotische Dilatation
			hypointens (dunkel)	iso- bis hyperintens (grau-hell)	++	–/+

	neurogene Tumoren	• Nervenscheide: Neurinom/Schwannom • Ganglien (sympathisch): Ganglioneurom/ Neuroblastom	• hypo- bis isointens (dunkel-grau), • häufig enge Beziehung zum Spinalkanal	hyperintens (hell)	++	++ Ausdehnung +++
	extramedulläre Hämatopoese	bei schwerer Anämie: • paravertebral lobulierte weichteildichte RF • beidseits BWS (kaudal BWK 6)	dunkel	hell	+	+/–
	Zysten	• Ösophagusduplikatur • neurenterische Zyste (Ösophagus plus Meningen) • Meningozele (plus WK-Defekt)	• dunkel-grau • hypo- bis isointens	–	–	++
diffuse Mediastinalerkrankungen	mediastinale Lipomatose	• idiopathisch, Adipositas, Morbus Cushing • Mediastinalverbreiterung, Fettsuppression: Signalverlust	hyperintens (hell)	hyperintens (hell)	–	+++
	diffuse (akute) Mediastinitis	• bei Ösophagusperforation, zentralem BC, traumatisch, Mediastinal-OP • primär: Ödem, entzündliche Infiltration, zentrale Fettnekrose • sekundär: Pleuraerguss, Atelektase, Zwerchfellhochstand	iso- bis hyperintens (grau-hell)	hyperintens (hell)	• Rand: CE +++, • zentral: Nekrose	++

	fibrosierende Mediastinitis	• idiopathisch, postinfektiös (z. B. Tbc, Lues), nach Therapie (z. B. Radiatio, Methysergid)
		• Form:
		  – diffus
		  – fokal
		→ Obstruktion von Gefäßen, Bronchien, Ösophagus
		→ Verkalkungen
			iso- bis hypointens (heterogen)	hypointens (dunkel)	+	+

Tab. 21.1 (Fortsetzung)

Region	Organ/Gewebe	Charakterisierung	T1-Gewichtung	T2-Gewichtung	CE-LE	MRT (Dx)
Pleura	Tumoren					
	• benigne	• fibröser Tumor (10 % aller Tumoren) → Osteoarthropathie (Uhrglasnägel, Trommelschlegelfinger)	hypointens (dunkel)	iso- bis hyperintens (grau-hell)	+ (inhomogen)	++
		• Lipom	hyperintens	hyperintens	–	–
		• Fibrom	hypointens	hypointens	–/(+)	+
		• asbestinduzierte Rundatelektase: 2–7 cm Durchmesser, scharf begrenzt, posteriorer Anteil UL + Bronchien + Gefäße = »Kometenschweif-Bild«	hypointens (dunkel)	iso- bis hyperintens (grau-hell)	+	++
	• maligne	• Pleuramesotheliom (asbestinduziert) → noduläre/diffuse Verdickungen der Pleura bis in die Interlobien → Pleuraerguss + wandständig nodulare Läsionen → Ummauerung der gesamten Lunge	hypointens (dunkel)	hyperintens (hell)	+ (inhomogen)	++
		• Pleurakarzinose/ Metastasen (wie Pleuramesotheliom)	hypointens (dunkel)	hyperintens (hell)	+ (inhomogen)	+
		• Lymphombefall: Non-Hodgkin > Hodgkin → umschriebene Läsionen + Lnn-Befall von Thorax und Lunge	hypointens (dunkel)	iso- bis hyperintens (grau-hell)	+	+
	Erguss	• Exsudat: – EW > 50 % Serum – LDH > 60 % Serum	hypointens (dunkel)	hyperintens (hell)	+ = Exsudat/ Empyem (Pleura)	+++
		• Transsudat	hypointens	hyperintens	–	++
		• Hämorrhagie	hyperintens	hyperintens	–	++
		• Chylothorax	hyperintens	hyperintens	–	++
	Fibrose	Endzustand Pleuraerkrankung	hypo- bis isointens (dunkel-grau)	hypo- bis isointens (dunkel-grau)	–	+
	Plaques	asbestinduziert: bilateral, dorsolateral, basal, parietal	hypointens (dunkel) Kalk bei 10 %	iso- bis hyperintens (grau-hell)	–	–
Thoraxwand	Tumoren	• primär: – benigne: Lipom etc. – maligne: PNET: inhomogene Raumforderung	• hyperintens • hypo- bis isointens (dunkel-grau)	• hyperintens • isointens (grau)	– (+)	(+) (+)
		• sekundär: BCA, Mammakarzinom, malignes Lymphom, Metastasen	hypo- bis isointens (dunkel-grau)	iso- bis hyperintens (grau-hell)	Ausdehnung! Infiltration!	++

Tab. 21.1 (Fortsetzung)

Region	Organ/Gewebe	Charakterisierung	T1-Gewichtung	T2-Gewichtung	CE-LE	MRT (Dx)

Lunge	Sequester	postero-basal links (65 %) postero-basal rechts (35 %)
		• extralobär:
		  – eigene Pleura visceralis
		  – arteriell aus Aorta
		  – venös über IVC und Azygosvenen
		• intralobär
		  – umgeben von lobärer Pleura
		  – arteriell aus Aorta
		  – venös über Lungenvenen
			iso- bis hyperintens (grau-hell)	hyperintens (hell)	+ (zeitgleich mit Aorta)	++

	bronchogene Zyste	glatt, rund, oval	hypointens (dunkel)	hyperintens (hell)	–	++
	AV-Fisteln	rundlich, unifokal oder multipel	isointens	hyperintens	++	++
	kongenitale zystische adenomatoide Malformation (CAM)	Fehlbildung des Lungenparenchyms mit bronchoid-adenomatoiden Strukturen → zystische Struktur (eine bis mikroskopisch multiple Zysten)	hypo- bis isointens (dunkel-grau)	CT, kein MRT!	–	–
	Metastasen	Mamma-, BCA-, Nieren-, SD-Karzinom, MM, Sarkome multipel, basal und peripher lokalisiert, scharf begrenzt	hypointens (dunkel)	iso- bis hyperintens (grau-hell)	(+)	+

Trachea und Bronchien	diffus	• Wegener-Granulomatose:
		  – diffuse Verdickung
		  – Einengung
			hypo- bis isointens (dunkel-grau)	CT, kein MRT!	(+)	–

		• Amyloidose	hypo- bis isointens	hyperintens	++	(+)
		• Trachea-Tumoren	hypointens	hyperintens	(+)/+	++

	Tumoren	• Bronchialkarzinom
		  – kleinzellig
		  – diffus-kleinzellig
		• Karzinoid
		• adenozystisches Karzinom
		• Sarkom der Trachea
			dunkel	hyperintens (hell)
				• CT: Staging: Lungenbefall
				• MRT: Infiltration, Tu-Nachsorge
				• DD: Narbe/Tumor
					++ zentral: Nekrose	++/(+)

Anhang

1. Clinical Indications for Cardiovascular Magnetic Resonance (CMR): Consensus Panel Report

(nach »Pennell DJ, Sechtem UP, Higgins CB et al. Eur Heart J 2004; 25: 1940–1965«; die wichtigsten Stichpunkte in Auszügen)

Klassifikationen des Nutzens der CMRI

- **Klasse I:** klinisch relevante und angemessene Information, Erstlinien-Einsatz, durch Literatur ausreichend belegt,
- **Klasse II:** klinisch relevante und häufig nutzbringende Information, alternative Techniken ebenbürtig, durch limitierte Literatur belegt,
- **Klasse III:** klinisch relevante, aber selten nutzbringende Information, da durch andere Techniken bereits adäquat zu beantwortende Fragestellung,
- **Klasse IV:** potentiell nutzbringend, aber noch experimentell.

Kurzbeschreibung der MR-Technik

- Prinzipien des Kernspins und der Magnetresonanzbildgebung,
- Messsequenzen,
- Scanner-Hard- und -Software,
- Techniken der Bewegungskompensation,
- Sicherheitsaspekte.

Kongenitale Herzerkrankungen

- Erwachsene mit angeborenen Herzfehlern: Initialevaluation und Follow-up (I),
- spezifische Indikationen:
  – Bestimmung der Shuntgröße (I),
  – Anomalien des viszeroatrialen Situs (I–II),
  – Anomalien der AV-Klappen (II),
  – Anomalien der Ventrikel (I–III, je nach Ventrikel und Fragestellung),
  – Anomalien der Semilunarklappen (I–III, je nach Klappe und Fragestellung),
  – Anomalien der Arterien (überwiegend I–II, nur Koronaranomalien bei Kindern und periphere Pulmonalstenosen experimentell).

Erworbene Gefäßkrankheiten

- thorakale Aneurysmen: Planung und Follow-up (I),
- Diagnose und Planung eines Stent-Grafts (II),
- Aortendissektion (I),
- intramurale Hämatome oder penetrierende Ulzera (I),
- Pulmonalarterienanatomie und -fluss:(I),
- Lungenembolie (III–experimentell),
- thorakale, abdominale und Beckenvenen (I),
- Beinvenen (II),
- Nieren- und Mesenterialarterien (I bzw. II),
- Iliakal-, Femoral- und Unterschenkelarterien (I),
- thorakale große Gefäße (I),
- Karotisgefäße (I),
- Lungenvenen (I),
- Endothelfunktion (experimentell).

Koronare Herzkrankheit

- links- und rechtsventrikuläre Funktion und Muskelmasse (I),
- Koronarstenosendiagnostik über Dobutamin-Stress (II),
- Koronarstenosendiagnostik über First-Pass-Perfusion (II),
- MR-Koronarangiographie und Bypass-Graft-Offenheit (III bzw. II),
- Koronargefäßanomalien (I),
- Koronarflussmessung (experimentell),
- akuter Myokardinfarkt:
  – Diagnose und Schweregradbeurteilung (I),
  – Myokardvitalität (I),
  – Ventrikelseptumdefekt (III),
  – Mitralklappeninsuffizienz (III),
  – Ventrikelthrombus (II),
  – akutes Koronarsyndrom (experimentell).

Perikarderkrankungen, Tumoren, Kardiomyopathien, Herztransplantation

- Perikarderkrankungen:
  – Perikarderguss (III),
  – konstriktive Perikarditis (II),
- kardiale und perikardiale Tumoren (I),
- Ventrikelthrombus (II),
- hypertrophe Kardiomyopathie (I für apikal, II für nicht apikal),
- dilatative Kardiomyopathie-Abgrenzung gegen KHK (I),
- arrhythmogene rechtsventrikuläre Kardiomyopathie (Dysplasie) (I),
- restriktive Kardiomyopathie (II),
- kardiale Hämosiderose (I),
- Non-Compaction (II),
- Transplantatabstoßung des Herzens (experimentell).

Erworbene Herzklappenfehler

- Klappenmorphologie:
  - bikuspide Aortenklappe (II),
  - andere Klappen (III),
  - Vegetationen (experimentell),
- Anatomie und Funktion der Herzkammern (I),
- Quantifizierung des Regurgitationsgrades (I),
- Quantifizierung des Stenosegrades (III),
- paravalvuläre Abszesse (experimentell),
- Herzklappenprothesen (experimentell).

Kardiovaskuläre Magnetresonanzspektroskopie

- zurzeit begrenzt auf energiereiche Phosphate (P-31),
- Primärziel: Bestimmung des PCr/ATP-Verhältnisses (Ratio),
- reduzierte PCr/ATP-Ratio bei Herzinsuffizienz und Herzklappenfehlern,
- transiente Reduktion bei belastungsabhängiger Myokardischämie,
- vitales Myokard zeigt normale ATP-Spiegel, „stunned myocardium" normale PCr/ATP-Verhältnisse.

Kosten und Nutzen der CMR

- Hinweis auf die enormen Gesundheitskosten kardiovaskulärer Erkrankungen,
- Anwendung eines „High-risc-cost-effectiveness"-Modells: dies bedeutet Niedrigkosten-Tests für das Gros der Niedrigrisiko-Patienten, Hochkosten-Tests für die kleinere Zahl von Hochrisiko-Patienten,
- der ökonomische Wert ist am größten beim Einsatz teurerer aber präziserer Tests nur für schwerer kranke Patienten,
- die kostengünstigere CMR-Perfusionstechnik zur Ischämiediagnostik könnte die SPECT-Untersuchungen größtenteils ablösen,
- Gleiches gilt für die Vitalitätstestung mittels CMR und den Nachweis des Late-Enhancement-Phänomens,
- die nicht invasive MR-Koronarangiographie (MRCA) ist noch nicht zuverlässig genug als Ersatz für die invasive Koronarangiographie,
- Modellrechnungen haben aber eine bis zu 60%ige Reduktion der Kosten der MRCA gegenüber der invasiven Koronarangiographie ergeben,
- beim Einsatz der CMR für pharmazeutische Studien können wegen der signifikant niedrigeren Probanden- oder Patientenzahlen die Studienkosten bis um den Faktor 10 gesenkt werden,
- Kalkulation der Kosten im Vergleich zur Echokardiographie (Faktor 1):
  - Computertomographie: 3,13 ± 1,39; SPECT: 3,27 ± 2,88; CMR: 5,51 ± 3,51;
  - PET: 14,03 ± 9,26; Rechts-links-Katheter: 19,96 ± 13,55.

2. Leitlinien der Bundesärztekammer zur Qualitätssicherung der Magnetresonanztomographie

(nach »Deutsches Ärzteblatt 39, September 2000«; die wichtigsten Stickpunkte in Auszügen)

Präambel

Allgemeine Qualitätsanforderungen

- Anpassung der Messbedingungen und -parameter an die Fragestellung,
- Mindestanforderungen an die MRT-Bildqualität durch Organe, Strukturen und Gewebekontrast vorgegeben,
- Voraussetzungen für eine gute Bildqualität:
  - Signal-Rausch-Verhältnis (SNR),
  - Kontrast-Rausch-Verhältnis (CNR),
- Einhalten der Richtwerte für SNR und CNR für die einzelnen Organgebiete und Untersuchungsarten.

Spezielle Anforderungen an Indikationsstellung, dargestellte Strukturen und Kontraste

- Schädel,
- Hals,
- Wirbelsäule und Spinalkanal,
- Sakrum und Sakroiliakalgelenke,
- Bewegungsapparat,
- Thorax und Mediastinum,
- Herz und große Gefäße:
  - **typische Indikationen:** komplexe kongenitale Fehlbildungen, intrakavitäre und murale Raumforderungen, entzündliche und tumoröse Perikarderkrankungen, ARVCM, Aortenaneurysmen und -dissektionen,
  - **Mindestanforderungen:** Übersichtsaufnahme, vollständige Abbildung aller Strukturen des Herzens und der Gefäße in mindestens zwei geeigneten Ebenen, Möglichkeit der Messung der Herzwanddicke, des Septums, der dynamischen Wandbeweglichkeit und des Flusses in Aorta und Pulmonalarterie, zeitliche Auflösung bei Frequenz 70/min mindestens acht Phasen pro Herzzyklus,
- Abdomen, Leber, Milz,
- Retroperitoneum,
- weibliches und männliches Becken,
- Mamma,
- Gefäße:
  - **häufige Indikationen:** Erkrankungen der Aorta und deren Äste erster Ordnung sowie der Pulmonalarterie, der Becken-Beingefäße, der großen Venen und der portalvenösen Strombahn,
  - **Mindestanforderungen:** Darstellung der gesamten interessierenden Region mit Seitenästen (Aortenbogen mit supraaortalen Ästen, gesamte Bauchaorta mit allen Ästen inklusive der Lumbalarterien, Becken-Beingefäße oder der Lungenarterien) nach maschineller Bolusinjektion von MR-Kontrastmittel; zu empfehlen ist eine Bolustriggerung zur Unterdrückung des Venensignals, Darstellung der 2D-, MIP- oder 3D-Rekonstruktion in mindestens zwei Ebenen.

Allgemeine Anforderungen an die Untersuchungstechnik

- Lagerung, Einstellung, Messebenen und Schichtabstand,
- Messsequenzen und Kontrastmittel,
- Bildwiedergabe, Dokumentation und Befundbericht.

Technisch-physikalische Qualitätsanforderungen

- Anforderungen an die Gerätetechnik:
  - Magnetfeldstärke,
  - Shimsystem,
  - Gradientensystem,
  - Hochfrequenzsystem,
  - Rechnersystem,
  - Reproduzierbarkeit der Tischposition,
  - Dokumentation der Befunde,
- Anforderungen an die Bildgüte:
  - Ortsauflösung,
  - geometrische Bildgüte,
  - Bildhomogenität,
  - Artefaktintensität,
  - Messzeit,
  - Kontraste und Pulsequenzen.

Tabellenanhang: Spezielle geräte- und untersuchungstechnische Mindestanforderungen

3. Bekanntmachung einer Empfehlung der Strahlenschutzkommission

(Empfehlungen zur Vermeidung gesundheitlicher Risiken bei Anwendung magnetischer Resonanzverfahren in der medizinischen Diagnostik)

(nach »Bundesanzeiger Bundesjustizministerium, 03. Dezember 1997«; die wichtigsten Stickpunkte in Auszügen)

Vorbemerkung-Einführung

- Hinweis auf Richtwerte und technische Weiterentwicklung der NMR,
- Signalfunktion der Empfehlungen für Hersteller und Anwender.

Zweckbestimmung und sachlicher Anwendungsbereich

- Festlegung von Sicherheitsmaßnahmen zur Vermeidung von Gesundheitsrisiken,
- der Anwendungsbereich erstreckt sich auf den Schutz von Personen und auf Expositionen,
- Hinweis auf mögliche Funktionseinschränkung von elektromedizinischen Geräten (Herzschrittmacher).

Empfehlungen für Richt- und Grenzwerte zum Schutz des Patienten

- statische Magnetfelder,
- zeitlich veränderliche Magnetfelder (Gradientenfelder),
- Hochfrequenzfelder,
- Temperaturerhöhungen,
- Schallemissionen.

Empfehlungen zum Schutz des Patienten und Sicherheitshinweise

- Exposition während der Schwangerschaft,
- Exposition und Überwachung von Risikogruppen,
- Implantate und metallische Einschlüsse,
- Kollisiongefährdungen,
- Auswirkungen des statischen Magnetfeldes auf elektronische Geräte und Datenträger,
- spezielle Gefährdungen bei supraleitenden Magneten (Quench),
- Wiederbelebung und Notfallmaßnahmen.

Empfehlungen zum Schutz des Personals und der allgemeinen Öffentlichkeit

- Schutz des Personals,
- Schutz weiterer Personen,
- unterstützende Maßnahmen.

Anforderungen an den Hersteller

- Bedienungsanweisung,
- weitere Angaben und Unterlagen vom Hersteller,
- Einweisung durch den Hersteller.

NMR-Anwendung in der medizinischen Forschung

Regeln für die Betreiber von NMR-Anlagen

- **Anforderungen an das Personal** (8.1):
  - Anordnung: »Eine NMR-Untersuchung am Menschen darf nur eine Person anordnen, die zur Ausübung des ärztlichen Berufs berechtigt ist und eine besondere Qualifikation auf dem Gebiet der NMR-Untersuchung nachweisen kann.«
  - Durchführung: »Es ist sicherzustellen, dass die NMR-Anlage nur von Personen betrieben wird, die die notwendigen Kenntnisse besitzen, um sie bestimmungsgemäß betreiben und um auf Havarie- und Notfallsituationen entsprechend reagieren zu können. Bei der Anwendung am Menschen muss ständig ein sachkundiger Arzt anwesend sein.«
  - Prüfung und Kontrollen,
  - Aufgabenzuweisung und Belehrung,
  - Personen in Aus- und Weiterbildung,
  - sonstige im NMR-Bereich tätige Personen,
  - Unterlagen über die Beschäftigten,
- **Gesundheitsschutz der Beschäftigten**,
- **Führung und Aufbewahrung der Aufzeichnungen**:
  - Unterlagen der Patienten,
  - Unterlagen über die Beschäftigten,
  - Unterlagen über die NMR-Anlage.

Zusammenfassung

- Zweck- und Anwendungsbereich,
- Richt- und Grenzwerte,
- Empfehlungen zum Schutz des Patienten und Sicherheitshinweise,
- weitere Schutzmaßnahmen,
- Anhänge.

Anhang 1: Literatur

Anhang 2: Technisches Glossar, Größen und Einheiten

Anhang 3: Beispiel für einen Fragebogen zur Risikoabklärung vor der NMR-Untersuchung

- Frage nach Implantaten (Herzschrittmacher),
- Frage nach Klaustrophobie,
- Frage nach erfolgten Operationen (Nägel, Platten, Schrauben, Clips etc.),
- Frage nach herausnehmbaren Brücken, Zahnersatz oder anderen metallischen Gegenständen am Körper,
- Frage nach einer Tätigkeit im Metall verarbeitenden Gewerbe,
- Frage nach Kriegsverletzungen (Kugel, Granatsplitter),
- Frage nach regelmäßiger Medikamenteneinnahme.

4. Glossar der wichtigsten Begriffe der Magnetresonanztomographie

Abbruchartefakt: Truncation Artefact (= Gibbs ringing), siehe »Artefakte« und »Truncation Artefact«

Akquisitionszeit: Die zum Sammeln der Bilddaten erforderliche Periode. In der MRT-Technik entspricht dies $T_a = TR \times N_a \times N_y$ (T_a: Akquisitionszeit, TR: Repetitionszeit für Phasenkodierschritt, N_a: Anzahl der Akquisitionen, N_y: Anzahl der Phasenkodierschritte).

Active Shim: Siehe Shim-Programm.

Aliasing: Als Folge einer zu niedrigen Abtastrate eines Signals auftretende fälschliche Umsetzung hoher in niedrige Frequenzen. Beispiel: bei der MR-Analyse der Blutflussgeschwindigkeit, wenn die tatsächliche Flussgeschwindigkeit größer ist als die am Gerät maximal eingestellte und die Phasenverschiebung des MR-Signals größer wird als 180° oder 2π. Das bedeutet, nur Phasenverschiebungen zwischen 0° und +180° bzw. zwischen 0° und –180° können eindeutig bestimmt werden (s. auch Velocity Encoding). Wird zum Teil auch als Synonym für Fold over verwendet.

Arrhythmia Rejection: Algorithmus zur Elimination von MR-Bilddaten, die während Extrasystolen oder kurzen Arrhythmien aufgenommen wurden: Verwerfen der extrasystolischen Bilddaten (bei Über-/Unterschreitung des erwarteten RR-Intervalls um einen bestimmten Wert) und Wiederholung der Messung zum übernächsten Herzschlag. Führt bei häufigen Arrhythmien in der Regel zu einer erheblichen Messzeitverlängerung.

Artefakte (im MRT-Bild):
- **methodenbedingte:** Chemische Verschiebung = Opposed-Phase-Artefakte (chemical shift, phase cancellation), Fluss-/Bewegungsartefakte, Phasen-Sampling-Artefakt (= Abbruchartefakte = truncation artefact = Gibbs ringing), Suszeptibilitätsartefakte (lokale Magnetfeldinhomogenitäten, Metall-Suszeptibilitätsartefakt)
- **bedienerabhängige:** Bewegungsartefakte (Patientenbewegung, Atmung, Herzbewegung, Peristaltik), Flussartefakte (inflow artefact, geschwindigkeitsabhängiger Phasenverschiebungsartefakt), Phasen-Sampling-Artefakt (Einfaltung = Fold-over-Artefakt)
- **systembedingte:** Zipper-Artefakt (RF-Einbruch von außen), Gradienten-Nichtlinearitätsartefakt, Herring-Bone-Artefakt (= Corduroy-Artefakt, durch Spikes im k-Raum), parasitäre Anregung (= »dritter Arm«), Halo-Artefakt (Informationsverlust im Zentrum des k-Raums)

Auflösung (räumliche): Hängt ab von der Messfeldgröße (field of view = FOV), der Rekonstruktionsmatrix (Matrix) und der Messzeitreduktion (scan percentage). Die maximale Auflösung hängt ab von der Aufnahmezeit und der Stärke des Magnetfeldgradienten. Maß für die räumliche Auflösung in 2D-Schichten: Pixelgröße in mm^2. Die Schichtdicke stellt die Auflösung in der dritten Dimension dar, das 3D-Maß ist das Voxel in mm^3.

B_0: Durch den MRT-Magneten ausgeübtes statisches Magnetfeld mit der magnetischen Induktion B_0 (Vektorgröße).

Balanced FFE: Synonym für Steady-State-Free-Precession-Sequenz (s. SSFP).

Binomialpuls: Spezieller Puls zur selektiven Anregung von Fett oder Wasser unter Ausnutzung der chemischen Verschiebung: So wird z. B. ein 1:1-Binomial-90°-Puls in zwei 45°-Pulse aufgeteilt; der erste Puls kippt die Längsmagnetisierung um 45°, die Transversalkomponenten von Fett und Wasser rotieren entsprechend ihrer Resonanzfrequenz und erreichen nach 2,3 ms (bei 1,5 T) erstmalig die Opposed-Phase-Bedingung. Zu diesem Zeitpunkt wird der zweite 45°-Puls selektiv für Wasseranregung gegeben, der die Fettkomponente in die feldparallele Ausrichtung zurückbringt und die Wasserkomponente um 90° auslenkt = selektive Wasseranregung. Würde der zweite Puls in die negative Richtung drehen, könnte damit selektiv Fett angeregt werden. Siehe auch Opposed-Phase-Artefakt und ProSet.

Black-Blood-Puls: Dual-Inversion-Recovery-Puls: Unterdrückung des Blutsignals durch zwei aufeinanderfolgende 180°-Pulse (nicht schichtselektiv und schichtselektiv) mit Invertierung der Magnetisierung außerhalb der Messschicht (z. B. Blut). Messung der kontrastbestimmenden Daten innerhalb der Schicht zu einem Zeitpunkt t = TI nach den zwei 180°-Pulsen, bei dem der Nulldurchgang der Blutmagnetisierung eine Unterdrückung des Blutsignals erlaubt (»black blood«.) Die Inversionszeit TI muss der T1-Relaxationszeit angepasst werden und ist dementsprechend kürzer nach Gabe von Kontrastmittel.

Black-Blood-Technik: »Schwarzblutangiographie«: Methode der MR-Blutgefäßdarstellung durch Kombination eines nicht schichtselektiven mit einem schichtselektiven 180°-Inversionspuls (dual inversion pulse), meist bei einer 2D-Turbo-Spinechosequenz: Das Lumen der Gefäße erscheint signalfrei, das umliegende Gewebe (Fett, Muskel, Gefäßwand) je nach Wichtung.

Diese Methode vermeidet Flussartefakte und ist relativ unempfindlich gegenüber Artefakten durch metallische Implantate. Zu beachten sind hier sog. Slow-Flow-Artefakte: Dies sind nicht signalfreie Areale, die durch langsamen Fluss entstehen, insbesondere im Bereich der Trabekel in der Herzspitze und im Bereich von Wandbewegungsstörungen. Methode der Wahl zur hoch aufgelösten Darstellung der Herzanatomie und der intra- und extravasalen Strukturen.

Blutsignalunterdrückung: In der Regel mittels Black-Blood-Puls durchgeführt: Blut wird schwarz (signalarm).

BOLD: Blood **O**xygen **L**evel **D**ependent: Signalabschwächung in T2- und T2*-gewichteten Aufnahmen im Blut oder in blutgefülltem Gewebe mit desoxygeniertem (reduziertem) Hämoglobin durch lokale Feldinhomogenität in der Umgebung des reduzierten Hämoglobins. Desoxygeniertes Hämoglobin besitzt ungepaarte Elektronen und ist paramagnetisch (= positive magnetische Suszeptibilität), oxygeniertes Hämoglobin enthält keine ungepaarten Elektronen und ist diamagnetisch (= leicht negative magnetische Suszeptibilität). Da Wasser und Protonen diamagnetisch sind, entstehen um desoxygeniertes Hämoglobin herum magnetische Feldinhomogenitäten, die T2* verkürzen und zu einer Abschwächung der Signalintensität bei Gradientenechosequenzen führen. Der BOLD-Effekt wird zur Messung der lokalen Sättigungsschwankungen des Hämoglobins (regionale Sauerstoffversorgung) benutzt.

Bolus-Tracking: Verfahren zur visuellen Bestimmung der Ankunft eines peripher i.v. injizierten Kontrastmittelbolus zum zeitgerechten Start der arteriellen Phase der Angiographie am interessierenden Gefäßabschnitt: fluoroskopische Darstellung des Bolus in Echtzeit mittels »dicker« 2D-Schicht, Umschaltung auf eine hoch aufgelöste 3D-Sequenz bei Ankunft des Bolus in der Gefäßregion, siehe Timing.

Bright-Blood-MRA: »Weißblutangiographie«: konventionelle MR-Blut- bzw. -Gefäßdarstellung z.B. bei Phasenkontrastangiographie oder kontrastverstärkter MRA als Ventrikulographie oder Angiographie mittels Gradientenecho bzw. Turbo-Gradientenecho (TGE). Die Methode ist anfällig gegen Turbulenzen (Signalauslöschung) und metallische Implantate (Artefakte).

Bulls-Eye-Graphik: Spezielle kreisförmige Darstellung regionaler Ereignisse (Perfusion, Stoffwechsel, Wandbewegung, Wanddicke und Wanddickenzunahme, Nekrose) im linken Ventrikel durch Auffalten des an der Basis »abgeschnittenen« Hohlraums. Dabei wird die linksventrikuläre Spitze im Zentrum lokalisiert, die basalen Abschnitte des linken Ventrikels in der Peripherie des Kreises. In der Regel wird die Vorderwand oben dargestellt, im Uhrzeigersinn folgen dann Seitenwand, Hinterwand und Septum.

CE-MRA: Contrast **E**nhanced **M**agnetic **R**esonance **A**ngiography: kontrastverstärkte Magnetresonanzangiographie.

CENTRA: Contrast **E**nhanced **T**iming-**R**obust **A**ngiography: Verwendung der zentrischen (low-high) $k_y - k_z$-Profilfolge zur Unterdrückung der über das arterielle Fenster hinausgehenden venösen Anreicherung.

Chemical Shift: Chemische Verschiebung: bedingt durch die leicht unterschiedliche Resonanzfrequenz (217 Hz bei 1,5 T) von Protonen in Fett bzw. Wasser. Dadurch kommt es zur Verschiebung des Fett- und Wasserbildes mit Signalverlust an der Stelle mit reiner Wasserdarstellung (dunkle Kanten bzw. Streifen) und Signalverstärkung an Stellen mit zusätzlicher Zuordnung des Fettsignals bei sonst überwiegendem Wassergehalt (helle Kanten bzw. Streifen); Verschiebung in Frequenzkodierrichtung (x-Achse) bei SE-, FFE- und TSE-, in Phasenkodierrichtung (y-Achse) bei EPI- und GRASE-Sequenzen. Siehe Opposed-Phase-Artefakt.

Cine Mode: Filmmodus: Darstellung bewegter Szenen (Kontraktion, Fluss) im Filmmodus durch in gleichen Intervallen hintereinander während des Herzzyklus aufgenommene Bilder derselben Schichtebene (meist 20 bis 32 Einzelbilder = Phasen). Bei Betrachtung der Bilder in rascher Abfolge stellt sich jede Schichtebene als Film dar. Auch Perfusion wird im Cine Mode dargestellt, hier werden jedoch verschiedene Zeitpunkte (= Dynamiken) aneinandergereiht.

Cine-GRE: Cine-Gradientenechosequenz zur Darstellung bewegter Bilder; siehe Cine Mode.

Cine-Sequenz: Zeitlich aufgelöste Messsequenz zur Darstellung eines Herzzyklus, siehe Cine Mode.

CMRI: Cardiovascular **M**agnetic **R**esonance **I**maging.

CNR: Contrast to **N**oise **R**atio, Kontrast-Rausch-Verhältnis; abhängig vom Quotienten aus der Signaldifferenz von Läsion zu normalem Gewebe und der Standardabweichung des Rauschens in einer Hintergrundregion im Bild. CNR = [SI(Läsion) − SI(normales Gewebe)]/STD-EN(Hintergrundsignal). EN: Environment Noise; SI: Signalintensität; STD: Standardabweichung.

Contrast-enhanced MRA: Kontrastverstärkte (kontrastmittelgestützte) Magnetresonanzangiographie: bevorzugte Darstellung des Blutes durch MR-kontrastmittelbedingte drastische Verkürzung der T1-Zeit. Dadurch wird der Sättigungseffekt im Blut minimiert mit konsekutiv hoher Signalintensität im Blut und Unterdrückung des Gewebesignals; T1-Kontrast durch gespoilte Gradientenechosequenzen mit kurzer TR-Zeit (2 – 4 ms) und Aufnahme eines größeren 3D-Volumens in etwa 10–20 s.

COPE: Centrally **O**rdered **P**hase **E**ncoding: Methode zur Elimination von atmungsbedingtem Ghosting im k-Raum durch veränderte nichtperiodische Datenakquisition: symmetrische Verteilung der Atemposition um die k-Raum-Mitte; siehe auch ROPE und Ghosting = PEAR.

CSPAMM: **C**omplementary **Spa**tial **M**odulation of **M**agnetization, siehe Tagging.

Deconvolution: Berechnung der Gewebeimpulsantwort (Menge des Kontrastmittels zum Zeitpunkt t in einem Myokardsegment bei First-Pass-Effekt) aus SI-Kurven durch Entfaltung (deconvolution) der SI-Kurve einer Geweberegion mit der gemessenen arteriellen Input-Funktion (d. h. der SI-Kurve in der Mitte des linken Ventrikels), z. B. mittels MMID4-Modell der National Simulation Ressource oder mittels Fermi-Modell der Impulsantwort (Faltung der Fermi-Funktion mit der linksventrikulären Signalintensitätskurve).

Dephasierung: Auffächerung der Transversalkomponente der Relaxation durch Unterschiede in der Larmor-Frequenz infolge von Magnetfeldinhomogenitäten, die entweder durch intrinsische Faktoren wie z. B. die Spin-Spin-Wechselwirkungen zustande kommen, oder aufgrund von Magnetfeldgradienten, durch die Dephasierung kontrolliert angewandt wird (»magnetization spoiling«). In allen Fällen führen die Magnetfeldinhomogenitäten zu einem schnelleren Abfall der Quermagnetisierung M_{xy}.

Diffusionsgewichtung: Darstellung des Signalverlustes in Bereichen erhöhter Diffusion durch bipolaren Gradienten, der im stationären Gewebe keine Änderung der Signalintensität bewirkt, in Arealen mit Bewegung (bei Diffusion, Fluss, Bewegung, Perfusion) infolge unvollständiger Rephasierung (Refokussierung) zum Signalverlust führt (diffusionsgewichtete Bildgebung). In der Regel zur frühen Hirninfarktdarstellung verwendet.

DIR: **D**ouble **I**nversion **R**ecovery: siehe Black-Blood-Puls.

DVA: **D**iminishing **V**ariance **A**lgorithm: besondere Methode zur Real-Time-Reduktion von Bewegungsartefakten (z. B. durch Atmung) im MR-Bild mittels Bestimmung der optimalen Referenzposition der Atmung aus einer ohne Gating aufgenommenen Atemstatistik.

Dynamiken: Bezeichnung von Einzelbildern, die zeitlich hintereinander aufgenommen wurden.

Echotrain: Anzahl der (phasenkodierten) Signalechos, die in schneller Abfolge aufgenommen werden, nachdem zuerst eine transversale Magnetisierungskomponente durch einen Hochfrequenzpuls erzeugt wurde. Die individuellen Echos entstehen in SE-Sequenzen durch Refokussierung der transversalen Magnetisierungskomponente mit 180°-Hochfrequenzpulsen oder in EPI-Sequenzen durch Dephasierung und Refokussierung mit Magnetfeldgradientenpulsen.

Echozeit: Zeit zwischen dem eingestrahlten Hochfrequenzimpuls (HF-Puls) und dem Mittelpunkt des aufgenommenen Gradienten- oder Spinechos. Die Wahl der Echozeit bestimmt die T2- und T2*-Wichtung des Bildes.

Echtzeitbildgebung: Bildgebung mittels schneller Sequenzen (FLASH, segmentierte EPI, segmentiertes SPI) und ggf. paralleler Bildgebung (SENSE, SMASH) zur Darstellung bewegter Vorgänge (z. B. Ventrikelkontraktion, Klappenbewegung, Fluss über Herzklappen etc.); siehe auch Fluoroskopie. Die momentan erreichbare zeitliche Auflösung liegt unter 100 ms, in Abhängigkeit von der Ortsauflösung.

Einfaltungsunterdrückung: Fold-over-Suppression: Methode zur Verhinderung der räumlichen Fehlkodierung und Projektion außerhalb des Messfeldes liegender Körperteile in das Field of View (FOV); siehe auch Fold over. Beim Phasen-Oversampling wird durch Verdoppelung der Anzahl der Phasenkodierschritte und anschließendes Weglassen der hinzugefügten Schritte an den Rändern des FOV auf Kosten der Zeit Fold over vermieden. Eine weitere Möglichkeit zur Vermeidung von Fold over ist die Verwendung eines größeren FOV oder von REST-Pulsen.

Entfaltung: Deconvolution: siehe dort.

EPI: **E**cho **P**lanar **I**maging (echoplanare Bildgebung): Messsequenz zur schnellen MR-Bildgebung, bei der nach einem 90°-Anregungspuls eine Reihe von Gradientenechos (»echotrain«) erzeugt wird. Dabei wird der Frequenzkodiergradient abwechselnd mit positivem und negativem Vorzeichen geschaltet, und die an der Übergangsstelle von Dephasierung und Rephasierung entstehenden Gradientenechos werden ausgelesen. Die Länge des Echotrains sollte nicht länger sein als T2* (50 – 100 ms). Bei der Single-Shot-Technik werden alle erforderlichen k-Raum-Linien (meist 100 bis 128) nach dem 90°-Anregungspuls bei TR = 1 gemessen. Je länger TE, umso stärker der T2*-Kontrast, der T1-Kontrast kann durch einen entsprechenden Vorpuls erzeugt werden.

Fat Saturation Pulse: Fettsättigungspuls: siehe Fettsignalunterdrückung.

Fettsignalunterdrückung: Unterdrückung des Fettsignals durch geeignete Vorpulse:
- mittels »Fat Sat« oder »Chemical Sat« oder »CHESS« (**Che**mical-**S**hift-**s**elective-Puls), d. h. durch Abgabe eines 90°-fettselektiven Pulses (bei mit 220 Hz für 1,5-T-Scanner zu Wasserprotonen unterschiedlicher Larmor-Frequenz der Fettprotonen) vor dem eigentlichen Hochfrequenzanregungspuls zur MR-Bildgebung, wobei eine gute Magnetfeldhomogenität im gesamten Bildvolumen essenziell ist
- mittels SPIR = **Sp**ectral-**I**nversion-**R**ecovery-Technik: Kombination eines fettselektiven 90°-Vorpulses mit »Crusher«-Gradienten zur Zerstörung des Fettsignals unmittelbar vor dem Start der MR-Messung
- mittels STIR = **S**hort **T**au **I**nversion **R**ecovery, d. h. durch Abgabe eines 180°-Inversionspulses mit Messung des Signals bei Nulldurchgang (= TI; Wert des TI zwischen 110 ms bei 0,5 T bis 150 ms bei 1,5 T) der Magnetisierung des Fettgewebes; siehe auch SPIR und STIR sowie ProSet

FFE: **F**ast-**F**ield-**E**cho, Synonym für Gradientenecho.

FID: **F**ree **I**nduction **D**ecay: das mit T2* abklingende MR-Signal.

Field of View (FOV): Gesichtsfeld: Breite des quadratischen Feldes in Millimetern (z. B. 360 x 360), das zur Darstellung der interessierenden Körperregion gewählt wird. Die Pixelgröße wird anschließend von der Software so festgesetzt, dass die Pixel das gewählte Gesichtsfeld exakt ausfüllen.

FISP: **F**ast **I**maging with **S**teady State **P**recession, siehe SSFP.

FLAIR: **F**luid **A**ttenuated **I**nversion **R**ecovery: Inversion-Recovery-Puls mit langer Inversionszeit TI (z. B. 1,9 s) zur Unterdrückung des Signals der Zerebrospinalflüssigkeit (CSF).

FLASH: **F**ast **L**ow **A**ngle **S**hot = Spoiling = spoiled GRASS oder T1-FFE: siehe Spoiling-Sequenz.

Flipwinkel: Winkelgrad, um den die Protonenspinachse durch den Hochfrequenzimpuls (= Beginn der TR-Zeit) aus der z-Achse (Ausrichtung nach B_0) gekippt wird. Da ein 90°-Puls bei einer Spinechosequenz ein maximales Echo ergibt, kann die Relation von Länge des Pulses zu resultierendem Flipwinkel in der Präparationsphase bestimmt werden.

Fluoroskopie (MR): Fortlaufende, quasi kontinuierliche MR-Bildgebung (z. B. zur »Durchleuchtung«) mittels schneller Bildgebungssequenzen (10 bis 30 Bilder/s) durch kontinuierliche Messung mit mehr oder weniger regelmäßiger Auffrischung des Bildes mit den zuletzt akquirierten Phasenkodierungen. Bei Benutzung von ultraschnellen Sequenzen wird gewöhnlich der gesamte k-Raum gemessen, verarbeitet und das Bild sofort dargestellt; bei langsameren Bildgebungstechniken werden die niedrigen Raumfrequenzen öfter aktualisiert als die Detailstruktur des Objektes, während das Bild in regelmäßigen Abständen aus den gesamten k-Raum-Daten, also auch aus den noch nicht aktualisierten älteren Daten, rekonstruiert wird.

Flussartefakt: Sich bewegende oder fließende Objekte zeigen im Vergleich zu einem theoretisch an gleicher Stelle liegenden stationären Raumelement eine andere Phasenposition ihrer Magnetisierung. Entsprechend der Phasenposition wird dem Bildpunkt ein Signal außerhalb des eigentlichen Ortspunktes zugeordnet, während der diesen stationären Ortspunkt repräsentierende Bildpunkt signalarm bleibt (d. h. es erfolgt keine Zuordnung einer Phaseninformation zu diesem Bildpunkt); die Artefakte bewegen sich immer in Richtung der Phasenkodierung.

Flusskompensation: Einsatz spezieller Gradientenschaltungen (plus/minus) nach dem α-Puls zur Unterdrückung flussbedingter Phasenveränderungen. Zusätzlich zu den Flächen unter der Gradientenwellenform wird bei Erreichen des Echozentrums auch der erste Moment der Gradientenwellenform genullt (gradient moment nulling), um die Signalintensität flussunempfindlich zu machen.

Flussphänomen: Bei Turbulenz oder komplexen Flussmustern auftretender Signalverlust (signal void) infolge Phasenverschiebung innerhalb des Bildpunktes; siehe Flussartefakt.

Fold over: Rückfaltung, Einfaltung oder Überfaltung: bei im Vergleich zum darzustellenden Objekt zu klein gewähltem Bildbereich (FOV) auftretende Zuordnung des außerhalb des Bildbereichs gelegenen Gewebesignals zur Gegenseite an einem Ort innerhalb des Bildbereichs. Dies kann verhindert werden durch Verwendung zusätzlicher Phasenkodierschritte (oversampling), durch Wahl eines über das darzustellende Objekt hinausgehenden Messfeldes (FOV) oder -volumens oder durch Sättigungsschichten (REST).

Fourier Velocity Mapping: Velocity Encoding (= VENCODE): spezielle Methode mit Durchführung der Messung verschiedener Flusssensitivitäten zur Verbesserung der Genauigkeit der MR-Flussmessung. Das Signal wird durch einen bipolaren geschwindigkeits-phasenkodierten Gradienten unterschiedlicher Amplituden erzeugt. Siehe auch Aliasing und Velocity Encoding.

FOV: **F**ield **o**f **V**iew, Abkürzung für Messfeld.

Frequenzkodierung: Wird nach der Phasenkodierung durchgeführt; Aufnahme eines Gradienten- oder Spinechos während der Anwendung eines konstanten Magnetfeldgradienten. Das Frequenzspektrum eines in a. p.- = x-Richtung frequenzkodierten Signals spiegelt die Ortsverteilung der Magnetisierung in der a. p.- = x-Richtung des Gradienten wider (mit anterior höherer Larmor-Frequenz als posterior). Aus diesen Ortsfrequenzkomponenten wird dann durch Fourier-Transformation ein »eindimensionales« Bild berechnet. Durch Phasenkodierung kann die Verteilung der Magnetisierung in einer weiteren Richtung ausgelesen werden. Die Kombination erlaubt die Berechnung von zweidimensionalen Bildern.

FSE: Fast Spin Echo, siehe TSE.

Gadobutrol: Unspezifisches extrazelluläres MR-Kontrastmittel (Gadovist®).

Gadodiamid: Unspezifisches extrazelluläres MR-Kontrastmittel (Omniscan®).

Gating: Mechanismus zur Aufnahme einer Messschicht zu immer demselben Zeitpunkt. Am Herzen wird für das Gating als Trigger meist das EKG (Vektorkardiogramm) verwandt; Gating wird z. B. für Cine-Mode oder andere Mittlungsverfahren eingesetzt. Beim Atem-Gating wird mithilfe eines Navigatorechos (zylinderförmig bei Gradientenecho, zwei überkreuzende Schichten bei Spinecho) die Zwerchfellbewegung bei Spontanatmung kompensiert: In Relation zum endexspiratorischen Zwerchfellstand werden nur Herzakquisitionen akzeptiert, die innerhalb eines engen Bewegungsfensters des Zwerchfells (meist 5 mm) liegen.

Gd-BOPTA: Gadobenat-Dimeglumin = Gadobensäure (Multihance®), unspezifisches extrazelluläres MR-Kontrastmittel.

Gd-DOTA: Gadoterat-Meglumin (Dotarem®), unspezifisches extrazelluläres MR-Kontrastmittel.

Gd-DTPA: Gadolinium Diethylenetriamine Pentaacetic Acid; erstes zugelassenes (unspezifisches extrazelluläres) gadoliniumhaltiges MR-Kontrastmittel (Magnevist®).

Gd-DTPA-BMA: Gadodiamid (Omniscan®), unspezifisches extrazelluläres MR-Kontrastmittel.

Gd-HP-DO3A: Gadoteridol (ProHance®), unspezifisches extrazelluläres MR-Kontrastmittel.

Ghosting: Besondere Artefakte im nach Fourier-Transformation rekonstruierten Bild bei periodisch ablaufenden Vorgängen: Die lineare Abfolge der gemessenen Profile (z.B. Atmung) spiegelt sich im k-Raum wider und führt zur Überlagerung der Messdaten, wobei das Messobjekt mehrfach im Bild entlang der Phasenkodierrichtung in gleichen Abständen repliziert wird. Tritt auf bei raschen kurzen Bewegungen (Patient, Atmung, Herz, Peristaltik).

Gradient: Siehe Magnetfeldgradient.

Gradientenspule: Spule zur Erzeugung spezieller linearer Gradientenfelder. Im Kernspintomographen gibt es für jede Raumrichtung eine Gradientenspule (G_x, G_y, G_z).

GRASE: **Gr**adient **a**nd **S**pin **E**cho = Spinecho-EPI: Kombination einer Spinecho- mit einer Turbogradientenechosequenz, die zur Bildauslese benutzt wird, zur Erzeugung eines T2-Kontrastes bei schneller Bildgebung. Wenn die kontrastbestimmende Echozeit (TE bei $k_y = 0$) des Echotrains mit der TE der Spinechosequenz übereinstimmt, sind alle T2*-Dephasierungen durch den 180°-Puls rephasiert, und das Signal hängt von T2 ab.

GRE (GE): **G**radient **R**ecalled **E**cho oder Gradientenecho: Erzeugung des Echosignals ohne 180°-Rephasierungpuls wie bei Spinecho bei kleinerem Winkel α des Anregungspulses (5–60°); Ergebnis: deutliche Verkürzung der Bildakquisition; jede Akquisition liefert eine einzelne Schicht.

Half-Scan (Half-Fourier-Scan): Bei der Datenaufnahme wird der Ortsfrequenzraum nur zur Hälfte aufgefüllt, der fehlende Anteil wird extrapoliert: hierdurch deutliche Verkürzung der Messzeit bei Spinecho- oder Turbospinechosequenzen. Bei hohem Turbofaktor kann ein Bild nach einer einzigen Anregung vollständig aufgenommen werden = Single-Shot-Half-Fourier-TSE-Sequenz = HASTE (half-Fourier acquisition single shot turbo spin echo): sequenzielle Aufnahme hoch aufgelöster T2-gewichteter Bilder mit einem Bild pro Sekunde.

HASTE: **H**alf-Fourier **A**cquisition **S**ingle-Shot **T**urbo Spin **E**cho: Aufnahme eines Turbospinechobildes nach einer einzigen Anregung bei hohem Turbofaktor; sequenzielle Aufnahme hoch aufgelöster T2-gewichteter Bilder mit einer Messzeit von einem Bild pro Sekunde. Siehe auch Half-Scan.

HF-Puls: Hochfrequenzpuls, der die zur Messung notwendige Auslenkung der Magnetisierung aus ihrer Gleichgewichtslage induziert (= Anregung). Die Frequenz des HF-Pulses muss dabei gleich der Larmor-Frequenz sein (Resonanzerzeugung), da sonst kein messbarer Effekt erzielt wird. Der HF-Puls wird über eine Hochfrequenzspule eingestreut; siehe auch Spule.

HOPE: **H**ybrid **O**rdered **P**hase **E**ncoding: spezielle Form des Gating zur effektiven Bildrekonstruktion mit Bewegungsunterdrückung bei hoher Bildqualität, im Ziel vergleichbar mit MAG, siehe dort.

Inflow-MRA: Time-of-Flight-Angiographie (TOF), siehe dort.

IR: **I**nversion **R**ecovery: Methode zur Erzeugung T1-gewichteter MR-Bilder: Durch einen 180°-Puls wird der Magnetisierungsvektor aus der z-plus-Richtung in die z-minus-Richtung invertiert; durch T1-Relaxation mit der Zeitkonstante T1 baut sich erneut eine Magnetisierung in z-plus-Richtung auf, die durch einen 90°-HF-Lese-/Abfragepuls zur Zeit TI (Inversionszeit) nach dem Inversionspuls in die xy-Ebene gedreht wird und ein FID-Signal (free induction decay) in der Empfängerspule induziert. Durch geeignete Wahl der TI-Zeit (Zeit vom Beginn des Inversionspulses bis zum Anregungspuls) kann der Kontrast zwischen Geweben zum Zeitpunkt des Nulldurchgangs (Signalauslöschung) untereinander optimiert werden: z.B. kurze TI-Zeit = Unterdrückung des Fettsignals = STIR; lange TI-Zeit = Unterdrückung des Liquorsignals = FLAIR.

Inversionszeit: TI: Zeit vom Beginn des Inversionspulses bis zum Anregungspuls; siehe Inversion Recovery.

Kontrast: Im MR-Bild abhängig von der T1- und T2-Relaxation sowie von der Protonendichte: Ein hohes Signal (Messwert) bedingt einen hellen Bildbereich, ein geringes Signal (Messwert) einen dunklen Bildbereich; kontrastreiche Bilder werden durch Hervorhebung (Wichtung) nach T1 oder T2 oder der Protonendichte erzeugt.

Kontrastmittel (MR-Kontrastmittel): Injizierbare Substanzen, die die Relaxationszeiten T1 und T2 verkürzen: Eine Verkürzung der T1-Zeit führt bei T1-Wichtung im Allgemeinen zur Erhöhung der Signalintensität, eine Verkürzung der T2-Zeit zur Verringerung des Signals; die Verkürzung von T1- und T2-Zeit führt zum »Naheffekt«, die T2-Verkürzung zum »Ferneffekt«. Es gibt zwei Typen von MR-Kontrastmitteln:

- unspezifische extrazelluläre Kontrastmittel auf Gadoliniumbasis (Gadopentetsäure, Gadodiamid, Gadoteridol, Gadobutrol, Gadobensäure)
- Bloodpool-Kontrastmittel auf Polymer- oder Eisenoxidbasis (Gadomer, Clariscan, VSOP-C184, Supravist-SHU 555C, Gadofosveset, Vistarem, B 22956)

k-Raum: Phasen- und frequenzkodierte MR-Daten werden in einem dem Ortsraum komplementären Frequenzraum, dem k-Raum, in Matrixform dargestellt. In der Rohdatenmatrix werden die frequenzkodierten Daten in Zeilenform abgespeichert, wobei sich von Zeile zu Zeile die Phasenkodierung des Signals verändert. Die Achsen des k-Raums werden mit k_x (Frequenzkodierungsrichtung), k_y (Phasenkodierungsrichtung) und bei 3D-Akquisition zusätzlich mit k_z bezeichnet und haben die Dimension einer Ortsfrequenz (1/m). In der Mitte des k-Raums sind niedrige Ortsfrequenzen mit hohen Amplituden (kontrastreiches aber unscharfes Bild der großen Strukturen nach 2D-Fourier-Transformation) abgelegt, die äußeren Daten des k-Raums enthalten hohe Ortsfrequenzkomponenten (Informationen für die Schärfe des Bildes). Diese Daten werden dann mit der zweidimensionalen Fourier-Transformation in ein zweidimensionales Frequenzspektrum transformiert. Dieses als Grauwertbild dargestellt ergibt das MRT-Bild.

k-Raum-Spikes: Bildartefakt durch Störung im k-Raum, z.B. wenn sich eine einzelne Signalspitze (Spike) im Bild als diagonales Kreuzmuster bzw. Fischgrätmuster zeigt; bei Lage der Störung im k-Raum-Zentrum ist das Bild nicht interpretierbar. Ursachen für Spikes sind elektrostatische Entladungen von Nichtleitern (aneinandergereihte Plastikteile), lose Verbindungen im Gradienten- oder Hochfrequenzspulensystem oder Undichtigkeit der Hochfrequenzkabine.

Larmor-Frequenz: Präzessionsfrequenz = charakteristische Frequenz der Kreiselbewegung, mit der Kerne bzw. Protonen eines Moleküls (z.B. Fett oder Wasser) im äußeren Magnetfeld B_0 präzedieren und bei der die magnetische Resonanz erzeugt und erfasst werden kann: $\omega_0 = \gamma B_0$.
Hierbei gilt ω_0 = Präzessionsfrequenz [MHz]; γ = gyromagnetisches Verhältnis (materialabhängige Konstante, für Protonen 42,58 MHz/T); B_0 = Stärke des externen Magnetfeldes [T]. Für Wasserstoff ist somit ω_0 = 63,75 MHz bei 1,5 T (andere Atome bei 1 T: ^{19}F = 40,08 MHz; ^{31}P = 17,25 MHz; ^{23}Na = 11,27 MHz; ^{13}C = 10,71 MHz; ^{14}N = 3,08 MHz).

Late Enhancement (LE): Mit Gd-haltigem, extrazellulärem MR-Kontrastmittel (z.B. Gd-DTPA, Gd-BOPTA) lässt sich insbesondere in stark T1-gewichteten Inversion-Recovery-(IR-) Sequenzen nach Erreichen eines Gleichgewichtszustandes (> 6 min nach Injektion) ein hyperintenses Signal bei akuten (vergrößertes interstitielles Verteilungsvolumen von Gd-DTPA durch Zellschädigung) und chronischen Myokardinfarkten (größeres Verteilungsvolumen von Gd-DTPA infolge einer größere interstitiellen Matrix = Narbengewebe) nachweisen. Das TI (= Vorpulsintervall) der IR-Sequenz wird so gewählt, dass nicht infarziertes Myokard signalfrei ist und so der maximale Kontrast zu Infarktgewebe erreicht wird. Die Wahl des optimalen Vorpuls-Delays wird durch die Anwendung der Look-Locker-Sequenz erleichtert (siehe dort).

Look-Locker-Sequenz: Nach den gleichnamigen Autoren benannte spezielle Messsequenz zur Bestimmung eines optimalen Vorpuls-Delays bei Anwendung eines 180°-Inversion-Recovery-(IR-)Vorpulses, z.B. bei Late-Enhancement-Untersuchungen. Es wird eine Serie von Radiofrequenzpulsen über das gesamte IR-Intervall abgegeben und dasjenige IR-Intervall herausgesucht, bei dem das Myokard maximal dunkel erscheint (= höchster zu erwartender Kontrast zwischen Myokard und Narbe bzw. MR-Kontrastmittel-Anreicherung im Myokard).

MAG: Motion **A**dapted **G**ating: Kombination von Gating und COPE oder ROPE; spezielle Form des Gating zur Unterdrückung von Bewegungsartefakten (Atmung, Herz) und damit zur effektiven Bildrekonstruktion mit hoher Bildqualität.

Magnetfeldgradient: Mittels spezieller Spulen (Elektromagneten) erzeugtes Zusatzmagnetfeld zur Erzeugung steuerbarer veränderlicher linearer Magnetfeldgradienten, die zur Ortsabhängigkeit der Magnetfeldstärke des zu untersuchenden Objektes und damit zu ortsabhängig unterschiedlichen Larmor-Frequenzen führen (Voraussetzung für die Ortsauflösung des Kernspins).

Magnetisierungstransfer: Magnetization Transfer: Übertragung eines unterhalb der Resonanzfrequenz des freien Wassers liegenden Hochfrequenzimpulses (1–2 MHz) auf an Makromoleküle »gebundenes« Wasser (Magnetization-Transfer-Sättigungspuls = MTS-Puls) mit konsekutiver Sättigung dieses Gewebes durch Molekülaustausch bzw. komplexe Relaxationsmechanismen. Ergebnis: Signalminderung an der Grenze freies/gebundenes Wasser (z.B. bei MRA: Unterdrückung des Signals des stationären Gewebes oder zur Kontrastierung von Blut durch Signalunterdrückung des Herzmuskels).

Magnetismus: Alle Atome sind diamagnetisch, d.h. sie versuchen das Magnetfeld zu antagonisieren bzw. abzustoßen. Paramagnetisch sind Stoffe, die eine minimale (weniger als ein Tausendstel von ferromagnetischen Materialien) Verstärkung des Magnetfeldes bewirken (Sauerstoff und Ionen verschiedener Metalle wie Fe, Mg und Gd). Superparamagnetismus: Steigerung, bis hin zu Ferromagnetismus (starke Verstärkung des Magnetfeldes). Ferromagnetische Materialien enthalten Eisen, Kobalt und/oder Nickel.

Matrix: Vorgegebene Anzahl der Frequenz- und Phasenkodierschritte (meist zwischen 128 und 512, in der Regel in Vielfache von 16 oder Zweierpotenzen gestuft), wodurch die Anzahl und Größe der Pixel im Field of View (FOV) bestimmt wird. Die Rekonstruktionsmatrix (also die digitale Auflösung des endgültigen Bildes, meist 128, 256, 512 oder 1024 Pixel im Quadrat) kann in der Regel höher als die Messmatrix gewählt werden, es wird dann interpoliert.

Messfeld: siehe Field of View (FOV).

Messzeitreduktion: z. B. durch Scan Percentage: prozentualer Anteil der Aufnahme der k-Raum-Daten in Phasenkodierrichtung; d. h. es werden nur noch z. B. 80 % aller möglichen k-Raum-Linien aufgenommen.

MIP: Maximum **I**ntensity **P**rojection: besondere Form der 3D-Darstellung von MR-Daten durch Messung der maximalen Intensität (z. B. des Gefäßsignals bei Angiographie) nach Durchsetzung des 3D-Datensatzes mit Projektionsstrahlen.

MobiTrak: Moving **B**ed **I**nfusion **Track**ing: automatisches Nachziehen der Patientenliege zur kontrolliert-überlappenden Darstellung aufeinanderfolgender Gefäßprovinzen während der peripheren MR-Angiographie. Hiermit kann z. B. der gesamte Gefäßbaum der abdominellen Aorta bis in die Fußarterien dargestellt werden.

MOTSA: Multiple **O**verlapping **T**hin **S**lab **A**cquisition (= Multi-Chunk-Verfahren): Methode zur Vermeidung von Sättigungseffekten in Time-of-Flight-Angiographien großer 3D-Volumina (zunehmende Sättigung der Spins des Blutes im distalen Teil des 3D-Volumens) durch Aufteilung des gesamten 3D-Aufnahmevolumens in multiple kleine 3D-Schichten, die mit einem gewissen Prozentsatz (bis 50 %) überlappend aufgenommen und analysiert werden, um Unterschiede in den Anregungsprofilen der Einzelschichten zu kompensieren. Der Auswertealgorithmus verbindet auf einer Pixel-zu-Pixel-Basis die überlappenden Schichten durch Selektion der hellsten räumlich koinzidenten Pixel.

MPGE: Multi **P**lanar **G**radient **E**cho = multiplanares Gradientenecho.

MPR: Multi**p**lanare **R**eformatierung: nachträgliche Berechnung definierter Schichten unterschiedlicher räumlicher Orientierung aus bereits aufgenommenen 3D-Datensätzen.

MRA: Magnetic **R**esonance **A**ngiography = Magnetresonanzangiographie.

MRI: Magnetic **R**esonance **I**maging = Magnetresonanzbildgebung.

MRS: Magnetic **R**esonance **S**pectroscopy = Magnetresonanzspektroskopie.

MTC: Magnetization **T**ransfer **C**ontrast (s. Magnetisierungstransfer): Sättigung des gebundenen bzw. ungebundenen Wassers zur Unterdrückung des Hintergrundsignals: Hochfrequenzpuls (1–2 MHz) zur Anregung von an Makromoleküle gebundenen Protonen (Wasser) mit konsekutiver Sättigung des stationären Gewebes gegenüber freiem Wasser (z. B. Blut); wird z. B. zur Unterdrückung des Herzmuskelsignals bei der CE-MRCA benutzt.

MTS: Magnetization **T**ransfer **S**aturation (Magnetisierungs-Transfer-Sättigung); siehe Magnetisierungstransfer.

MTT: Mean **T**ransit **T**ime = mittlere Durchflusszeit.

Multispektrale MR-Bildgebung: Aufnahme von Gewebe, z. B. Gefäßwand, in T1-, T2-, MTC- und Protonenwichtung zur Charakterisierung von Plaquekomponenten (Plaque-Imaging).

Multi-Slice-Technik: Sequenzielle und repetitive Anregung und Messung benachbarter Einzelschichten bei relativ langer TR-Zeit (TR $\gg$ TE). Um gegenseitige Beeinflussungen der Schichten zu vermeiden, wird die jeweils übernächste Schicht angeregt. Anwendung bei Spinecho- und Turbospinechosequenzen. Bei kontinuierlicher Slice-zu-Slice-Aufnahme kann bei sehr engen Slice-Abständen ein sog. Cross-Talk-Artefakt auftreten. Dieses ist bedingt durch das nicht exakt rechteckige, sondern kurvenförmig-abgerundete Slice-Anregungsprofil mit Überlappung von Ende und Anfang der benachbarten Slices mit gegenseitiger Anregung und der Folge einer Signalabschwächung (die nur am Beginn des ersten Slice fehlt). Cross-Talk in Multi-Slice-Aufnahmen kann durch Wahl weiterer Slice-Abstände oder durch Registrierung eines 3D-Volumens vermieden werden.

Navigator: Methode der Bewegungskompensation durch Überwachung (mittels einer kurzen Messsequenz vor der eigentlichen Bildakquisition) bewegter Strukturen an Grenzflächen, z. B. die Grenzflächen Zwerchfell-Lunge (Atembewegung) oder die anteriore freie Wand des linken Ventrikels (Herzbewegung). Es werden nur Bilder innerhalb eines Bewegungsfensters, z. B. 3–5 mm am rechten Hemidiaphragma, akquiriert (gating). Die gemessene Verschiebung kann noch vor der eigentlichen Messung zur Korrektur der Messebene verwendet werden (tracking).

Opposed-Phase-Artefakt: Artefakt infolge Signalauslöschung durch Auftreten von in einem Pixel sich um 180° gegenüberstehenden Transversalkomponenten von Fett und Wasser im Abstand von 2,3 ms (im rotierenden Koordinatensystem des Wassers) = Opposed-Phase-Zustand mit dunklen Kanten oder Streifen im MR-Bild, bei 4,6 ms Addition beider Transversalkomponenten mit hellen Kanten bzw. Streifen im MR-Bild. Die Echozeiten mit Opposed-Phase-Bedingung TE = (n − 0,5) x 4,65 ms (bei 1,5 T mit n = 1,2,3, ...n) werden als Opposed-Phase-Echozeit bezeichnet. Besonders anfällig für Opposed-Phase-Artefakte sind SSFP-Sequenzen. Der Effekt tritt nur bei Gradientenechosequenzen auf und ist klein bei starkem Gradienten plus kleiner Bandbreite. Siehe auch Binomialpuls.

Ortskodierung: Lokalisation der Spins in der angeregten Schicht aus mittels speziellen Gradientenspulen erzeugten Signalen (Echos) und deren Analyse. Von den drei Signalkriterien Amplitude, Frequenz und Phase werden Phase und Frequenz benutzt, um die Bildinhalte (Spindichteverteilung) mittels Phasen- und Frequenzkodierung in einzelne Ortsfrequenzkomponenten zu zerlegen und damit im Raum eindeutig zu identifizieren. Siehe auch Phasen- und Frequenzkodierung.

Parallele Bildgebung: Verwendung mehrerer parallel betriebener Oberflächenempfangsspulen zum Ersatz der sequenziellen Gradientenkodierung durch die inhomogene Sensitivität der einzelnen Spulenelemente, wodurch eine drastische Verkürzung der Messzeit erzielt werden kann. Siehe auch SENSE und SMASH.

Parasitäre Anregung: Fälschliche Darstellung fremder oder entfernter Objekte im Field of View infolge gleichzeitiger Anregung der Messschicht und der entfernten Schicht. Beispiele: Auftreten eines hellen Objektes in Form einer Münze oder einer Muschel bei metallischen Fremdkörpern im Patienten oder Abbildung der Unterschenkelregion im Herzbereich. Abhilfe: Verwendung von Spulen mit scharf abgegrenztem Sende- und Empfangsbereich.

Partial Echo: Methode zur Verkürzung der Echozeit. Bei Partial Echo werden typischerweise nur 62,5 % eines Vollechos aufgenommen. Partial Echo hilft, Suszeptibilitäts- und Flussartefakte zu minimieren.

Partialvolumeneffekt (Partialvolumenartefakt): Partial Volume Effect: Er tritt immer dann auf, wenn ein Voxel eine Mischung verschiedener Gewebetypen enthält und führt zur überlagerten Darstellung unterschiedlicher Gewebearten in einer dicken Schicht mit Teilabbildung beider Strukturen in gleichen Pixeln (z. B. Blutfluss und Gefäßwand) und konsekutivem Verschwimmen der Konturen infolge Kanten, Rundungen oder kleiner Objekte. Partialvolumeneffekte bzw. -artefakte können durch Wahl entsprechend dünner Aufnahmeschichten vermieden werden.

PCA: Phase **C**ontrast **A**ngiography = Phasenkontrastangiographie: Diese beruht auf der unterschiedlichen Stärke der Dephasierung (= Phasenwinkel) von statischem Gewebe und Blut unter einem Gradientenfeld. Im Gradientenfeld ändert sich der Phasenwinkel von statischem Gewebe linear, der von fließendem Blut quadratisch. Ein bipolarer Gradient (positiv/negativ) kann die Phasenänderung des statischen Gewebes vollkommen rückgängig machen, die von fließendem Blut jedoch nicht, es verbleibt ein von Null verschiedener und der Blutflussgeschwindigkeit proportionaler Phasenwinkel des Blutes. Für die Phasenkontrastangiographie wird zunächst ein flussunempfindliches Bild mittels einer speziellen Gradientenkombination (zwei aneinandergesetzte bipolare Gradienten positiv-negativ-negativ-positiv) als Master für eine Subtraktion zur Elimination von Phasenverschiebungen des statischen Gewebes aufgenommen, danach die flussempfindlichen Bilder mit den bipolaren Gradienten in x-, y- und z-Richtung generiert und voneinander subtrahiert. Die Kombination der Differenzbilder ergibt dann das MR-Angiogramm.

PE: Phase **E**ncoding, siehe Phasenkodierung.

PEAR: Phase **E**ncoding **A**rtefact **R**eduction: Methode der Kompensation von Atembewegungen bei der MR-Bildgebung durch Steuerung der Phasenkodierung in Abhängigkeit von der Atemlage, wobei die zentralen k-Linien in der Exspirationsphase gemessen werden; siehe auch ROPE.

Perfusionsuntersuchung: Messung der Durchblutung eines Organs, bei kardialer MR-Bildgebung in der Regel durch die sequenzielle Aufzeichnung von Einzelbildern (Dynamiken) nach Applikation eines Kontrastmittels. Die erste Passage (first-pass perfusion) des Bolus wird mittels Signalintensitätsanalyse verfolgt.

PEVM: Phase **E**ncoded **V**elocity **M**apping.

Phased Array Coil: Auch Synergy-Spule genannt: Oberflächenspule mit mehreren Spulenelementen, die zusammengeschaltet werden, dies führt zu einer besseren Signalausbeute.

Phasenbild: Bild, das bei der Phasenkontrastgeschwindigkeitsmessung dadurch erzeugt wird, dass mittels eines bipolaren flusssensitiven Gradienten durch fließendes Blut eine Phasenverschiebung bewirkt wird. Üblicherweise werden zwei Bilder mit verschiedenen Gradienten (einer davon der bipolare Gradient) erstellt, und die resultierenden Phasen für jedes Pixel voneinander subtrahiert, um die nicht-geschwindigkeitsabhängigen Phasenverschiebungen beider Bilder zu nullen. Die Subtraktion der beiden Phasenbilder ergibt das Geschwindigkeitsbild (Flussbild): Stationäres Gewebe stellt sich dann grau, fließendes Blut je nach Geschwindigkeit und Richtung heller (vom Betrachter wegfließend) bzw. dunkler (auf den Betrachter zufließend) dar.

Phasenkodierung: Messung der verschiedenen Ortsfrequenzkomponenten in transversaler y-Richtung (nach Zerlegung der Bildinhalte = Spindichteverteilung in Ortsfrequenzkomponenten), wobei entsprechend der Größe der Messmatrix in y-Richtung des k-Raums eine entsprechende Anzahl von Messungen (= Phasenkodierschritten) mit jeweils geänderter Stärke des Phasenkodiergradienten mit der Repetitionszeit TR wiederholt werden muss. Die analog-digitalisierten Signale werden dann im Systemrechner in einer Rohdatenmatrix (k-Raum) abgelegt. Siehe auch Frequenzkodierung.

Phasenverschiebung: Signale von Geweben, die sich entlang der Richtung eines Gradienten bewegen, z. B. von fließendem Blut, erfahren eine geschwindigkeitsabhängige Phasenverschiebung $\Delta \Phi$. Ein bipolarer Puls hat auf stationäres Gewebe keinen Einfluss, auf fließendes Blut wird eine Phasenverschiebung (Phasenwinkel $\Phi \neq 0$) bewirkt, die zur Angiographie oder Flussgeschwindigkeitsmessung benutzt werden kann. Siehe auch PCA.

Phasenwinkel: Grad einer durch ein Gradientenfeld ausgelösten Dephasierung der Magnetisierung; Phasenwinkel Null ist gleich der positiven x-Achse.

Pixel: Picture Matrix **El**ement: zweidimensionales Bildmatrixelement, kleinstes Element eines Digitalbildes.

Prepulse Delay: Entspricht bei segmentierten Gradientenechosequenzen dem Abstand zwischen Inversionspuls und der kontrastbestimmenden k-Linie ($k_y = 0$) des Shots.

Protonenwichtung: Kontrasterstellung im MR-Bild durch den unterschiedlichen Protonen-(Spin-)Gehalt von benachbarten Geweben (z. B. in Spinechobildern mit langer TR > 3 x T1 und kurzer TE).

ProSet: Selektive Anregung des Wassers durch Binomialpuls zur Unterdrückung des Fettsignals (Alternative zu SPIR zur selektiven spektralen Fettunterdrückung). ProSet ist schneller als SPIR, ist aber ebenso wie SPIR empfindlich auf Magnetfeldinhomogenitäten. Siehe auch Binomialpuls.

Pulssequenz: Anregungs- und Messsequenz in der MRT; z.B. Spinecho, Gradientenecho, Turbospinecho, Turbogradientenecho etc.

Quench: Unkontrolliertes Verdampfen des flüssigen Heliums eines supraleitenden Magneten, was zum sofortigen Zusammenbruch des Magnetfeldes führt. Wird auch durch Betätigen des Notschalters ausgelöst.

Real Time Imaging: Echtzeitbildgebung.

Relaxation: Rückkehr der Magnetisierung in ihre Ausgangslage unmittelbar nach einem Anregungsimpuls. Es ergeben sich zwei Komponenten, eine Längs- (longitudinale Relaxation = T1-Relaxation) und eine Querkomponente (transversale Relaxation = T2-Relaxation). Longitudinale Relaxation: exponentielle Zunahme der longitudinalen Magnetisierung M_z von Null (durch 90°-Hochfrequenzpuls) auf den Ausgangswert entsprechend einer vom jeweiligen Gewebe abhängigen charakteristischen Zeitkonstante, wobei die T1-Zeit der Zeit entspricht, bei der die longitudinale Magnetisierung etwa 63 % ihres Ausgangswertes erreicht hat (nach 3 x T1 = 95 %). Transversale Relaxation: infolge unterschiedlicher Larmor-Frequenzen (inhomogenes Magnetfeld) auftretende Dephasierung mit exponentiellem Abfall der Transversalmagnetisierung M_{xy}, die T2-Zeit entspricht der Zeit, in der 63 % der mit dem Anregungsimpuls erzeugten Magnetisierung wieder verschwunden sind (nach 3 x T2 = 5 % Restmagnetisierung). Durch Gewebeinhomogenitäten wird die Transversalmagnetisierung zusätzlich dephasiert, dies wird durch die T2*-Zeit ausgedrückt (T2* < T2), das mit T2* abklingende MR-Signal wird als FID = Free Induction Decay bezeichnet.

Repetitionszeit (TR): Zeit zwischen zwei aufeinanderfolgenden HF-Impulsen.

Resonanzfrequenz: Frequenz des Radiofrequenzimpulses, mit der die Magnetisierung aller innerhalb eines Hochfeldmagneten in Längsrichtung ausgerichteten Protonen im Gewebe aus der Gleichgewichtslage ausgelenkt wird. Um über die Kernresonanz ein Signal zu erzeugen, muss der Hochfrequenzpuls mit der Larmor-Frequenz der betreffenden zur Bildgebung benutzten Kerne (z. B. bei Protonen 63,75 MHz bei 1,5 T Magnetfeldstärke) eingestrahlt werden. Siehe auch HF-Puls.

REST: **Re**gional **S**aturation **T**echnique (»presaturation pulse«): Legen eines Sättigungsbalkens am Rande der interessierenden anatomischen Struktur zum »Ausblenden« einer zweiten unerwünschten Struktur, z. B. Unterdrückung des begleitenden Venensignals bei Darstellung eines arteriellen Gefäßabschnitts. Wegen des gegenläufigen Flusses kann hierdurch z. B. das Venensignal optimal unterdrückt werden. Dabei muss die interessierende Region trotz möglicher Pulsationen oder starker Kurvenform der abzubildenden Strukturen immer außerhalb des Sättigungsbalkens bleiben, da sonst ein Auslöschen von deren Signal resultiert. Andererseits darf der Sättigungsbalken nicht zu weit weg von der Aufnahmeschicht liegen, damit nicht das aus der gesättigten Schicht stammende und in die aufzunehmende Schicht fließende Blut mittlerweile wieder seine Magnetisierbarkeit regeneriert hat und dann fälschlicherweise mit erregt werden kann. Um ein optimales Ergebnis zu erzielen, empfiehlt es sich, einen fixen Abstand des Sättigungspulses zur aufzunehmenden Schicht zu wählen, diese Methode wird »Tracking Presaturation Pulse« genannt.

REST-Slab: Sättigungsschicht.

ROI: **R**egion **o**f **I**nterest. Auswahl z. B. einer Fläche in einem Bild, für den bestimmte Werte (z. B. Pixelanzahl, Helligkeitswerte) ermittelt werden.

ROPE: **R**espiratory **O**rdered **P**hase **E**ncoding: Methode zur Elimination von atmungsbedingtem Ghosting im k-Raum durch veränderte nichtperiodische Datenakquisition: monotoner Verlauf der Reihenfolge der Atemposition in Abhängigkeit von der k-Raum-Position. Siehe auch COPE und Ghosting.

SAR: **S**pezifische **A**bsorptionsrate [W/kg], Maß für die Energieaufnahme des zu messenden Körpers.

Sättigung: Zustand des Gewebes nach Anregung durch einen Hochfrequenzpuls bzw. eine Serie von Gradientenechopulsen mit kurzen TR-Zeiten (TR ≪ T1) und Flipwinkel um 30–60°, bei dem die Längsmagnetisierung einen submaximalen bis maximalen Wert erreicht hat, durch die kurze TR-Zeit nur wenig T1-Relaxation stattfindet und durch einen oder mehrere weitere Hochfrequenzpulse dann keine nennenswerte zusätzliche Längsmagnetisierung mehr erreicht werden kann (das Gewebe ist sozusagen unerregbar bzw. magnetisch gesättigt). Wird zur Unterdrückung von unerwünschten Bildinformationen verwendet und ist auch Grundlage der TOF-Angiographie.

Saturation-Recovery-Vorpuls: Hochfrequenzvorpuls (90°), der die gesamte M_z-Magnetisierung in transversale Magnetisierung (M_{xy}) überführt. Dieser Vorpuls kann zur lokalen Sättigung von unerwünschtem Gewebe verwendet werden.

Schichtselektion: Definition der Messschichtdicke im Patienten in z-Richtung: Hierzu wird während der Anregung (= Senden eines Hochfrequenzpulses) senkrecht zur gewünschten Schichtorientierung, d. h. in z-Richtung = Körperlängsachse, ein Gradient angeschaltet, wodurch das Gesamtmagnetfeld und damit die Larmor-Frequenz zum Kopf des Patienten größer und zu den Füßen kleiner wird, die Larmor-Frequenz ortsabhängig wird und die Resonanzbedingung nur dort erfüllt wird, wo die Frequenzen des Hochfrequenzpulses mit der Larmor-Frequenz übereinstimmen. Da ein Hochfrequenzpuls immer einen Bereich von Frequenzen zwischen zwei Grenzfrequenzen enthält, wird im Ergebnis eine Schicht definierter Dicke angeregt; unmittelbar nach der Anregung (dem HF-Puls) wird der Schichtselektionsgradient wieder ausgeschaltet.

Schichtverfolgung: Verfahren zum »Nachfahren« der Messschicht bei sich bewegenden Objekten (z. B. dem Herzen) bzw. der »Ortung« der Messschicht zur Darstellung nur einer, der ortsfesten Schicht, aus anatomisch genau dem gleichen Ort, wodurch bei der Erstellung von Mehrphasenbildern (z. B. Bewegungs- und Flussmessung) Fehler und Verzerrungen vermieden werden können. Passives Verfahren: zweifache Messung der interessierenden Schicht mit Labeling (Invertierung der Magnetisierung) und Differenzbildung. Aktives Verfahren: Aus der vorher ermittelten Herzbewegung wird die zu erwartende Bewegung der Schicht bestimmt und deren Position während der eigentlichen Messung beibehalten.

SE: Abkürzung für **S**pin**e**cho.

SENSE: Sensitivity **E**ncoding: Methode der parallelen Bildgebung zur drastischen Verkürzung der Messzeit. Bei Verwendung mehrerer parallel betriebener Oberflächenempfangsspulen mit bekannter Spulensensitivität (vor der eigentlichen Messung durch Referenzmessung zu testen) kann die inhomogene Sensitivität der einzelnen Spulenelemente die Kodierung der sequenziellen Gradientenkodierung teilweise ersetzen. Im k-Raum wird der Abstand der abgetasteten Linien erhöht und die Gesamtzahl der Linien erniedrigt: Durch z. B. Aufnahme jeder zweiten oder dritten Datenzeile kann die Gesamtmessdauer um den Faktor 2 bzw. 3 reduziert werden. Allerdings wird auch der Abbildungsbereich (FOV) durch Reduktion der Abtastdichte in Phasenkodierrichtung reduziert; bei Objekten mit größerer Ausdehnung als das FOV führt dies zu Einfaltungen, die unter Zuhilfenahme der räumlichen Information in den einzelnen Spulen-Arrays rückgängig gemacht werden können (= Rekonstruktion). Mit SENSE kann entweder die Messzeit verkürzt oder bei gleicher Messzeit die räumliche oder zeitliche Auflösung verbessert werden. SENSE ist ein Bildrekonstruktionsverfahren der Bildraumklasse, d. h. die multiplen eingefalteten Bildkopien nach Fourier-Transformation (= im Bildraum befindlich) werden unter Zuhilfenahme der Empfindlichkeitsfunktionen der Einzelspulen einer pixelweisen Matrixinversion unterzogen, und so wird das gesamte korrekte Bild rückgerechnet. Siehe auch SMASH.

SENSE-(Reduktions-)Faktor: Faktor der parallelen Aufnahme von Bildern im k-Raum: Faktor 2 = Aufnahme nur jeder zweiten Linie, Faktor 8 = Aufnahme nur jeder achten Linie; damit Reduktion der Aufnahmezeit um den Faktor 2 bzw. 8. Der maximale SENSE-Reduktionsfaktor ist gleich der Zahl der Spulenelemente; als Faustregel gilt: der maximal mögliche Reduktionsfaktor ist etwas kleiner als die Anzahl der eingesetzten Spulen.

Shim-Programm: Active Shimming: Technik zur Homogenisierung des Magnetfeldes im gesamten oder durch ein sog. Shim-Volumen selektierten Bildvolumen durch Abstimmung von elektrischen Strömen in sog. Shim-Spulen. Statt spezieller Shim-Spulen können auch die Gradientenspulen zu demselben Zweck verwendet werden. Die Ströme in den Gradientenspulen zur Erzeugung von Magnetfeldgradienten während der Aufnahme von Bilddaten werden den zeitlich konstanten Shim-Strömen überlagert.

Shot: EKG-getriggerte Sequenzen können als Multi- oder Single-Shot-Sequenz ausgeführt werden. Ein Shot stellt dabei eine Reihe von aufeinanderfolgenden Hochfrequenzpulsen (jeder gefolgt von Phasenkodier- und Auslesegradienten) dar, die die sequenzielle Anregung mehrerer k-Raum-Linien pro RR-Intervall erlauben. Ein Shot wird nach einem benutzerdefinierten Trigger-Delay (Zeit nach der R-Zacke) ausgeführt und besitzt eine Shot-Dauer, die von der Anzahl der ausgeführten Hochfrequenzpulse abhängt.

SI: Signal **I**ntensity = Signalintensität. Im Gegensatz zu computertomographischen Schnittbildern, aus denen Dichtewerte in Hounsfield-Einheiten direkt abgelesen werden können, sind die Wertangaben der Signalintensitäten in MR-Bildern nur relativ zueinander auszuwerten. Ein direkter Vergleich ist aufgrund einer immer neuen Skalierung des Scanners zumeist nicht möglich.

Signal Void: Signalverlust: siehe Flussartefakte bzw. Flussphänomen.

SI-Kurve: Signal-Intensitäts-Kurve (z. B. bei First-Pass-Perfusion des Myokards): graphische Aufzeichnung (ggf. sequenziell numerische Berechnung) der Kontrastmittelkonzentration bei Durchlauf desselben an einer bestimmten Stelle (ROI) im Myokard.

Slab: Dicke Scheibe, Anregung einzelner Scheiben bzw. Schichten bei der MR-Bildgebung innerhalb eines größeren 3D-Volumens. Siehe auch Slice.

Slice: einzelnes Schichtbild.

SLOOP: Spectral **Lo**calization with **O**ptimum **P**ointspread: spezielle Lokalisationsmethode bei der MR-Spektroskopie zur Selektion von beliebig geformten spektroskopischen Volumina (z. B. Ableitung von Herzspektren mit deutlich verbessertem Signal-Rausch-Verhältnis durch Übereinstimmung von Volumen und Form des Herzmuskels).

SMART: Serial **M**otion **A**rtefact **R**eduction **T**echnique: Dieser Parameter ist nur sinnvoll, falls eine Signalmittelung durchgeführt wird. SMART führt zu einer zeitlich maximalen Separierung von gleichen k-Raum-Linien.

SMASH: Simultaneous **A**cquisition of **S**patial **H**armonics: Methode der parallelen Bildgebung zur drastischen Verkürzung der Messzeit. SMASH ist ein Bildrekonstruktionsverfahren der k-Raum-Klasse, d.h. die fehlenden k-Raum-Linien (nur jeder zweite, dritte oder bis achte Phasenkodierschritt wird aufgenommen) werden mithilfe benachbarter aufgenommener k-Raum-Linien unter Zuhilfenahme der bekannten Spulensensitivitäten berechnet, und so wird ein vollständiger k-Raum generiert. Siehe auch SENSE.

SNR: Signal to **N**oise **R**atio = Signal-Rausch-Verhältnis (SRV). Es errechnet sich aus der Division der mittleren absoluten Signalintensitäten (SI) in einem Messvolumen (ROIs) durch die Standardabweichung der SI in einem signalfreien Areal (Luft). Siehe auch CNR.

»Soap-Bubble«-Technik: spezielle Technik zur Rekonstruktion und Visualisierung von Koronararterien in der 3D-MR-Angiographie (3D-MRCA). Der Benutzer definiert ein im 3D-Datensatz enthaltenes gekrümmtes Subvolumen, das alle Koronararteriensegmente enthält, die aktiv vom Benutzer durch Platzierung von Punkten identifiziert werden müssen (etwa 20 bis 60 Punkte für das linkskoronare und etwa 10 bis 20 Punkte für das rechtskoronare System). Mit einer 3D-Delaunay-Triangulation und Parallelprojektion können simultan multiple Koronararteriensegmente benutzerdefiniert in einer 2D-Schichtebene dargestellt werden. Die Software erlaubt eine objektive Analyse häufig verwandter Kenngrößen wie SNR (Signal-Rausch-Verhältnis), CNR (Kontrast-Rausch-Verhältnis), Gefäßlänge, Gefäßschärfe und Gefäßdurchmesser sowie einen quantitativen Vergleich der MRCA-Daten aus unterschiedlichen Scan-Methoden.

SPAMM: Spatial **M**odulation of **M**agnetization, siehe auch Tagging.

Spin: mechanischer Eigendrehimpuls von Elementarteilchen (Protonen, Neutronen, Elektronen) aufgrund ihrer Eigenrotation.

Spindichteverteilung: Spin Density: Zahl der Kernspins pro Volumeneinheit; bei Protonen: Protonendichte.

Spinecho: Das durch den zusätzlichen 180°-Refokussierungspuls induzierte Echosignal. Siehe SE und Spinechosequenz.

Spinecho-EPI: Sequenz bestehend aus einem Anregungsimpuls (90°-Puls), einem danach eingestrahlten 180°-Puls mit Erzeugung eines Spinechos (T2-Kontrast), das anschließend mit einer Folge von Gradientenechos (Echotrain) ausgelesen wird, wobei das kontrastbestimmende Gradientenecho (bei ky = 0) in der Mitte des Spin-Echos gemessen wird. Siehe GRASE.

Spinechosequenz: Sequenz, bei der zu dem anregenden Hochfrequenzpuls ein zusätzlicher 180°-Impuls nach der halben Echozeit (TE) eingestrahlt wird, um die präzedierenden Protonen zum Zeitpunkt TE zu refokussieren, wodurch das Signal (das Spinecho) maximal stark ist und die durch Magnetfeldinhomogenitäten verursachten Artefakte minimiert werden.

Spin-Gitter-Relaxation: T1-Relaxation: Relaxation der Längsmagnetisierung.

Spin Labeling: Methode zur Markierung der Magnetisierung in einer räumlich definierten Region, z.B. durch Anwendung eines schichtselektiven Inversionspulses. Auslesen des Signals von der markierten Magnetisierung zu einem späteren Zeitpunkt führt zu Bildern mit einer Signalintensitätsverteilung, die vom Transport der Magnetisierung in oder aus der Schichtebene mit markierter Magnetisierung abhängig ist; z.B. kann man im Myokard die Magnetisierung in einer dünnen Schicht invertieren und Bilddaten zu einem Zeitpunkt auslesen, wenn für stationäre Magnetisierung das Signal verschwindet. Das resultierende Bild spiegelt Variationen des myokardialen Blutflusses wider. Öfters benutzt man bei Spin Labeling Differenzmethoden, indem man Bilder subtrahiert, die mit und ohne Spin Labeling aufgenommen wurden, wodurch das Signal der stationären Magnetisierung besser unterdrückt werden kann.

Spin Locking: Methode zum Festhalten von Spins in der transversalen Ebene (M_{xy}). Dies resultiert in einer T2-Wichtung der Bilder ähnlich wie beim T2-prep-Vorpuls. Spin Locking erfolgt durch Anwendung eines Hochfrequenzmagnetfeldes (B_1), mit dem man die vorher angeregte Quermagnetisierung zwingt, dem B_1-Feld zu folgen (»locking«). Die Quermagnetisierung fällt dann mit einer Relaxationskonstanten von $T1_\varrho$. $T1_\varrho$ ist wie T1 eine für jeden Gewebetyp charakteristische Relaxationszeit. Relaxationsmechanismen, die im Vergleich zur Larmor-Frequenz relativ langsam sind, wie z. B. Rotationsbewegungen von Molekülen im kHz-Bereich, bestimmen $T1_\varrho$.

Spin Tagging: Selektive Markierung von arteriellem Blut zur Kontrastverstärkung von Blut gegenüber Muskel oder Gefäßwand.

SPIR: Spectral **I**nversion **R**ecovery: spektrale Fettsättigung durch Applikation eines fettselektiven (Larmor-Frequenz des Fetts) Vorpulses, gefolgt von »Crusher«-Gradienten zur Zerstörung des Fettsignals und anschließendem Start der MR-Messung nach angepasstem TI; sehr effektive Methode zur Fettsignalunterdrückung.

Spiral Acquisition: Spiraltechnik: spiralförmiges Auslesen des k-Raums ausgehend vom Zentrum. Effekt: hohes Signal-Rausch-Verhältnis, kürzere Messzeit, verbesserter Kontrast, robust gegen Bewegungs- oder Flussartefakte, jedoch Einfaltung in jeder Richtung.

Spoiling: Siehe Spoiling-Sequenz (auch Spoiled GRASS, T1-FFE, FLASH).

Spoiling-Sequenz: Einsatz eines Dephasierungsgradienten vor jedem α-Puls einer Gradientenechosequenz zur Zerstörung einer Rest-Transversalmagnetisierung (= Spinecho) bei TR ≤ TE. Das Ergebnis sind T1-gewichtete Bilder und ein verbessertes Signal-Rausch-Verhältnis. Spoiling wird z. B. bei Late-Enhancement-(Narben-)Aufnahmen und bei kontrastmittelgestützter MRA (CE-MRA) eingesetzt.

Spule: Gewickelte Stromleiter, mithilfe derer Magnetfeldgradienten oder Hochfrequenzpulse auf das zu untersuchende Objekt abgegeben und die Spinsignale wieder empfangen werden können. Es gibt Volumenspulen (Sende- und Empfangsspulen) und Oberflächenspulen (Empfangsspulen). Mit den Gradientenspulen X-Y-Z werden die drei Gradientenfelder in x-, y- und z-Richtung zur Ortskodierung aufgebaut, mit den Hochfrequenzspulen die Hochfrequenzpulse in den Körper eingestrahlt und das induzierte Spinsignal empfangen. Für den Empfang werden meist spezielle Oberflächenspulen, z. B. Phased-Array-Herzspulen, mit großem Messfeld und großem Signal-Rausch-Verhältnis verwandt.

SSFP: **S**teady-**S**tate-**F**ree-**P**recession, Synonyme: Balanced FFE (Philips), TrueFISP (Siemens), FIESTA (GE): spezielle Gradientenechosequenz, bei der die Dephasierung der xy-Magnetisierungskomponenten nach Auslesen eines Echos umgekehrt wird, um die möglichst phasenkohärenten xy-Magnetisierungskomponenten durch den nächsten Hochfrequenzanregungspuls in die z-Richtung zurückzudrehen. Gleichzeitig wird durch denselben Hochfrequenzpuls eine neue xy-Magnetisierungskomponente erzeugt, die für die nächste Phasenkodierung benutzt wird. Die einander entgegenwirkenden Prozesse der Hochfrequenzauslenkung in die xy-Ebene und zurück zur z-Achse bringen die Magnetisierung nach wenigen Wiederholungen in einen dynamischen Gleichgewichtszustand (»steady state«), wobei die Signalintensität durch das Verhältnis von T1- zu T2-Zeiten bestimmt wird. Flüssigkeiten haben bei SSFP aufgrund ihres hohen T2-T1-Verhältnisses eine hohe Signalintensität und der Kontrast der Sequenz (z. B. Blut-Myokard) ist relativ unempfindlich gegenüber Fluss. Aufgrund der optimierten Erhaltung der Phasenkohärenz steht nach jedem Auslesevorgang eine ausreichende Längsmagnetisierung für eine neue Anregung bereit, sodass mit sehr kurzen Repetitionszeiten und hohen Flipwinkeln gearbeitet werden kann.

Stack: Schichtstapel, Gruppierung mehrer Schichten zu einer Einzelmessung.

STIR: **S**hort **T**au **I**nversion **R**ecovery: spezieller Vorpuls zur Unterdrückung des Fettsignals. Siehe auch Fettsignalunterdrückung und IR (inversion recovery).

Suszeptibilität: Magnetisierbarkeit von Geweben.

Suszeptibilitätsartefakt: Durch lokale Magnetfeldinhomogenitäten (metallischer Fremdkörper, Gewebeübergänge Luft-Weichteile) bedingte, zum Teil dramatische Signalverluste infolge lokaler schneller Dephasierung und verzerrter Geometrie an Orten mit Signal, aber falscher Zuordnung desselben nach Fourier-Transformation.

T1-Zeit: Die Zeit innerhalb der T1-Relaxation, in der die longitudinale Magnetisierung M_z auf 63 % des Ausgangswertes anwächst. Die verschiedenen Körpergewebe haben eine sehr unterschiedliche T1-Relaxationszeit (z. B. Muskel 870 ms, Fett 260 ms, Blut 1200 ms).

T2-Zeit: Die Zeit innerhalb der T2-Relaxation, in der 63 % der mit dem Anregungspuls (Hochfrequenzpuls) erzeugten Quermagnetisierung M_{xy} wieder verschwunden sind. Die verschiedenen Körpergewebe haben eine sehr unterschiedliche T2-Relaxationszeit (z. B. Muskel 50 ms, Fett 84 ms, Blut 100 ms).

T2*-Zeit: Die durch zusätzliche Inhomogenitäten des Magnetfeldes (an Gewebegrenzflächen: Gewebe-Luft) schneller als T2 ablaufende Relaxation der Quermagnetisierung; das mit T2* abklingende MR-Signal wird FID (free induction decay) genannt.

T2-prep: Kombinierter Vorpuls (Präparationspuls) zur Unterdrückung des Herzmuskelsignals gegenüber Blut (z. B. bei der MRCA ohne Kontrastmittel): Ein 90°-Puls wird von einem zweiten negativen 90°-Puls gefolgt, beide sind von mehreren 180°-Pulsen unterbrochen. Nach dem ersten Puls beginnt die Relaxation von Blut und Myokard; wegen der kürzeren T2-Zeit des Myokards (50 ms) zerfällt dessen Transversalmagnetisierung schneller als die des oxygenierten Blutes (T2-Zeit 250 ms). Nach 50 ms ist die Transversalkomponente des Myokards auf unter 40 % abgefallen, die des Blutes beträgt noch 90 %. Der negative 90°-Puls dreht nun die Transversalkomponenten in die feldparallele Ausgangslage zurück, wobei die Unterschiede zwischen Myokard und Blut für die eigentliche Radiofrequenzanregung erhalten bleiben (= gewünschter Kontrast zwischen Myokard und oxygeniertem Blut); die eingestreuten 180°-Pulse dienen zur Rephasierung von T2*-Effekten infolge statischer Magnetfeldinhomogenitäten.

Tagging: = Magnetization Tagging: lokale gezielte gitter- oder lamellenartige Unterdrückung der Quermagnetisierung des Herzens und des umgebenden Gewebes zur Erzeugung MR-sichtbarer Marker (tags) in der Herzwand (gitterförmig = tagging grid), die sich mit der Kontraktion des Myokards mitbewegen. So können z. B. abnorme regionale Kontraktionsabläufe (Wandbewegungsstörungen) oder Torsionsbewegungen des Ventrikelmyokards sichtbar gemacht werden.

Targeted MIP: Besondere Form der Nachbearbeitung mit Nullen des Signals des subkutanen Fettgewebes zur Verbesserung von Angiogrammen durch Verbesserung des Signal-Rausch-Verhältnisses, z. B. bei MRA intrazerebraler Gefäße.

TE: Echo **T**ime. Siehe Echozeit.

Tesla (T): SI-Einheit für die magnetische Feldstärke. 1 Tesla [T] = 10 000 Gauss [G], das Erdmagnetfeld hat 0,5 Gauss. Ganzkörperkernspintomographen haben meist 0,5 T, 1,0 T oder 1,5 T. Neuerdings gibt es auch Hochfeldgeräte mit 3–4 T. Experimentelle Geräte (meist mit kleiner Magnetöffnung z. B. für Tiere) haben Magnete mit bis zu 9 T.

TI: Inversion **T**ime = Inversionszeit: Bei einem Inversion-Recovery-Puls ist dies der zeitliche Abstand zwischen dem 180°-Inversionspuls und der Messung der kontrastbestimmenden k-Linie innerhalb eines »Shot«. Mit TI kann das Signal eines Gewebes unterdrückt (Messung bei Nulldurchgang der Magnetisierung des betreffenden Gewebes) und der T1-Kontrast beeinflusst werden. Siehe auch Inversion Recovery.

Time of Flight (TOF): Spezielle MRA-Methode: Darstellung der intravaskulären Signalerhöhung, die bei Strömungsrichtung des Blutes senkrecht zur Schichtebene auftritt und dadurch bedingt ist, dass das außerhalb der Bildebene angeregte strömende Blut sein Signal innerhalb der Bildebene (d.h. in der Messschicht) abgibt. Siehe auch Sättigung.

Timing (Kontrastmittel-): Zeitgerechtes Starten der MR-Angiographiemessung beim Eintreffen des Kontrastmittelbolus am interessierenden Gefäßabschnitt nach peripherer i.v.-Injektion. Das optimale Timing zum Start der MR-Messung kann visuell anhand der fluoroskopischen Kontrolle eines Kontrastmittelbolus (Bolus-Tracking) oder automatisch durch den Scanner (Smart Prep, Care Bolus) erfolgen. Siehe auch Bolus-Tracking.

Tilted Optimized Non-Saturating Excitation (TONE): Methode zur Vermeidung von Sättigungseffekten bei der Time-of-Flight-Angiographie innerhalb einer Schicht. Am Eingang des darzustellenden Gefäßes in die Schicht werden niedrige Flipwinkel benutzt, die bis zum Ende des untersuchten Volumens stetig vergrößert werden (z.B. 10° am Beginn und 30° am Ende), sodass die Spins des fließenden Blutes sukzessive und maximal über die gesamte Schicht erregt und damit als Signal erfasst werden.

TR: Repetition **T**ime, siehe Repetitionszeit.

Trigger Delay: Zeitintervall zwischen dem Triggerereignis (z.B. R-Zacke im EKG) und dem Beginn der Daten-(Bild-)Akquisition.

Truncation Artefact: Abbruchartefakt = Gibbs-Ringing: tritt bei der Bildgebung von Kanten bzw. Grenzflächen mit großem Kontrast infolge der zeitlich begrenzten Datenakquisition (zu niedrige Phasenkodierrate) auf. Die hochfrequenten Komponenten der Kante werden nicht gemessen, stattdessen zeigen sich die Oszillationen der nächstniedrigen Raumfrequenzen (z.B. bei Einstellen von Scan Percentage etc.). Es handelt sich um einen Fehler bei der Fourier-Transformation bei scharfen Grenzen, der umso größer wird, je weniger Phasenkodierschritte durchgeführt werden.

TSE: Turbo **S**pin **E**cho = Turbospinecho.

Turbofaktor: Anzahl der 180°-Pulse bei der Turbospinecho- oder der Gradientenpulse bei der Turbo-Gradientenechosequenz; siehe Turbospinecho (TSE).

Turbospinecho (TSE): Beschleunigte Variante der Spinechosequenz: Nach dem 90°-Anregungspuls werden mehrere 180°-Echosignale mit unterschiedlicher Phasenkodierung erzeugt (gleichbedeutend mit der Messung mehrerer k-Raum-Linien pro Anregung), wobei der Bildkontrast von der Echozeit bestimmt wird, bei der das Signal mit dem Phasenkodiergradienten $G_y = 0$ ($k_y = 0$) gemessen wird.

Velocity Encoding (Venc oder VENC): Sequenzparameter zur Vermeidung von Aliasing bei Phasenkontrast-MR-Angiographie oder bei quantitativer Phasenkontrastflussmessung (Aliasing = Zweideutigkeit der Phasenverschiebung durch $\Delta\Phi$ plus zusätzlicher Verschiebung um 360° und Vielfachen davon, also nicht $\Delta\Phi$ innerhalb 0 bis +180° bzw. 0 bis −180°). Der Venc-Wert sollte vom Anwender knapp oberhalb des zu erwartenden Geschwindigkeitswertes gewählt werden, um Aliasing zu vermeiden. Wird Venc deutlich zu groß gewählt, verliert man bei der Flussquantifizierung an Auflösungsvermögen für unterschiedliche Geschwindigkeiten. Siehe auch Aliasing.

View Sharing: Methode zur besseren zeitlichen Auflösung und relativen Messzeitverkürzung bei Cine-MRI: Es werden Daten aus der vorhergehenden und nachfolgenden Herzphase zum Bildaufbau benutzt.

Vorpuls: Präparationspuls vor dem eigentlichen Hochfrequenzanregungspuls zur Kontrastverstärkung (Ausnutzen der unterschiedlichen Relaxation benachbarter Gewebe). Siehe auch Fettsignalunterdrückung, Saturation Recovery-Vorpuls, Inversion Recovery, Black-Blood-Puls, Binomialpuls, T2-prep.

Vorsättigung: Applikation eines Hochfrequenzpulses außerhalb der Messschicht zur Unterdrückung von Artefakten im Field of View (FOV), die sonst außerhalb des FOV durch Spinbewegung senkrecht zur Abbildungsebene auftreten können.

Voxel: Volume **M**atri**x El**ement: Voxel = Pixel x Schichtdicke: dreidimensionale Darstellung eines Pixels.

Wasser-Fett-Verschiebung: Artefakt, das basierend auf der unterschiedlichen Larmor-Frequenz von in Wasser und Fett gebundenen Protonen auftritt. Es lässt sich durch die Bandbreite des α-Pulses beeinflussen. Die Angabe erfolgt in der Regel in Pixeln, die korrekte Einheit ist Hz.

5. Vergleichende Terminologie von MRT-Begriffen verschiedener Hersteller von MR-Scannern

	General Electric	Philips	Siemens	Toshiba
Allgemein				
Spinecho (Spin Echo)	SE	SE	SE	SE
Turbospinecho (Fast [Turbo] Spin Echo)	FSE	TSE	TSE	–
Gradientenecho (Gradient Echo)	GRASS, GRE, MPGR	FFE	GRE	FE
Turbogradientenecho (Fast [Turbo] Gradient Echo)	RAPID SPGR	TFE	TurboFLASH	FFE
Steady-State-Free-Precession (SSFP)	Fiesta	Balanced FFE	TrueFISP	–
Time-of-Flight-Angio	2D, 3D TOF	2D, 3D Inflow	TOF	2D, 3D TOF
Phasenkontrastmapping/-angio (Phase Contrast)	2D, 3D PCA	2D, 3D PCA	PC	2D, 3D PSI
Angiographische Optionen				
MOTSA	MOTSA	Multichunk	Multislab oder MOTSA	Multi-coverage
Kontrastmittelbolus-Tracking (Dynamic Contrast Tracking)	SmartPrep	BolusTrak	Care Bolus	VisualPrep
Suppressionstechniken				
Inversion Recovery	STIR, fseSTIR, fastFlair	STIR, TSE-STIR, TSE-Flair	IR, STIR, IR-TSE	fastSTIR, fastFLAIR, fastIR
Fettsuppression (Fat Suppression)	FatSAT	SPIR	FatSAT, STIR	WFS, WFOP, MSOFT, DIET
Weitere Optionen				
Auto Shim	Auto Shim	Dynamic FOV Shimming	Auto Shim	AAS
Half-Fourier	Fractional NEX	Half-Scan	Half-Fourier	HFI, AFI
Asymmetric Echo	Fractional Echo	Partial Echo	Optimized Bandwidth	Matched BW
Bandwidth	RBW	WFS	OPT. BW	BW, LCS
Surface Coil Internal Correction	Image Intensity Correction	Homogeneity Correction	Normalize Filter	Surface coil internal correction
Reduced Aquisition	Asymmetric FOV	RFOV	RFOV	RFOV
Phase Oversampling	NPW	Fold-over-Suppression	Oversampling	PNW
Navigatorechos	Navigator Echos	Navigator Echos	Navigator Echos	–

6. Empfohlene Lehrbücher zum vertiefenden Studium und Literaturquellen

6.1 Empfohlene Lehrbücher zum vertiefenden Studium

Arlart IP, Bongartz GM, Marchal G (eds). Magnetic Resonance Angiography. Berlin, Heidelberg, New York, Barcelona, Hongkong, London, Milan, Paris, Tokyo: Springer 2003.

Higgins CB, de Roos A (eds). Cardiovascular MRI & MRA. Philadelphia, Baltimore, New York, London, Buenos Aires, Hongkong, Sydney, Tokyo: Lippincott Williams & Wilkins 2003.

Hombach V, Grebe O, Botnar RM (Hrsg). Kardiovaskuläre Magnetresonanztomographie. Grundlagen – Technik – klinische Anwendung. Stuttgart, New York: Schattauer 2005.

Lardo AC, Fayad ZA, Chronos NAF, Fuster V (eds). Cardiovascular Magnetic Resonance. Established and Emerging Applications. London, New York: Martin Dunitz 2003.

Manning WJ, Pennell DJ (eds). Cardiovascular Magnetic Resonance. New York, Edinburgh, London, Philadelphia: Churchill Livingstone 2002.

McRobbie DW, Moore EA, Graves MJ, Prince MR (eds). MRI – From Picture To Proton. Cambridge: Cambridge University Press 2003.

Nagel E, van Rossum AC, Fleck E (Hrsg). Kardiovaskuläre Magnetresonanztomographie – Methodenverständnis und praktische Anwendung. Darmstadt: Steinkopff 2002.

Rinck PA. Magnetresonanz in der Medizin. Lehrbuch des European Magnetic Resonance Forum. 5. Aufl. Berlin, Leiben: ABW Wissenschaftsverlag GmbH 2003.

Rummeney EJ, Reimer P, Heindel W (Hrsg). Ganzkörper-MR-Tomographie. Stuttgart, New York: Thieme 2002.

Weishaupt D, Köchli V, Marincek B. Wie funktioniert MRI? Eine Einführung in Physik und Funktionsweise der Magnetresonanzbildgebung. 4. Aufl. Berlin, Heidelberg, New York, Hongkong, London, Mailand, Paris, Tokio: Springer 2003.

6.2 Literaturquellen

Beckmann SH, Haug G. Stress echocardiography: serious side effects in 36.617 examinations. Data from 1997 of a national registry in Germany. Circulation 1998 (abstract) (Suppl. I–429).

Borthakur A, Charagundla SR, Wheaton A, Reddy R. T1rho-weighted MRI using surface coil to transmit spin-locking pulses. J Magn Reson 2004; 167: 306–16.

Crawford ES, DeNatale RW. Thoracoabdominal aortic aneurysm: observation regarding the natural course of the disease. J Vasc Surg 1986; 3: 578–82.

DeBakey ME, Henley WS, Cooley DA, Morris GC Jr, Crawford ES, Beall AC Jr. Surgical management of dissecting aneurysms of the aorta. J Thorac Cardiovasc Surg 1965; 49: 130–49.

Hombach V, Grebe O, Merkle N, Waldenmaier S, Höher M, Kochs M, Wöhrle J, Kestler HA. Sequelae of acute myocardial infarction regarding cardiac structure and function and their prognostic significance as assessed by magnetic resonance imaging. Eur Heart J 2005; 26: 549–57.

Kim WY, Danias PG, Stuber M, Flamm SD, Plein S, Nagel E, Langerak SE, Weber OM, Pedersen EM, Schmidt M, Botnar RM, Manning WJ. Coronary magnetic resonance angiography for the detection of coronary stenoses. N Engl J Med 2001; 345: 1863–9.

McKenna WJ, Thiene G, Nava A, Fontaliran F, Blomstrom-Lundqvist C, Fontaine G, Camerini F. Diagnosis of arrhythmogenic right ventricular dysplasia/cardiomyopathy. Br Heart J 1994; 71: 215–8.

Nagel E, Lehmkuhl HB, Bocksch W, Klein C, Vogel U, Frantz E, Ellmer A, Dreysse S, Fleck E. Noninvasive diagnosis of ischemia-induced wall motion abnormalities with the use of high-dose dobutamine stress MRI: comparison with dobutamine stress echocardiography. Circulation 1999; 99: 763–70.

Nagel E, Klein C, Paetsch I, Hettwer S, Schnackenburg B, Wegscheider K, Fleck E. Magnetic resonance perfusion measurements for the noninvasive detection of coronary artery disease. Circulation 2003; 108: 432–7.

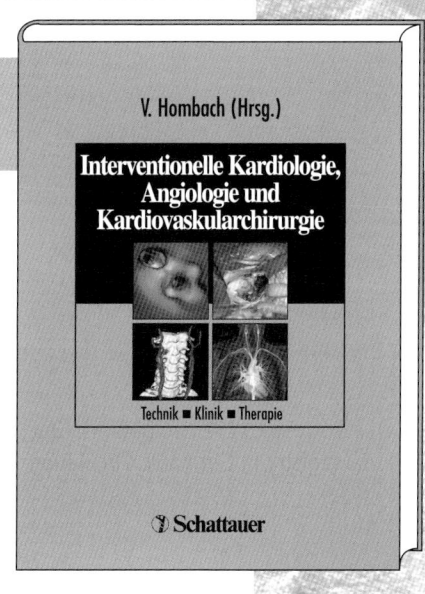

Umfassendes Lehrwerk für die Weiterbildung und Spezialisierung

Hombach (Hrsg.)
Interventionelle Kardiologie, Angiologie und Kardiovaskularchirurgie
Technik – Klinik – Therapie

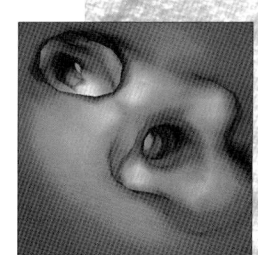

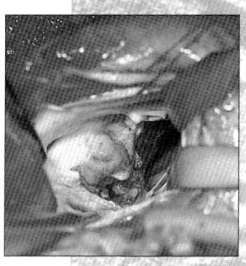

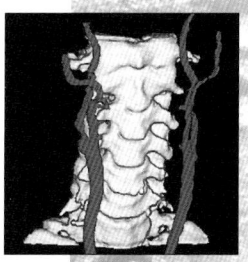

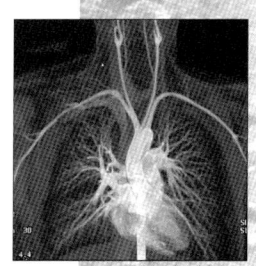

Dieses interdisziplinär ausgerichtete Handbuch bietet Ärzten aller beteiligten Fachrichtungen einen Überblick über die an Zahl und Bedeutung zunehmenden interventionellen Verfahren in der Diagnostik und Therapie von Herz-, Kreislauf- und Gefäßerkrankungen.

Teil I erläutert praxisnah sowohl etablierte als auch kommende **interventionelle diagnostische und therapeutische Techniken** sowie Fragen der Qualitätssicherung, z.B.:
Herzkatheterdiagnostik, Myokarddurchblutungsdiagnostik, elektrophysiologische Diagnostik • radiologische Gefäßdiagnostik, intravaskulärer Ultraschall, intravaskuläre Endoskopie • Angioplastie, Valvuloplastie, Defibrillatorenimplantation, Schrittmacherimplantation • chirurgische Korrektur angeborener Herzfehler, Herzklappenprothesen • extrakorporale Zirkulation, Myokardprotektion, Herz-Assist-Systeme • LDL-Apherese, molekularbiologische Interventionsmöglichkeiten • Qualitätssicherung in der interventionellen Kardiologie und Herzchirurgie

Teil II beschreibt **klinische Indikationen und Anwendungen der Interventionstechniken**, z.B. bei den folgenden Erkrankungen:
koronare Herzkrankheit, Kardiomyopathien, Herzfehler, erworbene Klappenfehler • Herzrhythmusstörungen, Herzinsuffizienz • infektiöse Endokarditiden • Erkrankungen der Aorta • periphere arterielle Verschlusskrankheit • Erkrankungen des Venensystems

Zwei Kapitel zur Rehabilitation von Patienten mit Herz- und Gefäßerkrankungen runden diesen klinischen Teil ab.

Den mehr als 100 renommierten Autoren aus den Bereichen Kardiologie, Angiologie, Herz- und Gefäßchirurgie, Radiologie und Nuklearmedizin ist hier eine fachübergreifende und präzise Darstellung gelungen. Das Buch wendet sich an alle Ärzte, die im Bereich der Diagnostik, Therapie und Rehabilitation von Herz-Kreislauf-Erkrankungen tätig sind, sich spezialisieren oder einfach ihre Kenntnisse über die interventionellen Verfahren erweitern wollen.

„Dieses Werk setzt Maßstäbe in punkto Qualität und Vollständigkeit. Wer sich im Bereich der hoch technisierten Interventionellen Kardiologie und Angiologie fort- und weiterbilden will, kommt an dieser Referenz nicht vorbei – das absolute Nonplusultra." Philipp-R. Schulz, www.buchkatalog.de

2001. 816 Seiten, 450 Abbildungen in 618 vorwiegend farbige Einzeldarstellungen, 194 Tabellen, geb.
€ 169,–/CHF 255,– · ISBN-13: 978-3-7945-1931-6 · ISBN-10: 3-7945-1931-0

Schattauer www.schattauer.de

- Interventionelle, radiologische und nuklearmedizinische diagnostische Verfahren in Kardiologie, Angiologie und Kardiochirurgie
- Interventionelle therapeutische bzw. chirurgische Verfahren
- Herz- und Gefäßerkrankungen und gezielte Anwendung interventioneller Techniken
- Rehabilitation von Patienten mit Gefäßerkrankungen
- Qualitätssicherung in der Kardiologie und Kardiochirurgie
- Kompetentes interdisziplinäres Autorenteam

Der Herausgeber:
Univ.-Prof. Dr. med. Vinzenz Hombach

Praxisorientierte Darstellung der kardiovaskulären Magnetresonanztomographie und ihrer Möglichkeiten

Hombach/Grebe/Botnar (Hrsg.)
Kardiovaskuläre Magnetresonanztomographie
Grundlagen – Technik – klinische Anwendung

Die bildgebenden Verfahren in der Medizin durchlaufen derzeit eine rasante Entwicklung. Insbesondere die Magnetresonanztomographie hält Einzug in die Kardiologie und wird nach Einschätzung führender Experten die gesamte Diagnostik an Herz und Gefäßen revolutionieren: Die invasive Katheterdiagnostik und selbst die PET-Untersuchungen werden in absehbarer Zeit durch die MRT am Herzen zum Teil oder zur Gänze abgelöst werden.

Die Darstellung der Morphologie des Herzens und der Gefäße, die Analyse von Pumpfunktion, Durchblutungsparametern und Vitalfunktionen sowie Einblicke in den koronaren Stoffwechsel werden durch dieses nichtinvasive Verfahren in bisher nicht gekannter Qualität ermöglicht.

Parallel zu dieser Entwicklung wächst der Bedarf an fundiertem Wissen zur praktischen Handhabung der Geräte, zu ihren klinischen Einsatzmöglichkeiten sowie zum theoretisch-fachlichen Hintergrund.

Kardiologen, aber auch Radiologen und Internisten sowie Fachärzte mit Bezug zur Kardiologie erhalten mit diesem Buch eine aktuelle und didaktisch stringente Darstellung des „state of the art". Konsequent praxisbezogen werden für die einzelnen Krankheitsbilder die Schnittebenen für die MRT-Darstellung und -Messung sowie physikalisch-technische Aspekte der jeweils einzusetzenden MR-Bildgebung beschrieben. Ein kritischer Vergleich mit anderen diagnostischen Verfahren sowie die Einordnung in ein kardiologisch-diagnostisches Stufenschema ermöglichen eine individuelle Einschätzung der MRT-Methode. Ein Glossar zur MRT-Bildgebung rundet die Darstellung ab.

Das hervorragende Bildmaterial im Buch sowie spektakuläre Videosequenzen auf der beigefügten **CD-ROM** verdeutlichen die Befunde und unterstreichen die wachsende Bedeutung dieser innovativen Technik.

2005. 463 Seiten, 527 Abbildungen, 29 Tabellen, geb., inkl. CD-ROM
€ 159,–/CHF 240,– · ISBN-13: 978-3-7945-2280-4 · ISBN-10: 3-7945-2280-X

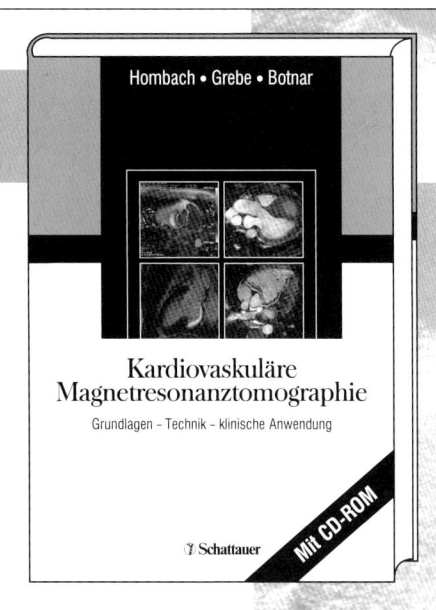

„Die CD enthält Filmmaterial, welches insbesondere die dynamischen Abläufe der Kardio-MRT und ihrer Möglichkeiten, wie Funktionsanalysen und Flussmessungen, hervorragend veranschaulicht. Die Daten sind übersichtlich nach den entsprechenden Kapiteln geordnet, sodass auch gezielt einzelne Beispiele angesteuert werden können."   Deutsches Ärzteblatt

- **Praxisorientierte Beschreibung der technischen Handhabung**
- **Kritische Bewertung und Einordnung der MRT-Methoden in diagnostische Stufenschemata**
- **Hervorragendes Bildmaterial im Buch sowie spektakuläre Videosequenzen auf der CD-ROM**

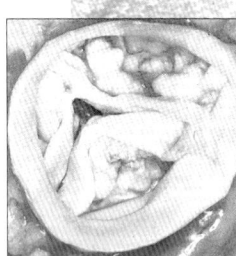

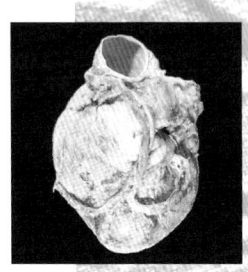

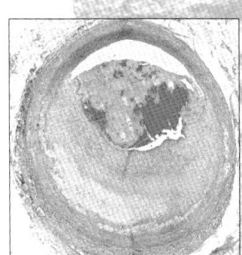

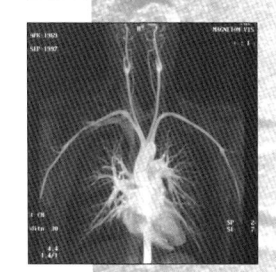

Die Herausgeber:

Univ.-Prof. Dr. med. Vinzenz Hombach
Dr. med. Olaf Grebe
René Botnar, Ph. D.

Schattauer www.schattauer.de

Internistisch up to date – mit Schattauers Innerer Medizin

Gerok/Huber/Meinertz/Zeidler (Hrsg.)
Die Innere Medizin
Referenzwerk für den Facharzt

Schattauers Innere Medizin – mittlerweile die 11. Auflage des Klassikers „Gross/Schölmerich/Gerok" und doch eine absolute Premiere: Mit den geänderten Anforderungen der neuen Weiterbildungsordnung für Fachärzte hat sich auch das bewährte Standardwerk „Die Innere Medizin" einem strukturellen, thematischen und personellen Wandel unterzogen.

Ausgerichtet auf die gemeinsame Basisweiterbildung zum Facharzt für Innere Medizin und für Allgemeinmedizin („common trunk") sowie auf den Praxis- und Klinikalltag hat das Herausgeberteam mit hoher fachlicher und didaktischer Kompetenz ein aktuelles Handbuch geschaffen, das seinesgleichen sucht.

Die völlig neu bearbeiteten Kapitel befassen sich klinisch orientiert, detailliert und dennoch übersichtlich mit allen (u.a. auch für die Facharztprüfung relevanten) Themengebieten.

Auch die neu hinzugekommenen Kapitel „Leitsymptome und Differenzialdiagnosen" folgen der klinischen Ausrichtung des gesamten Buches und erleichtern so den Weg durch das Labyrinth der internistischen Symptome.

Die hochwertige Ausstattung und das benutzerfreundliche Layout tragen dazu bei, dass die „Innere Medizin" einen neuen Standard definiert.

Das Werk ist für Fachärzte der Inneren und Allgemeinmedizin bzw. für Internisten mit Schwerpunktbezeichnung konzipiert, die nach der neuen Weiterbildungsordnung eine gemeinsame Basisweiterbildung absolvieren. Aber auch praktizierende Internisten, Ärzte aus den Nachbardisziplinen und besonders motivierte Medizinstudenten werden die neue Auflage der „Inneren Medizin" zu schätzen wissen. Entstanden ist ein ebenso anspruchsvoller wie unentbehrlicher Wegbegleiter, der zum einen das komplexe Wissen didaktisch durchdacht vermittelt und zum anderen den optimalen Überblick über das gesamte Fachgebiet ermöglicht.

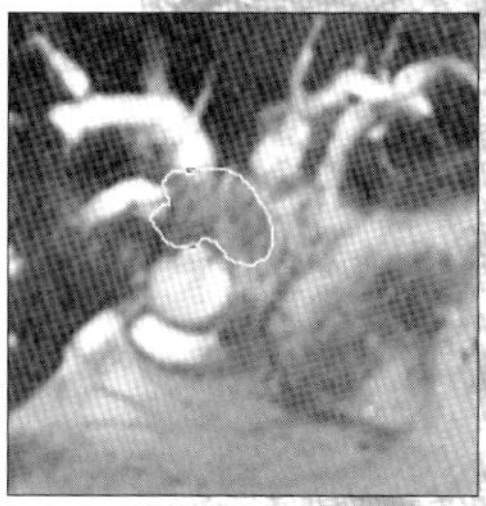

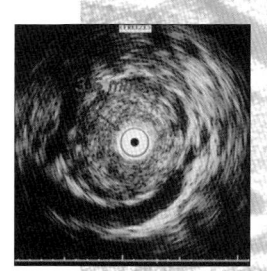

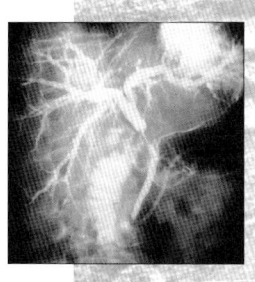

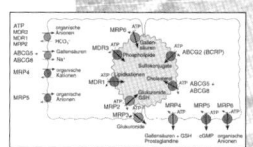

„... Ich halte Ihr Buch in der Tat für das beste Internistenlehrbuch, das in deutscher Sprache erhältlich ist." Prof. Dr. med. W. F. Caspary, Frankfurt/Main

„Gute Abbildungen, gute und übersichtliche Tabellen. Uneingeschränkt kann ‚Die Innere Medizin' Ärzten als Nachschlagewerk und Medizinstudenten als Lehrbuch empfohlen werden." Prof. Dr. med. Joachim Papenberg, Essen

11., völlig neu bearbeitete und erweiterte Auflage 2006. 1680 Seiten, 1005 Einzelabbildungen, davon 250 farbig, 700 Tabellen, geb.
€ 199,–/CHF 180,– · ISBN-13: 978-3-7945-2222-4 · ISBN-10: 3-7945-2222-2

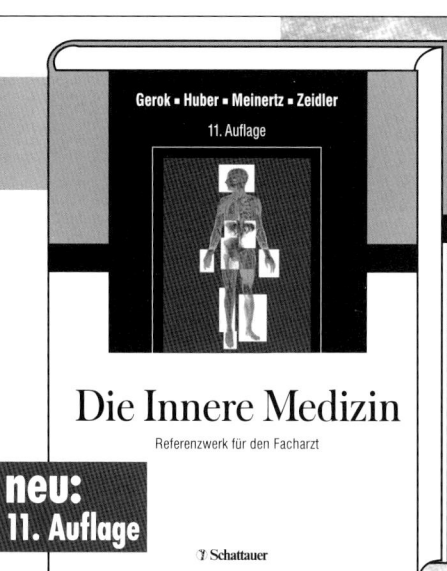

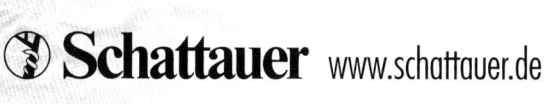

- **Hochaktuell:** zugeschnitten auf die gemeinsame Facharztweiterbildung Allgemeinmedizin/Innere Medizin nach der neuen Weiterbildungsordnung
- **Symptomorientierte Zugänge** und praxisrelevanter Inhalt
- **Novum:** „Leitsymptome und Differenzialdiagnosen" mit aussagekräftigen Flussdiagrammen
- **„Fazit für die Praxis":** Merksätze zu klinisch relevanten Punkten am Kapitelende
- **Schier unerschöpfliches Nachschlagewerk** zu allen Fragen und Problemen der Inneren Medizin
- **Didaktik** im zeitgemäßen und hochwertigen Design

Die Herausgeber:

Prof. Dr. med. Dr. h. c. Wolfgang Gerok
Prof. Dr. med. Christoph Huber
Prof. Dr. med. Thomas Meinertz
Prof. Dr. med. Henning Zeidler

Schattauer www.schattauer.de

Irrtum und Preisänderungen vorbehalten

Das Nachschlage- und Standardwerk zu allen Aspekten des Lipidstoffwechsels

Schwandt/Parhofer (Hrsg.)
Handbuch der Fettstoffwechselstörungen
Pathophysiologie, Diagnostik und Therapie der Dyslipoproteinämien – Prävention der Atherosklerose

Neben Bluthochdruck, Adipositas, Diabetes und Rauchen gelten Fettstoffwechselstörungen mit ihrer wichtigsten klinischen Manifestation – den atherosklerotischen Erkrankungen – als entscheidender Risikofaktor für Herz-Kreislauf-Erkrankungen. Atherosklerotische Erkrankungen wie koronare Herzkrankheit, Schlaganfall oder arterielle Verschlusskrankheit sind die häufigste Krankheits- und Todesursache in Deutschland und Kostenfaktor Nr. 1 im Gesundheitswesen. Neuerdings nehmen diese Krankheitsbilder auch in den Entwicklungsländern zu und treten auch bereits im Kindes- und Jugendalter verstärkt auf.

Das „Handbuch der Fettstoffwechselstörungen" trägt dieser Entwicklung in seiner 3. Auflage Rechnung: Der thematische Schwerpunkt wurde noch stärker auf die atherosklerotischen Erkrankungen verlagert. Aktuelle therapeutische Möglichkeiten und Aspekte werden ausführlich dargestellt, so z.B. die Apherese, die bei Patienten mit rasch progredienter, medikamentös nicht beeinflussbarer Atherosklerose angewendet wird. Neben neuen pharmazeutischen Wirkstoffen und Arzneimittelinteraktionen wird auch der aktuelle Stand bei den Phytotherapeutika beleuchtet.

Auch die gesundheitsökonomischen Aspekte werden verstärkt thematisiert, beispielsweise mit Beiträgen, die fundiert für und wider Disease-Management-Programme argumentieren, oder mit einer vergleichenden Kosten-Nutzen-Bewertung unterschiedlicher Maßnahmen aus verschiedenen Blickwinkeln (Gesundheitspolitik und -ökonomie, Ärzteschaft, Krankenkassen). Ferner wurden internationale und nationale Leitlinien zur Erfassung und Behandlung der Atherosklerose-Risiken mit aufgenommen.

Struktur und Gliederung wurden in der 3. Auflage optimiert – die einzige detaillierte deutschsprachige Darstellung des Fettstoffwechsels und seiner Zusammenhänge mit der Atherosklerose ermöglicht so den raschen und gezielten Zugriff auf alle relevanten Informationen.

Mehr als 80 namhafte Autoren aus Deutschland, anderen europäischen Ländern und den USA bringen ihr profundes Wissen in dieses Werk ein. Damit ist dieses Handbuch ein unerschöpfliches Nachschlagewerk und grundlegendes Standardwerk für alle Ärzte, die sich umfassend über die wissenschaftlichen Grundlagen, Klinik und Therapie von Fettstoffwechselstörungen informieren wollen. Es sollte in keiner Krankenhausbibliothek fehlen. Auch Fachministerien und Gesundheitsämter finden hier ebenso wie Forschungsinstitutionen sämtliche notwendigen Fakten.

3., völlig neu bearbeitete und erweiterte Auflage 2006. 1184 Seiten, 196 Abbildungen, 164 Tabellen, geb.
€ 119,–/CHF 180,– · ISBN-13: 978-3-7945-2370-2 · ISBN-10: 3-7945-2370-9

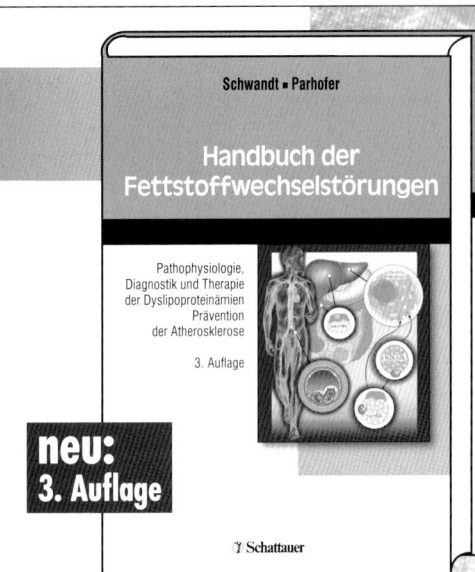

Schattauer www.schattauer.de

- **Neu:** Umfassende Berücksichtigung aller relevanten Fakten zur Atherosklerose
- Mehr als 80 nationale und internationale renommierte Vertreter aus Wissenschaft und Praxis präsentieren den aktuellen Wissensstand

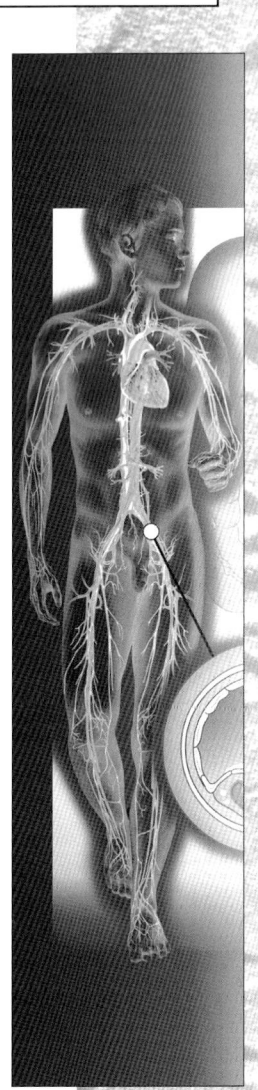

Die Herausgeber:
Prof. Dr. med. Peter Schwandt
Prof. Dr. med. Klaus Parhofer

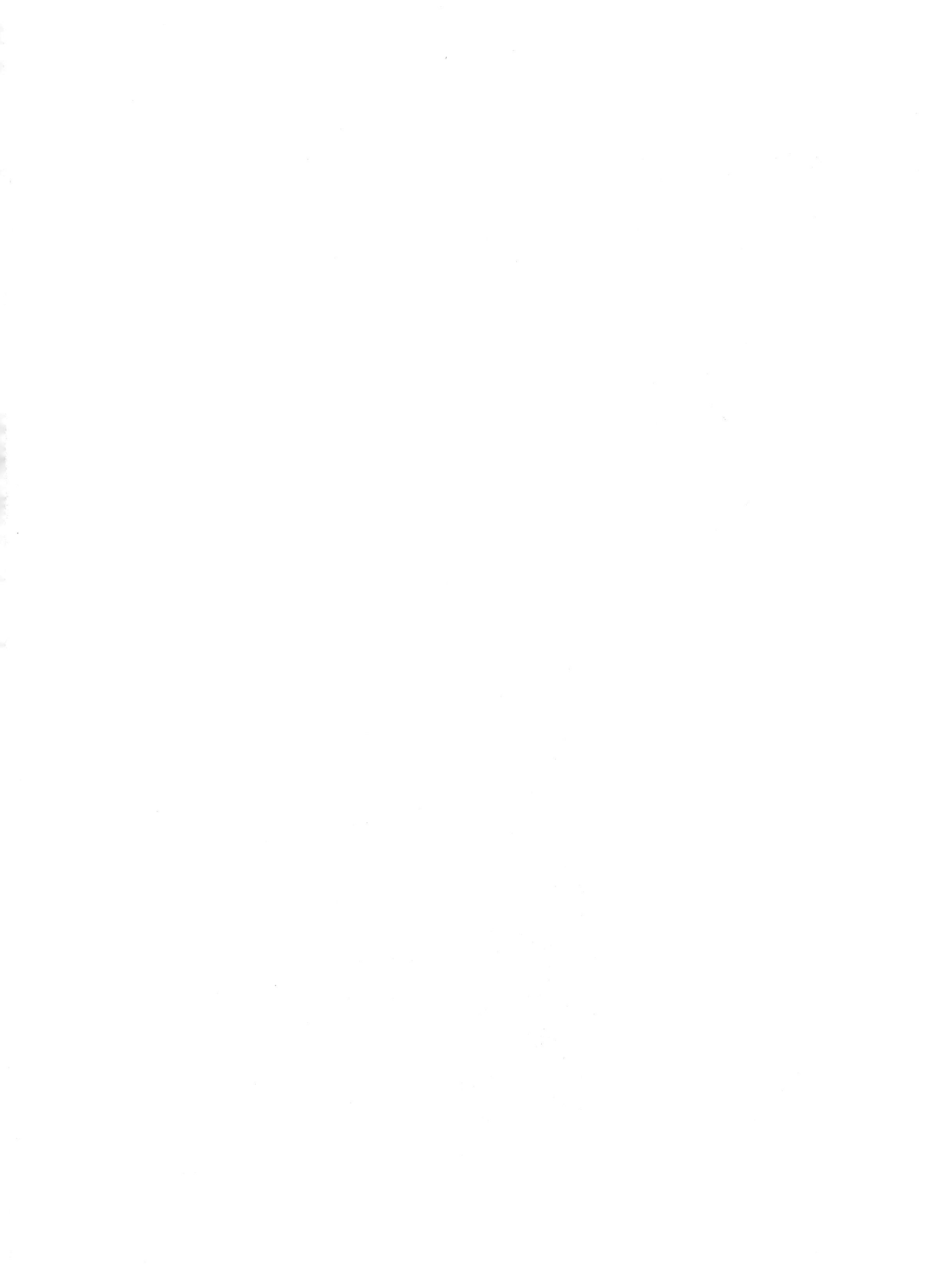